Wolfgang Hübner

Raum, Zeit und soziales Rollenspiel der vier Kardinalpunkte

Beiträge zur Altertumskunde

Herausgegeben von
Michael Erler, Dorothee Gall, Ernst Heitsch,
Ludwig Koenen, Reinhold Merkelbach,
Clemens Zintzen

Band 194

K · G · Saur München · Leipzig

Raum, Zeit und soziales Rollenspiel der vier Kardinalpunkte in der antiken Katarchenhoroskopie

Von
Wolfgang Hübner

K · G · Saur München · Leipzig 2003

Gedruckt mit Unterstützung
der Deutschen Forschungsgemeinschaft

Bibliografische Information Der Deutschen Bibliothek

Die Deutsche Bibliothek verzeichnet diese Publikation in der Deutschen Nationalbibliografie; detaillierte bibliografische Daten sind im Internet über **http://dnb.ddb.de** abrufbar.

Gedruckt auf alterungsbeständigem Papier.
Gesamtherstellung: Druckhaus „Thomas Müntzer“ GmbH, 99947 Bad Langensalza
ISBN 3-598-77806-6

Vorwort

Diese Untersuchung ist über einen etwas längeren Zeitraum hin entstanden, da sie durch eine zweijährige Amtszeit als Dekan unterbrochen wurde. Ein Forschungssemester im Winter 2002/03 ermöglichte es, die Arbeit abzuschließen.

Ihr Gegenstand setzt drei frühere Monographien zu Teilen des Lehrgebäudes der antiken Astrologie fort: Untersuchungen zu den Eigenschaften der Tierkreiszeichen in der Antike (1982), zu deren Einzelgraden und Gradbezirken (1995) sowie zur Dodekatropos (1995), einem 'sphärischen Koordinatensystem' der täglichen Rotation, deren markanteste Stellen eben die hier behandelten vier Kardinalpunkte ausmachen: Auf- und Untergang, obere und untere Kulmination.

Ein glücklicher Zufall wollte es, daß sich die Thematik mit dem religionssoziologischen Ansatz des von der Deutschen Forschungsgemeinschaft zeitweilig geförderten Sonderforschungsbereiches 493 "Funktionen von Religion in antiken Gesellschaften des Vorderen Orients" deckte, so daß die Arbeit durch Anregungen einer großen Anzahl benachbarter altorientalischer Disziplinen und Kollegen nicht unwesentlich gefördert werden konnte.

Ich danke den Mitarbeitern der Real Biblioteca de San Lorenzo, El Escorial, für die Bereitstellung von Mikrofilmen und Kopien unpublizierten handschriftlichen Materials, meinen Mitarbeitern und Hilfskräften für geduldiges Korrekturlesen, dem Kollegen Clemens Zintzen für die Aufnahme der Untersuchung in die Reihe "Beiträge zur Altertumskunde" und der Deutschen Forschungsgemeinschaft für einen großzügigen Druckkostenzuschuß, nicht zuletzt Frau Dr. Schuhmann und ihren Mitarbeiterinnen des Saur-Verlages für die bereits mehrfach erprobte gute Zusammenarbeit.

Gewidmet sei das Buch dem Andenken an Hellfried Dahlmann, dessen unermüdliche Forschungen uns jene Form römischer Gelehrsamkeit erschlossen haben, die bei jedwedem Spezialistentum auch das Allgemeine nicht aus dem Blick verliert.

Münster, den 18. April 2003 W. H.

Dem Andenken an Hellfried Dahlmann

(1905 - 1988)

Inhalt

I. Einleitung

Mehr als uns dies im allgemeinen bewußt ist, bestimmte die Astrologie in der Antike das gesamte politische, gesellschaftliche und private Leben. Ihren Höhepunkt erreichte sie vom ersten bis zum vierten Jh. nach Christus, doch auch danach gelang es dem Christentum nicht, die Lehre und den Glauben an sie ganz auszurotten, im griechischen Osten noch weniger als im lateinischen Westen. Da die Sprache der Wissenschaften und insbesondere auch der Astrologie im ganzen Reich das Griechische war und die Astronomie besonders auf der Insel Rhodos und in Alexandrien gepflegt und gelehrt wurde, blieb die Lehre stets mit ihrer östlichen Urheimat verbunden.

Wer heute von Horoskopen spricht, denkt in der Regel an individuelle Geburtshoroskope. Die antike Geburtshoroskopie (γένος γενεθλιακόν) war jedoch nur ein Teil der astrologischen Lehre. Zum einen gab es daneben die allgemeine Astrologie (γένος καθολικόν), in der es um die Zukunft von Städten, Ländern oder gar der ganzen Welt ging. Zum anderen ging es bei der Individualhoroskopie nicht nur um Geburtsprognosen - die Empfängnishoroskopie war von geringerer praktischer Bedeutung -, sondern man erstellte auch Horoskope für einen bestimmten Zeitpunkt nach der Geburt: Man konsultierte einen Astrologen auch, um zu erfahren, wann man eine mehr oder weniger wichtige Handlung, sei es im privaten oder im öffentlichen Bereich, am besten zu beginnen habe. Diese Art der Anfrage nannte man "Anfänge" (καταρχαί, *electiones*).[1] Damit war das Verhältnis von Mensch und Sternhimmel gewissermaßen umgekehrt: "Se nella *genitura* le stelle scelgono l'uomo, nelle *elezioni* l'uomo, attraverso la scienza, *sceglie* le stelle."[2]

---

[1] A. Bouché-Leclercq, L'astrologie (1899), 458-474. D. Pingree, The Yavanajātaka II (1978), 402-405. Eine beliebte Spielart der Katarchenhoroskopie in der Neuzeit ist die Frage nach dem Geschlecht eines Ungeborenen: A. Grafton, Cardanos Kosmos (1999), 300. Daß diese zweite Art der Individualhoroskopie der ersten untergeordnet war, zeigt J. Komorowska, *Katarche* and comparison (1999), 31.

[2] E. Garin, Le «elezioni» (1960), 32, vgl. 36 "una tecnica capace di rovesciare la situazione dell'uomo rispetto al cielo: è sapiente che domina gli astri."

Dabei spielte die schnellste der scheinbaren Gestirnbewegungen, die tägliche Rotation der gesamten Himmelskugel - in Wirklichkeit unserer Erde -, eine besondere Rolle. Diese Bewegung wird für den Beobachter zunächst durch drei markante Punkte (Kentra) skandiert: den Aufgang im Osten, den Untergang im Westen und die obere Kulmination im Süden. Das gilt am sichtbarsten für die Sonnenbahn, aber auch für alle Sterne und Sternbilder, sofern sie sich nicht - abhängig von der geographischen Breite des Betrachters - auf der nördlichen oder südlichen Polkalotte um die Pole zu drehen scheinen. Ausgehend von den drei genannten markanten Punkten extrapolierte man die Bewegung in die unsichtbare Hälfte hinein und ergänzte die untere Kulmination, so daß aus der ständig wiederholten in sich geschlossenen Linearität eine stetige kreisförmige Bewegung wurde.

A. Das Grundschema: die Orientierung im Raum

Die meisten antiken Philosophenschulen hielten das Universum zwar für ewig, aber räumlich begrenzt. Die äußere Grenze bildet dabei die - nur von innen zu betrachtende - Fixsternsphäre. Nachdem E. Cassirer festgestellt hatte, daß das mythische Denken keinen euklidischen, homogenen, also ungegliederten Raum voraussetzt, sondern vom eigenen Standpunkt aus und nach Maßgabe des menschlichen Körpers einzelne Regionen gefühlsmäßig gliedert, um Akzente zu setzen,[3] hat die Geschichtswissenschaft der jüngeren Zeit im Anschluß an vorausgehende psychologische und anthropologische Untersuchungen erkannt, daß die Orientierung im Raum mit dem fernen Ziel einer Topographie oder gar einer Geographie zunächst linear und eindimensional verlief, so daß man von einer Vorstufe des "hodologischen Raumes" auszugehen hat.[4] Dasselbe gilt auch für die Koordinaten des Himmels und seiner Bewegungen. Positionen auf der Erde wie am Himmel wurden von einem beliebigen zentralen Standpunkt aus nach der Vektorrechnung bestimmt, d.h. nach einer Kombination von Winkel und Entfernung. Dadurch ergab sich ein Achsenkreuz, in dem die Vertikale vor der Horizontalen rangiert.[5] Was in der Topo- und Geographie - wie etwa im

---

[3] E. Cassirer, Philosophie der symbolischen Formen II ([6]1973; [1]1925), 104-106, vgl. O.F. Bollnow, Mensch und Raum ([7]1994). S. Diederich, Römische Agrarschriftsteller (2002), 91-95.

[4] K. Brodersen, *Terra cognita* (1995). H.-J. Gehrke, Die Geburt der Erdkunde (1998), 164. Grundlegend K. Lewin, Der Richtungsbegriff (1934).

[5] O.F. Bollnow, Mensch und Raum ([7]1994), 44-47.

Auguralwesen - die hohe Bedeutung der Himmelsrichtungen sowie der Opposition von Links und Rechts oder Vorn und Hinten ausmacht,[6] führt in der Astrologie zu einem kreisförmigen Schema mit Zentriwinkeln, die in der Lehre von den "Aspekten"[7] dazu dienen, von der zentral gedachten Erde aus den Abstand zweier Himmelskörper zu bestimmen. In planimetrischer Darstellung wurde dann die Hemisphäre zum Halbkreis, und in diesem vereinfachten Sinne wird der Begriff "Halbkreis" auch hier gebraucht.

Der sichtbare Bogen zwischen Auf- und Untergang, den die Sonne und alle ekliptiknahen Gestirne beschreiben, wird durch den Meridian in zwei Teile geteilt. Wie bei den römischen Auguren ist die Blickrichtung der Sternbeobachtung nach Süden ausgerichtet, das heißt: Der Betrachter hat den Norden im Rücken und sieht die Gestirne links auf- und rechts untergehen. Da die Sterne im Süden kulminieren, erscheint im Schema der Süden oben und die (unsichtbare) untere Kulmination unten. Daher haben Norden und Süden in diesem Schema eine andere Wertigkeit als bei der nächtlichen Betrachtung des Sternhimmels, bei der auf unserer nördlichen Erdhalbkugel die nördlichen Sterne oben und die südlichen unten erscheinen. Es ist diese Konstante, die nach manchen anderen Versuchen letztlich dazu geführt hat, daß auch unsere geographischen Karten im allgemeinen genordet sind.

Hinzu kommt die Austauschbarkeit von Links und Rechts, die ihren natürlichen Grund darin hat, daß man auf Himmelgloben (die es früher gab als Erdgloben) die Himmelskugel entweder so darstellen kann, wie sie den Menschen als Hohlkugel von innen erscheint, oder so, wie sie kein Mensch, allenfalls die Götter, sehen können: als eine echte Kugel von außen. Beide Projektionen wurden in der Antike praktiziert, und je nach Darstellungsweise liegen zwar - von unserer nördlichen Erdhalbkugel aus gesehen - der Norden gleichermaßen oben und der Süden unten, doch wechseln Osten und Westen bzw. links und rechts,[8] was immer wieder zu Verwechslungen von Rechts und Links geführt hat.[9]

---

[6] Dazu W. Hübner, Himmel und Erdvermessung (1992), 143-170.

[7] A. Bouché-Leclercq, L'astrologie (1899), 165-179. Diese Lehre ist schon für die Zeit kurz nach 400 v.Chr. in Keilschrifttexten belegt: F. Rochberg, Elements (1988), 60-62.

[8] Vgl. Schol. Arat. 248 p. 198,9-11: σφαιρογραφία gegen οὐρανοθεσία. Platon (Phaidr. 247[B-C]) spricht vom "Rücken" des Himmels: ἐπὶ τῷ τοῦ οὐρανοῦ νώτῳ (es folgt: ὑπερουράνιος τόπος), vgl. Boeth. cons. 4 m. 1,17 *dorsa*.

[9] F. Boll, Sphaera (1903), 383 mit Anm. 1. W. Hübner, Manilius (1984), 148.

Für die Einteilung der täglichen Rotation besteht nun eine grundsätzliche Alternative: Entweder beschränkt man sich auf den sichtbaren Tagesbogen mit seinen drei markanten Punkten: Aufgang - Höchststellung - Untergang. Oder aber man schließt die unsichtbare Hälfte samt der unteren Kulmination mit ein. Das bedeutet: Man betrachtet entweder eine einfache, scheinbar lineare Bewegung mit Anfang, Mitte und Ende oder eine sich stets wiederholende zyklische ohne Anfang und Ende. Beschränkt man sich auf den sichtbaren Tagesbogen, dann bilden die drei markanten Punkte räumlich ein Dreieck und diese konnten mit bestimmten Personen, Sachen oder abstrakten Größen besetzt werden. Dieses Verfahren erinnert, obzwar der mythisch-prälogischen Denkweise verhaftet, an das Kommunikationsdreieck der modernen Sozialwissenschaften: etwa in der Pädagogik an das "pädagogische Dreieck" zwischen Lehrer - Schüler - Stoff, im Verkaufstraining an das Dreieck zwischen Verkäufer - Kunde - Ware, in der Literaturwissenschaft an das Dreieck zwischen Autor - Publikum - Medium.[10] Stets geht es in dieser 'Konstellation' um zwei Personen, von denen eine die andere mit einer Sache vertraut macht. Auch für das "tripolare Zeitgefüge" von Vergangenheit, Gegenwart und Zukunft hat man diese Figur als heuristisches Mittel benutzt.[11] Dabei steht der "religiöse Bezug" bzw. die "transzendentale Zeit" im Scheitelpunkt, d.h. auch dort wird dem oberen Register eine besondere Qualität verliehen.

Werden nun aber alle vier Kentra einbezogen, dann begegnet in den Aufzählungen neben der kontinuierlichen Reihenfolge - in der Regel vom Aszendenten an - nicht selten eine sprunghafte, die zunächst die horizontale (Auf- und Untergang) und danach die vertikale Achse der beiden Kulminationen nennt.[12] Bei dieser kreuzförmigen Anordnung kommt es auf das Gegenüber zweier menschlicher Partner oder zweier abstrakter Phasen der Handlung an. Die Reihenfolge der Aufzählungen hat also einen heuristischen Wert und sollte daher unsere Aufmerksamkeit finden. Auch der Beginn der Aufzählung kann die Intention des Schemas verdeutlichen, wenn er abweichend von der Norm nicht beim Aszendenten liegt.

---

[10] E. Fantham, Roman Literary Culture (1996), 2-11, dt. Übersetzung (1998), 2-10.

[11] W. Achtner, al., Dimensionen der Zeit (1998), 7.

[12] W. Hübner, Himmel und Erdvermessung (1992), 145 mit Anm. 43. Dies wird später in der Folge Ἀνατολή - Δύσις - Ἄρκτος - Μεσημβρία als Akronym auf den Namen Adam bezogen (s. unter Nr. **1b**) und dann auch auf das Kreuz Christi: W. Bousset, Platons Weltseele (1913), hier: 273f. und 285.

Um die tägliche Gesamtdrehung zu messen, hat man von den vier markanten Punkten aus eine Art sphärisches Koordinatensystem erfunden und das Himmelsrund in der sogenannten "Dodekat(r)opos"[13] in zwölf Sektoren à 30° eingeteilt, die "Häuser" genannt werden.[14] Jedes Haus entspricht hierbei einer Doppelstunde, in der es grob von je einem Tierkreiszeichen durchlaufen wird. In diesem System wurden die ursprünglichen vier kardinalen Punkte in Analogie zu den übrigen Häusern zu 30°-Abschnitten ausgedehnt, die weiterhin "Aufgang", "Untergang", "obere" und "untere Kulmination" genannt werden. Diese Unschärfe des Ausdrucks wird auch in dieser Untersuchung beibehalten: Der Begriff "Kentron", der sich, abgeleitet von κεντεῖν ("stechen"), eigentlich nur auf einen Punkt, und zwar ursprünglich im Gegensatz zu σημεῖον nur auf den Mittelpunkt eines Kreises oder einer Kugel bezieht,[15] bezeichnet also nach alter Praxis die Sektoren zu 30°.

Die einzelnen Tierkreiszeichen gehen verschieden schnell auf- und unter: Der Widder bei der Frühlingstagundnachtgleiche am schnellsten auf und am langsamsten unter, die Waage bei der Herbsttagundnachtgleiche umgekehrt am langsamsten auf und am schnellsten unter. Da dies so ist und sich diese Divergenz vergrößert, je weiter der Beobachter auf unserer Hemisphäre nach Norden voranschreitet, sind die einzelnen Sektoren variabel. Um dies zu berücksichtigen, hat man die Erde in sieben verschiedene "Klimata", d.h. Breitenzonen eingeteilt, innerhalb derer die Relationen einigermaßen konstant bleiben.[16] Diese Differenzierung spielt besonders bei der Berechnung der Lebenserwartung eine Rolle, in der Katarchenhoroskopie wird sie dagegen vernachlässigt. Darum bleibt sie auch hier außer Betracht, es werden nur feste Sektoren à 30° berücksichtigt.

Grundsätzlich sollen hier nur die vier kardinalen Kentra berücksichtigt werden: Aszendent und Deszendent sowie obere und untere Kulmination. In ihnen, sagt der späte Astrologe Theophilos von Edessa, zeigen die Planeten "die Ursprünge der Handlungen"

---

[13] Zum Namen W. Hübner, Die Dodekatropos (1995), 5 mit Anm. 3.

[14] Nicht zu verwechseln mit den Planetenhäusern: A. Bouché-Leclercq, L'astrologie (1899), 182-192. F. Cumont, Sur les douze lieux (1918) mit Diagramm.

[15] Hierzu M. Federspiel, Sur un emploi (1998).

[16] E. Honigmann, Die sieben Klimata (1929).

an.[17] Die Quellen beziehen allerdings manchmal auch weitere Häuser mit ein: die vier "Apoklimata", also die sich von den Kentra in Rotationsrichtung "hinwegneigenden" Häuser III, VI, IX, XII, oder die vier "Epanaphorai", also die den Kentra "im Aufgang nachfolgenden" Häuser II, V, VIII, XI. In diesen Fällen werden auch diese Häuser berücksichtigt - bis hin zu einigen wenigen kompletten Schemata, in denen alle zwölf Häuser mit Personen, Sachen oder Handlungsphasen besetzt werden. Hierbei ist zu beachten, daß die vier horizontnahen Häuser II und XII sowie VI und VIII als ungünstig gelten, weil sie zum Aszendenten (Haus I) keinen Aspekt, d.h. keine Zentriwinkel von 60° (Sextilschein), 90° (Geviertschein) oder 120° (Gedrittschein) bilden: Sie sind "bezugslos" (ἀσύνδετοι).

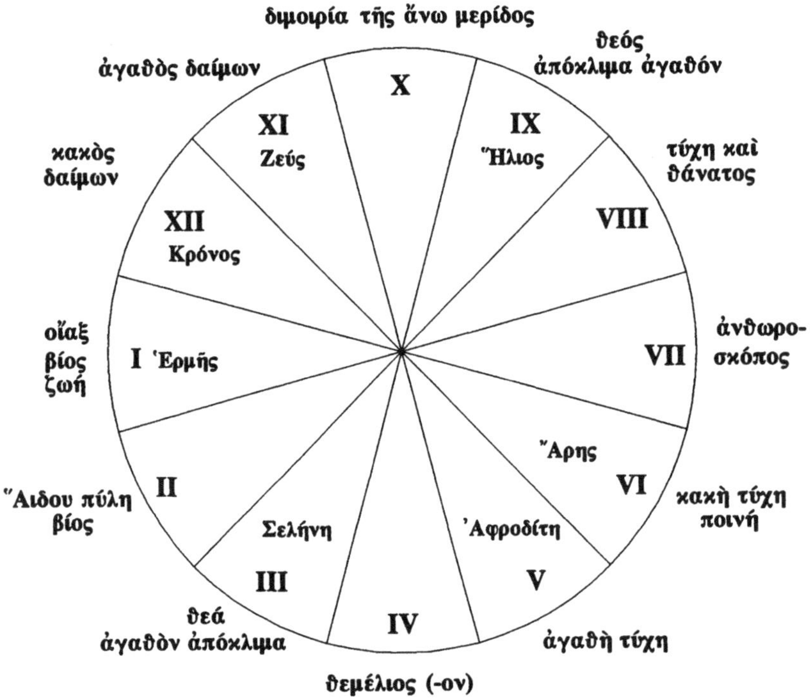

Abb. 1: Das Schema der 12 Häuser

[17] Theoph. CCAG XI 1 (1932), p. 221,23 δηλοῦσι τὰς ἀρχὰς τῶν πραγμάτων.

Kentra und Häuser werden in unterschiedlicher Richtung aufgezählt: Während die Aufzählungen der Kentra gewöhnlich der scheinbaren Bahn der Sonne und aller Gestirne von Osten nach Westen, also dem "Uhrzeigersinn" folgen, werden die einzelnen Häuser in der Regel gegen den Uhrzeigersinn aufgezählt, d.h. man numeriert im Grunde die einzelnen Sternbilder des Tierkreises in der Folge, wie sie nacheinander über den Osthorizont heraufkommen.[18] Das ist zugleich die Folge, in der sie in der jährlichen Revolution von der Sonne und von allen Planeten, soweit sie rechtläufig sind, durchlaufen werden. Diese Umkehr der Tagesrotation hat zur Folge, daß fast alle Quellen das Haus II, d.h. das Haus, mit dem in Zählrichtung gegen den Uhrzeigersinn die unsichtbare Hemisphäre zuerst erreicht wird, "Hadespforte" (Ἅιδου πύλη[19] oder Ἅιδου θύρα[20]) nennen, während der Dichter Manilius mit seiner Übersetzung *Ditis ianua*[21] nicht das zweite, sondern das siebte Haus, den Deszendenten, bezeichnet. Er erreicht also die unsichtbare Hälfte im Uhrzeigersinn erst am Ende des Tagesbogens.

B. Die Wertigkeit der Kentra

Mißt schon das mythische Denken überhaupt einzelnen Stellen oder Richtungen des Raumes bestimmte Qualitäten zu, so gilt das in besonderem Maße für die griechisch-römische Antike, die häufiger, als wir es heute gewohnt sind, bei fast allen Dingen die Wertfrage stellte. So wird auch im astrologischen Lehrsystem einzelnen Stellen des Raumes und bestimmten zeitlichen Etappen der Rotationsbewegung eine höhere oder geringere Qualität beigemessen. Allerdings war die Wertigkeit der Kentra (und Häuser) umstritten. Als die beiden wichtigsten Kentra galten der Aszendent (der Ort, wo die Gestirne den Aufstieg noch vor sich haben) und die obere Kulmination (der Ort, wo der Aufstieg abgeschlossen ist und die

[18] Hierzu W. Hübner, Die Dodekatropos (1995), 8.

[19] Val. 2,15 tit., auch pluralisch 4,12,11 ἐν ταῖς Ἅιδου πύλαις, vgl. Firm. math. 2,17 und 2,19,3 *inferna porta*. Die Vorstellung vom "Haus des Hades" seit Hom. Il. 7,131 δῦναι δόμον Ἄϊδος εἴσω mit dem Verbum δύνω, das auch den Untergang der Gestirne bezeichnet.

[20] Heph. 2,18,75.

[21] Manil. 2,951, vgl. A.E. Housman (1912) zu Manil. 2,870 und Addenda (Band 5, 1930), 145. W. Hübner, Manilius (1984), 145f.

Höchststellung vor dem Beginn des Niedergangs erreicht ist).[22] Sie wurden unter dem Begriff der 'praktischen' Kentra zusammengefaßt.[23]

Da die Sonne bei der oberen Kulmination am Mittag ihre höchste Energie entfaltet, wurde ihr in der Rangfolge der vier Kentra gewöhnlich der erste Platz zugestanden.[24] Es gab aber auch Konkurrenzschemata, die den Aszendenten bevorzugten.[25] Porphyrios verwendet für die obere Kulmination die alte platonische Metapher der "Hochstadt" (ἀκρόπολις), von der aus eine "Gewaltherrschaft" ausgeübt wird.[26] Daß diese Metapher recht früh auch schon in die Astrologie übernommen wurde, beweist die manilianische Lehnübersetzung *arce* ... *in caeli* (vgl. unter Nr. **6a**).

---

[22] Ptol. apotel. 3,5,6 (vgl. §8) ἐν τοῖς πρώτοις [...] κέντροις (τῷ τε ἀνατέλλοντι καὶ τῷ μεσουρανοῦντι). Beide Kentra werden stereotyp zusammengenommen von "Zoroaster" frg. O 79 II 208-218 Bidez-Cumont, u.a.

[23] Heph. 2,18,37 τὰ πρακτικὰ κέντρα [...] (τουτέστι τὸ ὡροσκοπικὸν ἢ τὸ μεσουράνημα).

[24] Dor. bei Heph. 2,19,6 (anders Dor. A 1,5 ~ Heph. 1,12,1). Ptol. apotel. 3,11,3. Firm. math. 2,19,11 *hic locus principalis est et omnium cardinum potestate sublimior*, allerdings §2 vom Aszendenten: *est autem cardo primus et totius geniturae compago atque substantia*, vgl. unter Nr. **12b**.

[25] A. Bouché-Leclercq, L'astrologie (1899), 270f. W. Hübner, Die Dodekatropos (1995), 29. A. Pérez Jiménez, Περὶ δείπνου (2002), 243-247. Der Zwiespalt äußert sich bei Apom. myst. 2,12, CCAG XII (1936), p. 98,6-11, wo es trotz der Prävalenz des Aszendenten von der oberen Kulmination heißt: πλὴν ἐστιν ἐκφαντικώτερον, "außer daß sie spektakulärer ist". Die ersten beiden Kardinalpunkte hebt Firm. math. 7,19,1 besonders hervor: *in primis cardinibus*.

[26] Porph. introd. 30 p. 207,10 ὥσπερ ἐπ' ἀκροπόλει τῆς γενέσεως ἐπιτυραννοῦντα τῆς πράξεως. Die Akropolis-Metapher benutzt Plat. Tim. 70[A] für den Kopf, Aristot. part. anim. 3,7 für das Herz. Weitere Stellen bei A.S. Pease zu Cicero, nat. deor. 2,140. ThLL II c. 743,37 s.v. *arx*. Vgl. unter Nr. **10a**. Im Bezug auf den römischen Palatin und die Herrschaft vgl. Claud. VI cons. Hon. 18-24:

namque velut stellas Babylonia cura salubres
optima tunc spondet mortalibus edere fata,
caelicolae cum celsa tenent summoque feruntur
cardine nec radios humili statione recondunt
haud aliter Latiae sublimis Signifer aulae,
imperii sidus propria cum sede locavit,
auget spes Italas.

Das letzte Beispiel zeigt, welch hohe Bedeutung die Metaphern haben können. Inwieweit diese spachlichen Voraussetzungen dazu geeignet sind, das Beziehungsgeflecht der einzelnen Systeme ständig zu erweitern, wird in besonderem Maße Gegenstand der Untersuchung sein. Das gilt für Metaphern der vier Kentra selbst ebenso wie für die Nomenklatur der von ihnen regierten Akteure auf der Erde. Gerade die langsameren oder schnelleren Bewegungen der Gestirne in beide Richtungen und die Stillstände der Planeten boten Ansätze zur Übertragung. Mehrere Möglichkeiten eröffnete hier die Polysemie der Verben φεύγειν, *fugere* und διώκειν, die ja auch im Gerichtswesen gebraucht wurden (Nr. **26**). Von heuristischem Wert ist auch das Geschlecht der Bezeichnungen für die Kentra: Während Hephaistion unter Nr. **1b/1** die drei sichtbaren Kentra mit femininen Begriffen nach dem Sonnenlauf bezeichnet (τὴν ἀνατολήν, τὴν μεσημβρίαν, τὴν δύσιν), wählt er für den nur nachts ohne den Sonnenstand zu ermittelnden Norden das unbestimmte Neutrum: τὰ πρὸς ἄρκτον. Für das soziale Rollenspiel ist wiederum die Sonderstellung der Bezeichnung des Aszendenten von Belang: Während die übrigen drei Kentra in der Regel mit den Neutra wie τὸ μεσουράνημα,[27] τὸ δῦνον und τὸ ὑπόγειον (τὸ ὑπὸ γῆν) bezeichnet werden,[28] ist die normale Bezeichnung des Aszendenten ein Nomen agentis: ὁ ὡροσκόπος, "der Stundenschauer".

C. Die Götter

Mit der verschiedenen Wertigkeit der Häuser hängt auch ihre Verteilung an bestimmte Gottheiten zusammen. Dies geschieht meistens unter Einbeziehung aller zwölf Häuser.[29] Soweit die vier kardinalen Häuser betroffen sind, kennen wir mehrere Zuteilungen (s. Tabelle). Nur ein offenbar später Anonymus besetzt alle vier Kentra, und zwar so, daß er die beiden positiven Kentra (I und X) männlichen und die beiden negativen (VII und IV) weiblichen Gottheiten zuordnet. Während dort Gottheiten bemüht werden, die in der Regel keine Planeten-

[27] Weil das Neutrum im Vulgärlatein schwindet, heißt es allerdings in der Echion-Rede bei Petron. 45,3 *ubique medius caelus est*. Hinzu kommt die maskuline Form *caelus* in Analogie zu griechisch οὐρανός. Maskulin werden die Partizipien μεσουρανῶν u.ä., wenn das Substantiv ἀστήρ "Planet" zu ergänzen ist.

[28] Vgl. unter Nr. **22** zu Heph. 3,28,1. Die maskuline Form ὑπόγειος bei Iulian. CCAG V 1 (1904), p. 183,27 verlangt die Ergänzung Ἄρης (Nr. **38**).

[29] W. Hübner, Die Dodekatropos (1995), 10 (Vulgata-Version), 33 (Manilius), 86 (Anonymus).

götter darstellen, rechnen die Vulgata und Manilius mit regulären Planetengöttern: Merkur beherrscht überall den Aszendenten, weil er als Bote zwischen Ober- und Unterwelt sowie als Gott der Astrologen überhaupt gilt.[30] Hinzu kommt die Tatsache, daß sich der Planet Merkur unter den fünf echten Planeten am schnellsten bewegt und somit die Bewegung überhaupt regiert.[31] Venus erhält bei Manilius die obere Kulmination, weil sie unter den fünf echten Planeten der hellste ist, und Saturn die untere Kulmination wegen seiner Schwere und Schwerfälligkeit.[32] Dies wird in dem Kapitel über die vier Elemente (Nr. **2**) wichtig werden. Im übrigen könnte der Schmiedegott Hephaistos bei der oberen Kulmination etwas mit der maximalen Hitze der kulminierenden Sonne zu tun haben und Iuno beim Deszendenten nach der gängigen Etymologie Ἥρα - ἀήρ etwas mit ihrem Element, der Luft. Eine späte Zuteilung der Elemente (Nr. **2**) siedelt die Luft allerdings an der gegenüberliegenden Stelle beim Aszendenten an, was auf eine Austauschbarkeit der beiden horizontalen Kentra hindeutet.

Kardinales Haus	Vulgata	Manilius	Anonymus
Aszendent (I)	Merkur	Merkur	Merkur
obere Kulmination (X)	---	Venus	Hephaistos
Deszendent (VII)	---	Dis	Iuno
untere Kulmination (IV)	---	Saturn	Isis

Bei der Besetzung der Häuser mit Göttern spielt auch ein bestimmter Sternstand eine Rolle, entweder der des Welthorokops (*thema mundi*)[33] mit dem Krebs im Aszendenten und dem Widder in der oberen Kulmination oder die Position, die man die 'Normalstellung' nennen könnte[34] mit der Waage im Aszendenten, dem Krebs in der oberen und dem Steinbock in der unteren Kulmination.

---

[30] Vgl. W. Hübner, Manilius (1984), 127 mit Anm. 2. Ders., Die Dodekatropos (1995), 10-12.

[31] Ptol. apotel. 2,9,18 εὐκίνητος, vgl. von der Wirkung 1,4,7 ὀξυκινησίαν.

[32] Vgl. R. Klibansky - E. Panofsky - F. Saxl, Saturn and Melancholy (1964), 220f.

[33] Hierzu A. Bouché-Leclercq, L'astrologie (1899), 185-187 mit guter Abbildung.

[34] W. Hübner, Manilius (1984), 139, vgl. Nr. **2.6.15**.

D. Methoden der Kombination

Die vier Kentra werden aber nicht nur Göttern unterstellt, sondern sie repräsentieren auch die Akteure oder abstrakte Modalitäten einzelner Handlungen. Dabei werden Auf- und Untergang, wo die scheinbare Bewegung der Gestirne besonders sinnfällig ist, eher mit Personen besetzt als die beiden Kulminationen, und von diesen wiederum die obere eher als die unsichtbare untere. Auf der horizontalen Achse wird der Antagonismus zweier Partner in dem Ausdruck ἀνθωροσκόπος ("Gegenaszendent") für den Deszendenten verdeutlicht, auf der Vertikalen das Gegenüber zweier abstrakter Dinge mit dem Ausdruck ἀντιμεσουράνημα ("Gegenkulmination") für die untere Kulmination.

Die Besetzung der Kentra mit Göttern, Menschen oder Sachen entspricht einer Methode, die für alles Folgende grundlegend ist: Auf dem Wege der "Repräsentation" werden im ursprünglich indifferenten Kontinuum von Raum und Zeit gewisse Orte oder Zeiteinheiten durch konkrete oder geistige Inhalte vertreten[35] bzw. substituiert.[36] Parallelen gibt es etwa in der Mantik oder in der Traumdeutung (Nr. 5). Ausdrücklich wird der Astrologe in einer Dorotheosparaphrase aufgefordert, ein Kentron mit einer Person zu besetzen:[37] ὑπόθου τὸν ὡροσκόπον τὸν νοσοῦντα, "substituiere den Aszendenten durch den Kranken", und bei Hephaistion heißt es:[38] ὁ γὰρ ὡροσκόπος ἀντὶ τῶν πυλῶν τῆς οἰκίας νοεῖται, "denn der Aszendent wird anstelle der Tür eines Hauses gedacht." Dieser singuläre Ausdruck stammt möglicherweise von dem wohl frühen Protagoras von Nikaia, aus dem Hephaistion an jener Stelle schöpft. Relativ früh ist auch die Formulierung des Timaios:[39] σελήνην ποιήσωμεν τὸν δραπέτην, "Zum Mond wollen wir den Entlaufenen machen." Geradezu mathematisch klingt die "Setzung" in der griechischen Dorotheosparaphrase:[40] ἔστω μὲν ὡρο-

---

[35] E. Cassirer, Philosophie der symbolischen Formen II (1925), 51 und 74.

[36] Zum Begriff der Substitution A. Geneva, Astrology (1995), 168. 176. 238.

[37] Dor. G p. 420,17, vgl. Nr. **29a**.

[38] Heph. 3,47,54, vgl. Nr. **4a**.

[39] Timaios CCAG I (1899), p. 99,19, vgl. Nr. **31a**.

[40] Dor. G p. 425,12, vgl. Nr. **29b/1**, so auch p. 374,13. In den folgenden Beispielen wird die grammatische Regel, daß das Prädikatsnomen ohne Artikel steht, nicht streng durchgehalten.

σκόπος ὁ ἰατρός κτλ., "es sei nun der Aszendent der Arzt ..." oder bei Hephaistion:[41] ἔστω ὁ μὲν δανείζων ὁ ὡροσκόπος, "es sei nun der Leihgeber der Aszendent ..." u.ä.[42] Im übrigen sind die Verben dieser Art Substituierung höchst verschieden (e.g. (ἀπο)νέμειν, μερίζειν), sie reichen bis zur schlichten Identifikation wie bei Hephaistion:[43] ὁ μὲν ὡροσκόπος ἐστὶν ὁ εὐχόμενος, "Der Aszendent ist der Gewaltherrscher...". Der Übergang von der Person zur Sache wurde im "Person-Bereichdenken"[44] erleichtert durch bereits vorhandene Metonymien wie im Falle des Ares:[45] πόλεμος μὲν ὁ Ἄρης ἔσται, "Der Krieg wird der (Planet) Mars sein". Seit alters bezeichnet der Name ἄρης nicht nur den Kriegsgott und den entsprechenden Planeten, sondern metonymisch auch den Krieg.

Schon die antiken Astrologen benutzten bei dieser Art der Substitution den Begriff der "Rolle" (πρόσωπον), und zwar besonders in juristischen Zusammenhängen.[46] Von den

---

[41] Heph. 3,28,1 (aber Epp. II und IV ἔσται - so auch Iulian. CCAG VI, 1903, p. 80,15). 3,38,13 (Nr. **26**). 3,42,24 (Nr. **30**). u.ö., vgl. etwa Theoph. CCAG XI 1 (1932), p. 212,4 ἔστω ὁ ὡροσκόπος ἡ πόλις. p. 255,14. Einen Unterschied macht Heph. Ep. II 2,20,14.16.18 ἔστω für die Besetzung, ἔσται für die Wirkung.

[42] Anders jedoch die Bedeutung von ἔστω, wenn ein bestimmter Planetenstand gefordert wird: e.g. Apom. myst. 1,267 CCAG XI 1 (1932), p. 168,5 (p. 168,8 μὴ ἔστω) oder in einem Horoskopbeispiel: e.g. Val. 3,10,13.

[43] Heph. 3,7,18, vgl. Nr. **16**. Demetrios CCAG VIII 3 (1912), p. 98 app. 2 (Nr. **7**). CCAG I (1898), p. 104,2 ~ "Palchos" CCAG XII (1936), p, 192,12 (Nr. **31c**).

[44] Hierzu W. Pötscher, Das Person-Bereichdenken (1959), 5-25.

[45] Iulian. CCAG V 1 (1904), p. 183,17, vgl. unter Nr. **38**.

[46] Heph. 3,20,7 (= Dor. App. II F,7) καὶ πρὸς τὰ πρόσωπα τοὺς ἀστέρας ἐφάρμοζε, "und passe die Planeten den Personen an". 3,28,2 ἡ τῆς σελήνης ἀπόρροια ληφθήσεται εἰς πρόσωπον τοῦ δανείζοντος, "das Zurückbleiben des Mondes wird als die zu der Person des Leihgebers angenommen" u.ö., vgl. 3,38,18. al. und unter Nr. **18**. Zum modernen Rollenbegriff R. Dahrendorf, Homo Sociologicus (1958), [15]1977, 22f. In der Kontroverse zwischen ihm und F.H. Tenbruck, Zur deutschen Rezeption der Rollentheorie (1961), offenbart sich zum einen der grundsätzliche Konflikt zwischen Individuum und Gesellschaft und zum anderen die - kantisch gesprochen - "Antinomie" zwischen sozialem Determinismus und Willensfreiheit. Bei der Herkunft des Schauspielvergleichs schöpft Dahrendorf aus E.R. Curtius, Europäische Literatur und lateinisches Mittelalter, Bern[1]1948, 146f., nur daß er das Petronzitat (80,9) bei Johannes Saresberiensis als einen echten Petrontext ausgibt.

Planeten-Rollen gebraucht ihn schon Ptolemaios:[47] ὁ μὲν τοίνυν ἥλιος καὶ ὁ τοῦ Κρόνου ἀστὴρ τῷ πατρικῷ προσώπῳ συνοικειοῦνται, "die Sonne und der (Planet) des Saturn wird nun zu der Rolle des Vaters in Beziehung gesetzt". Die Metapher συνοικειοῦνται überträgt gerade beim Thema der "Verwandtschaft" (im eigentlichen Sinne) das verknüpfende Wort auf die astrologische "Affinität". Soweit ersichtlich hat der Dichter Dorotheos die Verbindung οἰκεῖον πρόσωπον nur im gewöhnlichen Sinn gebraucht,[48] doch hatte schon Manilius seine Paranatellontentypen im Sinne der festen Rollenverteilung in der Ethopoiie der neuen Komödie verstanden.[49] Hierbei muß man bedenken, daß in der Antike und in der Neuzeit bis ins frühe 18. Jh. der vom Theater abgeleitete Rollenbegriff innerhalb der sinnhaften Geschlossenheit einer kosmischen Ordnung von einer Geborgenheit profitierte, die in der modernen und postmodernen Welt der offenen Horizonte unmöglich geworden ist, so daß nur noch ein funktionaler Rollenbegriff angewendet werden kann.[50]

Eine weitere Grundkonstante astrologischen Verfahrens besteht in dem, was man "Systemzwang"[51] oder "Zwangsanalogie" genannt hat: die Tendenz, ein vorgegebenes Raster auf dem Wege von Analogie und Extrapolation ständig zu erweitern. Ernst Cassirer hat hier

[47] Ptol. apotel. 3,5,1 = Heph. 2,4,2, der Zweitgenannte verwendet das Wort dann häufiger.

[48] Dor. bei Heph. 3,38,33 (= Dor. G p. 407,9) ἐν οἰκείοισι προσώποις "bei den verwandten Personen", von den Epitomatoren (Heph. Epp. I 48,21. II 2,20,36. IV 116,40) zu οἱ ... οἰκεῖοι verkürzt. Allerdings gebraucht Heph. 3,38,18 τῷ οἰκείῳ αὐτοῦ προσώπῳ und 3,38,21 τῷ οἰκείῳ αὐτῶν προσώπῳ das Wort οἰκεῖος im Sinne von "affin". Wenn D. Pingree den entsprechenden arabischen Text Dor. A 5,33,35 wiedergibt: "in their figure[s] [decans]", scheint er oder die arabische Paraphrase das Wort im Sinne der Dekan-Prosopa mißverstanden zu haben, hierzu W. Gundel, Dekane (1936), 30-35. Im gewöhnlichen Sinne auch Val. (Nr. **12b/3**): πρεσβύτερα πρόσωπα, "ältere Personen", bei der unteren Kulmination.

[49] Manil. 5,472f., zu dem ebenso literaturwissenschaftlich wie astrologisch bedeutsamen Hintergrund dieser Stelle W. Hübner, Manilius (1984), 187-191 und 215. Ders., Menander und Augustus (2000), 259-264.

[50] H. Plessner, Soziale Rolle und menschliche Natur (1960), 109f.

[51] Ursprünglich ein grammatischer Terminus: J. Knobloch, Zur Entstehung (1952), 157f., vgl. F. Boll, Sphaera (1903), 129 das "symmetrische Bedürfnis". Ders., Antike Beobachtungen (1916), 52. Beispiele bei W. Hübner, Die Eigenschaften (1982), 430-514, vgl. über die Zeiteinteilung J. Svenbro, L'égalité (2000), 350 "un souci de symétrie ou de géométrisation".

von "Konkreszenz" gesprochen:[52] Wie bei den Wachstumsringen von Bäumen werden in konzentrischer Ausweitung menschliche Gegebenheiten und Situationen unterschiedlichster Art ständig erweitert und in ein vorgegebenes Schema eingepaßt, wobei die 'Begründungen' auf den verschiedensten Ebenen liegen können. Vor allem Leerpositionen werden dabei vermieden. Eher als eine Vakanz akzeptiert man die abstruse Besetzung einer Position mit irgendeiner Größe. So kommt zu der Systemsucht auch ein Hang zur Vollständigkeit.[53] Angestrebt wird ein weltweites Netz von Analogien.

E. Die gesellschaftliche Bedeutung

Heutzutage pflegt man gern nach der gesellschaftlichen Funktion der Astrologie zu fragen. Hier hat bereits F. Cumont in seinem Alterswerk "L'Égypte des astrologues" einen wichtigen Beitrag geleistet.[54] Die verschiedenen Prognosen geben einen guten Einblick - allerdings nicht in die ägyptische, sondern in die hellenistisch-römische Alltagswelt:[55] In den Blick kommen Formen der Götterverehrung, verschiedene Arten von Verträgen, die Hochzeit, Feste und Spiele, die Gruppenbildung etwa beim Gastmahl, die verschiedenen sozialen Hierarchien und der Umgang mit Sklaven und Dieben bis hin zu ihrer harten Bestrafung. Im Zuge des modernen Interesses an Sklaven wurden diese astrologischen Quellen teilweise auch schon ausgewertet. Die hier besprochenen Texte vermitteln noch tiefere und differenziertere Einsichten.

Eine gewisse Unsicherheit liegt allerdings darin, daß aus den Fachschriftstellern nicht immer deutlich wird, welchem Partner einer Handlung die Rolle des Anfragenden zukommt: In der Regel ist es derjenige, der den Aszendenten besetzt (vgl. unter Nr. **18**). Da jedoch verschiedene Partner einer Handlung den Astrologen konsultieren können, kann es für ein und dasselbe Gutachten durchaus verschiedene Systeme geben. So wurden etwa die Chancen

---

[52] E. Cassirer, Philosophie der symbolischen Formen II (1925), 82f. und 140, etwas anders noch Ders., Der Begriff (1921/22), 26.

[53] Vgl. über Manilius F.-F. Lühr, *Ratio und Fatum* (1969), 9. W. Hübner, Manilius (1984), 229-233 mit Anm. 297. 246. 250.

[54] F. Cumont, L'Égypte des astrologues (1937), angeregt von der Edition des Hermes Trismegistos von W. Gundel, Neue astrologische Texte des Hermes Trismegistos (1936).

[55] Vgl. die Kritik von L. Robert, Études épigraphiques (1938), 76-108, ferner W. Hübner, Manilius (1984), 136f.

der Heilung von einer Krankheit entweder vom Arzt oder von seinem Patienten erfragt (Nr. **29ab**) oder das Gelingen eines Banketts (Nr. **19**) vom Gastgeber oder vom Eingeladenen, die Chancen eines Krieges vom Angreifer oder vom Angegriffenen (Nr. **37**). Manchmal scheint aber auch ein an der Handlung Unbeteiligter (sogar der konsultierte Astrologe selbst) ein Horoskop stellen, etwa wenn nach dem Grund eines Opfers (Nr. **15**) oder eines Gebetes (Nr. **16**) gefragt wird, denn das Motiv ihrer Handlung dürfte ja dem Opfernden oder Betenden selbst bekannt gewesen sein. Während die Katarchenhoroskopie nach dem günstigsten Zeitpunkt für den Beginn einer Unternehmung fragt, liefert diese Art, die man "Anfragehoroskopie"[56] nennen könnte, Prognosen für die Konsequenzen seines Handelns. Außerdem haben die Astrologen, bevor sie eine Auskunft erteilten, gelegentlich selbst die Schance einer Prognose berechnet. Diese Sonderform ist schon relativ früh in Indien belegt und wurde später bei den Arabern vielfältig angewandt. Sie scheint besonders dann gewählt worden zu sein, wenn der entscheidende Zeitpunkt einer Anfrage schon verstrichen, also unbekannt war, wie etwa bei einem Diebstahl oder einem entlaufenen Sklaven.[57] Bezeichnenderweise spielen der genaue Zeitpunkt sowie Gegenwart und Vergangenheit in jenem Kapitel eine Rolle, das diese Sonderlehre in der griechischen Astrologie vorbereitete, dem Hephaistion-Kapitel 3,4 πῶς ἄν τις προγνοίη τὰς πεύσεις τῶν βουλομένων σκέψασθαι ἐκ καταρχῆς, "Wie man die Anfragen von Leuten vorher erkennen kann, die etwas aus dem Handlungsbeginn wissen wollen".

F. Die Chronologie der Quellen

Die Datierung der astrologischen Quellen stellt nicht wenige Probleme. Alexander soll bei der Gründung der nach ihm benannten Stadt 332/331 ebenso den günstigsten Moment abgepaßt haben[58] wie der erste der Seleukiden, Seleukos I. Nikanor, 310 v.Chr.[59] Wir besitzen

---

[56] D. Pingree, Jyotiḥśāstra (1981), 110-114 "Interrogations". Ders., The Yavanajātaka II (1978), 370-388. Ders., Māshā'allāh (1997), 135 "catarchic astrology" gegen "interrogational astrology".

[57] G. Dagron - J. Rougé, Trois horoscopes de voyages en mer (1982), 119.

[58] Anon. CCAG IX 2 (1953), p. 178, vgl. W. Hübner, Manilius (1984), 157 Anm. 110: in Übereinstimmung mit dem Horoskop Alexanders und der zodiakalen Geographie. Die Verzögerung von Alexanders Geburt durch den Astrologen Nektanebos bei Ps. Kallisth. I 12 dürfte eindeutig der Legende angehören, vgl. F. Boll, Ps.Kallisthenes I 12 (1922), 351-356.

nur wenige authentische Horoskope. Die meisten sind in der astrologischen Fachliteratur als Beispiele überliefert und daher stark der Manipulation ausgesetzt.[60] Die seit dem zweiten Jh. n.Chr. faßbaren Fachschriftsteller überliefern etliche pseudepigraphe Vorgänger mit mystifizierenden Namen wie "Orpheus", "Zoroaster", "Nechepso und Petosiris", "Anubis", "Asklepios" oder "Hermes (Trismegistos)" - sogar eine *stella Mercurii* wird als Autor angegeben.[61] Diese Quellen sind zeitlich kaum einzuordnen. Schwierig ist aber auch schon die Datierung der zitierenden historisch faßbaren Autoren. In den Zitaten oder Paraphrasen späterer Fachschriftsteller ist infolge der laxen Zitierpraxis der Antike die Abgrenzung zwischen dem zitierten Text und dem zitierenden Autor nicht immer exakt zu vollziehen. Da zudem fachschriftstellerische Werke zur Gebrauchsliteratur gehören, unterliegen sie stärker als literarische Texte der Veränderung (mit Ausnahme der Dramen, deren Texte zum Zweck der Wiederaufführung adaptiert wurden). So finden wir nicht selten Kürzungen oder Erweiterungen, Parallelversionen oder Umformulierungen. Die verschiedenen Fassungen des Hephaistiontextes, die die Verse des Dorotheos immer wieder anders in Prosa umwandeln, oder die kürzlich edierten byzantinischen Paraphrasen des astrologischen Lehrgedichts des Maximos sind dafür ein eindrucksvolles Beispiel.

Ein ägyptischer Ursprung der Katarchenhoroskopie, wie ihn F. Cumont und J. Bidez angenommen haben,[62] ist wenig wahrscheinlich. Der sagenhafte König Nechepso und sein Priester Petosiris haben, soweit es die Fragmente verraten, die Katarchenhoroskopie nicht behandelt. Sie sind ebenso wie der Hofastrologe des Tiberius, Thrasyllos († 36 n.Chr.),[63] Vettius Valens (2. Jh.), Antiochos (vermutlich ebenfalls 2. Jahrhundert[64]) und Firmicus

---

[59] Appian. 11,9,58 (§300-397).

[60] O. Neugebauer - H.B. van Hoesen, Greek Horoscopes (1959). D. Baccani, Oroscopi greci (1992). A. Jones, Astronomical Papyri (1999).

[61] Firm. math. 5,1,36 *si Myriogenesim Aesculapii legeris, quam sibi venerabilem Mercurii stellam intimasse professus est, ...*

[62] J. Bidez - F. Cumont, Les Mages (²1973), 232.

[63] F.H. Cramer, Astrology (1954), 92-99. W. und H.G. Gundel, Astrologumena (1966), 148-151.

[64] Gegen den Frühansatz von F. Cumont, Astrologues (1918/19), 39-42 und W. und H.G. Gundel, Astrologumena (1966), 115-117 wendet sich D. Pingree in seiner scharfen Rezension (1968), 278 "there is no real reason for dating him before Dorotheus", er spricht

Maternus (4. Jh.) hier nur im Rahmen der Dodekatropos bzw. Oktatopos von Belang (Nr. 12bc). Dasselbe gilt für Paulus Alexandrinus (Ende 4. Jh.) und seinen Kommentator Olympiodor (6. Jh.) im Rahmen der Lebensalter (Nr. 13d/3). Katarchen enthalten hingegen die Fragmente des Ps.Zoroaster, den Bidez-Cumont ins 3. Jh. v.Chr. datieren.[65] Sie werden für uns aber nur am Rande in einem wahrscheinlich dem Zoroaster zugeschriebenen Kapitel über den Krieg wichtig werden.

Als frühester Vertreter der Lehre könnte Protagoras von Nikaia gelten - falls W. und H.G. Gundels Datierung schon in die erste Hälfte des dritten Jh.s v.Chr. zutreffen sollte,[66] d.h. in jene Zeit, in der unter den Seleukiden die babylonische Astrologie langsam die Form der hellenistischen Astrologie annahm. Diese Übergangsphase wird in jüngster Zeit durch Funde oder Veröffentlichungen neuer Keilschrifttexte samt Interpretationen immer deutlicher.[67] Allerdings hat D. Pingree der gundelschen Frühdatierung energisch widersprochen und für die Zeit erst kurz vor dem sicheren *terminus ante quem*, dem Zitat bei Hephaistion, also für das dritte oder vierte Jh. n.Chr. plädiert.[68] Inhaltlich scheinen die Angaben des Protagoras über die vier Kentra jedoch eher in eine frühere Zeit zu weisen.

Schwierig ist auch die Datierung des Serapion, weil die Identifizierung des Serapion von Alexandrien und des Serapion von Antiochien nicht gesichert ist.[69] D. Pingree setzt ihn ins erste vor- oder nachchristliche Jh.[70] Dieser Autor ist hier allerdings nur am Rande im

---

sich für W. Krolls Ansatz ca. 200 n.Chr. aus: "still seems to me the correct one". Vgl. Dens., Antiochus and Rhetorius (1977). The Yavanajātaka II (1978), 421 "about A.D. 200". S.J. Tester, A History (1987), 88 "a younger contemporary of Ptolemy".

[65] Fragmente bei J. Bidez - F. Cumont, Les Mages (^{2}1973), 207-232. Vgl. W. und H.G. Gundel, Astrologumena (1966), 61-65.

[66] W. und H.G. Gundel, Astrologumena (1966), 106: Nach Diogenes Laertios 9,56 soll der Dichter Euphorion ein Grabepigramm auf ihn verfaßt haben.

[67] F. Rochberg-Halton, New Evidence (1984), 115-140. F. Rochberg, Elements (1988), 51-62.

[68] D. Pingree, The Yavanajātaka II (1978), 438f. Den Frühansatz vertritt weiter A.M. Urso, La letteratura (2002), 127.

[69] W. und H.G. Gundel, Astrologumena (1966), 113f., dagegen die Rezension von D. Pingree (1968), 278.

[70] D. Pingree, The Yavanajātaka II (1978), 441.

Rahmen der kardinal bestimmten Lebensalter relevant. So ist denn der wenig bekannte Astrologe Timaios Praxidikos (?), der einigermaßen sicher ins erste Jh. v.Chr. datiert werden kann, für unser Thema die nächste wichtige Quelle.[71]

Einen ersten Höhepunkt bildet der Lehrdichter Dorotheos von Sidon in neronischer Zeit.[72] Als ganzes ist sein Gedicht zwar verloren, doch besitzen wir eine arabische Paraphrase, die allerdings einerseits unvollständig ist[73] und andererseits fremde Elemente, z.B. aus Valens, in den Text interpoliert. Hinzu kommen ausführliche Zitate oder Prosaparaphrasen des Textes bei späteren Autoren, allen voran bei Hephaistion von Theben gegen Ende des vierten Jhs. Da Dorotheos und Hephaistion überlieferungsmäßig eng zusammengehören, wurden sie auch kurz aufeinander von D. Pingree herausgegeben, nachdem die von V. Stegemann begonnene Dorotheos-Edition ein Torso bleiben mußte. Dorotheos behandelt die Katarchenhoroskopie in aller Ausführlichkeit in Buch 5 und wird von Hephaistion in Buch 3 in derselben Ausführlichkeit zitiert oder meist paraphrasiert. Bei beiden Autoren handelt es sich um das abschließende, gewissermaßen überschießende Buch ihres Werkes.[74]

Ptolemaios (ca. 100 - 178 n.Chr.), der seine *Apotelesmatika* erst gegen Ende seines Lebens niedergeschrieben hat, schließt zwar die Katarchenhoroskopie grundsätzlich aus, berücksichtigt aber dennoch aus geographischem Interesse einige Einzelheiten über die Himmelsrichtungen (Nr. **1a/2**, vgl. **13c/5**) und überliefert ferner ein merkwürdiges Detail über die Strafe der Kreuzigung, das die beiden Kulminationen mit einbezieht (Nr. **34**).

In das dritte Jh. (269/70 n.Chr.) gehört das Gedicht des Inders Sphujidhvaja, das im Kern über eine Prosaversion des Jahres 149/50 n.Chr. auf die griechisch-hellenistische

---

[71] W. und H.G. Gundel, Astrologumena (1966), 110-112 setzen ihn in die Zeit Hipparchs, vgl. W. Hübner, Der Neue Pauly 12/2 (2002), 577 s.v.: *terminus ante* ist der ältere Plinius.

[72] W. und H.G. Gundel, Astrologumena (1966), 117-121. Erst danach ist die grundlegende Ausgabe von D. Pingree (1976) erschienen.

[73] Sie läßt zum Beispiel das grundlegende Kapitel über die Eigenschaften der Tierkreiszeichen beiseite, von dem sich anderweitig Spuren erhalten haben: W. Hübner, Die Eigenschaften (1982), 408-411, vgl. 338-348.

[74] Zur "Pentabiblos" des Dorotheos im Gegensatz zur "Tetrabiblos" des Ptolemaios W. Hübner, ed. Claudius Ptolemaeus, Apotelesmatika (1998), p. XXXVI-XXXIX. J. Mansfeld, Prolegomena Mathematica (1998), 96-98.

Astrologie zurückgeht, aber auch manche indische Elemente hinzugefügt hat.[75] Das gilt insbesondere für die militärische Astrologie der Kapitel 73-76. Die vier Kentra spielen in den Prognosen zwar immer wieder eine Rolle, auch in dem anschließenden Kapitel über die Katarchenhoroskopie Kapitel (77), aber der Dichter besetzt sie nirgends in der hier zu untersuchenden Weise mit festen Personen oder Sachen.[76]

Um die Mitte des vierten Jhs. wirkte der Lehrdichter Maximus, der ein Gedicht Περὶ καταρχῶν geschrieben hat,[77] von dem auch mehrere byzantinische Paraphrasen erhalten sind.[78] Da er sich aber bei seinen Prognosen nur auf die Tierkreiszeichen und Planeten (besonders den Mond) beschränkt, scheidet er für diese Untersuchung aus.[79]

Gegen Ende des vierten Jhs. ist Hephaistion von Theben, der für uns wichtigste Autor, anzusetzen.[80] Wie gezeigt, zitiert oder paraphrasiert er reichlich das Lehrgedicht des Dorotheos. Die Überlieferungslage ist allerdings fast ebenso kompliziert wie die des Dorotheos selbst. Gerade hier zeigt sich, wie sehr Gebrauchstexte ungeschützt der Veränderung unterliegen: Wir kennen von den *Apotelesmatika* Hephaistions mehrere Versionen, deren ausführlichste (hier "Haupttext" genannt) bereits selbst schon epitomiert worden zu sein scheint. Daneben hat D. Pingree vier Epitomai herausgegeben, die den Vorgang der Paraphrasierung, insbesondere die Umwandlung dorotheischer Hexameter in Prosa, teilweise besser erkennen lassen als der Haupttext. Dabei scheint besonders die Epitome IV der Urfassung teilweise näher zu kommen als der Haupttext oder der von D. Pingree angenommene

---

[75] Vgl. D. Pingree, The Yavanajātaka I (1978), 3-6 sowie den ausführlichen Kommentar II (1978), zur Datierung II 415 zu c. 79,62.

[76] Vgl. die Übersicht bei D. Pingree, The Yavanajātaka II (1978), 218-220.

[77] Nachdem D. Pingree seit langem eine neue Ausgabe angekündigt hat (vgl. seine Dorotheos-Ausgabe [1976], p. XII "in nova editione eorum carminum iam incepta"), steht nun eine von P. Radici Colace bevor, vgl. C. Orlando - R. Torre, Lessico astronomico-astrologico (1991), 292 mit Anm. 5.

[78] Herausgegeben von P. Radici Colace (1998).

[79] Dasselbe gilt für die 19 Hexameter Περὶ καταρχῶν des Lehrdichters Ammon, die die Stellung der Planeten in den drei Quadraten des Tierkreises behandeln.

[80] W. und H.G. Gundel, Astrologumena (1966), 241-244. D. Pingree, The Yavanajātaka II (1978), 429. W. Hübner, Der Neue Pauly 5 (1998), 352 s.v. Hephaistion.

Archetypus α.[81] Daher werden bei Zitaten auch die verschiedenen Epitomai ständig zu vergleichen sein.[82]

Um 500 n.Chr. steuert Iulianos von Laodikeia[83] in seinen *Apotelesmata* einige Abschnitte über allgemeine Handlungen und andere Katarchai, unter anderem zur Kriegshoroskopie, bei. Seine Fragmente wurden noch nicht gesammelt und müssen vorläufig in den Anhängen der einzelnen Bände des "Catalogus codicum astrologorum Graecorum" (CCAG) studiert werden. Die unter seinem Namen überlieferten drei Kapitel περὶ πολέμου[84] stammen allerdings nicht von ihm, sondern von Theophilos von Edessa.[85]

In etwa dieselbe Zeit setzen W. und H.G. Gundel den Astrologen Demetrios, doch gründen sie ihre Datierung auf das Zitat des "Palchos", den sie zu früh ins 5. Jh. datieren.[86] Die Lebenszeit muß unsicher bleiben, seine hauptsächlich zodiakal ausgerichtete Lehre macht allerdings eher einen älteren Eindruck.

Der jüngste hier ausführlich behandelte Autor ist Theophilos von Edessa (ca. 695-785).[87] Er war als Christ Hofastrologe des Kalifen al-Mahdī und bildet einen letzten Schwerpunkt der Katarchenhoroskopie an der Schwelle zur arabischen Astrologie.[88] Besonders hat er die Anfragen wegen Krieg und Herrschaft beträchtlich ausgeweitet. Bekannt sind von ihm außer der Συλλογὴ περὶ καταρχῶν zwei Werke: die Πόνοι περὶ καταρχῶν πολεμικῶν in

---

[81] G.B. Alberti, Problemi (1979), 53-55.

[82] Zur Ausgabe von D. Pingree vgl. etwa M. Marcovich, Hephaestion (1976), 59-64.

[83] W. und H.G. Gundel, Astrologumena (1966), 248f. D. Pingree, The Yavanajātaka II (1978), 435.

[84] Ed. F. Cumont, CCAG V 1 (1904), p. 183-196.

[85] D. Pingree, The Yavanajātaka II (1978), 435.

[86] W. und H.G. Gundel, Astrologumena (1966), 253, vgl. jedoch die Rezension von D. Pingree (1968), 279: "Palchos" ist eine Umschreibung von Abū Ma'šar bei Eleutherius Eleus: Ders., The Astrological School (1971), 203f. Ders., The Yavanajātaka II (1978), 426 "of uncertain date".

[87] Hierzu die jüngsten Forschungen von D. Pingree, From Alexandria (2001 [erschienen nicht vor Ende 2002]), 13-22.

[88] Diese Phase der Astrologie ist noch kaum erschlossen, vgl. auf astronomischer Seite O. Neugebauer, Studies in Byzantine Astronomical Terminology (1960) sowie das im Entstehen begriffene "Corpus des astronomes Byzantins" (1983-1994).

41 Kapiteln, die an seinen Sohn Deukalion gerichtet sind, und Περὶ καταρχῶν διαφόρων in zwölf Teilen mit einzelnen Unterkapiteln. Drei Kapitel über militärische Horoskopie laufen fälschlich unter dem Namen des Iulianos (s.o.), und eine Sylloge von Kapiteln der Kriegshoroskopie vornehmlich aus Theophilos (von D. Pingree in Anlehnung an F. Cumont[89] *De bello* genannt) hat C.O. Zuretti im CCAG herausgegeben.[90] Diese Sammlung ist in zwei Fassungen überliefert: Die erste (c. 1-24) stammt aus den 760er Jahren, die zweite (c. 25-42) ist ein späterer Zusatz aus den 770er Jahren, der zumeist von "Palchos" exzerpiert wurde.[91] Die Reihenfolge der Kapitel variiert in den einzelnen Miszellanhandschriften erheblich. Außerdem ist Zurettis Edition durch zahlreiche Versehen und Fehler entstellt. Er versteht seine Edition denn auch selbst als 'editorum in usum'.[92] Solange die von D. Pingree angekündigte Edition noch aussteht, hat man sich mit den vorläufigen Texten in den Anhängen des CCAG zu begnügen.

Theophilos steht an der Schwelle zur arabischen Astrologie, in der die Katarchenhoroskopie eine beträchtliche Rolle spielt. Sein Kollege am Kalifenhof war der älteste wichtige arabische Astrologe, Māšā'allāh († 815),[93] der außerordentlich zahlreiche Katarchen kennt, unter anderem aus Dorotheos und Hephaistion schöpft und das Gründungshoroskop von Bagdad berechnet hat. Seine Werke sind zwar verloren, doch wurden sie etwa um 1000 ins Griechische und später auch ins Lateinische übersetzt.

Über das Arabische und Mittelpersische gelangte die die Astrologie durch Vermittlung des Theophilosschülers Stephanos nach Byzanz und damit wieder in ihren ursprünglichen Sprachbereich zurück. Einige Kapitel des Theophilos περὶ καταρχῶν kehren in einem Florilegium des "Palchos", d.h. des Abū Ma'šar (787-886),[94] wieder. Zuretti bietet im

[89] F. Cumont, CCAG V 1 (1904), p. 183 Anm. 1.

[90] C.O. Zuretti, CCAG XI 1 (1932), p. 204-266.

[91] D. Pingree, The Yavanajātaka II (1978), 389: von einem anderen Autor stammend, dagegen Ders., From Alexandria (2001), 15-17 von Theophilos selbst.

[92] C.O. Zuretti CCAG XI 1 (1932), p. 204: "et haec fortasse eum iuvabunt, qui Theophili editor futurus sit".

[93] D. Pingree, Māshā'allāh (1997), 127-135.

[94] D. Pingree, rec. W. und H.G. Gundel, Astrologumena (1966), Gnomon 40 (1968), 279. Ders., The Yavanajātaka II (1978), 437.

CCAG eine ausführliche Inhaltsangabe der mittelgriechischen Übersetzung aus Werken des Abū Ma'šar (gräzisiert 'Απομάσαρ) mit dem Titel "Mysteria" aus dem Umkreis des Johannes Abramius, die in mehreren Handschriften und kapitelweise auch in Auszügen existiert.[95] Leider wurde das Werk als ganzes noch nicht herausgegeben. Eine Edition müßte auch die disparaten arabischen Originaltexte aufspüren und mit dem griechischen Text vergleichen. Die in ihm enthaltenen zahlreichen Kapitel zur Katarchenhoroskopie, die auf manches Frühere zurückgehen, können hier nur noch in Ausnahmefällen berücksichtigt werden.

Bis in die ganz späte Zeit hinein war das Griechische die Wissenschaftssprache und so auch die Sprache der Astrologie geblieben. Lateinisch abgefaßt sind nur das Lehrgedicht des Manilius in spätaugusteisch-frühtiberianischer Zeit und die *Mathesis* des Firmicus Maternus im 4. Jh., die einzige erhaltene astrologische Fachschrift in lateinischer Sprache, die uns das einzige Horoskop in lateinischer Sprache erhalten hat.[96] Die Verdammung der Astrologie durch das Christentum ließ eine lateinische Tradition bis auf wenige Ausnahmen[97] nicht aufkommen, doch lebte die Lehre im byzantinischen Osten weiter, so daß die frühneuzeitlichen Übersetzer zwar neue lateinische Termini finden mußten, im Griechischen jedoch an die traditionelle Terminologie anknüpfen konnten.

Weil die Texte im CCAG nur vorläufig, manchmal nur aus einer einzigen Handschrift und teilweise auch fehlerhaft herausgegeben worden sind, müssen sie im Einzelfall neu ediert werden. Dasselbe gilt auch für die wichtigen Hephaistion-Texte, wo man manchmal dorotheischen Urtext und hephaistionische Paraphrase schärfer voneinander trennen kann und die Epitomai der Urfassung bisweilen näherkommen als der Haupttext. Einige Abschnitte des CCAG wurden sogar unabhängig voneinander zweimal aus verschiedenen Handschriften publiziert. Auch hier gilt es, aufgrund der Kollation einen eigenen Text zu konstituieren. Eine veränderte Zeichensetzung (insbesondere die Einführung von Parenthesen der leichteren Verständlichkeit zuliebe) sowie die Tabellenform katalogartiger Texte sollen die Lektüre

---

[95] C.O. Zuretti, CCAG XI 1 (1932), p. 55-93, eine Liste der bereits edierten Einzelkapitel bei W. Hübner, Die Eigenschaften (1982), 348-350. Vgl. D. Pingree, The Astrological School (1971), 203 mit Differenzierung der drei Bücher.

[96] Firm. math. 2,29,10-20 als Beispiel für die *antiscia*, dazu O. Neugebauer - H.B. van Hoesen, Greek Horoscopes (1959), 161 Anm. 5 und zuletzt G. Polara, La fondazione (1978), 336f.

[97] W. Hübner, Zodiacus Christianus (1983). Ders., Verse über den Tierkreis (1999).

erleichtern. Auch die Orthographie der Ausgaben wird stillschweigend verändert und vereinheitlicht (Satzbeginn mit Minuskel, ebenso die Luminare ἥλιος und σελήνη). Den Kernstellen der einzelnen Systeme wird jeweils eine deutsche Übersetzung beigegeben, die möglichst genau zu sein versucht und selbst unbequemen Chiasmen nicht ausweicht.

Die Systeme werden am Ende in Diagrammen zusammengefaßt, damit sie sich auf einen Blick erfassen und leichter miteinander vergleichen lassen.[98] Dabei werden auch die Parallelversionen und antiken Übersetzungen gesondert behandelt, soweit sie sich im Inhalt signifikant unterscheiden. Bereits um Laufe dieser Untersuchung hat sich diese Übersicht als ein bequemes Hilfsmittel erwiesen.

[98] Vgl. etwa die Diagramme der Horoskope im Anhang des Werkes von O. Neugebauer und H.B. van Hoesen, Greek Horoscopes (1959), 214-228.

II. Die einzelnen Systeme

A. Allgemeine Vorgaben

1. Himmelsrichtungen

Wenn wir von der "Orientierung" des Menschen im Raum sprechen,[99] benutzen wir eine astronomische Metapher. Die Topochronologie unserer Begriffe kann den konkreten Raum und seine Richtungsqualitäten nur relativ zu irgendeinem Standpunkt bestimmen[100] und verwendet dafür nicht selten abstrakte Zeitbegriffe, insbesondere solche nach dem Sonnenstand: "Orient", "Anatolien", "Levante", "Morgenland" für den Osten oder μεσημβρία, *meridies* oder "Mittag" für den Süden, "Okzident", "Hesperien", "Abendland" für den Westen. Griechisch ἕσπερος bzw. lateinisch *vesper* "Abend" und deutsch "Westen" sind etymologisch verwandt und können zum Teil sowohl proprie den Abend als auch metonymisch den Westen bezeichnen. So werden auch in den astrologischen Texten die beiden horizontalen Kentra nach dem scheinbaren Sonnenlauf ἀνατολή "Aufgang" und δύσις (τὸ δῦνον) "Untergang" genannt.

a) Zwei Halbkreise

Beiläufig erwähnt **Hephaistion** einmal eine grobe Zweiteilung der täglichen Rotation in zwei Halbkreise:[101]

> τὸ ἀπὸ τοῦ μεσουρανήματος ἕως τοῦ ὑπογείου κέντρου ἡμικύκλιον προηγούμενον κατωφερές τε καὶ λιβυκὸν καλεῖται, τὸ δὲ ἀπὸ τοῦ μεσουρανήματος ἕως τοῦ ὑπογείου κέντρου ἡμικύκλιον ἑπόμενον ἀνωφερές τε καὶ ἀπηλιωτικὸν καλεῖται. "Der Halbkreis von der oberen Kulmination bis zum unteren Kardinalpunkt, welcher (in Rotationsrichtung) vorangeht, heißt absteigend und westlich, der Halbkreis von der oberen Kulmination bis zum unteren Kardinalpunkt, der folgt, heißt aufsteigend und östlich."

---

[99] K. Dürckheim, Untersuchungen (1932), 399-405.

[100] H. Stürenburg, Relative Ortsbezeichnung (1932).

[101] Heph. 3,40,26, nicht für Dorotheos belegt.

Ausgangspunkt ist nicht der Gegensatz von Norden und Süden, das heißt einer Tages- und einer Nachthälfte, sondern von Abstieg und Aufstieg im Westen und Osten. Im östlichen Halbkreis scheinen die Gestirne auf- und im westlichen abzusteigen. Diese klare Zweiteilung spielt in der Katarchenhoroskopie sonst keine Rolle und wird auch in dem betreffenden Kapitel über die Gefangenschaft nicht räumlich ausgedeutet. Mehr als auf die Himmelsrichtungen Osten und Westen kommt es auf den günstigen Charakter der aufsteigenden und den ungünstigen der absteigenden Hälfte des Kreises an.[102]

Ptolemaios schließt zwar die Katarchenhoroskopie grundsätzlich aus, sein geographisches Interesse, das er ja auch in den *Apotelesmatika* verrät, läßt ihn aber im Kapitel über das Reisen danach fragen, in welche Himmelsrichtung eine Reise gehen könnte. Wie sich im Abschnitt über das Reisen noch näher zeigen wird (Nr. **28d**), spielen dort die Apoklimata eine besondere Rolle. Auf diese bezieht sich auch Ptolemaios, wenn er, anders als in dem langen Kapitel über die astrologische Geographie,[103] die vier Himmelsrichtungen auf zwei reduziert:[104]

> ὡς ἐπίπαν δὲ ἐν μὲν τοῖς τῶν ἑῴων τεταρτημορίων ἀποκλίμασιν ἐκπεσόντων τῶν φώτων, εἰς τὰ πρὸς ἀνατολὰς καὶ μεσημβρίαν μέρη τῶν οἰκήσεων τὰς ἀποδημίας γίνεσθαι συμβαίνει, ἐν δὲ τοῖς τῶν λιβυκῶν ἢ καὶ ἐν αὐτῷ τῷ δύνοντι εἰς τὰ πρὸς ἄρκτους καὶ δυσμάς.
>
> "Im ganzen aber geschieht es, daß die Reisen dann, wenn die Luminare in die Apoklimata der östlichen Quadranten fallen, in die nach Osten und Süden gerichteten Teile der Wohngebiete führen; dann jedoch, wenn sie in die Apoklimata der westlichen Quadranten oder auch in den Deszendenten selbst fallen, in die nach Norden und Westen gerichteten."

Ptolemaios faßt also je zwei Apoklimata zusammen: zwei östliche und zwei westliche. Sie gehören also zu den beiden von Hephaistion beschriebenen Halbkreisen. Teilt man die südlich ausgerichtete Dodekatropos durch eine vertikale Linie in eine Ost- und eine Westhälfte, müßten mit den beiden östlichen Apoklimata die Häuser III und XII, d.h. die Apoklimata

---

[102] Vgl. auch die Zweiteilung bei Ptol. apotel. 2,2,9-10.

[103] Ptol. apotel. 2,3-4, dazu W. Hübner, The Ptolemaic View of the Universe (2000), 59-93.

[104] Ptol. apotel. 4,8,3. Dazu W. Hübner, Das Thema der Reise (2002), 43-45.

des von Norden nach Osten und des von Osten nach Süden reichenden Quadranten, also der beiden aufsteigenden Quadranten, gemeint sein, mit den beiden westlichen Apoklimata die Häuser VI und IX, d.h. die Apoklimata des von Süden nach Westen und des von Westen nach Norden reichenden Quadranten, also der beiden absteigenden Quadranten. Die beiden Himmelsrichtungen der Prognosen (Osten und Süden für die östlichen, Norden und Westen für die westlichen Apoklimata) wären dann jene beiden Himmelsrichtungen, auf die die scheinbare tägliche Drehung des Himmels jeweils zusteuert. Der Zusatz "oder auch im Deszendenten selbst" konzentriert den westlichen und absteigenden Halbkreis auf seine kardinale Mitte.

b) Vier Kentra

Alle vier Himmelsrichtungen nennt **Hephaistion** in seinem grundlegenden Kapitel über die Katarchenhoroskopie:[105]

> ὁ μὲν ὡροσκόπος τὴν ἀνατολὴν μηνύει, τὸ δὲ μεσουράνημα τὴν μεσημβρίαν, τὸ δὲ δῦνον τὴν δύσιν, τὸ δὲ ὑπόγειον τὰ πρὸς ἄρκτον.
>
> "Der Aszendent zeigt den Aufgang (Osten) an, die obere Kulmination den Mittag (Süden), der Deszendent den Untergang (Westen), die untere Kulmination das zur Bärin (nach Norden) hin Gelegene."

Diese Klassifikation ist nichts anderes als die Beschreibung des scheinbaren Laufs der Gestirne und allen voran der Sonne aus der Südperspektive. Sprachlich bilden die ersten drei Kentra wiederum eine Gruppe für sich, denn sie bezeichnen die drei markanten Punkte der Gestirne während ihrer scheinbaren täglichen Rotation: den "Aufgang" für den Osten, die "Tagesmitte" für den Süden und den "Untergang" für den Westen. Die Zuschreibungen grenzen hart an Tautologien: Beim Süden stimmt das erste Element des Nominalkompositums überein (μεσημβρία - μεσουράνημα), im Westen sind τὸ δῦνον und ἡ δύσις vom selben Wortstamm gebildet, beide Wörter können im übertragenen Sinne auch den Deszendenten bezeichnen, das erste mehr technisch und das zweite mehr poetisch. Die unsichtbare untere Kulmination wird hingegen anders benannt: Nicht nur daß jetzt ein Sternbild (Ἄρκ-

---

[105] Heph. 3,4,8. Zum abweichenden Text in Ep. IV s.u., nicht in der arabischen Paraphrase. Zu den Himmelsrichtungen der vier Kentra, Tierkreiszeichen und Planeten D. Pingree, The Yavanajātaka II (1978), 223-227 (bei Sphuj. 1,66 nur angedeutet), zu den Tierkreiszeichen W. Hübner, Die Eigenschaften (1982), 261-274 unter Nr. 7.17.

τος) metonymisch den Norden bezeichnet,[106] sondern auch grammatisch tritt an die Stelle des bestimmten Singulars des Femininums der unbestimmte Plural des Neutrums: τὰ πρὸς ἄρκτον, "das zur Bärin hin Gelegene", eine Parallele zu Ptolemaios (Nr. **1a/2**) τὰ πρὸς ἄρκτους sowie dem unter Nr. **3** behandelten Plural τὰ λαθραῖα, "das Verborgene". Die Epitome IV vereinheitlicht allerdings alle vier Richtungen zum Neutrum Plural.[107] Die Formulierung rührt daher, daß man zwar das Nordgestirn sehr wohl sehen kann, die untere Kulmination aber nicht. Das Verschwinden der Sonne ermöglicht das Sichtbarwerden der Sterne, die somit als Richtungsangabe Ersatzfunktion haben. Gemildert wird dieser sprachliche Gegensatz allerdings dadurch, daß beide Ἄρκτοι nach antiker Vorstellung femininen Geschlechts sind.

Obwohl die arabische Paraphrase diese allgemeine Klassifizierung nicht enthält, ist die Vierteilung mit ziemlicher Sicherheit schon für **Dorotheos** zu erschließen, denn sie wird durch eine andere Stelle gesichert, die auch in der arabischen Paraphrase vorhanden ist. Dort geht es um die Richtung, in die ein flüchtiger Sklave entlaufen sein könnte (vgl. Nr. **31c.32ab**, ferner Nr. **33b**):[108]

> σελήνη ὡροσκοποῦσα μὲν τὸν δραπέτην ἐπ' ἀνατολὰς ὁρμῆσαι λέγει, μεσουρανοῦσα δὲ ἐπὶ νότον, δύνουσα δὲ ἐπὶ δυσμάς, ἐν τῷ ὑπογείῳ δὲ κέντρῳ οὖσα ἐπὶ βορρᾶν.
>
> "Befindet sich der Mond im Aszendenten, dann sagt er, daß der Flüchtige nach Osten aufgebrochen ist, befindet er sich in der oberen Kulmination, nach Süden, befindet er sich im Deszendenten, nach Westen, befindet er sich in der unteren Kulmination, nach Norden."

Auch Ptolemaios verteilt in diesem Sinne die vier Kentra auf die Hauptwinde,[109] und andernorts[110] bezeichnet er die vier Kentra geradezu als ἀπηλιωτικόν, μεσημβρινόν, λιβυ-

---

[106] Vgl. lateinisch *septentrio* und H. Stürenburg, Relative Ortsbezeichnung (1932), 40.

[107] Heph. Ep. IV 76,8 καὶ ὁ μὲν ὡροσκόπος τὰ πρὸς ἀνατολὴν μηνύει μέρη, τὸ δὲ μεσουράνημα τὰ πρὸς μεσημβρίαν, τὸ δὲ δῦνον τὰ πρὸς δύσιν, τὸ δὲ ὑπόγειον τὰ πρὸς ἄρκτον.

[108] Heph. 3,47,5 und Dor. A 5,36,8-11.

[109] Ptol. apotel. 1,11,1-4, dazu A. Bouché-Leclercq, L'astrologie (1899), 272f.

[110] Ptol. apotel. 4,5,14.

κόν und βόρειον.[111] Zwei einzelne Richtungen scheint auch der indische Dichter Sphujidhvaja zu kennen (s.u.). Ohne die Kentra zu bemühen, bezieht der Anonymus Vaticanus die vier Himmelsrichtungen auf die entsprechenden Lebensalter (Nr. **13a/4**).

Man sollte meinen, daß die natürliche Folge der scheinbaren täglichen Rotation die normale ist. Doch werden die Kentra selbst bei den Himmelsrichtungen häufig nicht nach dem Sonnenlauf aufgezählt, sondern kreuzförmig, und zwar so, daß in Anlehnung an einen zuerst in den Oracula Sibyllina belegten Vers das Akronym ADAM gewonnen wurde:[112]

Ἀντολίην τε Δύσιν τε Μεσημβρίην τε καὶ Ἄρκτον.

Die Ausdrücke für die vier Himmelsrichtungen stimmen in poetischer Umformung mit denen bei Hephaistion genau überein.[113]

In seinem langen Kapitel über die Sklavenflucht referiert **Hephaistion** eine Parallelstelle über die Richtung einer Sklavenflucht, doch dort sind Norden und Süden vertauscht. Vom Mond heißt es:[114]

καταληφθεῖσα δὲ ἐν τῷ ὡροσκόπῳ ἢ ἐν τοῖς ἀκολούθοις τούτου ζῳδίοις πρὸς ἀνατολὰς <τὴν> φυγὴν ἀποφαίνει γεγονέναι, ἐν δὲ τῷ μεσουρανήματι πρὸς ἄρκτον, ἐν δὲ τῷ δύσει πρὸς δύσιν, ἐν δὲ τῷ ὑπὸ γῆν κέντρῳ πρὸς μεσημβρίαν. "Wird der Mond im Aszendenten oder in den auf diesen folgenden Tierkreiszeichen gefunden, zeigt er, daß die Flucht nach Osten stattgefunden hat, (befindet er sich) in der oberen Kulmination, nach Norden, (befindet er sich) im Deszendenten, nach Westen, (befindet er sich) in dem unterirdischen Kentron, nach Süden."

---

[111] So für die Häuser IV, VII und X auch Paul. Alex. 24: p. 56,2 (IV) βόρειον κέντρον, p. 59,10 (VII) κέντρον δυτικόν, p. 64,12 (X) κέντρον νότιον. Ein spätes Zeugnis bei Māshā'allāh in lateinischer Übersetzung, ed. J. Heller, Nürnberg 1559 c. 2 (Signatur B II) unter Einschluß der vier Triplizitäten.

[112] Or. Sibyll. III 26. VIII 321, vgl. II 195. XI 3 und F. Dornseiff, Das Alphabet (1925), 137f. und die Abbildung bei W. Hübner, Die Eigenschaften (1982), 84. Reiches Material bei D. Cerbelaud, Le nom (1984).

[113] Diese Verteilung scheint auch den rätselhaften Versen Sphuj. 73,18-20 zugrundezuliegen: "the 'gate-keeper' of the East" für den Aszendenten und "the 'gate-keeper' of the North" für die untere Kulmination, vgl. D. Pingree, The Yavanajātaka II (1978), 396. Ein später Reflex dieser Lehre findet sich im *Iudicium magnum* des Johannes Carion, ed. R. Reisinger (1997), Z. 530-533 mit Kommentar S. 242.

[114] Heph. 3,47,61, in den Epitomai I 50,10, II 2,23,48 und IV 126,61 zum Teil stark abweichend. Nicht in der arabischen Paraphrase.

Da die arabische Paraphrase diese Verteilung nicht bietet, dürfte diese Version nicht auf Dorotheos zurückgehen. Leider klafft vorher eine Lücke, so daß wir nicht mehr erfahren, welchen Autor Hephaistion hier referiert. Wenn der Haupttext beim ersten Kentron "die sich anschließenden Tierkreiszeichen" nennt, meint er die Häuser und meint wohl den Quadranten zwischen dem Aszendenten und dem in Rotationsrichtung folgenden Kentron, der oberen Kulmination. Er scheint also eher mit Quadranten als mit Kentra zu rechnen. Da der Ptolemaios-Text ebenfalls mit Quadranten operiert und nur schwer zu verstehen ist, könnte ein dem Ptolemaios ähnlicher Text der Grund für die Vertauschung von Norden und Süden sein.

Hier weichen aber die Epitomai ab, denn anstelle der Alternative ἢ ἐν τοῖς ἀκολούθοις τούτου ζῳδίοις, "oder in den auf diesen (den Aszendenten) folgenden Tierkreiszeichen" heißt der Text in allen drei Epitomai: ἢ ἐν τῇ ἐπαναφορᾷ [ἐπαναφοραῖς Ep. II] αὐτοῦ ἢ ἐν τῷ ιβ' τόπῳ, "oder in dessen (des Aszendenten) Epanaphora oder in dem zwölften Ort". Gemeint sind die beiden den Aszendenten umgebenden Häuser, die mit diesem zusammen den östlichen Quadranten ausmachen. Die Variante dürfte eher auf den echten Hephaistion zurückgehen als der Haupttext, denn erstens enthält er nicht die Katachrese des Terminus ζῴδιον, und zweitens passen die Häuser beiderseits der Kentra eher zum Osten als die Häuser zwischen dem Aszendenten und der oberen Kulmination, also zwischen Osten und Süden.

Symptomatisch ist eine weitere Abweichung in der Epitome IV. Von der unteren Kulmination heißt es dort anstelle von ἐν δὲ τῷ ὑπὸ γῆν κέντρῳ: ἐν δὲ τῷ ὑπὲρ γῆν κέντρῳ, "in dem Kentron über der Erde." Das ist innerhalb jenes Alternativsystems sicher falsch, dennoch erwartete der Schreiber den Süden bei der oberen Kulmination, wo er in der ersten Variante (Nr. **1b/1.2**) ja auch liegt, und zwar nach der natürlichen Tagesbewegung, nach der die Sonne am Mittag oben und auf unserer Hemisphäre im Süden steht.

Entscheidend für den Wechsel von Norden und Süden dürfte aber ein anderer Grund sein. In einem anderen Dorotheoskapitel werden die vier Himmelsrichtungen auf die vier Dreiecke der Tierkreiszeichen (s.u. Abb. 2) bezogen:[115] das Dreieck Widder - Löwe -

[115] Dor. A 1,28, vgl. dazu genauer W. Hübner, Die Eigenschaften (1982), 261 und 441-452. Das relativ frühe System des Geminos (2,8-11) ist schon für eine babylonische Tontafel (BM 36746, kurz nach 400 v.Chr.) gesichert: F. Rochberg-Halton, New Evidence (1984), 115-140.

Schütze weist nach Osten, das Dreieck Stier - Jungfrau - Steinbock nach Norden, das Dreieck Zwillinge - Waage - Wassermann nach Westen und das Dreieck Krebs - Skorpion - Fische nach Süden. Dieses System ist in der Antike selten und im Gegensatz zu anderen Trigonalsystemen nur schwach belegt.[116]

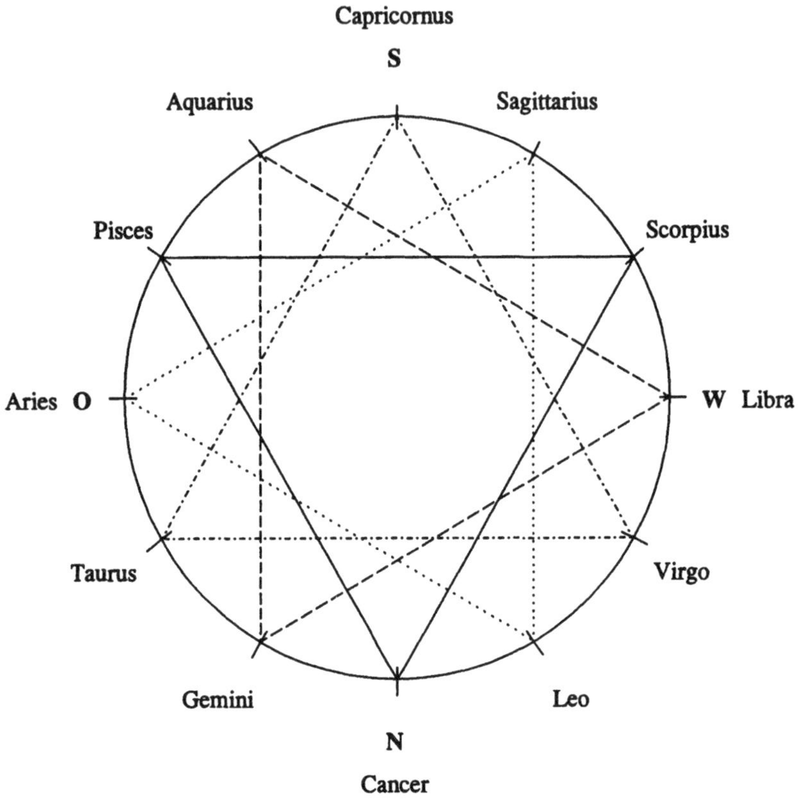

Abb. 2: Die Himmelsrichtungen der vier zodiakalen Dreiecke nach Dorotheos

[116] W. Hübner, Die Eigenschaften (1982), 261 Nr. 7.171.12.

Nun kann man die vier Dreiecke des Tierkreises in verschiedener Reihenfolge aufzählen:[117] entweder, wie in der Dorotheosparaphrase geschehen, nach dem jeweils ersten Tierkreiszeichen, das ergibt die Folge Osten - Norden - Westen - Süden; oder aber nach den zentralen tropischen Zeichen der Dreiecke (Widder - Krebs - Waage - Steinbock), das ergibt die Folge Osten - Süden - Westen - Norden. Norden und Süden sind also ebenso vertauscht wie bei den beiden Versionen des Hephaistionkapitels. Der Grund liegt letztlich in der Tatsache, daß man sich entweder auf die tägliche Rotation oder auf die jährliche Revolution bezieht: Im Süden bringt die Sonne zwar während ihres Tageslaufes den Mittag, aber während ihrer jährlichen Bahn auf unserer Nordhalbkugel den Winter (Wendekreis des Steinbocks), im Norden umgekehrt zwar während ihres Tageslaufes die Mitternacht, aber während ihrer jährlichen Bahn den Sommer (Wendekreis des Krebses). Hierauf dürfte die Vertauschung innerhalb des Hephaistionkapitels zurückgehen.

c) Zwischenrichtungen

Der unter Nr. **1b** behandelte erste **Hephaistion**text über die Himmelsrichtungen der Sklavenflucht differenziert in seiner Fortsetzung feiner nach Zwischenrichtungen (διαστήματα):[118]

> ἐν δὲ τοῖς μεταξὺ διαστήμασιν ἀναλόγως, οἷον ἐν μὲν τῷ ἐννάτῳ ἐπὶ νότον δυτικώτερον [sc. τὸν δραπέτην ὁρμῆσαι λέγει ἡ σελήνη], ἐν δὲ τῷ η' πρὸς δυσμὰς νοτιώτερον, καὶ ἐπὶ τῶν ἄλλων τόπων ὁμοίως.
>
> "In den Zwischenräumen auf analoge Weise, wie zum Beispiel [der Mond sagt, daß der Flüchtige] im neunten Ort zum westlicheren Süden [aufgebrochen ist], im achten Ort jedoch in südlicherer Richtung zum Westen, und bei den anderen Orten in gleicher Weise."

Von den acht möglichen Zwischenrichtungen werden nur die beiden zwischen der oberen Kulmination im Süden und dem Deszendenten im Westen als Beispiel genannt: nach moderner Nomenklatur (die allerdings eine sechzehnteilige Windrose mit vier weiteren 'reinen' Zwischenrichtungen voraussetzt) Südsüdwest in Haus IX und Westsüdwest in Haus VIII. Beide Häuser sind klar auf ihre benachbarten Kentra bezogen: Haus IX als Apoklima auf die

---

[117] Hierzu genauer W. Hübner, Die Eigenschaften (1982), 441-452.

[118] Heph. 3,47,5 und Dor. A 5,36,8-11.

obere Kulmination und Haus VIII als Epanaphora auf den Deszendenten. Entsprechend werden ihre Richtungen hauptsächlich durch die der zugehörigen Kentra definiert. Diese Zwischenrichtungen sind in astrologischem Kontext schon bei dem geographisch interessierten Ptolemaios überliefert.[119]

Die Auswahl der beiden Häuser ist vielleicht nicht zufällig, denn sie erinnert an die Differenzierung der Häuser bei einer Reise (Nr. **28d**). Eine Reise wird aus einem gewissen Energieüberschuß heraus angetreten, und das entspricht dem auf die obere Kulmination folgenden Apoklima IX, das als 'Reise-Haus' par excellence gilt, während das benachbarte Haus VIII den Tod bestimmt.

2. Die vier Elemente

Da die Himmelsrichtungen sowohl bei der täglichen Rotation als auch bei der jährlichen Revolution für Temperatur und Jahreszeiten verantwortlich sind, werden sie bei vielen Völkern nach dem Gegensatz von Warm und Kalt oder Trocken und Feucht auf die Elemente bezogen. Dabei geht es - von der Mittelposition aus - entweder planimetrisch um vier[120] oder räumlich (unter Einschluß von Zenit und Nadir) um sechs Richtungen.[121]

Auch in der Kosmologie des klassischen Altertums wurden die vier Elemente räumlich angeordnet.[122] Dabei rangierte das nach oben strebende Feuer ganz oben, die vermittelnde Luft in der Mitte, Wasser und Erde unten. Bei den beiden letztgenannten (weiblich

---

[119] Ptol. apotel. 1,19 und 2,3,3-5, dazu W. Hübner, Die Eigenschaften (1982), 264-266 Nr. 7.171.2 und 7.171.3.

[120] In China: J.J.M. de Groot, Universismus (1918), 119: die Erde in der Mitte, Feuer im Norden, Wasser im Süden, Holz im Osten und Metall im Westen. Vgl. M. Granet, La pensée chinoise (^{2}1971), 126. - Einen Ansatz zu einem solchen System bietet etwa die Religion der Bambara: G. Dieterlen, Essai sur la religion bambara (1950), 29:

Osten - wilde und domestizierte Tiere (Löwe, Pferd) - <Feuer>
Westen - Vögel - <Luft>
Norden - Fische - <Wasser>
Süden - Pflanzen - <Erde>

[121] Bei den Pueblo-Indianern in Zuñi: E. Cassirer, Die Begriffsform (1922), 39f.

[122] H. Diels, Elementum (1899). A. Lumpe, Elementum (1959). Ders., Element (1972), M. Baltes, Elementum (2001).

eingestuften) Elementen schwanken die Zuteilungen allerdings: Die platonisch-aristotelische Philosophie siedelte die Erde wegen ihrer Schwere und Festigkeit ganz unten an - auch wegen der Polysemie des Wortes "Erde", das nicht nur eines der vier Elemente, sondern auch den nach antiker Vorstellung zentralen und daher untersten Himmelskörper im sphärischen Raum bezeichnet. Dagegen wiesen die Astrologen, wenn sie die beiden unteren Elemente nicht auf derselben Ebene gleichrangig behandelten, die unterste Stelle dem Wasser zu, mit dem sie Verderbnis und Tod assoziierten.[123]

Mit den vier Kardinalpunkten wurden die Elemente allerdings nur äußerst selten in Verbindung gebracht. Eine Einzelheit bietet das Gedicht des Sphujidhvaja,[124] der die untere Kulmination dem Wasser zuordnet:

"one also finds it called rasātala (hell), the place of water, the place of the house."

Es wird sich aber zeigen, daß die griechischen Astrologen die untere Kulmination dem anderen schweren Element, der Erde, zugeordnet haben. Unter den Lebensaltern regiert sie das hohe Alter, das mit der Schwere assoziiert wurde. Weil das Lateinische keine Entsprechung zu der πρεσβύτης, dem Alter zwischen *iuventus* und *senectus*, kennt, erfindet Augustin hierfür den Begriff *gravitas*.[125]

Eine vollständige Besetzung aller vier Kentra findet sich erst spät in dem anonymen Text einer venezianischen Sammelhandschrift des 14. Jhs., die jeweils auch die beiden Grundqualitäten hinzufügt:[126]

---

123 Zur astrologischen Hierarchie der Elemente genauer W. Hübner, Manilius (1984), 149-174. Diese Alternative hat zu mancherlei Verwechslungen geführt: ibid. 154f. mit Anm. 103. Ders., Der *descensus* (2002), 29-32. Zu vergleichen ist auch Serv. ecl. 6,31 p. 69,27 mit der Folge *ignem - aerem - aquam - terram*, aber kurz darauf mit der Folge p. 70,4 *ignis - aeris - terrarum - maris*.

124 Sphuj. 1,48.

125 Aug. en. ps. 70. epist. 213,1, nicht im ThLL als Sonderbedeutung vermerkt, vgl. Ch. Gnilka, Greisenalter (1983), 998f.

126 Ed. W. Kroll, CCAG II (1900), p. 158,13-16, die Beschreibung der Handschrift (es handelt sich um den Codex C des Hephaistion) durch W. Kroll, ibid. 16-37. Dazu W. Hübner, Die Dodekatropos (1995), 89, ferner Ders., Die Eigenschaften (1982), 451f. Dieselbe Verteilung der Elemente an die Himmelsrichtungen bei E. Wickersheimer, Figures (1914), fig. 4.

ὁ ὡροσκόπος ἔοικεν ἀέρι· διὰ γὰρ τοῦτο καὶ θερμότερός ἐστι καὶ ὑγρός. τὸ δὲ μεσουράνημα ἔοικε πυρί· διὰ γὰρ τοῦτο θερμὸν καὶ ξηρόν ἐστι. τὸ δῦνον ἔοικε ὕδατι· διὰ γὰρ τοῦτο ψυχρὸν καὶ ὑγρόν. τὸ ὑπόγειον γῇ· διὰ γὰρ τοῦτο ψυχρὸν καὶ ξηρόν.

"Der Aszendent gleicht der Luft, deswegen ist er nämlich ziemlich warm und feucht. Die obere Kulmination gleicht dem Feuer, deswegen ist sie nämlich warm und trocken. Der Deszendent gleicht dem Wasser, deswegen ist er nämlich kalt und feucht. Die untere Kulmination der Erde, deswegen ist sie nämlich kalt und trocken."

Dieser Abschnitt steht in jener Handschrift zwar am Ende eines Kapitels über Vomieren und Purgieren, das dem Dorotheos gehört,[127] doch ist dieser Schluß nicht mehr für den Dichter bezeugt. Es dürfte sich also um einen späteren Zusatz handeln. Es gibt aber durchaus auch andere Verteilungen.[128]

Es geht hier auch nicht um den Beginn von Handlungen, sondern um die schlichte Analogie zwischen den Kardinalpunkten und den vier Elementen. Die beiden nach oben strebenden Elemente, Feuer und Luft, gehören dem Aszendenten und der oberen Kulmination, die beiden nach unten strebenden Elemente, Wasser und Erde, dem Deszendenten und der unteren Kulmination.[129] Bedeutsam ist die Differenzierung zwischen der "ziemlich warmen" Luft beim Aszendenten und dem schlicht "warmen" Feuer bei der oberen Kulmination. Auch sonst ist die Differenzierung unter den stärker rivalisierenden männlichen Elementen stärker als bei den zur Promiskuität neigenden weiblichen.[130]

Am plausibelsten wirkt das Feuer ganz bei der oberen Kulmination, wo die Sonne ihre Kraft voll entfaltet. Als Region des Emporstrebens paßt der Aszendent gut zum nächsthöheren Element, der Luft. Im indifferenten unteren Bereich wäre auch eine umgekehrte

---

[127] Dor. A 5,38,1-2, dazu zwei griechische Versionen Dor. G p. 419, ein weiterer Text bei W. Hübner, Die Eigenschaften (1982), 345-348.

[128] Zosimos bei A.-M.-J. Festugière, La Révélation I (^{3}1950), 269: Osten - Luft, Westen - Erde, Norden - Wasser, Süden - Feuer. Wieder anders die Figur bei E. Wickersheimer, Figures (1914), fig. 5: Osten - Wasser, Süden - Erde, Westen - Feuer, Norden - Luft.

[129] Zu der Zweiteilung der vier Elemente in diesem Sinne Anon. CCAG VII (1908), p. 103,9f. In jenem ebenfalls späten Text mit allerlei Vierteilungen werden die vier Kardinalpunkte nicht berücksichtigt.

[130] W. Hübner, Manilius (1984), 150-158.

Verteilung denkbar: die Erde beim Deszendenten und das Wasser, in astrologischer Sicht das niedrigste der vier Elemente, bei der unteren Kulmination, und diese Verteilung ist auch tatsächlich belegt.[131] Hinzu kommt die sprachliche Erscheinung, daß der Horizont, und zwar besonders der Westhorizont, seit alters metonymisch mit dem Okeanos bezeichnet wurde,[132] daher paßte das Wasser gut zu der Region des Untergangs.[133] Außerdem ist der Name für die "unterirdische" Kulmination (ὑπόγειον) ja von dem Wort γῆ abgeleitet.

In der hier behandelten Verteilung folgt die vertikale Polarität von Feuer und Erde dem räumlichen Kontrast zwischen dem sich umwälzenden Himmel mit seinen Gestirnen auf der einen und der unbewegt gedachten Erde auf der anderen Seite, so daß die beiden 'amorphen', mobilen und häufig verglichenen Elemente Luft und Wasser an den beiden Übergangsstellen zwischen den beiden extremen Kulminationen vermitteln.

Die Erde erhält damit jenen unsichtbaren Ort, der auch sonst häufig mit Unbeweglichkeit, Festigkeit und Besitz assoziiert wird (Nr. **12b**).[134] Dorotheos (Nr. **24**) bezeichnet sie als "das mittelste der Erde" (μέσατον χθονός) und betont andererseits die Ferne zur oberen Kulmination (τηλόθι γαίης). Johannes Kamateros bezeichnet sie dann geradezu als τόπος τῆς γῆς, "Ort der Erde".[135] Sie spielt auch eine besondere Rolle beim Brunnenbau.[136] Immer wieder taucht die Erde oder ein bestimmter Ort bei der unteren Kulmination auf, nur selten beim Deszendenten oder der oberen Kulmination:

---

[131] Zosimos bei A.-M.-J. Festugière, La Révélation I (^{2}1950), 269 (Norden und Wasser sind zu ergänzen).

[132] Vgl. Strabon 1,1,3 zu Hom. Il. 7,421-423 (Aufgang) und 8,845f. (Untergang). Dazu G. Arrighetti, Cosmologia mitica (1966), 1 = 146. U. Hölscher, Die Odyssee (^{2}1989), 149-155. J.S. Romm, The Edges (1992), 177-179 (mit Bibliographie in Anm. 18). Zur Rivalität von Erde und Wasser vgl. Arat. 582 ὠκεανὸς δέχεται, wo Germ. Arat. 599 übersetzt: *in terras abit*.

[133] Vgl. vom Fundort eines Entlaufenen Timaios (Nr. **32b**) ὅταν τις <εἰς> τὸ δυτικὸν πορευόμενος, καὶ ἅμα ἐν τόπῳ καθύγρῳ κρατηθήσεται. Demetrios (Nr. **32c**) ἐὰν οὖν πρὸς δύσιν, ἐν καθύγροις τόποις [...] εὑρεθήσεται.

[134] Im Zusammenwirken mit Saturn: A. Pérez Jiménez, Implicaciones (1999), 31-34.

[135] Vgl. Kam. Zod. 407, vgl. 411 κέντρου [...] τῆς γῆς.

[136] Heph. 3,15,3, nicht für Dorotheos belegt.

Nr.	Gegenstand	Autor	Kentron: Ausdruck
2	Elemente	Anonymus	IV: ἡ γῆ
4b	Grundstückskauf	Hephaistion nach Dorotheos	IV: ἡ γῆ
12a/1	das menschliche Leben	Dorotheos G	IV: θεμέλια, κτίσεις, ἀγοράς
12a/2	das menschliche Leben	Anonymus Vaticanus	IV: ἄγρους, κτήματα
12b/5	das menschliche Leben	Apomasar	IV: περὶ γῆς
19	Gastmahl	Hephaistion	IV: ὁ τόπος
28a	Reise	Dorotheos Hephaistion	VII: ὁ χῶρος εἰς ὃν ἄπεισιν / ὁ τόπος ἔνθα μέλλει ἀπέρχεσθαι
29a	Krankheit	Dorotheos G	VII: ὁ τόπος οὗ ὁ νοσῶν κατάκειται
30b/1	Diebstahl	Hephaistion nach Dorotheos	IV: ὁ τόπος, ἔνθα τὸ κλαπὲν ἀπεκόμισιν ὁ κλέπτης
31c/3	Sklavenflucht	"Palchos"	IV: εἰς ποῖον κλίμα ὑπάγει / ποῦ μέλλει μένειν (ὁδεύειν)
33b	Freilassung	Hephaistion	X: ὁ τόπος ἐν ᾧ πηγνύοιτο (γίγνοιτο)
35	Herrschaftswechsel	Theophilos	X: ἡ χώρα / ἡ πόλις
37d/2	Kriegsführung	Theophilos	IV: ὁ τόπος, ἐν ᾧ ὁ πόλεμος γίνεται
38	Gegenstand des Kämpfens	"Iulianos" (Theophilos)	IV: ἡ γῆ / οἱ τάφοι

Aufgrund der oben erwähnten Homonymie des Begriffes "Erde" werden Element und Himmelskörper vermischt, und der Himmelskörper der Erde, der im sphärischen Raum bzw. in dessen planimetrischer Darstellung den unbewegten Mittelpunkt bildet, rückt an die tiefste Kulmination, die somit ihre Durchgangsfunktion verliert und zum festen Ruhepunkt wird, um den sich das Himmelsgewölbe dreht. Dabei spielt auch die Ambivalenz der 'Mitte' im sphärischen Raum eine Rolle: Die Mitte ist zugleich der tiefste Ort, auf den hin alle Dinge zu fallen scheinen.[137] So ergibt sich trotz der Berücksichtigung aller vier Kentra eine lineare Bewegung, in der die unsichtbare untere Kulmination die Mitte der horizontalen Achse Aszendent - Deszendent ersetzt und besetzt.

Diese Verschiebung ist auch in anderen Systemen nachweisbar. Der Abschnitt über den Grundstückskauf (Nr. **4b**) geht singulär eben von dieser erdverbundenen unteren Kulmination aus. Dorotheos unterscheidet in den Versen über die Heirat (Nr. **24**) deutlich zwischen der erdfernen oberen und der erdverbundenen unteren Kulmination (τηλόθι γαίης und μέσατον χθονός). Nach Manilius wird die untere Kulmination von dem trägsten aller Planeten, Saturn, besetzt.[138] Dabei spielt wieder die Homonymie des Wortes "Erde" eine Rolle, wenn Franz Boll[139] im Hinblick auf Dürers berühmten Stich "Melencolia I." formuliert: "Das melancholische Temperament als das 'erdige' untersteht dem Saturn, dem alten Gott der Saaten und der Erdentiefe."

Antiochos bezeichnet die untere Kulmination mit dem Wort ἑστία (Nr. **12b/2**). Die homonyme Göttin hatte schon eine lange Deutungsgeschichte hinter sich. Man leitete ihren Namen entweder von den griechischen Verben ἕζειν ("setzen") oder ἑστάναι ("stehen")[140] und den der römischen *Vesta* vom lateinischen *stare* ab.[141] Der Pythagoreer Philolaos setzte sie mit dem von ihm angenommenen unsichtbaren Zentralfeuer in der Mitte des

---

[137] Sprachlich äußert sich das bei Martianus Capella in den Textvarianten *interius / inferius*: Mart. Cap. 7,743 *interius* (edd., *inferius* var. l.) *memorabo*. 8,838 (südliche Sternbilder) *interius* (*inferius* Housman zu Manil. 1,373, Willis). 8,858 *inferius* (Willis, *interius* var. l. Dick-Préaux) *memorabo*. Vgl. G. Kuhlmann, ThLL VII 1 c. 2208,33-37 s.v. *interior* und Joseph C. Plumpe, Some Critical Annotations to Arnobius, Vigiliae Christianae 3 (1949), 230-236, hier: 230-231 zu Arnob. nat. 1,42.

[138] Manil. 2,929-933 (vgl. unter Nr. **35**), dazu W. Hübner, Die Dodekatropos (1995), 62. A. Pérez Jiménez, Implicaciones (1999), 28f. und 39.

[139] F. Boll in F. Boll - C. Bezold, Sternglaube (1918), 37 "dem Saturn, dem alten Gott der Saaten und der Erdentiefe", danach W. Benjamin, Ursprung (1974), 330.

[140] Philoxenos bei Orion p. 78,3 Sturz ἡ δὲ Ἑστία παρὰ τὸ ἕζω. Vgl. schon Hom. hymn. 29,3 ἕδρην ἀίδιον ἔλαχες. Eur. Phaethon 248 (= frg. 781,35 Nauck) Ἑστίας θ' ἕδος. frg. 944 bei Macrob. Sat. 1,23,8 ἡμένην ἐν αἰθέρι. Dazu A. Preuner, Hestia (1890), 2626f. C. Koch, Vesta (1958), 1718,30-50.

[141] Ov. fast. 6,299 *stat vi terra sua, vi stando Vesta vocatur*. Arnob. nat. 3,32 *quod in mundo stet sola*. Serv. Aen. 2,296 *quod ... librata vi sua stet*. Isid. orig. 8,11,61 *a vi sua stando*, vgl. R. Maltby, Lexicon (1991), 640f.

Kosmos gleich, um das sie Erde kreist.[142] Spuren weisen auf ein früheres geozentrisches System, in dem Hestia die zentrale Erde war, und später kehrten den Pythagoreer, um die Erde wieder festzumachen, wieder zu diesem System zurück.[143] Platon erzählt den Mythos, daß beim Ausflug des "Heeres" der Götter Hestia als einzige im Hause der Götter zurückgeblieben sei:[144] μένει γὰρ Ἑστία ἐν θεῶν οἴκῳ μόνη. Daraufhin identifizierten sie die Stoiker mit der unbewegt gedachten Erde,[145] und Plutarch leitet daraus ihre Unbeweglichkeit ab:[146] ὅθεν οὐ κατὰ χώραν μόνον ἐξ ἕδρας ἀκίνητον οὖσαν αὐτὴν [sc. τὴν γῆν], ἀλλὰ καὶ κατ' οὐσίαν ἀμετάβλητον, Ἑστίαν, ἅτε δὴ "μένουσαν ἐν θεῶν οἴκῳ" [...] προσηγορεύσαν οἱ παλαιοὶ διὰ τὴν στάσιν καὶ πῆξιν, "weswegen die Alten sie nicht nur, weil sie räumlich wegen ihres Sitzes (ihrer Position) unbeweglich ist, sondern auch, weil sie wesensmäßig unveränderlich ist, Hestia, nämlich 'verweilend im Haus der Götter', genannt haben wegen des Stehens und der Festigkeit." Auch mit dem innersten der vier Sonnenpferde[147] oder mit dem runden, unbeweglichen Eßtisch wird sie identifiziert.[148] Der moderne mythologische Strukturalismus knüpft hieran an und stellt im Anschluß an eine Paarung auf

---

142 Philolaos frg. B 7 (I p. 410,11 D.-K.) τὸ πρᾶτον ἁρμοσθέν, τὸ ἕν, ἐν τῷ μέσῳ τᾶς σφαίρας ἑστία καλεῖται. Vgl. frg. A 16 (I p. 403,14), ferner Porph. bei Euseb. praep. evang. 3,11,15 Ἑστία ἡ κεντροφόρος. Mehr bei O. Weinreich, Zwölfgötter (1937), 774 mit weiterer Literatur. R.E. Siegel, On the relation (1960), 1-20. W. Bukert, Weisheit und Wissenschaft (1962), 215-217 und 296f.

143 W. Burkert, Weisheit und Wissenschaft (1962), 216f. und 296f.

144 Plat. Phaedr. 247^{A}.

145 Heracl. All. 36,5. 41,10. Varro ant. div. 281 *quod ipsa sit terra* (282 allerdings auch mit dem Feuer gleichgesetzt), vgl. 268 *Vestam quod vestatur herbis*. Dio Chrys. or. 36,43-53. Cornutus 28 p. 52,4-53,9 L. Sallustios c.6 (an letzter Stelle). Macrob. Sat. 1,23,8, weitere Stellen bei W. Theiler, Die Vorbereitung (1934), 79. K. Reinhardt, Kosmos und Sympathie (1926), 355f. Ders., Poseidonios (1953), 696,23. F. Bömer zu Ov. fast. 6,267 *Vesta eadem est et terra*. Eine Folge dieser Vorstellung davon ist bei der römischen Göttin Vesta der Rundtempel.

146 Plut. De primo frigido 21 p. 954^{F}. Das übergangene κλίτα ist noch nicht erklärt, vgl. den Apparat bei C. Hubert - M. Pohlenz.

147 Dio Prus. or. 36,46 πάντων ἀτοπώτατος, στερεός τε καὶ ἀκίνητος.

148 Plut. Symp. 7,4 p. 704^{B} μίμημα τῆς γῆς ἡ τράπεζ' εἶναι· πρὸς γὰρ τὸ τρέφειν ἡμᾶς καὶ στρογγύλη καὶ μόνιμός ἐστι καὶ καλῶς ὑπ' ἐνίων ἑστία καλεῖται. Vgl. unter Nr. 19 über das δειπνητήριον.

dem Zwölfgötteraltar in Olympia[149] der häuslichen, unbeweglichen und weiblichen Hestia der Innenwelt den reisefertigen, agilen und männlichen Hermes der Außenwelt gegenüber.[150]

Wenn Manilius Vesta die Herrin des Steinbocks nennt,[151] besetzt sie in der 'Normalstellung' ebenfalls die untere Kulmination. An der unteren Kulmination ist die Abwärtsbewegung zuende, und es beginnt der Wiederaufstieg. So wird heute - anders als in der Antike - die Tagesgrenze einheitlich durch die Mitternacht, also das Ende des Ab- und den Beginn des Wiederaufstieges bestimmt. Diesem Wendecharakter entspricht der seit alter Zeit belegte Usus, im Gebet die Göttin Hestia bzw. Vesta als erste und/oder letzte anzurufen.[152]

Doch gibt es auch hier - wie oben bei Hades - eine Alternative. In der Stellung des Welthoroskops mit dem Krebs im Aszendenten besetzt Vesta beim Steinbock den Deszendenten:[153] Wieder haben Deszendent und untere Kulmination, die Kentra der beiden austauschbaren Elemente, Wasser und Erde, ihre Rollen getauscht.

3. Grundaussagen

Zu Beginn seines dritten Buches bespricht **Hephaistion** die allgemeinen Grundlagen der Katarchenhoroskopie und gibt dabei dem Astrologen Anweisungen, wie überhaupt eine An-

---

149 Pausan. 5,11,8. Zu den Varianten O. Weinreich, Zwölfgötter (1937), 781-786.

150 J.-P. Vernant, Hestia - Hermès (1963). L. Kahn, Hermès passe (1978). Vgl. jedoch die Kritik von W. Fauth, Gymnasium 87 (1980), 91-93, sowie W. Hübner, Hermes als musischer Gott (1986). Zur Geschichte dieses Gedankens Ders., Religion und Wissenschaft (1988), 23f.

151 Manil. 2,445 *angusta fovet Capricorni sidera Vesta*, vgl. 4,243. Zur 'Normalstellung' Manil. 1,672 *a summo Cancer, Capricornus ab imo*, mehr bei W. Hübner, Die geometrische Theologie (1980), 21 mit Anm. 1. Ders., Die Eigenschaften (1982), 50f. Nr. 1.211.2. Ders., Manilius (1984), 139 mit Anm. 51.

152 Hestia: Hom. hymn. 29,5f. πρώτῃ πυμάτῃ τε / Ἑστίῃ ἀρχόμενος σπένδει. Eur. Phaethon 249 (= frg. 781,36 Nauck). Krates frg. 52 K. bei Comment. Arat. p. 334,5 Maass ἐξ Ἑστίας ἀρχόμενος εὔχομαι θεοῖς. Sophron frg. 51 Botzon ibid. p. 334,6. - Vesta: Cic. dom. 144. nat. deor. 2,67 *in ea dea ... omnis et precatio et sacrificatio extrema est* (dazu der Kommentar von A.S. Pease). Ov. fast. 6,304 (dazu der Kommentar von F. Bömer), vgl. Varro ant. div. 229 und G. Wissowa, Religion (^{2}1912), 103.

153 W. Hübner, Die geometrische Theologie (1980), 25-29. Zum *thema mundi* A. Bouché-Leclercq, L'astrologie (1899), 185-187 mit einer hilfreichen Abbildung.

frage eines Klienten zu beurteilen sei.[154] Nach dem später stereotyp (etwa beim Arzt:[155] Nr. **29a**) durchgeführten Schema müßte entweder der Klient durch den Aszendenten und der Astrologe selbst durch den Deszendenten, die obere Kulmination durch den Gegenstand der Anfrage (vgl. unter Nr. **10a**)[156] und die untere Kulmination durch das Ergebnis (vgl. unter Nr. **15**) repräsentiert werden. Dies ist hier aber nicht der Fall, sondern weil es nur um die Anfrage selbst geht, wird diese durch den Aszendenten bestimmt. Daß dieses Kapitel in der arabischen Paraphrase nicht für Dorotheos gesichert ist, verstärkt den Verdacht, daß es trotz seiner engen Koppelung an die wohl schon bei Dorotheos vorhandenen vier Himmelsrichtungen, die dort gleichermaßen behandelt werden (Nr. **1b/1**), noch nicht dem Dorotheos gehört. Die Sonderlehre der "Anfragehoroskopie" scheint erst eine indische Weiterentwicklung zu sein Und kommt später bei den Arabern häufig vor.[157] Daher ist es wohl erst Hephaistion, der sagt:[158]

> τῶν κέντρων τὸ μὲν ὡροσκοποῦν ἐπισκοπεῖν δεῖ ὡς σημαῖνον τὴν φύσιν τῆς πεύσεως, τὸ δὲ μεσουρανοῦν τὴν ἐνέργειαν, τὸ δὲ δῦνον τὸ τέλος, τὸ δὲ ὑπόγειον τὰ λαθραῖα.
>
> "Von den Kardinalpunkten muß man den aszendierenden betrachten, der die Natur der Anfrage anzeigt, den oben kulminierenden, (der) die volle Entfaltung (anzeigt), den untergehenden, (der) das Ende, die untere Kulmination, (die) das Verborgene (anzeigt)."

---

[154] Heph. 3,4 Πῶς ἄν τις προγνοίη τὰς πεύσεις τῶν βουλομένων σκέψασθαι ἐκ καταρχῆς, "Wie man die Anfragen von denen vorher erkennen kann, die etwas aus dem Handlungsbeginn wissen wollen", vgl. die Einleitung.

[155] Die Medizin dient häufig als Referenzwissenschaft für die Astrologie: vgl. etwa Ptol. apotel. 1,2. Dazu S.J. Tester, A History (1987), 242. A. Grafton, Cardanos Kosmos (1999), 45 und 301.

[156] Am Anfang des Kapitels wird denn auch abweichend von diesem Schema die obere Kulmination mit dem Gegenstand bzw. den Handlungen besetzt, Heph. 3,4,2 πρῶτον τὸ μεσουρανοῦν κέντρον ἐπισκοπεῖν χρὴ καὶ τὸν ἐπ' αὐτοῦ τυγχάνοντα καὶ πρὸς τοῦτον ἀφορίζειν τὸ πρᾶγμα ἢ τὰς πράξεις, "zuerst muß man die obere Kulmination betrachten und den sich bei ihr befindenden (Planeten) und nach diesem das Geschäft oder die Aktivitäten bestimmen."

[157] D. Pingree, Māshā'allāh (1997), 135. S. die Einleitung.

[158] Heph. 3,4,8 und Ep. IV 76,8 (es folgen die vier Himmelsrichtungen).

Der Stil ist sehr knapp. Die Übersetzung geht davon aus, daß das anfängliche ἐπισκοπεῖν δεῖ ὡς σημαῖνον weiterwirkt. Möglich wäre auch eine Inkonzinnität mit einem stillschweigenden Übergang zu einem schlichten σημαίνει.

Die Reihenfolge der Kentra verläuft zyklisch vom Aszendenten an, und das hat seinen Grund darin, daß sich die Vorstellung ganz nach dem täglichen Lauf der Sonne richtet. Die drei Partizipien im Neutrum ὡροσκοποῦν (statt ὡροσκόπος), μεσουρανοῦν (statt μεσουράνημα) sowie das technische δῦνον verstärken diesen Eindruck.

Hinzu kommt eine deutliche Zweiteilung in eine sichtbare und eine unsichtbare Hälfte. Nachdem mit dem "Ende" (τέλος) beim Deszendenten die Bewegung eigentlich zuende sein müßte, eröffnet die untere Kulmination den indefiniten Bereich des "Verborgenen".[159] Sie wird in der griechischen Abū Ma'šar-Übersetzung (Nr. **12b/5**) mit "irgendwelchem Unsichtbarem" kombiniert (περὶ ἀφανῶν τινων) und von "Moses" in dem Abschnitt über die Schwangerschaft geradezu als ἀφανής bezeichnet (Nr. **14**). Die untere Kulmination bestimmt auch die "verborgenen Teile des Köpers" (Nr. **6a. 12a/1**), *quicquid ad latentes et repositas patrimonii pertinet facultates* (Firmicus unter Nr. **12b/4**), den im Wasser verborgenen Schiffskiel (Nr. **7**), das Versteck von Diebesgut (Nr. **30b**), das schwer wiedergefunden wird, wenn sich der Mond in ihr aufhält (Nr. **30a**), oder den Aufenthaltsort eines entlaufenen Sklaven (Nr. **31c/2.3**), der dort ebenfalls schwer zu fassen ist (Nr. **32ab**).[160]

Die untere Kulmination vertritt in der Mitte den gesamten unsichtbaren Halbkreis. Steht der Mond im oberen (sichtbaren) Halbkreis, wird der Flüchtige leicht, steht er im unteren (unsichtbaren) Halbkreis, wird er schwer wiedergefunden.[161] Im zeitlichen Sinne betrifft der unsichtbare Halbkreis die ungewisse Zukunft (Nr. **11a**).

Der sichtbare Tagesbogen wird durch die drei übrigen Kentra skandiert: Der dem Aszendenten zugeordnete Begriff φύσις bezeichnet ganz allgemein die Art der Anfrage. Im Sin-

---

[159] Vgl. Kam. Zod. 408 πυθμένα κεκρυμμένων, "Grund des Verborgenen".

[160] Zusammen mit dem Deszendenten bei Theoph. CCAG XI 1 (1932), p. 263,11 κρυπτὰ καὶ ἀφανῆ. Vgl. Anon. Vaticanus 26,1 τὸ ὑπόγειον κέντρον περὶ ἀφανισμοῦ λόγον ἐπέχει, "Das unterirdische Kentron betrifft das Verbergen". Die Unsichtbarkeit wird aber auch vom Neumond abgeleitet (Anon. Vaticanus 68,1): ὅτι ἡ σελήνη ὕπαυγος οὖσα τοῖς κλεψὶ συμβάλλεται καὶ τοῖς δραπεταῖς διὰ τὸ λαθεῖν, "Daß der Mond, wenn er (von der Sonne) überstrahlt wird, den Dieben und den Entlaufenen zugerechnet wird wegen des Verborgenseins."

[161] Heph. 3,47,60.

ne des Verbums φύειν könnte das sich noch Entwickelnde, aristotelisch gesprochen: die δύναμις, gemeint sein, als Komplement zur ἐνέργεια, die die Himmelsmitte charakterisiert: In der Himmelsmitte entfaltet die Sonne ihre höchste Energie. Paulus Alexandrinus bezieht das Wort bei der oberen Kulmination auf das mittlere Lebensalter (Nr. **13d/3**): ἀπὸ μέσης ἡλικίας τὰς ἐνεργείας.

Nr.	Gegenstand	Autor	Kentron: Ausdruck
3	Grundaussagen	Hephaistion	VII: τὸ τέλος
8	Wegstrecken	Protagoras	VII: τὰ τελευταῖα
10b	Handlungen	Iulianos	VII: τὰ τέλη
10c/1	Handlungen	Theophilos	VII: τὰ τέλη
10c/2	Handlungen	Niketas?	IV: τελευταῖον
12b/2	Das menschliche Leben	Antiochos	VII: τὸ τέλος
13c/1	Lebensalter	Antiochos	VII: τῆς τελευταίας ἡλικίας
13c/2	Lebensalter	ἕτεροι bei Antiochos	VII: τὰ τελευταῖα τοῦ βίου
13c/3	Lebensalter	Vettius Valens	VII: τὰ τελευταῖα
13d/2	Lebensalter	Porphyrios	VII: ἡ τελευταία [sc. ἡλικία]
13d/3	Lebensalter	Paulus Alexandrinus	IV: ἡ τοῦ βίου τελευτή
23a	Entscheidungen	Dorotheos, Hephaistion	IV: τὸ τέλος
24	Heirat	Dorotheos	IV: τὸ ἀποτέλεσμα
26a/1	Prozeß	Hephaistion nach Dorotheos	IV: τὸ τέλος
28a	Reise	Dorotheos, Hephaistion	IV: τὸ τέλος
31c/2	Sklavenflucht	Demetrios	VII: τὸ ἀποτέλεσμα
31c/3	Sklavenflucht	"Palchos"	VII: τὸ ἀποτέλεσμα
37b/2	Kriegsführung	Theophilos	IV: ἡ αἰτία καὶ τὸ τέλος
40b	Belagerung	Theophilos	IV: τέλος ἔχειν τὴν τῆς πόλεως ἔκβασιν

Das Ende (τέλος) wird in diesem System wie bei den Wegstrecken (Nr. **8**: τὰ τελευταῖα) oder sonst sehr häufig mit dem Deszendenten erreicht. Der Deszendent als Ende des sichtbaren Tagesbogens ist aber nur ein scheinbarer Endpunkt und konkurriert daher mit der unteren Kulmination, dem Tiefpunkt der Bewegung (vgl. unter Nr. **15**). Das Ende beim Deszendenten ist ein nur vorläufiges, denn die Bewegung setzt sich in den unsichtbaren Bereich hinein weiter fort (s. die Tabelle links).

Sprachlich bilden die Begriffe der ersten beiden Kardinalpunkte, φύσις und ἐνέργεια, ein Paar femininer Abstrakta, während die beiden letzten, τέλος und τὰ λαθραῖα, Neutra sind. Dabei steigert sich die Unbestimmheit vom Singular τέλος (an der gerade noch sichtbaren Stelle der Sonnenbahn) zu dem noch weniger bestimmten Plural τὰ λαθραῖα: Dem sichtbaren Tagesbogen steht ein unbestimmter unsichtbarer Bereich gegenüber.

B. Raum und Bewegung

Übertragungen der vier Kentra auf Raum und Bewegung finden sich schon unter den ältesten Zeugnissen. Später kehren verwandte Raumvorstellungen auch in den Kapiteln über das Reisen (Nr. **28**) und über die Sklavenflucht (Nr. **31**) wieder, von der schon im Abschnitt über die Himmelsrichtungen (Nr. **1**) die Rede war.

4. Das Haus und seine Umgebung

a) Rechte und linke Seite

Das älteste Zeugnis für diese Sonderlehre der Katarchenhoroskopie hat Hephaistion aus den Συναγωγαί des Astrologen **Protagoras** von Nikaia übernommen. Selbst wenn man der Datierung von W. und H.G. Gundel schon ins 3. Jh. v.Chr.[162] mit Skepsis begegnet, dürfte dieser Astrologe recht früh noch vor der Zeitenwende anzusetzen sein. Es geht in dieser Variante um den Aufenthaltsort eines Sklaven, der aus dem Haus entwichen ist (Nr. **31c/2.3**). Hephaistion widmet diesem Fall ein langes Kapitel und setzt die Sonderversion des Protagoras deutlich von der des vorher behandelten Dichters Dorotheos ab. Folglich ist diese Sonderlehre auch nicht in der arabischen Paraphrase des Dorotheos enthalten.

Der Text behandelt zunächst den "Hausherrn" (οἰκοδεσπότης), d.h. den Planeten, des Aszendenten: ob er rückläufig ist, sich im eigenen "Haus" oder Planetenbezirk, in der oberen oder unteren Himmelshälfte befindet (Nr. **32a**). Und dann kommen die Kentra ins Spiel:[163]

> τῆς δὲ σελήνης οὔσης ἐν τῷ δεξιῷ τετραγώνῳ (τουτέστιν ἐν τῷ μεσουρανήματι), διὰ τῶν δεξιῶν μερῶν τῆς οἰκίας ἀφ' ἧς πέφευγεν ὁ φυγὰς τὴν τῆς ἀποφυγῆς πάροδον πεποίηται, ἐν δὲ τῷ εὐωνύμῳ τετραγώνῳ ὁμοίως διὰ τῶν ἀριστερῶν μερῶν· ὁ γὰρ ὡροσκόπος ἀντὶ τῶν πυλῶν τῆς οἰκίας νοεῖται.
>
> "Steht der Mond im rechten Geviertschein (zum Aszendenten; d.h. in der oberen Kulmination), hat der Flüchtige auf der rechten Seite des Hauses, von dem er geflo-

---

[162] W. und H.G. Gundel, Astrologumena (1966), 106, vgl. oben die Einleitung.

[163] Protagoras von Nikaia bei Heph. 3,47,54, etwas abweichend die Epitomai: Ep. I 50,3. II 2,23,41. IV 126, 54.

hen ist, den Weg seiner Flucht genommen, im linken (Geviertschein) jedoch auf der linken Seite; denn der Aszendent wird anstelle der Tür des Hauses gedacht."

Es werden also drei Kentra in die Prognose einbezogen: der Aszendent und die Kulminationen beiderseits. Es geht um die Mitte und die Abweichung in zwei Richtungen wie bei dem ebenfalls frühen Timaios (Nr. **32b**). Das Verständnis des Textes wird durch zwei Varianten der Epitomai gefördert: Die Epitomai I und II kehren einmütig das Verhältnis von Aspekt und Kentron um: ἐν τῷ μεσουρανήματι (τουτέστιν ἐν τῷ δεξιῷ τετραγώνῳ τοῦ ὡροσκόπου), "in der oberen Kulmination (das heißt im rechten Geviertschein zum Aszendenten)". Da beide aufeinander bezogen sind und im mythischen Denken geradezu identifiziert werden, macht das sachlich keinen Unterschied. Überdies verdeutlicht der Zusatz τοῦ ὡροσκόπου, daß der Aszendent wirklich den Bezugspunkt darstellt. Die Epitome IV liefert die entsprechende Erklärung dann auch für die untere Kulmination: ἐν δὲ τῷ εὐωνύμῳ τετραγώνῳ (τουτέστιν τῷ ὑπὸ γῆν κέντρῳ), "im linken Geviertschein (das heißt in der unteren Kulmination)". Damit wird die Sache eindeutig: Es geht um die senkrecht zu der Horizontlinie verlaufende vertikale Achse zwischen der oberen und der unteren Kulmination.

Sprachlich zu beachten ist das Wort πάροδος für die Flucht des Sklaven. Dieses Wort bezeichnet sonst die Bewegung der Sterne, insbesondere der Planeten.[164] Was aus der menschlichen Sphäre auf die Sterne projiziert wurde, wirkt in Form der deutung auf die Erde zurück.

Den Schlüssel gibt die letzte Erklärung an die Hand: Der Aszendent steht für den Hauseingang. Die Präposition ἀντί mit dem Genitiv bezeichnet hier sicher nicht, wie bei so manchen Nominal- und Verbalkomposita dieses Systems, das räumliche Gegenüber zweier Partner oder von Person und Sache, sondern die Stellvertretung (Substitution) im analogisierenden Verfahren: "anstelle des Eingangsbereichs". In den unter dem Namen des Theophilos zusammengestellten Kapiteln über die Kriegshoroskopie heißt es einmal, daß dann, wenn sich der Mond vom Haus XII auf den Aszendenten zubewegt, ein Reisender schnell wieder zurückkommen werde;[165] für beide Tätigkeiten wird gleichermaßen das Verbum

---

[164] Ptol. apotel. 1,2,4. Val. 2,12,1. al.

[165] Theoph. CCAG XI 1 (1932), p. 264,2 εἰ μὲν εὑρεθῇ [...] ἡ σελήνη ἐν τῷ δωδεκάτῳ τόπῳ καὶ μέλλει εἰσελθεῖν ἐν τῷ ὡροσκόπῳ, δηλοῖ εἰσελθεῖν τὸν ἀποδημοῦντα ἐν τάχει, "wird der Mond [...] im zwölften Ort gefunden und ist er dabei, in den Aszendenten überzutreten, zeigt er an, daß der Reisende in Kürze (in die Stadt) eintritt."

εἰσελθεῖν gebraucht. Im übertragenen Sinne hatte schon Antiochos für die Geburt beim Aszendenten die Metapher "Eingang des Lebens" (ζωῆς εἴσοδος: Nr. **12b/2**) gebraucht und Ptolemaios an der gegenüberliegenden Stelle für die Sterbenden die gängige Metapher τοὺς κατοιχομένους, "die Hinausgehenden",[166] denn auch der Deszendent hat 'Schwellenfunktion': Beim Aszendenten treten die Gestirne in den sichtbaren Halbkreis ein und beim Deszendenten verlassen sie ihn wieder.[167] In einem Haus liegen allerdings in der Regel Eingang und Ausgang nicht diametral gegenüber, sondern der Eingang ist meistens zugleich auch der Ausgang. Deshalb kann die πυλή auch den Ausgang bezeichnen wie bei der Sklavenflucht (Nr. **31**):[168] δηλοῦσι δὲ καὶ τὰ κέντρα τὴν ἔξοδον δι' ἧς ἀναχωρήσουσι πυλῆς οἱ φεύγοντες, "Es bedeuten aber auch die Kentra den Ausgang, durch welches Tor sich die Entweichenden zurückgezogen haben". Wenn der Flüchtige seinen Weg gerade durch die Mitte nimmt, wird er sogleich gefaßt (Nr. **32b**): ἐν ἀρχῇ της ἐξόδου, was sich auf den Aszendenten zu beziehen scheint. Im übrigen verdankt der Aszendent seiner Eingangsfunktion auch die Regentschaft des Planetengottes Merkur, der hier seine alte Rolle als Türhüter (προπύλαιος)[169] weiterspielt.

Wenn F. Cumont[170] sagt: "horoscopus est porta inferorum", dann ist das zwar etwas ungenau, denn die Unterwelt beginnt nach dem letzten Grad des aszendentalen Hauses mit Haus II, aber die Kritik von A.E. Housman[171] "falso Cumontius" ist insofern überzogen, als der belgische Gelehrte durchaus etwas Richtiges gesehen hat: Obgleich der unsichtbare Bereich in Zählrichtung gegen den Uhrzeigersinn erst mit dem folgenden Haus II

---

[166] Ptol. apotel. 2,8,12, dazu Nr. **13c/5**.

[167] Widersprüchlich bei der Schwangerschaft (Nr. **14**) "Moses" vom Aszendenten p. 194,55 εἰς τὸ φανερὸν καὶ δῆλον ἔρχεται, umgekehrt vom Deszendenten p. 194,79 εἰς τὸ ὑπέργειον καὶ φανερὸν ἔρχεται. Wieder anders p. 195,88 von der Geburt in Haus IX ἐκ τοῦ ἀφανοῦς τὸ βρέφος εἰς τὸ φανερὸν ἔρχεται.

[168] Heph. 3,47,62.

[169] M.P. Nilsson, Geschichte (^{2}1955), 508.

[170] F. Cumont, CCAG VIII 1 (1929), 154 Anm. 1.

[171] A.E. Housman, M. Manilii Astronomicon liber quintus (London 1930), Addenda p. 145.

beginnt, bildet schon der Aszendent die Brücke vom unsichtbaren zum sichtbaren Halbkreis.[172] So kommt es auch, daß diejenigen Systeme, die nur den sichtbaren Halbkreis berücksichtigen, nicht nur mit zwei, sondern mit drei Kentra rechnen, weil sie die beiden horizontalen Grenzhäuser mit einbeziehen. Im übrigen konnte die Prognose an alte Vorstellungen vom "Haus der Nacht"[173] anknüpfen, das der Sonnenwagen dort verläßt, "wo sich das Tor der Bahnen von Nacht und Tag befindet".[174]

Der Aszendent repräsentiert mit dem Eingang des Hauses den eigentlichen Wohn- und Aufenthaltsbereich des Anfragenden. Entsprechend bedeutet er in konzentrischer Ausweitung für den Kämpfenden seine Stadt (Nr. **40b**, vgl. Nr. **41**), für einen Reisenden seine Heimat (Nr. **28b** τῆς ἰδίας [sc. χώρας]) oder der von ihm eröffnete Quadrant sein Vaterland (Nr. **28c** πατρίς).

Und nun zu der Verteilung von links und rechts. Ausgehend von der scheinbaren Bewegung des Himmels von Ost nach West nannte man die vorangehenden Sterne und Häuser die rechten und die folgenden die linken.[175] Vom Aszendenten aus gesehen gehen also diejenigen Zeichen, die die obere Kulmination passieren, voraus, und es folgen diejenigen, die die untere Kulmination passieren. Die Grenze zwischen Rechts und Links bildet somit die

---

[172] Beide Häuser nimmt Theoph. CCAG XI 1 (1932), p. 221,18 zusammen, wenn er sagt ἐν τῷ ὡροσκόπῳ ἢ ἐν τῷ δευτέρῳ τόπῳ [...] εἰσελεύσεται γὰρ ὁ ἐχθρός, "Im Aszendenten oder im zweiten Haus [...] wird nämlich der Feind (in die Stadt) eindringen."

[173] Hes. Th. 744 Νυκτὸς ... οἰκία δεινά (gilt als interpoliert), 748 ὅθι Νύξ τε καὶ Ἡμέρη ἆσσον ἰοῦσαι / ἀλλήλας προσέειπον ἀμειβόμεναι μέγαν οὐδὸν / χάλκεον (vgl. Hom. Od. 10,86). Zur Schwelle H. Fränkel, Dichtung und Philosophie (²1962), 115 "Mit klarer Eindringlichkeit kommt in dem Bild der Schwelle, auf der sich Tag und Nacht [genauer: Nacht und Tag] begegnen, die Bindung der Gegensätze zum Ausdruck, die einander ausschließend zugleich einander fordern. Es ist immer Tag oder Nacht, und die Schwelle repräsentiert das Oder, in einem mehr metaphysischen als räumlichen Sinn", dazu die Fußnote 21: "Sie müßte sonst im Westen und Osten zugleich liegen." Allgemein O.F. Bollnow, Mensch und Raum (⁷1994), 157f.

[174] Parmenides frg. B 1,9 D.-K. δώματα Νυκτός und B 1,11 ἔνθα πύλαι Νυκτός τε καὶ Ἤματός εἰσι κελεύθων κτλ.

[175] Frühester Beleg Manil. 2,284-286, von Bentley, Housman und Goold zu Unrecht getilgt, nicht so von Garrod und Liuzzi. Ein vereinzelter Beleg bei Aristid. ἱεροὶ λόγοι 4,48. Vgl. W. Hübner, Die Eigenschaften (1982), 52. Diese Opposition spielt auch bei der Eingeweideschau eine Rolle: Heph. 3,6,12. Zur Bronzeleber von Piacenza W. Hübner, Himmel und Erdvermessung (1992), 152-155. Dort wird gezeigt, daß es durchaus auch andere Perspektiven der Links-Rechts-Teilung gab.

horizontale Achse, und zwar in Ostperspektive. Auf diese Weise wird der Kreis in eine sichtbare und eine unsichtbare Hälfte geteilt wie etwa beim Schiff (vgl. Nr. 7).

Die beiden genannten Halbkreise der täglichen Rotation verteilt Hephaistion auch auf die beiden Hälften der Eingeweide von Opfertieren: den Halbkreis über der Erde auf die rechte und den unter der Erde auf die linke Seite (Nr. **6b**). Vom Aszendenten aus gesehen geht dabei wieder die rechte Seite voraus und die linke folgt.

Es fällt auf, daß hier die horizontale Trennung die vertikale Alternative links/rechts betrifft. Bei einem Haus hätte man eher eine vertikale Stufung erwartet mit Keller, Wohnräumen und Dachboden. Diese werden wir beim Schiff (Nr. **7**) finden sowie bei den Dingen, die ein Haus umgeben (Nr. **4b**).

b) Grundstück

Beim Kauf eines Grundstückes bestimmen nach **Dorotheos-Hephaistion** die vier Kentra einzelne Teile:[176]

> ἐπὶ δὲ συνωνῆς χωρίου ἔστω τὸ μὲν ὑπόγειον ἡ γῆ [...], τὸ δὲ δῦνον τὰ βοσκήματα καὶ τὴν ἐνθήκην τοῦ κτήματος, τὸ δὲ μεσουράνημα τὰ δένδρα καὶ τὰ φυτὰ καὶ τὰς ἐπαύλεις, ὁ δὲ ὡροσκόπος τὴν οἰκίαν καὶ τὰ ἐν τῷ οἴκῳ καὶ τοὺς ἐργαζομένους [sc. μηνύει].
>
> "Beim Kauf eines Landes sei die untere Kulmination der Grund [...], der Deszendent zeigt das Weidevieh und den Speicher des Besitzes an, die obere Kulmination die Bäume und Pflanzen und die Stallungen, der Aszendent das Haus und die Dinge im Haus und die Arbeitenden."

Die Aufzählung der vier Kentra beginnt singulär mit der unteren Kulmination und verläuft gegen den Uhrzeigersinn bis zum Aszendenten.[177] Dies ist darin begründet, daß es primär auf den "Grund" ankommt und daß die unsichtbare untere Kulmination die feste Erde vertritt; daher gehört ja auch von den vier Elementen die Erde (γῆ) dorthin (Nr. **2**). Die Besetzung des Deszendenten mit dem Weidevieh und dem Speicher ist dagegen weniger plausi-

---

[176] Heph. 3,16,9 (fast wortgleich Ep. IV 91,9) = Dor. G p. 388,10-16 und Dor. A 5,10,1-3.

[177] Die arabische Paraphrase vertauscht hingegen den Deszendenten und die obere Kulmination und bietet die kreuzförmige Folge IV - X - VII - I.

bel, denn man hätte den Speicher ebenfalls bei der unteren Kulmination erwartet. Die Bäume bei der oberen Kulmination weisen in die Höhe wie etwa der Mast eines Schiffes (Nr. **7**). Außerdem vertreten sie nach der Lehre des Theophrast[178] und der Peripatetiker die sogleich genannten Pflanzen mit, weil der Baum als die Pflanze an sich gilt. Das Haus gehört wohl deswegen zum Aszendenten, weil es der Kern des ganzen ist. Im vorigen Kapitel war es dessen Eingang (Nr. **4a**), später ist es eine ganze Stadt (Nr. **40b.41**) oder die Heimat (Nr. **28b**, vgl. Nr. **28c**).

Im ganzen bot sich hier die vertikale Achse eher zum Vergleich an als die horizontale mit den beiden Kentra des Übergangs in die jeweils andere Hemisphäre, die mit Teilen einer "Immobilie" nur schwer in Verbindung zu bringen war. Die vertikale Achse wird mit unbeweglichen Gütern besetzt (Land, Bäume, Pflanzen, Stallungen), die horizontale außer mit Gebäuden (Haus, Magazin) auch mit Lebewesen, die sich bewegen (Vieh, Landarbeitern): Den Menschen im Aszendenten stehen die Tiere im Deszendenten diametral gegenüber. Die kreuzförmige Anordnung der arabischen Paraphrase folgt der *scala naturae* von unten nach oben: von der Erde (IV) über die Pflanzen (X) und Tiere (VII) bis zu den Menschen, die sie allerdings durch die Tätigkeit ersetzt (I): "the cultivation of this land". Ihr ist also eine gewisse Logik nicht abzusprechen.

5. Teile eines Bettes

Neben dem Herd und dem Eßtisch bildet das Bett einen Kristallisationspunkt eines Wohnhauses.[179] Eine der wenigen Stellen, an denen der indische Lehrdichter **Sphujidhvaja** die Kentra generell besetzt, findet sich in einem Kapitel über den Schlaf und Träume:[180]

---

[178] Theophrast, hist. pl. 1,1,9-12: der Baum ist das vollkommenste Gewächs wie der Mensch das vollkommenste Lebewesen. Anders das zodiakale Mesotes-Schema bei Abū M. Introd. 6,23 (= Apom. myst. 3,35):

drittes Dreieck:	hohe Bäume
viertes Dreieck:	niedrige Bäume
zweites Dreieck:	Pflanzen,

vgl. W. Hübner, Die Eigenschaften (1982), 183 unter Nr. 3.353.1.

[179] O.F. Bollnow, Mensch und Raum (^{7}1994), 163-169.

[180] Sphuj. 68,6 mit indischen Parallelen im Kommentar auf S. 384.

"They say that the head of a bed is a cardine, and that wether it is high or low depends on wether that sign is high or low; they say that the middle of the bed is the "double cardine" (i.e. the succedent or ἐπαναφορά), and that the end of the bed is a cadent sign."

Hier handelt es sich um ein repetierendes System: Viermal wird die Folge Kopfende - Mitte - Fußende durchlaufen. Diese Struktur erinnert an ähnliche Sequenzen in der Folge der Zeitstufen (Nr. 11c) und der Lebensalter (Nr. 13e). Auch die seltene Differenzierung in "hohe" und "niedrige" Tierkreiszeichen ist im Griechischen belegt.[181] Das System ist also entweder für die griechische Astrologie zu erschließen oder konsequent aus dieser extrapoliert.

Es gibt allerdings einen Unterschied. Während die oben verglichenen repetierenden Systeme, der natürlichen Genese der Dodekatropos entsprechend, die Kentra in die Mitte stellen und diese beiderseits durch ein vorbereitendes und ein abfallendes Haus flankieren,[182] bilden die Epanaphorai ("double cardine") hier die Mitte, und die Kentra gehen voraus, die Apoklimata folgen. Diese repetierende Zwölfteilung erinnert an an jene des Tierkreises mit den auch von Sphujidhvaja häufig herangezogenen drei Quadraten der "tropischen", "festen" und "doppelten" Zeichen (s. Abb. 3), die meist jahreszeitlich gedeutet werden: Die "festen" Zeichen des zweiten (mittleren) Quadrats markieren den beständigen Kern einer Jahreszeit, die vorangehenden "tropischen" den Jahreszeitenwechsel und die nachfolgenden "doppelten" oder "gemeinschaftlichen" noch einmal den Übergang von der vorangehenden zur folgenden Saison.[183] Acht Zeichen des Übergangs stehen vier stabilen Zeichen gegenüber. Es scheint, als habe dieses zodiakale System als Vorbild gedient - wenn die beiden Systeme nicht gar verwechselt wurden. Der ungewöhnliche Name "double

---

[181] W. Hübner, Die Eigenschaften (1982), 50-52 unter Nr. 1.211.2.

[182] So etwa auch Sphuj. 43,1 über den Tod beim Deszendenten und den Häusern beiderseits.

[183] A. Bouché-Leclercq, L'astrologie (1899), 170-171. W. Hübner, Die Eigenschaften (1982), 74-80 unter Nr. 1.311 und 105-110 unter Nr. 2.212. Vgl. auch das Alternieren der vier Elemente und alles, was damit zusammenhängt: ibid. 238-275 unter Nr. 7.1. Ein zentrales Quadrat mit vier 'reinen' Kategorien, die den tropischen Tierkreiszeichen entsprechen, und acht Zwischenkategorien verteilen Ampelius und Spätere auf die zwölf Windrichtungen: Ampel. 4, dargestellt bei W. Hübner, Die Eigenschaften (1982), 269-272 unter Nr. 7.172.21. Vgl. Abū M. Introd. 6,25, trad. P. Kunitzsch, ibid. 360f., dazu W. Hübner, ibid. 265.

cardine", der hier das zweite Quadrat der Epanaphorai bezeichnet, erinnert an den griechischen Terminus δίσωμον für das dritte Quadrat der Tierkreiszeichen.[184]

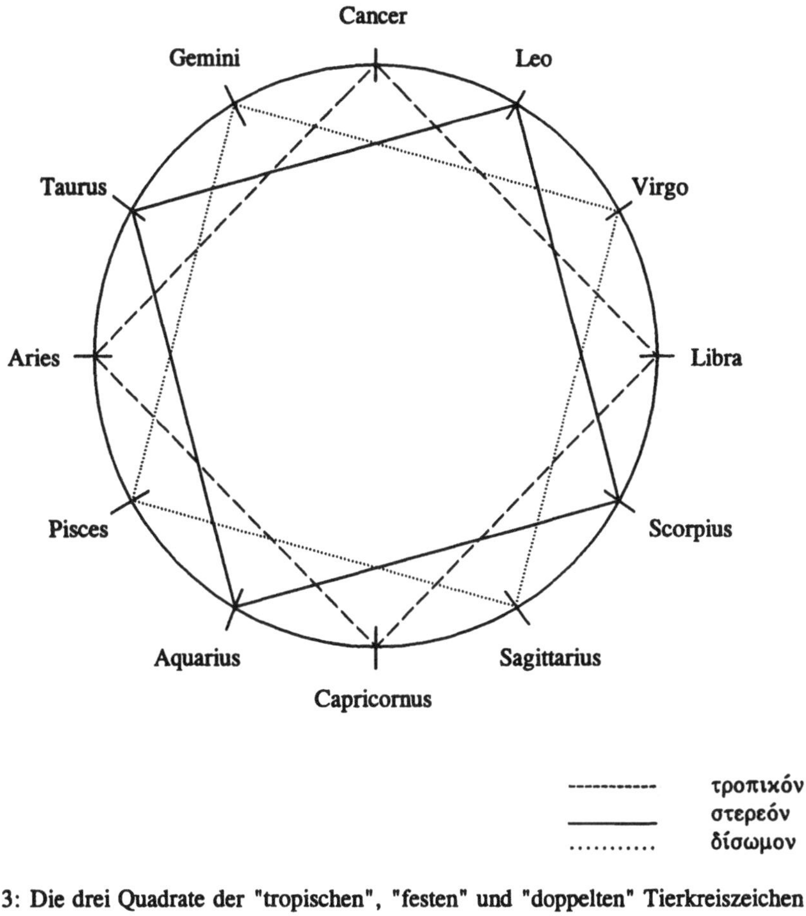

Abb. 3: Die drei Quadrate der "tropischen", "festen" und "doppelten" Tierkreiszeichen

6. Körperteile

Die astrologische Anthropologie versucht, den Menschen in das kosmische Schema einzupassen, obwohl sich die Gestalt des Körpers von Menschen und Säugetieren nur schwer in ein

[184] W. Hübner, Die Eigenschaften (1982), 74 unter Nr. 1.311.1.

kreisförmiges Schema pressen ließ. Da es im 'Tierkreis' nicht nur Tiere, sondern auch viereinhalb menschliche Zeichen gibt, spielt der Gegensatz von Mensch und Tier, von vernunftbegabten und vernunftlosen Lebewesen, in der zodiakalen Astrologie eine beträchtliche Rolle.[185] Auf andere Weise werden Mensch und Tier im System der vier Kentra unterschieden.

a) Der menschliche Körper

Im mythischen Denken bildet der Körper des Menschen den Bezugspunkt für die Gliederung des Raumes.[186] Im delikaten Gleichgewicht seiner aufrechten Haltung sah man ein Analogon zum fragilen Energiegleichgewicht des Kosmos, in dessen Mittelpunkt die Erde schwebt.[187] Die einzelnen Teile des Körpers wurden allerdings gewöhnlich nicht auf die Kentra oder Häuser verteilt, sondern entweder auf die zwölf Tierkreiszeichen oder auch auf die sieben Planeten. In der Regel werden die äußeren Glieder des menschlichen Körpers auf die zwölf Tierkreiszeichen,[188] also die auf der 'Außenhaut' des Kosmos gedachten Fixsternbilder, und die inneren Organe auf die unterhalb der achten Sphäre wandernden Planeten[189] bezogen. Für die vier Kentra ist hingegen bisher kein geschlossenes System bekannt geworden. Einen Ansatz hierzu finden wir immerhin in einem Text, der, obschon unter dem Namen des Dorotheos überliefert, vielleicht erst dem **Vettius Valens** zuzuschreiben ist. Demnach unterstehen "die verborgenen Teile des (menschlichen) Körpers" der unteren Kulmination:[190]

---

[185] W. Hübner, Die Eigenschaften (1982), 130-136 unter Nr. 3.12 sowie 483-488.

[186] E. Cassirer, Philosophie der symbolischen Formen II (^{6}1973; ^{1}1925), 115. O.F. Bollnow, Mensch und Raum (^{7}1994), 44-46 und 170-172.

[187] W. Hübner, Manilius (1984), 158-166. Vgl. auch E. Straus, Die aufrechte Haltung (1949), 226 "Die aufrechte Haltung ist [...] ein immer erneutes Anstemmen gegen den Zug nach unten".

[188] A. Bouché-Leclercq, L'astrologie (1899), 319f. Stellen und Literatur bei W. Hübner, Melothesie (1977), 147 Anm. 1.

[189] A. Bouché-Leclercq, L'astrologie (1899), 320-325. A. Olivieri, Melotesia planetaria (1936). W. Hübner, Melothesie (1977), 248.

[190] Dor. G p. 382,4-5.

τὸ δὲ ὑπόγειον τοὺς κρυφίους τόπους τοῦ σώματος (sc. ἔλαχε),

"die untere Kulmination (hat) die verborgenen Teile des Körpers (erhalten)."

Diese Analogie bezieht sich deutlich auf die Unsichtbarkeit der unteren Hemisphäre - so wie in Nr. 3 überhaupt alles Verborgene (τὰ λαθραῖα) der unteren Kulmination gehört. Sollten mit den verborgenen Teilen des Körpers die inneren Organe gemeint sein, wäre diese Angabe ein Versuch, die Regentschaft über die Organe von den Planeten auf eines der vier Kentra zu übertragen.

Ein volles Vierersystem findet sich erst bei einem späten **Anonymus** in einem Codex Scorialensis, dessen Anfang hier erstmalig ediert sei:[191]

περὶ οὗ ἐρωτώμεθα ποῦ ἔχει ἡ νόσος.

ἔστω μεσουράνημα κεφαλή, ὁ δ᾽ ἀπηλιώτης τὰ δεξιά, τὰ δὲ κατὰ λίβα εὐώνυμα μέρη, τὸ δὲ ὑπόγειον τὰ κάτω μέρη.

"Über den Fall, wenn wir gefragt werden, wo sich die Krankheit befindet.

Es sei die obere Kulmination der Kopf, der Osten die rechten, das nach Westen Liegende die linken Teile, die untere Kulmination die unteren Teile."

Hier werden nur die äußeren Teile des Körpers berücksichtigt, so daß die untere Kulmination jetzt nicht die verborgenen, sondern die unteren Partien des Körpers erhält. Den Kopf bei der oberen Kulmination anzusiedeln liegt nahe, wurde doch der Zenit[192] oder auch die obere Kulmination[193] terminologisch als ὁ κατὰ κορυφὴν τόπος bezeichnet, und die Metapher ἀκρόπολις / *arx* wird seit Platon sowohl für den Kopf[194] als auch für die obere Kulmination gebraucht. So heißt es im Zusammenhang mit der oberen Kulmination bei dem Dichter Manilius[195] *arce sed in caeli* ... und später bei Porphyrios:[196] ὥσπερ ἐπ᾽ ἀκρο-

---

[191] Anon. cod. Scorialensis I R 14 fol. 235^v (CCAG XI 1, 1932, p. 26), mit den Parallelhandschriften.

[192] Ptol. apotel. 1,4,1. al.

[193] Ptol. apotel. 4,6,1 τῷ κατὰ κορυφὴν τόπῳ. al.

[194] Plat. Tim. 70^A. Legg. 631^D. Mehr bei A.S. Pease zu Cic. nat. deor. 2,140, vgl. H.J. Schaefer, Phronesis bei Platon (1981), 359 mit Anm. 393. Lateinisch *arx*: ThLL II 743,37 s.v. *arx*. Vgl. die Einleitung Anm. 25.

[195] Manil. 2,918.

[196] Porph. introd. 30 p. 207,10.

πόλει τῆς γενέσεως ἐπιτυραννοῦντα τῆς πράξεως, "gleichsam gewaltsam auf der Hochburg der Geburt über die Aktivität herrschend". Verwandte Vorstellungen werden wir bei der Todesstrafe der Kreuzigung (Nr. **34**) wiederfinden. Man denke auch an die mittelalterlichen "Kosmosmenschen", menschliche Figuren, die in den Himmelskreis eingeschrieben sind (unten Abb. 4), oder an die Proportionsfiguren der Renaissance, in denen Kreis und Quadrat die menschliche Figur gleichermaßen begrenzen.

Das berühmte Motiv der aufrechten Position des Menschen spielt also auch in der Astrologie seine Rolle. So sagt der Dichter **Manilius**:[197]

proiecta iacent animalia cuncta
in terra vel mersa vadis vel in aere pendent [...]
[sc. homo] *stetit unus in arcem*
erectus capitis victorque ad sidera mittit
sidereos oculos.

In Buch 2 hatte der Dichter die aufrechte Position der menschlichen Zeichen des Tierkreises hervorgehoben:[198]

aut quae recta suis librantur stantia membris,
ut Virgo et Gemini fundens et Aquarius undas.

Die rechten und die linken Partien des Körpers werden nun nicht auf die beiden horizontalen Kentra (ὡροσκόπος und δύσις) bezogen, sondern auf die entsprechenden Himmelsrichtungen, die nach Winden benannt werden (ἀπηλιώτης und λίψ). Die Verteilung (der Osten rechts und der Westen links) setzt die seltene Nordperspektive voraus.

Einen einzigen Körperteil, die Füße, finden wir wieder in einem späten Text im zweiten Buch der mittelgriechischen **Abū Ma'šar**-Übersetzung, das Gespräche des Sadan mit Abū Ma'šar enthält. Auf die Frage, warum die Füße dem Widder, der doch sonst den Kopf regiert, gehören sollen, antwortet der Gelehrte:[199]

[197] Manil. 4,897f. und 4,905-907. Vgl. O.F. Bollnow, Mensch und Raum ([7]1994), 44-46 und 170-172.

[198] Manil. 2,247f. Über den zodiakalen Gegensatz zum Liegen und Stehen vgl. Manil. 2,247-255, dazu W. Hübner, Manilius (1984), 159-174.

[199] Apom. myst. 2,14 CCAG XII (1936), p. 99,25-29, vgl. L. Thorndike, Albumasar in Sadan (1954), 25.

ξένον τι λέγεις, πῶς σημαίνει ὁ Κριὸς τὰ περὶ ποδῶν; ἀπεκρίθη μοι ὅτι ὅτε τύχοι ὡροσκόπος Ζυγῷ, γίνεται ὁ ἕβδομος τόπος Κριῷ, ὁ δὲ ἕβδομος τόπος ἐπὶ παντὸς γενεθλίου σημαίνει τὰ περὶ τῶν ποδῶν.

"Du sagst etwas Befremdliches, wie deutet der Widder auf die Füße? Es wurde mir geantwortet, daß, wenn sich der Aszendent in der Waage befindet, der siebte Ort [= Deszendent] dem Widder zufällt, der siebte Ort aber bezeichnet bei jeder Geburt den Bereich der Füße."

In der 'Normalstellung' des Tierkreises (vgl. unter Nr. **2**) besetzt die Waage den Aszendenten und der Widder den Deszendenten. Die temporäre Stellung eines Tierkreiszeichens in der Dodekatropos bekommt hier den Vorrang vor der absoluten Bedeutung des Zeichens. Damit ergibt sich eine Parallele zum nächsten Abschnitt (Nr. **6b**), wo die rein zodiakal bestimmte äquatoriale Achse Widder - Waage die Linie vom Kopf zum Hinterteil eines Pferdes spiegelt. Die Schlußstellung der beiden Füße, die sonst dem letzten Tierkreiszeichen, den beiden Fischen, vorbehalten ist, läßt vermuten, daß sich das zugrundeliegende Schema auf den sichtbaren Halbkreis beschränkte, wie man das etwa - mit anderer Verteilung - auf ägyptischen Abbildungen der Himmelsgöttin Nut betrachten kann.[200] So bestimmt der Deszendent auch die letzte Wegstrecke einer Tagesreise (Nr. **8**), den Lebensabend (Nr. **13c**) und das Ende vieler anderer Handlungen (vgl. unter Nr. **3**). Wieder zeigt sich die Konkurrenz zwischen dem geschlossenen sichtbaren Halbkreis und dem Vollkreis mit seiner unsichtbaren Hälfte.

Die soeben genannte Parallele mit den Lebensaltern schließt an das "Ende" dann noch den Tod bei der unteren Kulmination an - so wie beim menschlichen Körper nach jenem anderen, hier zuerst genannten Zeugnis in Haus IV die unsichtbaren Teile des Körpers folgen. Das läßt auf ein Schema schließen, das die äußerlich sichtbaren Teile des Körpers auf den sichtbaren Himmelshalbkreis und die unsichtbaren Teile auf die unsichtbare Himmelshälfte bezog, deren Inbegriff die sich in ihrer Mitte befindliche untere Kulmination darstellt. Dieses System wäre, wenn es denn existiert hat, ein Konkurrenzschema zu der Trennung zwischen den auf den Tierkreis bezogenen äußeren Gliedern und den auf die Planeten bezogenen inneren Organen des menschlichen Körpers.

---

[200] Vgl. den rechteckigen Himmelskreis von Dendera, abgebildet bei F. Boll, Sphaera (1903), Taf. IV.

b) Tierkörper

Nicht nur der menschliche Körper, sondern auch Tiere wurden in den Rotationskreis eingepaßt. Nach der Behandlung des Tieropfers (Nr. 15) bezieht **Hephaistion** die beiden Seiten der Eingeweide eines Opfertieres auf den sichtbaren und den unsichtbaren Halbkreis:[201]

> τὸ δὲ δεξιὸν μέρος τοῦ σπλάγχνου προσεῴκει τῷ ὑπὲρ γῆν ἡμισφαιρίῳ, τὸ δὲ εὐώνυμον τῷ ὑπὸ γῆν.
>
> "Der rechte Teil der Eingeweide glich der überirdischen Hemisphäre, der linke der unterirdischen."

Das eigentümliche Präteritum προσεῴκει könnte auf den dichterischen Text des Dorotheos zurückgehen. Die Epitome IV meidet dieses Verbum, sie ist ausführlicher und weicht im Wortlaut ab, denn sie läßt zum einen an dieser Stelle die linke Seite weg und führt zum anderen als Kentron die obere Kulmination ein. Der Text ist allerdings am Anfang nur schwer zu konstruieren:[202]

> καὶ τὸ μὲν δεξιὸν μέρος τοῦ σπλάγχνου τὸ [τῷ var.l., Pingree] ὑπὲρ γῆν δηλοῦται μεσουράνημα,
>
> "Und die rechte Seite der Eingeweide zeigt die überirdische obere Kulmination [eigentlich: Himmelsmitte] an."

In dieser Übersetzung hat δηλοῦται mediale Bedeutung. Die von D. Pingree belassene überlieferte Formulierung τῷ ὑπὲρ γῆν [sc. ἡμισφαιρίῳ] δηλοῦται μεσουράνημα, "zeigt der überirdischen [Hemisphäre] die obere Kulmination an" müßte, abgesehen von der Tautologie, das Verbum δηλοῦται ebenfalls medial verstehen. Die Inkonzinnität ist wohl auf den Wechsel des Verbums zurückzuführen (δηλοῦται statt προσεῴκει). Wer einen richtigen Satz herstellen möchte, muß etwa konjizieren ... τῷ ὑπὲρ γῆν ἡμισφαιρίῳ <προσεῴκει καὶ> δηλοῦται <ὑπὸ τοῦ> μεσουρανήμα<τος>, "... glich der überirdischen Hemisphäre und wird von der oberen Kulmination angezeigt". Wenn diese Lehre auch nicht für Dorotheos bezeugt ist, so dürfte es sich bei der Divergenz der beiden Texte um zwei verschiedene Prosifizierungen eines offenbar schwer verständlichen poetischen Textes handeln.

Wenn die obere Kulmination dem genuinen Dorotheostext entstammt, vertritt sie hier als Scheitelpunkt den gesamten sichtbaren Halbkreis, wie schon bei den Himmelsrichtungen

---

[201] Heph. 3,6,12, nicht für Dorotheos belegt.

[202] Heph. Ep. IV 81,86.

(Nr. **1a/1.2**) ein Kentron einen ganzen Halbkreis in sich konzentriert. Allerdings handelt es sich dieses Mal nicht um die westliche und östliche, sondern um die südliche (sichtbare) und nördliche (unsichtbare) Hemisphäre. Vom Aszendenten aus gesehen geht der sichtbare Halbkreis voraus, liegt also rechts, und der unsichtbare folgt, liegt also links.

Danach folgen zunächst die Planeten: die "östlichen" rechts und die "westlichen" links (was die seltene Nordperspektive voraussetzt), und dann nimmt **Hephaistion** auf die nord-südliche Bahnabweichung des Mondes Bezug, wenn er sagt, daß der Mond in der nördlichen Hemisphäre die rechte und in der südlichen die linke Seite anzeige:[203]

> καὶ [sc. σημαίνει] ἡ Σελήνη δὲ ἐν τῷ βορείῳ ἡμισφαιρίῳ τὰ δεξιά· ἀνερχομένη γὰρ τὰ βόρεια σημαίνει ἕως τῆς καταβάσεως, τὰ δὲ λαιὰ κατιοῦσα νότον ἕως τῆς ἀναβάσεως,
>
> "und es zeigt der Mond in der nördlichen Hemisphäre die rechten Teile an: Denn solange er nach oben steigt bis zum (Beginn des) Abstieg(es), zeigt er das Nördliche an, die linken Teile jedoch nach Süden absteigend bis zum (Beginn des) Wiederaufstieg(es)."

Diese Verteilung setzt die Westperspektive voraus und widerspricht der in Kapitel **4a** besprochenen Verteilung der Umgebung eines Hauses, wo der Süden rechts und der Norden links liegt. Dieser Widerspruch löst sich aber leicht, denn beim Mond geht es nicht mehr um die tägliche Rotation, sondern um die längerfristigen Abweichungen seiner Bahn nach Norden oder Süden.[204] Dieses Detail gehört also nicht mehr zur Lehre von den Kentra.

Nicht für Dorotheos bezeugt ist eine vergleichbare Anweisung: Beim Kauf eines Pferdes solle man auf die beiden Seiten achten, die entlang einer Mittellinie vom Kopf bis zum Hinterteil getrennt werden. Diese Trennlinie wird allerdings nicht wie bei der Opferschau auf den Horizont zwischen dem sichtbaren und unsichtbaren Halbkreis bezogen, sondern zodiakal auf die äquatoriale Achse des Tierkreises zwischen Widder und Waage:[205]

---

[203] Heph. 3,6,12, verkürzt Ep. IV 81,86.

[204] Die Mondbahn weicht bekanntlich stärker als die anderen 'Planeten' von der Ekliptik ab, daher die Lehre von den pseudoplanetaren Mondknoten, d.h. den Punkten, in denen die Mondbahn die Ekliptik schneidet: W. Hartner, The Pseudoplanetary Nodes (1938). Diese Lehre ist schon für Dorotheos bezeugt: Dor. bei Heph. 3,16,11-13 (= Dor. G p. 388,19-27) und Dor. A 5,43 (= letztes Kapitel).

[205] Heph. 3,18, ähnlich Ep. II 3,24 und Ep. IV 91,12.

περὶ δὲ ἵππων ἀγορασίας λογίζου τὸν μὲν Κριὸν εἶναι κεφαλήν, τὸν δὲ Ζυγὸν τὰ ὀπίσω, τὰ δὲ λοιπὰ ζῴδια τὰ παρ' ἑκάτερα πλευρά.

"Hinsichtlich des Kaufs von Pferden nimm an, daß der Widder der Kopf sei, die Waage jedoch die hinteren Teile, die übrigen Tierkreiszeichen die Flanken beiderseits".

Der Widder bezeichnet wie in der Melothesie des Menschen den Kopf und die gegenüberliegende Waage das Hinterteil, das bei einem Pferd tatsächlich das 'Ende' seines Körpers darstellt, während die Melothesie des Menschen vom Gesäß, dem Schwerpunkt des Körpers, aus über Geschlechtsteil, Oberschenkel, Knie und Unterschenkel weiter bis zu den Füßen absteigt, so daß nach der Waage auch der restliche Tierkreis vom Skorpion bis zu den Fischen ausgefüllt wird.

In der 'Normalstellung' des Tierkreises (vgl. unter Nr. 2) besetzt die Achse Widder - Waage den Horizont. Die horizontale Ausrichtung dieser Achse entspricht somit der horizontalen Ausrichtung eines Vierbeiners im Gegensatz zur aufrechten Haltung des Menschen.

7. Schiffsteile und Schiffbau

Eine Katarchenhoroskopie für den Kauf, Bau und Stapellauf von Schiffen bezeugt die arabische Paraphrase für **Dorotheos.**[206] Auch das Hephaistionkapitel 3,17 περὶ ναυπηγίας geht auf diesen Dichter zurück, denn abgesehen davon, daß eine Form wie τῇ ὥρῃ für den Aszendenten (§ 3) die poetische Quelle verrät,[207] sind §§ 2-3 auch inhaltlich in der arabischen Paraphrase überliefert. Das gilt allerdings noch nicht für § 1, wo es bei Hephaistion heißt:[208]

περὶ δὲ πλοίου συνωνῆς ἢ ναυπηγίας τὴν μὲν πρύμνην τῇ ἀνατολῇ μεριστέον καὶ τὸν ἱστὸν τῷ μεσουρανήματι <καὶ> τὰ μέσα τοῦ πλοίου, τὴν δὲ πρῷραν τῇ δύσει, τὴν δὲ τρόπιν καὶ τὰ περὶ αὐτὴν τῷ ὑπὸ γῆν.

"Im Hinblick auf den Kauf oder den Bau eines Schiffes muß man das Heck dem Aufgang (Aszendenten) zuteilen, und den Mast <und> die Mitte des Schiffes der

[206] Dor. A 5,23-25.

[207] Vgl. W. Hübner, Zur Verwendung (2001), 231-234.

[208] Heph. 3,17,1 und mit etwas abweichendem Text Ep. II 3,5,1. IV 92,1.

oberen Kulmination, den Bug dem Untergang (Deszendenten), den Kiel und seine Umgebung der unteren Kulmination."

Daß auch dieser § 1 auf den Dichter Dorotheos zurückgeht, verrät die dorische Form πρύμναν in den beiden Epitomai. Die Epitome II überliefert einheitlich und die Epitome IV in einer varia lectio der Handschrift K für den Kiel die itazistische Form τρόπην. Daß die τρόπις die τροπή der unteren Kulmination besetzt, dürfte nur ein Zufall sein. Immerhin gibt es eine Stelle, an der die untere Kulmination im Sinne einer "Wandlung" interpretiert wird, wenn die Lesart stimmt, die bei dem entlaufenen Sklaven einen zur Rückkehr Mahnenden nennt (Nr. **31c/1** τῷ ἀναπείσαντι).

Dorotheos kombiniert hier die Horizontale mit der Vertikalen, was sich sprachlich in der doppelten Bestimmung der oberen Kulmination (durch Mast und Mitte) niederschlägt: In der Horizontalen entsprechen Aszendent, obere Kulmination und Deszendent der Vorder-, Mittel- und Hinterpartie eines Schiffes, so wie Iulianos diese drei sichtbaren Kentra dem Anfang, der Mitte und dem Ende einer Handlung (Nr. **10b.c/1**) oder Antiochos und andere dem Ende des menschlichen Lebens zuordnen (Nr. **13c**), in der Vertikalen ragt der Mast (ὁ ἱστός) nach oben und der Kiel (ἡ τρόπις) nach unten ins Wasser. So werden der oberen Kulmination auch die Bäume (Nr. **4b**) und der "unterirdischen" Kulmination die unsichtbaren Teile des menschlichen Körpers (Nr. **6a**) oder die Fundamente von Bauwerken oder Stadtanlagen zugeordnet (Nr. **12b**).[209]

Die Aufzählung der einzelnen Teile des Schiffes durchläuft die vier Kentra zyklisch vom Aszendenten bis zur unteren Kulmination. Die Achse Aszendent - Deszendent repräsentiert den Wasserspiegel zwischen den sichtbaren und den unsichtbaren Teilen eines Schiffes in Analogie zu der Grenze zwischen der sichtbaren und der unsichtbaren Hemisphäre. Diese Vorstellung war dem antiken Menschen vertrauter als uns, weil Auf- und Untergang der Gestirne besonders auf See beobachtet wurden, wo der Wasserspiegel den Horizont deutlicher markiert, als es zu Lande der Fall ist. Daher tritt in der Dichtung, wie gesehen, der die Welt umschließende Okeanos häufig für den Horizont ein.

[209] Im Kapitel über den Bau von Brunnen und Teichen (Heph. 1,15,3) wird die untere Kulmination besonders hervorgehoben, im Kapitel über die Landwirtschaft (Heph. 1,14,2) sind es die unterirdischen Zeichen.

Zu vergleichen sind teilweise die Traum-Assoziationen bei **Artemidor** (ich füge den ersten drei der fünf hierarchischen Stufen die drei entsprechenden Kentra hinzu):[210]

ἱστὸς [X] δὲ τῆς νεὼς τὸν κύριον σημαίνει, ἀντιπρόσωπον [VII] δὲ τὸν πρῳρέα καὶ ὁ χηνίσκος [I] τὸν κυβερνήτην, τὰ δὲ ὅπλα τοὺς ναύτας, καὶ τὸ κέρας τὸν τοίχαρχον,

"Der Mast des Schiffes bezeichnet den Schiffseigner, der Bug den Bootsoffizier und die Heckfigur den Steuermann, die Takelage die Seeleute und die Rahe den Bootsmann."

Der Mast gehört wie die obere Kulmination dem Herrn (vgl. unter Nr. **15**), Bug und Heck sind antithetisch durch καί verbunden, der Offizier hat seinen Namen von πρῷρα, "Bug", und der Steuermann sitzt gewöhnlich am Heck. Die Rangfolge Deszendent - Aszendent folgt der üblichen Richtung von vorn nach hinten - anders jedoch Hephaistion, der in der Horizontalen zuerst das Heck, dann den Mast samt der Mittelpartie und erst am Ende den Bug erwähnt. Daraus könnte man schließen, daß das Schiff rückwärts fahrend gedacht ist. Es gibt in der antiken Astrologie tatsächlich ein Schiff, das rückwärts fährt, also mit dem Heck zuerst und dem Bug zuletzt auf- und untergeht: die - im übrigen nur halb vom Heck bis zum Mast verstirnte - Argo,[211] in der mythologischen Vorstellung das erste Schiff, das je gebaut wurde. Da Schiffe gewöhnlich mit dem Heck zuerst an Land gezogen wurden, hat man das Auftauchen der Argo aus dem Wasser (= Horizont) zuerst mit dem Heck so gedeutet, als würde die Argo bei ihrem Aufgang aus dem Wasser an Land (= Himmel) gezogen: *in caelum subducta mari*.[212]

Diese Seitenverkehrung hat mit der Aufzählung bei Dorotheos aber nichts zu tun. Da sich das Schiff über dem Wasser befindet und seine Fahrtrichtung der Richtung der täglichen Rotation (im Uhrzeigersinn) folgt, muß, wenn es ganz den sichtbaren Halbkreis ausfüllen

---

[210] Artemidor 2,23, p. 116,24-117,1 Hercher. Zu den einzelnen Rängen L. Casson, Ships (1971), 314f.

[211] F. Boll und W. Gundel, Sternbilder (1937), 1005. Kernstelle ist Arat. 342-352 (besonders 343 πρυμνόθεν), dazu die Nachdichtungen. Eine affektierte Verwunderung des Dichters notiert M. Erren, Die Phainomena (1967), 98.

[212] Manil. 1,413 im Gegensatz zum schwimmenden Schiff 5,36 *vicinam puppim, ceu naviget Argo*, dazu W. Hübner, Manilius (1984), 260 mit Anm. 414f. und 222, ferner A.E. Housman, zu Manil. 5,36 *puppi ducit*.

soll, der Bug beim Deszendenten und das Heck im Aszendenten angesiedelt werden. Im Verlauf der Rotation wird das Schiff dann in das Meer, d.h. in die unsichtbare Hälfte des Himmels, eintauchen. Da nun aber die Aufzählung der Kentra - wie fast immer - mit dem Aszendenten beginnt, muß sie mit dem Heck des Schiffes anfangen. Die Reihenfolge der Teile läuft also nur scheinbar der Fahrtrichtung entgegen. Die Alternative wäre gewesen, die Kentra rückwärts aufzuzählen, also zuerst den Deszendenten mit dem Bug, dann die obere Kulmination mit der Mittelpartie und schließlich den Aszendenten mit dem Heck. Diese Reihenfolge wählt Hephaistion im Abschnitt über den Grundstückskauf, der mit der unteren Kulmination beginnt (Nr. **4b**), sowie in dem über den entlaufenen Sklaven, der mit dem Deszendenten anfängt (Nr. **31c/1**).

Auf das Kapitel über den Schiffbau folgt bei Hephaistion jenes nicht für Dorotheos bezeugte über den Kauf eines Pferdes, das unter Nr. **6b** besprochen wurde. Schiff und Pferd werden seit Homer verglichen.[213] Auch bei der Qualität eines Pferdes geht es, wie gezeigt, um seine beiden Hälften, die vordere und die hintere. Die Teilung erfolgt also nicht durch einen horizontalen Schnitt wie bei dem Schiff, sondern durch einen vertikalen.

Die kosmische Entsprechung bieten dabei allerdings nicht die beiden Halbkreise der täglichen Rotation, sondern, wie gezeigt, die beiden äquatorialen Tierkreiszeichen, Widder und Waage, mit den Zeichen beiderseits. Der Astrologe **Demetrios** bietet zu dem dorotheischen Schema ebenfalls eine zodiakale Parallele, in der alle zwölf Tierkreiszeichen Teilen des Schiffes zugeordnet werden:[214]

> ἐὰν πλοῖον ἔοικε τῇ τῶν ζῳδίων θέσει καὶ ἔστι μὲν Κριὸς πρύμνα καὶ ὁ κυβερνήτης, ὁ δὲ Ζυγὸς πρῷρα, Ταῦρος τρόπις, Δίδυμοι πλευραί, Παρθένος κῶπαι, <Καρκίνος> πηδάλια διὰ τὰς χηλάς, Λέων οἱ σανίδες τοῦ πλοίου ἤγουν τὸ φάρσωμα, Αἰγόκερως τὰ σχοινία, Σκορπίος ἄγκυρα διὰ τὰ κέντρα, Τοξότης ὁ ἱστός, Ὑδροχόος ἡ ἀντλία, Ἰχθύες αἱ πλωτίδες,

---

[213] Hom. Od. 4,708f. assoziiert: νηῶν ..., αἵ θ' ἁλὸς ἵπποι / ἀνδράσι γίνονται, vgl. vom Schiff Secundus gnomologus 17, in: Fragmenta philosophorum Graecorum, ed. F.W.A. Mullach, Paris 1875, I p. 515 πελάγιος ἵππος. Plaut. Rud. 268 *equo ligneo*, laut ThLL V 2, c. 739,9 die einzige Stelle in der lateinischen Literatur. Vergil hat bekanntlich im fünften Buch der Aeneis ein homerisches Wagenrennen in ein Schiffsrennen umgedichtet. Sonst macht die Metaphorik auch beim menschlichen Körper Anleihen: eine Sammlung bei P. Radici Colace, rec. Supplementum hellenisticum (1986), 277.

[214] Demetrios CCAG VIII 3 (1912), p. 98 app. 2-6.

"Wenn ein Schiff der Anordnung der Tierkreiszeichen gleicht (?), und es ist der Widder das Heck und der Steuermann, die Waage jedoch der Bug, der Stier der Kiel, die Zwillinge die Planken, die Jungfrau die Ruder, <der Krebs> die Steuerruder wegen der Zangen, der Löwe das Deck des Schiffes oder das Inholz (?), der Steinbock die Taue, der Skorpion der Anker wegen der Greifer, der Schütze der Mast, der Wassermann der Kielraum (samt Wasser), die Fische die Schwimmgürtel (?)."

Demetrios beginnt also ebenfalls mit der horizontalen Achse, die von den beiden äquatorialen Tierkreiszeichen Widder und Waage gebildet wird, und wieder geht das Heck voraus. Dort wird - wie bei Artemidor - auch der Steuermann angesiedelt, weil das Heck sein Platz ist. Außerdem eignet dem Widder als erstem Tierkreiszeichen Führungsqualität.[215] Danach ist die Reihenfolge sprunghaft und vielleicht gestört, denn anstelle des Zeichens für die Jungfrau ist dasjenige des Mondes überliefert, und der Krebs ist ausgefallen. Bei den beiden Arthropoden versucht Demetrios Begründungen zu finden: bei den Scheren des Krebses und dem Stachel des Skorpions. Der Kiel (beim Stier) und der Mast (beim Schützen) bilden allerdings keine genaue Opposition. Dem Stier gegenüber liegt der Skorpion, dieser aber war wegen seines gekrümmten Schwanzes mit seinem Stachel für den Anker reserviert.

8. Wegstrecken einer Reise

Das lange Hephaistionkapitel über Reisen (3,30) führt nach den vier Kentra (Nr. **28a**) auch die Planeten ein und achtet dabei besonders (ab § 3) auf deren Stellung in den Kentra, wobei sich zum Deszendenten einmal auch sein Apoklima, also Haus VI, gesellt (§ 11). Danach werden (ab § 14) Prognosen nach den Eigenschaften einzelner Tierkreiszeichen bestimmt, bevor der Autor alle zwölf Zeichen einzeln durchgeht (§§ 24-34). Der sich daran anschließende Abschnitt berücksichtigt dann wieder die Kentra, unterscheidet sich aber stark vom Bisherigen (§ 35). Hephaistion dürfte hier ursprünglich seine Quelle genannt haben, der Name ist aber im Text ausgefallen. Auf jeden Fall ist bei der Angabe οἱ <...> der Dichter Dorotheos ausgeschlossen, zumal die arabische Dorotheosparaphrase nichts Entsprechendes

215 W. Hübner, Die Eigenschaften (1982), 206-210 Nr. 4.21.

bietet.[216] Nachdem der Text in § 36 die Planeten in den Kentra besprochen hat, nennt er zu Beginn von § 37 abschließend dennoch einen Namen:[217] καὶ ταῦτα μὲν ὁ Νικαεὺς Πρωταγόρας, ὁ δὲ Δωρόθεος ... Es ist ziemlich wahrscheinlich, daß diese Quellenangabe nicht nur § 36 allein, sondern den ganzen Komplex ab § 35 betrifft. Da **Protagoras** noch vor der Zeitenwende gelebt haben könnte, mag es erlaubt sein, am Anfang das übliche οἱ <παλαιοί> zu ergänzen.[218] Die übrigen Ergänzungen des lückenhaften Textes sichern die drei Epitomai, deren ausführlichere Texte Ursprüngliches bewahrt zu haben scheinen. Die überschießenden Angaben sollen daher noch ausführlicher, als es D. Pingree getan hat, als Ergänzung mit ausgeschrieben werden (der Satz ist inkonzinn):[219]

> ἐπετήρησαν δὲ οἱ <παλαιοὶ> μερικῶς τὰ κατὰ τὸν πλοῦν ἢ τὴν ὁδὸν καὶ ἐπέγνωσαν οὕτως· συναγαγόντες γὰρ τὰ σημεῖα τῆς πορείας ἢ τοῦ πλοῦ τὰ στάδια καὶ μερίσαντες εἰς ἓξ μερίδας, ὡς ἑκάστῳ τῶν ζῳδίων ἀπὸ τοῦ ἀνατέλλοντος ἄχρι τοῦ δύνοντος ἐπιβάλλειν μερίδα μίαν· τὴν πρώτην ἀπονέμουσι τῷ ὡροσκόπῳ <τῷ> σημαίνοντι <τὸ πρῶτον ἐκτημόριον τοῦ διαστήματος τῆς ὁδοῦ> καὶ τὴν δευτέραν τῷ ιβʹ [τῷ κακοδαιμονήματι Epp.], καὶ ἑξῆς <ἐπὶ τὰ προηγούμενα ἕκαστον ἐκτημόριον διδόασιν> καὶ τὴν τελευταίαν τῷ δύνοντι τῷ δηλοῦντι τὸ κατάλυμα <καὶ τὰ τελευταῖα> τῆς ὁδοῦ.
>
> "Es beachteten die alten Autoren im einzelnen die Reise zu Wasser und zu Lande, und sie erkannten die Dinge auf folgende Weise: Nachdem sie die Strecken des Landweges und die Stadien der Schiffahrt zusammengenommen und in sechs Teile geteilt haben, um einem jeden der Tierkreiszeichen vom aufgehenden bis zum untergehenden je einen Abschnitt zuzurechnen - den ersten (Abschnitt) geben sie dem Aszendenten, der <das erste Sechstel der Wegentfernung> anzeigt, und den zweiten dem zwölften Haus [dem Bösen Daimon Epp.], und so der Reihe nach <verteilen sie jedes Sechstel in Richtung auf das Vorausgehende> und den letzten dem Deszendenten, der die Herberge <und die letzte Phase> des Weges anzeigt."

---

[216] Dor. A 5,21-22.

[217] Heph. 3,30,37.

[218] Vgl. etwa Heph. 1,1,1. al.

[219] Heph. 3,30,35 und Ep. I 40,18. II 3,7,33. IV 107,31. Hierzu W. Hübner, Das Thema der Reise (2002), 41-43.

Diese Einteilung des Protagoras beschränkt sich - wie die des menschlichen Körpers unter Nr. **6a** - auf den sichtbaren Tagesbogen der Gestirne vom Aufgang bis zum Untergang, der in Analogie zur Bahn der Sonne in sechs Teile à 30° geteilt wird. Die griechische Abū Ma'šar-Übersetzung (Nr. **12b/5**) spricht beim Deszendenten von einer "weiten Entfernung" (ἐκτοπισμός) und geht dabei anscheinend von der größtmöglichen Distanz aus, die vom Aszendenten aus beim Deszendenten erreicht ist.

Es ist anzunehmen, daß hier Tagesreisen gemeint sind, die vom Morgen bis zum Abend in sechs Doppelstunden[220] aufgeteilt werden. Dieser Topochronologie entspricht auch das Fortschreiten in Rotationsrichtung. Daß trotz der programmatischen Sechsteilung sieben Abschnitte (μερίδες: von I bis VII) genannt werden, liegt daran, daß Aszendent und Deszendent im ursprünglichen Sinne nur die Grenzpunkte des Halbkreises bilden, in der Dodekatropos aber zu 30°-Abschnitten ausgedehnt werden. Folglich geht der Text davon aus, daß auch sie einen eigenen 30°-Sektor ausfüllen. Auf diese Weise ergeben sich statt sechs die sieben Häuser I, XII, XI, X, IX, VIII und VII.

Die letzte Phase bestimmt allerdings primär keine Wegstrecke mehr, sondern das Ziel, die Rast der Tagesreise in der Herberge. Demnach hätte der Deszendent seine ursprüngliche Punktualität in der Deutung wiedererhalten. Bedeutet doch das Wort κατάλυμα eigentlich, daß die Pferde ausgespannt werden, und so nahm man das auch bei dem mythischen Sonnenwagen am Ende seiner Tagesreise im Westen an.[221] Dennoch dürfte schon aus stilistischen Gründen die Ergänzung der Epitome τὸ κατάλυμα <καὶ τὰ τελευταῖα> τῆς ὁδοῦ ursprünglich sein. Demnach zeigt der Deszendent nicht nur das Ziel an, sondern auch die letzte Wegstrecke.

Terminologisch unterscheidet Protagoras zwischen den Tierkreiszeichen (ζῴδια) und den "Sechsteln" (ἑκτημόρια) des Halbkreises, die von den Tierkreiszeichen durchlaufen werden. Thrasyllos (Nr. **12c/1**) gebraucht in der Oktatopos das Wort ζῴδιον allgemein, wo der inhaltlich sehr nah verwandte Antiochos (Nr. **12c/2**) das Wort τόπος verwendet. Spätere Autoren vermischen die Ausdrücke τόπος und ζῴδιον (Firmicus *locus* und *signum*). Das Wort

---

[220] Zu den Doppelstunden F. Boll, Sphaera (1903), 311-313 und 335 mit Anm. 4. A.E. Housman zu Manil. 3,545f. H.G. Gundel, ThLL VI 3 c. 2954,26-29 s.v. *hora*. W. Hübner, Kritische Bemerkungen (1973), 64 mit Anm. 17.

[221] Rapp, Helios (1884-1890), 2013.

ζῴδιον begegnet besonders bei zeitlichen Einteilungen, weil es in diesen Fällen darauf ankommt, in welcher Folge die Tierkreiszeichen aufgehen:

Nr.	Autor	Gegenstand	Ort
12b/2	Antiochos	Das Leben allgemein	VIII
12b/4	Firmicus	Das Leben allgemein	II; VI
12c/1	Thrasyllos	Das Leben allgemein	I
14	"Moses"	Schwangerschaft	VI ↔ I
19	Hephaistion	Gastmahl	III
24	Dorotheos	Heirat	VII
33b	Hephaistion	Freilassung von Sklaven	I
40a	Theophilos (?)	Belagerung einer Stadt	IV

9. Aufbruch und Ankunft

Aufbruch und Rückkehr werden nicht durch die Kentra selbst, sondern durch die Apoklimata und Epanaphorai, die sich von ihnen "hinwegneigenden" bzw. die sich auf sie "zubewegenden" Häuser, angezeigt. Die Kentra selbst werden somit als die zentralen Ruhepunkte vor dem Start und nach der Ankunft betrachtet. Diese Thematik wird uns auch in dem Abschnitt über das Reisen (Nr. **28d**) beschäftigen.

a) Aufbruch: die Apoklimata IX und III

Im Anschluß an die Feinteilung der drei Zeitstufen (Nr. **10c/1**) überliefert **Theophilos** von Edessa eine Notiz über die Häuser zwischen den beiden Kulminationen und den beiden horizontalen Häusern. Der im ganzen unklare Text ist wie folgt zu korrigieren:[222]

> τὴν ἐκ τόπου δὲ μετάβασιν τὸ ἀποκλῖνον ἐκ τοῦ μεσουρανήματος καὶ <τὸ> τούτου διαμετροῦν κυρίως δηλοῖ. παρ' ὁμοίωσιν δὲ λέγουσι τὸν ὄγδοον καὶ τὸν δεύτερον ἀπὸ ὡροσκόπου.

[222] Theoph. CCAG XI 1 (1932), p. 222,15-17. Dort lautet der Text so: τὴν ἐκ τόπου δὲ μετάβασιν τὸ ἀποκλῖνον ἐκ τοῦ μεσουρανήματος. καὶ τοῦτο διαμετροῦν [τουτ διαμτ S] κυρίως δηλοῖ. παρομοίωσιν δὲ λέγουσι τὸν ὄγδοον τόπον καὶ τὸν δεύτερον ἀπὸ ὡροσκόπου.

"Das Übertreten von einem Ort weg zeigt das Apoklima (das sich Hinwegneigende) aus der oberen Kulmination (Haus IX) und <das> diesem gegenüberliegende (Haus III) gültig an. In Analogie dazu nennen sie aber (auch) den achten und den zweiten Ort vom Aszendenten aus."

Der Ortswechsel wird durch das Substantiv μετάβασις bezeichnet.[223] Die mittelgriechische Abū Ma'šar-Übersetzung gebraucht in diesem Zusammenhang einmal das zugehörige Verbum μεταβαίνειν, "(in einen anderen Ort) übertreten" in beiderlei Bedeutung: εὑρίσκεται ὁ κύριος τοῦ ὡροσκόπου ἐν τῷ γ' ἢ ἐν τῷ η', μεταβαίνων ἀπὸ ζῳδίου εἰς ζῴδιον καὶ ὁ ἥλιος ἀποκλίνων ἀπὸ τοῦ μεσουρανήματος εἰς τὸν ϑ'[...]· εἶπε ὅτι μετέβη, "Es findet sich der Herr des Aszendenten im dritten oder achten Haus, indem er von Tierkreiszeichen zu Tierkreiszeichen reist, und die Sonne, die sich aus der oberen Kulmination in das neunte Haus hinwegneigt [...]: Dann sagte er, daß er abgereist ist".[224]

Theophilos nennt zunächst die auch von dem griechischen Abū Ma'šar bemühten Apoklimata der beiden Kulminationen, also die Häuser IX und III, die - wohl in Bezug auf Sonne und Mond - Θεός und Θεά heißen.[225] Diese beiden Apoklimata sind auch für das Reisen wichtig (Nr. **28d**). Die hier vorgenommene Textänderung einschließlich der Interpunktion wird sachlich dadurch bestätigt, daß im Text die Epanaphorai der beiden horizontalen Kentra, die Häuser VIII und II, folgen, so daß sich unter Einschluß der Kentra selbst im ganzen zwei geschlossene Quadranten ergeben, die einander gegenüberliegen: Der eine reicht von der oberen Kulmination bis zum Deszendenten und der andere von der unteren Kulmination bis zum Aszendenten.

Warum zeigen nun besonders die Häuser IX und III einen Ortswechsel an? Eigentlich sind alle zwölf Häuser gleichermaßen Durchgangsstationen für die Gestirne und könnten

---

[223] Vgl. auch Theoph. CCAG XI 1 (1932), p. 205,19-21 ἐὰν ὁ κύριος τοῦ ὡροσκόπου καὶ τῆς σελήνης ἀποκεκλίκασι πάντες [πάντας solvit Zuretti] ἢ πλείους, λέγε τοὺς ἐπιστρατευομένους μετακεκινηκέναι ἐκ τόπου εἰς τόπον κτλ., "Befinden sich der Herr des Aszendenten und des Mondes entweder alle oder mehrere in einem Apoklima, dann sage, daß sich die Angreifer von einem Ort zu einem anderen bewegt haben."

[224] Apom. CCAG II (1900), p. 132,13-15. Am nächsten kommt inhaltlich das bisher unedierte Kapitel Apom. myst. 2,93 (p. 77 Zuretti). In myst. 3,7 (Nr. **12b/5**) spricht er bei Haus III sogar von einer Flucht.

[225] A. Bouché-Leclercq, L'astrologie (1899), 284. W. Hübner, Die Dodekatropos (1995), 10f.

somit allesamt einen Ortswechsel anzeigen. Doch hier wird wieder die mythische Akzentsetzung wirksam: Bei den Kulminationen haben die Sternbilder einen vorläufigen Endpunkt ihres Auf- oder Absteigens erreicht, darum ist das Weiterschreiten an diesen exponierten Stellen signifikant. Besonders auffällig erscheint der Beginn des Absteigens nach dem Erreichen der oberen Kulmination (Haus X) im Übertritt in das Haus IX.

Was nun die beiden Epanaphorai VIII und II in diesem Zusammenhang bedeuten sollen, sagt Theophilos nicht. Diese beiden horizontnahen Häuser bezeichnen in anderen Systemen die "Helfer" der bei den horizontalen Häusern selbst angesiedelten Kontrahenten im Prozeß (Nr. **26b**) oder im Krieg (Nr. **37c**). Im allgemeinen werden die Epanaphorai günstiger eingeschätzt als die Apoklimata. In diesem Fall scheinen die Apoklimata der beiden Kulminationen mechanisch und symmetrisch durch die Epanaphorai der beiden horizontalen Kentra ergänzt worden zu sein. Nach der Logik des Systems müßten eigentlich die beiden Apoklimata den Aufbruch und die beiden Epanaphorai die Ankunft an einem Ort bezeichnen. Folgerichtig übergeht Theophilos später die Epanaphorai VIII - II, um nur noch die Apoklimata IX - III zu erwähnen.[226]

b) Ankunft: die Epanaphora des Aszendenten

Die soeben vermißte Übertragung der Epanaphorai auf die Ankunft findet sich beiläufig bei **Hephaistion**. Ob eine Reise lange dauere, so sagt er, erfahre man aus dem zweiten Haus, d.h. der Epanaphora des Aszendenten:[227]

> εἰ δὲ βούλει μαθεῖν εἰ βραδύνει ἐπὶ τῆς ξένης ἢ οὐ, ὅταν ἐπιβῇ τῆς πόλεως ἐκείνης πρὸς ἣν ὁδεύσει, σκόπει τὸν β' τόπον τοῦ ὡροσκόπου τῆς εἰς τὴν πόλιν εἰσόδου καὶ τὸν τούτου κύριον ...,
>
> "Wenn du aber erfahren willst, ob jemand lange in der Fremde verweilt oder nicht, wenn er zu jener Stadt geht, zu der er reisen wird, betrachte den zweiten Ort des Aszendenten des Eingangs in die Stadt und dessen (Planeten)herrn ..."

---

[226] Theoph. CCAG XI 1 (1932), p. 264,22 mit der Deutung κίνημα, was im Zusammenhang mit der Kriegshoroskopie die Bewegung von Feinden bezeichnen dürfte.

[227] Heph. 3,30,66 (die Stelle ist im Haupttext nur in einem Scholion des Codex Vaticanus gr. 1056 überliefert), fast wortgleich Ep. IV 107,64, stärker abweichend Ep. I 41. Dor. A 5,22,8 bezeichnet Haus II allerdings als "house of property", das sonst das vierte ist.

Der Text ist nicht ganz klar. Mit dem "zweiten Ort des Aszendenten" ist wohl der zweite Ort nach dem Aszendenten, also seine Epanaphora gemeint. Der Aszendent ist demnach nicht derjenige des Augenblicks, in dem die Reise begonnen wurde, sondern er wird durch den zweiten Genetiv τῆς εἰς τὴν πόλιν εἰσόδου als der Aszendent der Ankunft in der Stadt bestimmt. Für diese Interpretation spricht auch das Gegenstück:[228]

σκέπτου δὲ καὶ τὸν Ἥλιον τῆς ἐξόδου ...

"Betrachte aber auch die Sonne der Ausreise ..."

Die Formulierung "die Sonne der Ausreise" verkürzt einen Gedanken wie "den Ort, in dem die Sonne zum Zeitpunkt der Ausreise stand". Im übrigen wird hier weder ein Kentron noch ein Haus genannt, sondern die Sonne. Es wechselt also ein Kentron mit einem Luminar (vgl. Nr. **31a**).

Auf jeden Fall aber bildet hier die Epanaphora das Gegenstück zu den beiden Apoklimata: Sind die Apoklimata Stationen des Aufbruchs, so bezeichnen die Epanaphora die Station der Ankunft und die Kentra in der Mitte das Ziel des Ortswechsels. Daß der Aszendent selbst die Stadt bezeichnet, finden wir auch in der militärischen Katarchenhoroskopie über die Belagerung (Nr. **40b**) und über den Wiederaufbau einer Stadt (Nr. **41**). Metaphorisch bezeichnet ihn Antiochos als den "Eingang des Lebens" (Nr. **13c/1**).

---

[228] Heph. 3,30,68, fast wortgleich Ep. I 41,3. II 3,7,65. IV 107,66, nicht bei Dor. A.

C. Zeit

Es wurde bereits deutlich, wie sehr Raum und Zeit schon rein sprachlich miteinander zusammenhängen: Da man im Gefolge des Aristoteles einerseits von dem Postulat der unwandelbaren Identität des absoluten Seins ausging, andererseits aber die Endlichkeit einer kugelförmigen Welt voraussetzte, mußte man die Zeit zyklisch begreifen.[229] Aristoteles hat die abstrakte Zeit durch den Mittelbegriff der Ortsbewegung auf den Raum bezogen,[230] sie also gewissermaßen 'verräumlicht'. Besonders sinnfällig wird die Zeit in der Bewegung der Gestirne, vor allem von Sonne und Mond. Als natürlicher externer Zeitgeber fungierte bei den Völkern zunächst der Mond, was sich in der gemeinsamen Etymologie des Wortes "Mond" mit "messen" und lateinisch *mensis* manifestiert. Noch deutlicher wird das menschliche Leben allerdings durch Tag und Nacht, d.h. die tägliche Rotationsbewegung der Erde, d.h. nach antiker Auffassung der Himmelskugel, skandiert.

10. Der Ablauf von Handlungen

a) Oberer Quadrant

Nach **Ptolemaios**[231] wird die Qualität einer Handlung in erster Linie durch die Sonne und das oben kulminierende Tierkreiszeichen bestimmt. Folgerichtig wählt Hephaistion eben diesen einen Kardinalpunkt aus, wenn er bei der allgemeinen Behandlung von Anfragen (Nr. 3) zuallererst die obere Kulmination für den Gegenstand oder die Handlung(en) verantwortlich macht. Statt der übrigen Kentra fügt er die beiden angrenzenden Häuser IX und XI hinzu und bezieht sich auf die gängige Dreiteilung der Grammatik (vgl. Nr. **11bc**):[232]

---

[229] Vgl. hierzu W. Achtner, al., Dimensionen der Zeit (1998), 81.

[230] Aristot. Phys. 4,10-14, besonders 4,11 p. 219^{b}1 τοῦτο γάρ ἐστιν ὁ χρόνος, ἀριθμὸς κινήσεως κατὰ τὸ πρότερον καὶ ὕστερον, "Dieses nämlich ist die Zeit: eine Zahl der Bewegung nach dem Früheren und Späteren."

[231] Ptol. apotel. 3,4,5 καθάπερ [...] τῷ περὶ πράξεων [sc. ζητουμένῳ χρὴ σκοπεῖν] τὸν τοῦ μεσουρανήματος, "wie zum Beispiel jemand, der die Aktivitäten erfragt, den Ort der oberen Kulmination betrachten muß". 4,4,1 (περὶ πράξεως ποιότητος): ἀπὸ τοῦ τε ἡλίου καὶ τοῦ μεσουρανοῦντος ζῳδίου, "nach der Sonne und dem oben kulminierenden Tierkreiszeichen".

[232] Heph. 3,4,2f., fast gleichlautend Ep. IV 76.

πρῶτον τὸ μεσουρανοῦν κέντρον ἐπισκοπεῖν χρὴ καὶ τὸν ἐπ' αὐτοῦ τυγχάνοντα καὶ πρὸς τοῦτον ἀφορίζειν τὸ πρᾶγμα ἢ τὰς πράξεις. καὶ τοὺς παρ' ἑκάτερα δύο τόπους ἐφορατέον (τουτέστι τό τε ἀπόκλιμα καὶ τὴν ἐπαναφορὰν τοῦ μεσουρανήματος) τούς τε ἐν αὐτοῖς ἀστέρας ἐπισκοπητέον· τοὺς μὲν ἐπὶ τοῦ ἀποκλίματος ὡς δηλοῦντας τὰ παρῳχηκότα, τοὺς δὲ ἐπὶ τῆς ἐπαναφορᾶς τὰ μέλλοντα, τὰ δὲ ἐν αὐτῷ τῷ ἐνεστῶτι καιρῷ τοὺς ἐν τῷ μεσουρανήματι.

"Zuerst muß man den oben kulminierenden Punkt betrachten und den bei ihm sich aufhaltenden (Planeten) und auf diesen den Gegenstand oder die Handlungen eingrenzen. Und man muß dazu die zwei Häuser beiderseits ansehen (d.h. das Apoklima [Haus IX] und die Epanaphora [Haus XI] der oberen Kulmination) und die sich in ihnen befindlichen Planeten betrachten: die bei dem Apoklima (stehenden) als solche, die das Vergangene bezeichnen, die bei der Epanaphora (stehenden) als solche, die das Zukünftige (bezeichnen) - als solche jedoch, die Dinge im gegenwärtigen Augenblick selbst bezeichnen, die in der oberen Kulmination (stehenden)."

Daß eine Handlung (πρᾶξις u.ä.) durch die obere Kulmination bestimmt wird, finden wir auch sonst[233] (vgl. die Tabelle rechts). Dem Sinne nach gehört auch das ἀποτέλεσμα eines Testaments (Nr. 25) hierher.

Sprachlich differenziert der Autor fein zwischen den ausgedehnten Zeitspannen (Vergangenheit und Zukunft) einerseits und der punktuellen Gegenwart andererseits, denn erstens werden ausgedehnte und punktuelle Zeit durch die Fuge im Chiasmus geteilt (τοὺς δὲ ἐπὶ τῆς ἐπαναφορᾶς τὰ μέλλοντα, τὰ δὲ ἐν αὐτῷ τῷ ἐνεστῶτι καιρῷ τοὺς ἐν τῷ μεσουρανήματι), und zweitens wechselt die Präposition: In den Häusern der unbegrenzten Zeiten brauchen die Planeten nur "in der Nähe" zu sein (ἐπί), während für die punktuelle Gegenwart die genaue Stellung in der oberen Kulmination gefordert ist: ἐν τῷ μεσουρανήματι. Entsprechend heißt die obere Kulmination schon zu Anfang dieses Abschnittes nicht etwa

233 Vgl. Schol. Paul. 76b p. 126,12 ἐν τῷ περὶ πράξεως λόγῳ κυριώτερος τόπος ἐστὶν ἐν μὲν τοῖς κέντροις τὸ μεσουρανοῦν ..., "Bei der Frage der Aktivität ist der wirkungsvollste Ort unter den Kentra die obere Kulmination ...". Dazu F. Cumont, Sur les douze lieux (1918), 73 mit Anm. 3. Porph. introd. 30 p. 207,10 ὥσπερ ἐπ' ἀκροπόλει τῆς γενέσεως ἐπιτυραννοῦντα τῆς πράξεως, "wie bei der Hochstadt der Geburt über die Aktivität herrschend", ferner den Anon. Vaticanus 61,1 τὸ μεσουράνημα ἀεὶ τὴν πρᾶξιν τῆς ζητουμένης ὑποθέσεως σημαίνει, "Die obere Kulmination bedeutet jeweils die Handlung der in Frage stehenden Annahme." Heph. 2,18,38 nennt sowohl den Aszendenten als auch die obere Kulmination τὰ πρακτικὰ κέντρα.

Nr.	Gegenstand	Autor	Begriff
---	περὶ πράξεως ποιότητος	Ptolemaios	πρᾶξις
3	Grundaussagen	Hephaistion	ἐνέργεια
10a	Ablauf von Handlungen	Hephaistion	πρᾶξις/πρᾶγμα
12ab	Das menschliche Leben	Dorotheos, Vettius Valens, Antiochos u.a.	πράξεις
13d/3	Lebensalter	Paulus Alexandrinus	αἱ ἐνέργειαι
23a	Entscheidungen (Vertrag)	Hephaistion nach Dorotheos	πρᾶξις
28a	Reise	Dorotheos Hephaistion, Epitome	πρῆξις πρᾶξις/πρᾶγμα
37c	Krieg	Theophilos	ἡ πρᾶξις τοῦ πολέμου
37d/1	Krieg	Sphujidhvaja	"his deeds"
40b	Belagerung einer Stadt	Theophilos	ἁλῶναι/σώζε-σθαι
41	Wiederaufbau einer Stadt	Theophilos (?)	οἰκοδομή

(wie sonst) τὸ μεσουράνημα, sondern präziser τὸ μεσουρανοῦν κέντρον, "der oben kulminierende Kardinalpunkt".[234] So wird die obere Kulmination ebenso wie die Gegenwart zur echten Grenzscheide zwischen Vergangenheit (Apoklima) und Zukunft (Epanaphora). Damit hat das Kentron seine ursprüngliche Funktion als kritischer Kardinalpunkt bewahrt.

Chiasmen kommen in diesen Texten häufiger vor, als es ihre katalogartige Struktur erwarten ließe, und nicht immer ist ein sachlicher Grund gegeben.[235] Sie gehen auch nicht immer auf einen poetischen Text zurück wie bei Dorotheos (Nr. 24). Hier eine Übersicht, die sowohl benachbarte Häuser als auch Kentra umfaßt:

[234] Zu den Begriffen κέντρον und σημεῖον M. Federspiel, Sur un emploi (1998).

[235] Ohne solchen sachlichen Grund z.B. Heph. 2,1,31 ἐὰν δὲ ἐπὶ τῆς ὑποτεινούσης ἡ μία, ἡ δὲ ἄλλη ἐπὶ τῆς ὀρθῆς. Heph. Ep. II 3,7,1 ὁ δὲ τόπος ἔνθα μέλλει ἀπέρχεσθαι ἐκ τοῦ δύνοντος, ἐκ δὲ τοῦ μεσουρανήματος ἡ πρᾶξις (dagegen mit Parallelismus der Originaltext des Dorotheos bei Heph. 3,30,1 sowie Ep. II 3,6,1 und Ep. IV 107,1 ὁ δὲ τόπος ἔνθα μέλλει ἀπέρχεσθαι ἐκ τοῦ δύνοντος, ἡ δὲ πρᾶξις ἐκ τοῦ μεσουρανήματος). Weitere Beispiele bei W. Hübner, Melothesie (1977), 250 mit Anm. 9, Dems., Antike Kosmologie (1997), 51.

Nr.	Gegenstand	Autor	Häuser
10a	Handlungen	Ptolemaios	XI - X
11b/2	Zeitstufen	Theophilos	(IV) - XII - X
11c	Zeitstufen	Iulianos	Apoklima - Kentron
12b/1	Leben	"Hermes"	II - III
12b/2	Leben	Antiochos	IV - V
12c/1	Leben	Nechepso-Petosiris	II - III; IV - V; VII - VIII
12c/2	Leben	Antiochos	III - IV - V
17	Agone	Hephaistion	I - X
22	Leihen	Heph. Ep. IV 105	I - VII
24	Heirat	Dorotheos	VII - X - IV
36a	Tyrannis	Theophilos	(I + VII) - (X - IV)
37b	Kriegsführung	Theoph. CCAG XI (1932), p. 231,5	I - VII

Das Schema bleibt hier auf den Quadranten um die obere Kulmination herum beschränkt. Etwas Ähnliches finden wir - 90° entfernt - im Kapitel über die Belagerung einer Stadt bei Theophilos (Nr. **40b**): Die belagerte Stadt selbst steht im Aszendenten (ἡ πόλις πεπολιορκημένη), das Apoklima verspricht eine Befreiung von der Belagerung, d.h. den Zustand, der vor der Belagerung geherrscht hat (ἀπαλλάττεσθαι πολιορκίας), die Epanaphora eine zukünftige Belagerung (μέλλειν πολιορκηθῆναι).[236] Auch bei den Zwischenrichtungen der vier Himmelsrichtungen (Nr. **1c**) beschränkt sich das Beispiel auf einen Quadranten, allerdings nicht wie hier auf einen um ein Kentron zentrierten, sondern auf einen Viertelkreis zwischen zwei Kentra.

Vereinzelt hatte schon Antiochos im Rahmen der Dodekatropos bei der Epanaphora der oberen Kulmination (Haus XI) von zukünftigen Dingen gehandelt:[237] αὔξησιν σημαί-

---

236 Vgl. auch Theophilos über die Kriegsführung (Nr. 36d/2), wo die Epanaphora des Aszendenten (Haus II) auf die Zukunft bezogen ist: ἐὰν μέλλῃ γενέσθαι ὁ πόλεμος, "ob der Krieg stattfinden wird".

237 Ant. CCAG VIII 3 (1912), p. 117,17 unter Nr. 12b/2.

νειν τῶν ἐσομένων, "daß er eine Vermehrung des Zukünftigen anzeigt". Einen Reflex dieser Lehre finden wir auch in der dem Theophilos zugeschriebenen Kriegshoroskopie, wo es allgemein heißt:[238] τὰ δὲ μετὰ τὴν ἀρχὴν τῆς πράξεως ἑπόμενα οἱ ἐπαναφερόμενοι (sc. ἀστέρες) [...] ἀντιλαμβάνονται, "die Dinge, die nach dem Beginn der Handlung folgen, unterstützen die nach den Kentra heraufkommenden (Planeten) [...]." Das volle Schema zu diesen Ausschnitten finden wir bei Serapion und Porphyrios (Nr. **13e**) sowie bei Iulianos von Laodikeia (Nr. **11c**), bei dem es dem zodiakalen Schema der vier Quadrate im Zwölferkreis folgt.

b) Drei Kentra

In einem Abschnitt über Anfragen allgemein (ἐπὶ πάσης καταρχῆς) behandelt **Iulianos** von Laodikeia die Planeten und ihre Positionen, darunter auch ihre Stellung in den drei sichtbaren Kentra:[239]

> ὁ ὡροσκοπῶν [sc. ἀστὴρ] τὰς ἀρχὰς δηλοῖ, ὁ δὲ μεσουρανῶν τὰ μέσα, ὁ δὲ δύνων τὰ τέλη.
>
> "Der aszendierende Planet zeigt die Anfänge an, der oben kulminierende die mittleren Dinge, der untergehende die abschließenden Dinge."

Vom Tagesbogen werden die drei markanten Punkte (Aufgang, obere Kulmination und Untergang) hervorgehoben und in einer naheliegenden Analogie im Uhrzeigersinn (also gegen die Zählrichtung der zwölf Häuser) auf drei Phasen einer Handlung bezogen: Anfang, Mitte und Ende. Daß der Aszendent den Anfang bezeichnet, liegt nahe. Daher findet sich diese Zuteilung nicht nur bei Handlungen allgemein, sondern auch in spezielleren Kapiteln (s. die Tabelle S. 84, über ἀρχή im Sinne von "Herrschaft" vgl. unter Nr. **35**).

Die untere Kulmination bleibt hier außer Betracht. Diese ist es jedoch, die sonst meistens den Ausgang einer Handlung anzeigt, wenn alle vier Kentra berücksichtigt werden (Nr. **15**). Daher ist dieses System eher untypisch. Es ist höchstens mit den Stationen einer Tagesreise (Nr. **8**) zu vergleichen, die ebenfalls nur den Tagesbogen ausfüllen.

---

[238] Theoph. CCAG XI 1 (1932), p. 222,6.-7.

[239] Iulian. CCAG IV (1903), p. 104,24-25.

Nr.	Gegenstand	Autor	Ausdruck
10b	Handlung allgemein	Iulianos	τὰς ἀρχάς
10c/1	Handlung allgemein	Theophilos	αἱ ἀρχαί
10c/2	Handlung allgemein	Niketas (?)	ἡ ἀρχὴ τοὺ καιροῦ
13c/3	Leben	Vettius Valens	αἱ ἀρχαὶ τοῦ βίου
19	Gastmahl	Hephaistion	τοῦ δείπνου ἡ ἀρχή
26a/2	Prozeß	Dorotheos A	"commencements of quarrels"
32b	Wiederfinden eines Entlaufenen	Timaios	ἐν ἀρχῇ τῆς ἐξόδου
37d/2	Krieg	Theophilos	ἡ τοῦ πολέμου ἀρχὴ καὶ αἰτία

c) Vier Kentra

Um vollständig zu sein, fügt der späte **Theophilos** zu den drei Zeitstufen des Iulianos (Anfang - Mitte - Ende) noch eine vierte Phase hinzu; er setzt sich dabei von den παλαιοί ab, die einseitig den Aszendenten bevorzugt hätten:[240]

> καὶ αἱ ἀρχαὶ μὲν ἐκ τοῦ ὡροσκόπου [sc. κρινέσθωσαν], τὰ τέλη δὲ ἀπὸ τοῦ δύνοντος (ἤγουν τὸ πέρας τοῦ πράγματος), τὰ δὲ μέσα τὸ μεσουράνημα, τὰ δὲ μετὰ τέλος τὸ ὑπὸ γῆν [sc. δηλοῖ].
>
> "Und die Anfänge sollen nach dem Aszendenten beurteilt werden, die abschließenden Dinge jedoch vom Deszendenten (oder das Ziel der Handlung), die mittleren (bezeichnet) die obere Kulmination, das nach dem Ende das Unterirdische."

Der Plural ἀρχαί scheint sich an den Text des Iulianos (Nr. **10b**) anzulehnen. Am Anfang des Kapitels hatte Theophilos diesen Begriff allerdings nicht im Sinne von "Anfang", sondern im Sinne von "Hauptsache" gebraucht.[241]

Anders als bei Iulianos verläuft die Reihenfolge der Kentra nicht mehr stetig, sondern die Opposition von Anfang und Ende wird vorweggenommen. Hinzugekommen ist die untere Kulmination, und zwar mit der paradoxen Formulierung: "das nach dem Ende", was wie ei-

---

[240] Theoph. CCAG XI 1 (1932), p. 222,10-13.

[241] Theoph. CCAG XI 1 (1932), p. 221,22-23 über die Planeten in den Kentra überhaupt: αὐτοὶ γὰρ δηλοῦσι τὰς ἀρχὰς τῶν πραγμάτων.

ne sekundäre Verlegenheitslösung aussieht, allerdings insofern dem System entspricht, als die sichtbare Bewegung der Gestirne zwar mit dem Untergang zuende ist, aber dennoch in der unsichtbaren Hälfte weitergeht. Unscharf wie das Unsichtbare ist der Ausdruck τὸ ὑπὸ γῆν, der wohl nicht allein die untere Kulmination (κέντρον), sondern den gesamten unsichtbaren Halbkreis (ἡμισφαίριον) bezeichnet: Der fest definierte Zeitraum der Handlung wird durch den sichtbaren Halbkreis bestimmt, "die Zeit danach" durch den unsichtbaren Halbkreis nur vage angedeutet. Etwas Ähnliches werden wir im Abschnitt über die Freilassung von Sklaven (Nr. 33a/1) schon für Dorotheos erschließen können: Nach der Freilassung, also nach dem Ende der Sklavenschaft, bleibt der Freigelassene weiter im Hause seines Herrn. Doch wie lange dies dauern wird, bleibt ungewiß.

Mutet schon die Lösung des Theophilos wie eine Verlegenheitslösung an, so erst recht die eines ganz späten byzantinischen Textes, der entweder auf den Philosophen Niketas aus Paphlagonien (im neunten Jh.) oder den Patriarchen Petrus von Antiochien (im elften Jh.) zurückgeht:[242]

> καὶ ἀρχὴ μὲν τοῦ καιροῦ ὁ ὡροσκόπος, μέσα δὲ τὰ τοῦ μεσουρανήματος, ἔπειτα τὰ τοῦ δύνοντος, τελευταῖον δὲ τὰ ὑπὸ γῆν.
>
> "Und der Anfang der Zeitfolge (ist) der Aszendent, das Mittlere die Dinge der oberen Kulmination, dann die Dinge des Deszendenten, schließlich die Dinge unter der Erde."

Sowohl der Text selbst als auch der Zusammenhang sind nicht ganz klar. Vorher geht es um die Phasen des Mondes, nachher um Finsternisse. Ob die durch die Setzung bzw. Nichtsetzung der Partikel δέ entstehende Paarbildung von Aszendent und oberer Kulmination einerseits sowie Deszendent und unterer Kulmination andererseits gewollt ist, muß bei diesem Text unsicher bleiben. Eigentümlich ist auch der Wechsel von den Phasen der Handlung (ἀρχή, τὰ μέσα) zu den Adverbien ἔπειτα und τελευταῖον, die sich nur noch auf die Reihenfolge der Aufzählung beziehen. Aber trotz aller Unklarheiten wird deutlich, daß auch hier ein ursprüngliches Dreierschema durch die zwischengeschobene Kategorie ἔπειτα unorganisch in den unsichtbaren Bereich hinein erweitert wurde.

---

[242] Ed. F. Cumont, CCAG IV (1903), p. 97,22-24.

11. Zeitstufen

Die Zeit wird meistens in die drei Stufen Vergangenheit - Gegenwart - Zukunft gegliedert, doch kennen wir auch ein spätes Zeugnis für eine Zweiteilung. Darum sei dieses vorweg behandelt.

a) Zwei Halbkreise

In einem Kapitel über Zwangsherrschaft (Nr. **36a**) kommt **Theophilos** von Edessa nach den vier Kentra auch auf die beiden Halbkreise zu sprechen:[243]

> σκέπτου δὲ καί τὰ δύο ἡμισφαίρια (τό τε ὑπὲρ γῆν καὶ τὸ ὑπὸ γῆν) καὶ τοὺς ἐπόντας ἑκάστῳ ἀστέρας. οἱ μὲν γὰρ ὑπόγειοι τὰ μέλλοντα δηλοῦσι, καὶ μάλιστα ἐκεῖνος ὁ ἀστὴρ ὁ ἀπὸ τοῦ ὑπὸ γῆν ἡμισφαιρίου εἰς τὸ ὑπέργειον ἀναβαίνειν μέλλων.
>
> "Betrachte aber auch die beiden Halbkreise (den über der Erde und den unter der Erde) und die sich darin befindenden Planeten. Die unterirdischen (Planeten) zeigen das Zukünftige, und zwar am deutlichsten derjenige Planet, der im Begriff ist, aus dem unterirdischen Halbkreis in den oberirdischen heraufzusteigen."

Diese Einteilung in zwei Halbkreise folgt der Tagesrotation und teilt den unsichtbaren unteren Halbkreis der Zukunft zu. Entsprechend bestimmt im Abschnitt über die Freilassung eines Sklaven (Nr. **33c**) der obere Halbkreis die Zeit nach der Freilassung.

Der oberirdische Halbkreis wird hier nicht definiert. Wir erfahren also nicht, ob er die Gegenwart oder die Vergangenheit bezeichnen soll. Wichtig ist allein die Schwellenfunktion des Aszendenten, wo die Zukunft zur Gegenwart wird. Daher wird auch die Position kurz vor dem Aufgang als besonders zukunftsträchtig angesehen. Die nahe Zukunft ist hier also signifikanter als die ferne. Daß alles Zukünftige im unsichtbaren Halbkreis liegt, wird noch deutlicher, wenn wir erfahren, daß seine Mitte, die untere Kulmination, nicht nur das Verborgene (Nr. **3**), sondern gewöhnlich auch das (zukünftige) Ergebnis einer Handlung anzeigt (Nr. **15**).

---

[243] Theoph. CCAG XI 1 (1932), p. 254,7-11.

b) Drei Kentra

Iulianos von Laodikea überträgt das unter Nr. **10b** behandelte zeitliche Dreierschema anschließend auf die Triade der Pythagoreer[244] bzw. die drei Zeitstufen der Grammatiker,[245] Vergangenheit, Gegenwart und Zukunft:[246]

> περὶ δὲ χρόνου οὕτως ὅρισον· ἐπὶ μὲν τῶν κέντρων ὁ ὡροσκοπῶν ὁ παρεληλυθώς [παραλελυθώς vel παραλελυθός trad., Cumont] ἐστι, τὸ μεσουράνημα δὲ ὁ ἐνεστώς, ὁ δὲ δύνων ὁ μέλλων.
>
> "Hinsichtlich der Zeit aber treffe folgende Abgrenzung: Unter den Kardinalpunkten ist die aszendierende (Zeit?) die vergangene, die obere Kulmination aber die gegenwärtige, die untergehende (Zeit?) die zukünftige."

Bei den beiden maskulinen Partizipien ist wohl eher das zuvor genannte Wort χρόνος und nicht etwa ἀστήρ oder πλανήτης zu ergänzen. Wie bei der Handlung allgemein (Nr. **10b**) arbeitet Iulianos weiter nur mit den drei sichtbaren Kentra und verteilt sie auf Anfang, Mitte und Ende. Daß der Aszendent die Vergangenheit bezeichnet, überrascht zunächst, denn je weiter man gegen die Rotation zu den noch nicht aufgegangenen Gestirnen vordringt, desto mehr gelangt man in den Bereich des Zukünftigen. Auf der anderen Seite hat aber das in Rotationsrichtung Vorangehende bereits den Deszendenten erreicht, während das Vergangene erst beim Aszendenten angekommen ist. Dasselbe Schema haben wir ja schon beim Schiff gesehen, dessen Heck vom Aszendenten und dessen Bug vom Deszendenten bezeichnet wird (Nr. 7). Etwas Ähnliches wird uns im Abschnitt über das Lernen (Nr. 27) begegnen: Der Lehrer, der schon "gelehrt" ist, steht dem Schüler gegenüber, der erst belehrt werden muß und daher mit dem Partizip Futur bezeichnet wird (ὁ μαθησόμενος). Etwas anderes ist das Futur des Anzeigens: Wenn sich auch alle Prognosen in der Regel auf die Zukunft beziehen, so wird das bisweilen nur für die untere Kulmination, die in Endstellung das zukünftige

---

[244] Die Pythagoreer hatten die Zahl Drei als Anfang, Mitte und Ende charakterisiert: W. Burkert, Weisheit (1962), 442 mit Anm. 10.

[245] Die Dreiteilung der Zeit ist seit Homer belegbar (Hom. Il. 1,70 τά τ' ἐόντα τά τ' ἐσσόμενα πρό τ' ἐόντα) und fügt sich in die rigiden Dreierschemata der stoischen Grammatik. Zu den drei Tempora der antiken, besonders der stoischen Grammatik Varro ling. 8,14-20 und K. Barwick, Probleme (1957), 44-53. Als deren ferner Ausläufer kann das Buch von B. Snell gelten: Der Aufbau der Sprache (1952; ^{3}1966), 95-98.

[246] Iulian. CCAG IV (1903), p. 104,26-27.

Ergebnis bringt, ausgedrückt (Dorotheos schließt die obere Kulmination mit ein), wie aus der Tabelle hervorgeht:

Nr.	Gegenstand	Autor	Futurform in IV	Futurform in VII
22	Leihen	Hephaistion	μηνύσει ληφθήσεται	
24	Hochzeit	Dorotheos	ἐξαγορεύσει	
25	Testament	Hephaistion	παραλήψονται	
27	Lernen	Hephaistion		μαθησόμενος
29c	Krankheit	Anonymus		τεθνήξεται

Sprachlich unklar ist das Schwanken zwischen der Position eines Planeten (ὡροσκοπῶν) und dem Kentron (ὡροσκόπος). Im Kontext der bei Iulianos kurz aufeinanderfolgenden Systeme sieht das schematisch so aus:

Nr.	Bereich	Aszendent	obere Kulmination	Deszendent
10b	ἐπὶ πάσης καταρχῆς	ὁ ὡροσκοπῶν	ὁ μεσουρανῶν	ὁ δύνων
11a	ὁ χρόνος	ὁ ὡροσκοπῶν	τὸ μεσουράνημα	ὁ δύνων
13c/4	ἡ ἡλικία	ὁ ὡροσκόπος	τὸ μεσουράνημα	τὸ δῦνον

Vorausgesetzt, der Text ist richtig ediert, finden wir im ersten Fall übereinstimmend drei Tätigkeiten, bei denen das Wort ἀστήρ oder πλανήτης zu ergänzen ist ("der aszendierende [sc. Planet]"), und im letzten Fall einheitlich die Bezeichnungen für die Kentra (auch τὸ δῦνον ist als Partizip hierfür terminologisch), im mittleren Schema jedoch eine Mischung von Tätigkeit (ὁ ὡροσκοπῶν und ὁ δύνων) einerseits und Kentron (τὸ μεσουράνημα) andererseits. Das ist inkonsequent und könnte, falls es nicht auf den Autor selbst zurückgeht, auf einer falschen Auflösung von Abkürzungen beruhen. Sprachlich zeigt sich auch hier wieder die Sonderstellung der Gegenwart als Grenzscheide zwischen den beiden ausgedehnten Bereichen von Vergangenheit und Zukunft.

Auch dieses iulianische Schema hat **Theophilos** von Edessa übernommen. Allerdings ist dort der Inhalt des Textes noch weniger klar, weil die Überlieferung der Handschrift ebenso schlecht ist wie die Edition von C.O. Zuretti. Der Text folgt direkt auf jene vom Dreiersystem zum Vierersystem erweiterten Zeitstufen (Nr. **10c/1**). Weil die Abgrenzung vom Vorhergehenden nicht ganz klar ist, sei das letzte Kolon des vorigen Abschnittes noch einmal zitiert :[247]

> ... τὰ δὲ μετὰ τέλος τὸ ὑπὸ γῆν, τὸ τοῦ ὡροσκόπου δὲ ἀπόκλιμα τὸν διεληλυθότα χρόνον, τὸν δὲ ἐνεστῶτα τὸ μεσουράνημα, τὸν μέλλοντα τὸ δῦνον [sc. δηλοῖ].
>
> "... das nach dem Ende (bezeichnet) die untere Kulmination, das Apoklima des Aszendenten [Haus XII] aber die vergangene Zeit, die gegenwärtige die obere Kulmination, die zukünftige der Deszendent." (Es folgt die unter Nr. **9a** dargestellte Bemerkung über den Ortswechsel.)

Beim Übergang vom einen System zum anderen wechselt chiastisch das Bezeichnete mit dem Bezeichnenden: Am Schluß des vorigen Textes geht (bei der unteren Kulmination) das Bezeichnete voraus (τὰ δὲ μετὰ τέλος), am Anfang des neuen Systems (beim Aszendenten) jedoch das Bezeichnende (τὸ τοῦ ὡροσκόπου δὲ ἀπόκλιμα). Dieser Unterschied ist allerdings wenig signifikant, denn gleich darauf wird innerhalb des neuen Systems das Verhältnis ein zweites Mal umgekehrt: Bei der oberen Kulmination (τὸν δὲ ἐνεστῶτα) und dem Deszendenten (τὸν μέλλοντα) geht wiederum das Bezeichnete dem Bezeichnenden voraus. Schon unter Nr. **10a** zeigte sich, daß Chiasmen in allen diesen Texten so häufig vorkommen, daß man im Einzelfall längst nicht immer von einer sachlichen Entsprechung ausgehen kann.

Inhaltlich vermischt der Text zwei verschiedene Dinge: einerseits die obere Kulmination und die Häuser beiderseits (vgl. Nr. **10a**), andererseits die obere Kulmination und die beiden Kentra beiderseits. Auf das erste Glied der Triade (τὸ τοῦ ὡροσκόπου δὲ ἀπόκλιμα, also Haus XII) müßte die Epanaphora (Haus II) folgen. Das Dreierschema der Kentra wurde offenbar mit jener anderen Einteilung verwechselt, nach der alle vier Apoklimata die Vergangenheit bezeichnen und die im Text denn auch sogleich folgt (Nr. **11c**). Einmal mehr zeigt sich, wie arg dieser Text entstellt ist.

c) Zwölf Häuser

Nach einer weiteren zeitlichen Analogie zu den drei Lebensaltern (Nr. **13c/4**) läßt **Iulianos** eine differenziertere Verteilung der drei Zeitstufen folgen, die alle zwölf Häuser einbezieht.

---

[247] Theoph. CCAG XI 1 (1932), p. 222,12-14.

Demnach bestimmen alle vier Kentra die Gegenwart, die ihnen jeweils vorausgehenden Apoklimata die Vergangenheit und die auf sie folgenden Epanaphorai die Zukunft:[248]

> ἐπὶ δὲ πάντων (τουτέστι τῶν κέντρων καὶ τῶν ἐπαναφορῶν καὶ τῶν ἀποκλιμάτων) ὁ παρεληλυθὼς [παραλελυθὼς trad., Cumont] μὲν χρόνος τὸ ἀπόκλιμα [sc. ἐστίν], ὁ δὲ ἐνεστὼς αὐτὸ τὸ κέντρον, ἡ δὲ ἐπαναφορὰ ὁ μέλλων.
>
> "Bei allen Häusern (das heißt den Kentra und den nachfolgenden und den vorausgehenden Häusern) ist die vergangene Zeit das Apoklima, die gegenwärtige das Kentron selbst, die Epanaphora die zukünftige."

In diesem repetierenden System werden - wie bei der Dreiteilung des Bettes (Nr. **5**) - die drei Zeitstufen viermal durchlaufen.[249] Spuren dieser Feinteilung finden wir auch vor- und nachher. Schon bei Antiochos heißt es im Rahmen der Dodekatropos, das Apoklima des Aszendenten (Haus XII) bestimme die Schwangerschaft, also die Zeit vor der Geburt (Nr. **12b/2**), und im Rahmen der Oktatopos (Nr. **12c/2**) über das Haus II, das auf den das Leben (ζωή) anzeigenden Aszendenten folgt: τὸ δὲ ἐπαναφερόμενον τῷ ὡροσκόπῳ τὰ τῆς ζωῆς ἑπόμενα μηνύειν, "der dem Aszendenten nachfolgend aufgehende (Ort) zeige die folgenden Dinge des Lebens an", und in den vorangehenden Zwölferschemata wird das Haus II, die Epanaphora des Aszendenten, bei "Hermes" (Nr. **12b/1**), Antiochos (Nr. **12b/2**) und Firmicus (Nr. **12b/4**) auf die "Hoffnungen" bezogen, und die Epanaphora der oberen Kulmination bedeutet bei Antiochos "die Mehrung des Zukünftigen" (αὔξησιν τῶν ἐσομένων). Hephaistion überliefert das Schema nur für die obere Kulmination (Nr. **10a**), und Theophilos hat es offenbar gekannt.

	Gegenwart	Zukunft
positiv	ἡδονή	ἐπιθυμία, ἐλπίς
negativ	λύπη	φόβος

Die Epanaphora bezeichnet also nicht nur die Zukunft an sich, sondern ist auch mit einer positiven Erwartung der Zukunft besetzt. Doch auf der Seite der Apoklimata fehlt eine entsprechende Kategorie des positiven Erinnerns. Hier zeigt sich, wie sehr die Aussagen auf

---

248 Iulian. CCAG IV (1903), p. 104,29-105,1.

249 Der Chiasmus am Ende (ὁ δὲ ἐνεστὼς αὐτὸ τὸ κέντρον, ἡ δὲ ἐπαναφορὰ ὁ μέλλων) hat wieder keinen sachlichen Grund, s. unter Nr. **10a**.

die Zukunft gerichtet sind. Die Vergangenheit spielt aber immerhin eine Rolle, wenn etwa danach gefragt wird, wohin ein Sklave entlaufen ist (Nr. **31c/2.3**), aber dann ist es in der Regel eine negative Vergangenheit. Die Hervorhebung von Gegenwart und Zukunft auf Kosten der Vergangenheit stimmt überein mit dem stoischen Quartett der Affektenlehre, das ebenfalls nur Gegenwart und Zukunft in Betracht zieht (s. die Tabelle links).[250]

Der Lauf der Zeit folgt grundsätzlich der täglichen Rotation, wiederholt aber die Abfolge viermal bei jedem Kardinalpunkt. Solch ein repetierendes Schema begegnete bereits bei Sphujidhvaja (Nr. **5**), wo auf die drei zodiakalen Quadrate hingewiesen wurde, und wird uns bei dem der vier Lebensalter (Nr. **13e**) wieder begegnen. Während die den jahreszeitlichen Wandel anzeigenden "tropischen" Tierkreiszeichen eindeutig mit den kardinalen Häusern der täglichen Rotation parallelisiert werden können, ist es infolge der möglichen Richtungsumkehr schwer, die beiden anderen Quadrate der festen und zweigestaltigen Zeichen den Quadraten der Apoklimata und der Epanaphorai eindeutig zuzuordnen.

d) Vier Kentra

Erst spät ist eine klare Vierteilung überliefert. Auf der ersten Seite der **Handschrift der *Carmina Burana*** ist das Schicksalsrad mit acht Speichen abgebildet (Abb. 5). Da es um Herrschaft geht, wird dieses Beispiel unter Nr. **35** behandelt. Hier sind nur die lateinischen Beischriften von Belang. Sie lauten bei den drei sichtbaren Kentra nach den drei Tempora der Grammatik: *regnabo* - *Regno* - *regnavi*, wobei der krönende Augenblick der Herrschaftsergreifung durch eine Majuskel hervorgehoben wird. Wieder erfährt die obere Kulmination eine Sonderbehandlung. Für die untere Kulmination hielt die Grammatik keine Form mehr bereit. Der Ausdruck *sum sine regno* bezeichnet im Gegensatz zum Verlust der Herrschaft (*regnavi*) den andauernden Zustand des Entmachtetseins.

12. Das menschliche Leben

Man sollte meinen, daß die vier Kentra häufig auch auf die vier Abschnitte des menschlichen Lebens übertragen wurden. Dem ist aber nicht so. Nur eine hierzu Vorstufe finden wir bei

---

[250] Seit Zeno SVF I 211 und Ariston SVF I 370 (dort als τετράχορδον bezeichnet), besonders Chrysipp SVF III 385-388.

dem Dichter Manilius und späteren Autoren, wo die Lebensalter auf die vier Quadranten (*intervalla*) der täglichen Rotation bezogen werden, also nicht auf die vier Kentra oder deren Häuser, sondern auf die dazwischenliegenden Viertelbögen (Nr. **13a**). Einzelne Angaben zum Lebensalter begegnen vielmehr verstreut in den Zwölfersystemen der Dodekatropos (Nr. **12b**) sowie in der Oktatopos (Nr. **12c**).

a) Vier Kentra

Ein Kapitel mit einer Vierteilung[251] nach den vier Kentra wird dem Dorotheos zugeschrieben und trägt den Titel περὶ ἐπεμβάσεων, "Über das Eintreten (in die Zeitregentschaft)". Es wurde zunächst von W. Kroll und A. Olivieri[252] und dann von D. Pingree im Rahmen seiner Dorotheos-Ausgabe ediert, weil es auch von der arabischen Paraphrase - am Ende von Buch 4 - diesem Dichter zugeschrieben wird.[253] Die gleich zu besprechenden Übereinstimmungen mit **Vettius Valens** (Nr. **12b/3**) dürften jedoch eher auf diesen Schriftsteller hinweisen. Der Text lautet in der Fassung von Pingree so:[254]

> ὁ μὲν γὰρ ὡροσκόπος τὸν βίον ἔλαχε πάντα, τὸ δὲ μεσουράνημα πράξεις καὶ δόξαν καὶ τέκνα, τὸ δὲ δῦνον γάμον καὶ γῆρας, τὸ δὲ ὑπόγειον τοὺς κρυφίους τόπους τοῦ σώματος καὶ θεμέλια καὶ κτίσεις καὶ ἀγοράς.
>
> "Der Aszendent hat das gesamte Leben erhalten, die obere Kulmination Aktivitäten und Ehre und Kinder, der Deszendent Heirat und hohes Alter, die untere Kulmination die verborgenen Teile des Körpers und Fundamente und Gründungen und Märkte."

D. Pingree hat kürzlich einen Text ähnlichen Inhalts auch aus einem **Anonymus Vaticanus** herausgegeben:[255]

---

[251] Zur Vierteilung des menschlichen Lebens F. Boll, Die Lebensalter (1913), 13-18.

[252] Dorotheos CCAG II (1900), p. 197,30-33.

[253] Dor. A 4,1,235.

[254] Dor. G 4,1,45 p. 382,3-6 ~ Dor. A 4,1,235. Der Text im ersten Band des CCAG weicht etwas ab: Den Ruhm (δόξαν), den die arabische Paraphrase ganz ausläßt, stellt er ans Ende der drei Begriffe.

[255] Anon. Vaticanus 43,1.

ὁ μὲν γὰρ ὡροσκόπος τὸν βίον ἔλαχε πάντα, τὸ δὲ μεσουράνημα πράξεις καὶ τεκνοποι<ί>αν καὶ δόξαν, τὸ δὲ δῦνον γῆρας καὶ γάμους, τὸ δὲ ὑπόγειον θεμελίους καὶ ἄγρους καὶ κτήματα καὶ τὰ μυστικὰ πάντα.

"Der Aszendent hat das ganze Leben erhalten, die obere Kulmination Aktivitäten und Kinderzeugen und Ruhm, der Deszendent hohes Alter und Heirat, die untere Kulmination Fundamente und Ländereien und Besitztümer und all das Geheimnisvolle."

Sachlich unterscheiden sich die beiden Texte im wesentlichen nur bei der unteren Kulmination. Sie vereinigen Elemente mehrerer heterogener Systeme und bieten nur einen einzigen deutlichen Hinweis auf die Lebensalter: das hohe Alter beim Deszendenten, wo es auch in der Zwölfteilung des Antiochos (Nr. **12b/2**: τῆς τελευταίας ἡλικίας) sowie in der ptolemaeischen Dreiteilung der Lebensalter angesiedelt ist (Nr. **13c/5**: ἡ παλαιὰ ἡλικία). Die arabische Dorotheosparaphrase bezieht das hohe Alter jedoch auf das Haus IV, die untere Kulmination. Da sie auch sonst abweicht, sei auch dieser Text in der englischen Übersetzung danebengestellt:[256]

"The appraisal of the native is known from the ascendent which is the first cardine, the matter of children and of work is known from the tenth, the matter of women and of marriage is known from the cardine, the seventh, the matter of old age and of the end of life is known from the cardine, the forth, and the matter of body and of property is known from the prorogation of the degrees and [their] varieties."

Der Unterschied zwischen der griechischen und der arabischen Paraphrase zeigt wieder einmal das Grunddilemma: Entweder bezieht man nur den sichtbaren Halbkreis auf das menschliche Leben, dann liegt das hohe Alter beim Deszendenten wie im griechischen Text; oder man rechnet mit dem Vollkreis, dann liegt das hohe Alter bei der unteren Kulmination wie in der arabischen Paraphrase. Beide Texte zeigen noch eine Spur dieses Dilemmas mit je einem Doppelausdruck, sowohl die beiden griechischen Texte mit ihrer Doppelung "Hochzeit und hohes Alter" (γάμον καὶ γῆρας bzw. umgekehrt γῆρας καὶ γάμον) als auch die arabische Paraphrase mit der Doppelung "the matter of old age and of the end of life": Der erste Teil könnte sachlich jeweils auf Haus VII und der zweite Teil auf Haus IV bezogen werden.

---

[256] Dor. A 4,1,235, vgl. oben Dor. G 4,1,45.

Im übrigen werden in diesem Abschnitt mehrere Dinge zusammengeführt, die wir auch aus anderen Zusammenhängen kennen. Daß der Aszendent das Leben (βίος) überhaupt bestimmt, lesen wir schon bei Antiochos und Firmicus (Nr. **12b/2.4**) sowie im Kapitel über die Schwangerschaft (Nr. **14**: ζωή). Vettius Valens läßt das Leben (βίος) hingegen von dem auf den Aszendenten folgenden zweiten Ort bestimmt werden und unterscheidet es von ζωή im Aszendenten (Nr. **12b/1**). Jenes Kapitel bietet die ausführlichere Version dieses Kapitels, das aus den zwölf Häusern die vier Kentra exzerpiert.

Das bestätigt sich auch bei den anderen Kentra. Die Hochzeit beim Deszendenten erscheint bei Valens (Nr. **12b/3**) am Anfang von sieben verschiedenen Bestimmungen, bei Firmicus (Nr. **12b/4**) immerhin als Hauptwirkung. Wir werden die Frau als das Gegenüber des im Aszendenten angesiedelten Mannes auch in dem sicher für Dorotheos bezeugten Kapitel über die Heirat wiederfinden (Nr. **24**).

Die drei Charakterisierungen πράξεις, δόξα und τέκνα bietet Valens nicht nur für die obere, sondern auch für die untere Kulmination. Dies mag vielleicht an der Kombination der beiden Zählrichtungen liegen, denn in beiden Fällen wird mit der vierten Position eine Kulmination erreicht: in Zählrichtung die untere, in Rotationsrichtung die obere. In Haus X liegt die πρᾶξις auch bei "Hermes", Antiochos und Firmicus (Nr. **12b**). Eine Konkretisierung der πρᾶξις bei der oberen Kulmination findet sich auch sonst (vgl. die Tabelle unter **10a**), das Schwanken zwischen oberer und unterer Kulmination begegnet auch beim Kriegsgrund (Nr. **37b**).

Bei der unteren Kulmination unterscheiden sich die beiden griechischen Texte am meisten. Sie bringen mit den "verborgenen Teilen des Körpers" bzw. "geheimnisvollen Dingen" (dies nach Valens Nr. **12b/3**) eine ganz andere Dimension ins Spiel: Ausgedeutet wird die Unsichtbarkeit der unteren Hemisphäre (vgl. Nr. **3**: τὰ λαθραῖα). Die erste Variante wird von der arabischen Paraphrase auf den Körper allgemein ausgedehnt ("the matter of body"), jedoch von der unteren Kulmination getrennt.

Neben die Teile des menschlichen Körpers tritt schließlich im ersten griechischen Text noch die auf das öffentliche Leben bezogene Triade "Fundamente, Gründungen, Märkte" (θεμέλια, κτίσεις, ἀγοράς). Das erste Wort diente nach dem Zeugnis des Thrasyllos dem "Hermes" als allgemeine Bezeichnung für die untere Kulmination (Nr. **12b/1**), in lateinischer Übersetzung ist es auch schon bei Manilius belegt:[257] *fundamenta tenens* (voller Text unter Nr. **35**). Rätselhaft ist die Kategorie ἀγοραί. Es könnte sein, daß der zweite griechische Text mit dem Wort ἄγρους das Richtige bietet.[258] Die "Ländereien" passen gut zur 'Erdhaftigkeit', zur Tiefe und Schwere der unteren Kulmination (Nr. **2**). Manilius unterstellt sie dem langsamen und trägen Saturn, der seinerseits den Besitz reguliert.[259] - Die beiden übrigen Kategorien des zweiten griechischen Textes (κτήματα und μυστικά) stammen aus Valens (Nr. **12b/3**). Die Kategorie κτήματα liegt nicht weit ab von den κειμήλια, die Antiochos (Nr. **12b/2**) ebenso der unteren Kulmination unterstellt wie Dorotheos die Mitgift (προΐξ) der Heirat (Nr. **24**).

b) Zwölf Häuser

Das zuvor dargestellte Vierersystem ist gleichsam ein Auszug aus der vollständigen Dodekatropos des Vettius Valens. Weil auf sie immer wieder verwiesen werden muß, sollten auch diese umfassenden Systeme hier wenigstens kurz mit einbezogen werden, obwohl es in ihnen nicht allein um die vier Kentra geht. Im ganzen hat der Erfinder des Systems stets genau zwischen der Benennung und den Wirkungen der zwölf Häuser unterschieden.[260] Spätere Exzerptoren haben dann aber beides miteinander vermischt.

Valens ist hier allerdings nicht die früheste Quelle. Schon der Astrologe Thrasyllos aus der Zeit des Tiberius überliefert zwei allgemeine Zwölfersysteme, deren erstes dem "sogenannten **Hermes Trismegistos**" (ὁ λεγόμενος Τρισμέγιστος Ἑρμῆς) zugeschrieben wird.

Einige sprachliche Bemerkungen vorweg. Terminologisch wird in dieser Liste (wie auch in späteren) nicht immer deutlich genug unterschieden zwischen den "Häusern" des sphärischen Koordinatensystems (τόπος, lateinisch *locus*) und den Tierkreiszeichen, die diese

---

[257] Manil. 2,930.

[258] Es könnte sein, daß sie - ebenso wie die μετατροπαί, μεταβολαὶ τόπων an dieser Stelle bei Valens (Nr. 12b/3) - mit dem "tropischen" Charakter der Wende zu erklären ist, so wie Handel und jede Art von Wechsel im Tierkreis zu den tropischen Zeichen gehören: W. Hübner, Die Eigenschaften (1982), 527 zu Manil. 4,129 (Widder), 545f. zu Manil. 4,166 (Krebs) und 595 zu Manil. 5,407 (Steinbock).

[259] Ptol. apotel. 4,2,3 und 4,3,6.

[260] Hierzu W. Kroll, Kulturhistorisches (1923), 214. Ein anderes Beispiel bei Kritodemos, siehe W. Hübner, Grade und Gradbezirke (1995), 192-203 = Abschnitt V.

Häuser jeweils besetzen und ihnen damit eine bestimmte Qualität verleihen (ζῴδιον, lateinisch *signum*). Diese Unschärfe wird in der Übersetzung nicht ausgeglichen. Beibehalten werden auch die Chiasmen (s. unter Nr. **10a**). Auf der anderen Seite soll die Lektüre dadurch erleichtert werden, daß der Text in Tabellenform erscheint. Diese Praxis findet ihre Berechtigung darin, daß der jetzt an erster Stelle zu zitierende Passus des "Hermes" abschließend eine "Tabelle" (πίναξ) genannt wird:[261]

διαλαμβάνει δὲ καὶ καθ' ὃν τρόπον ὁ λεγόμενος Τρισμέγιστος Ἑρμῆς ἕκαστον δωδεκατημόριον τοῦ διαθέματος ἠξίου καλεῖν τε καὶ νομίζειν, οἷον

[I] τὸν μὲν ὡροσκόπον οἴακα καὶ τύχης καὶ ψυχῆς καὶ τρόπου ζωῆς δηλωτικὸν ἀποφαίνων, ἔτι δὲ τὸν αὐτὸν καὶ ἀδελφῶν εἶναι δηλωτικόν,

[II] τὴν δὲ ἐπαναφορὰν ἐλπίδων σημαντικήν,

[III] πράξεως δὲ τὸ γ', ἀλλὰ καὶ ἀδελφῶν δηλωτικόν·

[IV] τὸ δὲ δ' θεμέλιον ἐκάλει εὐδαιμονίας τε καὶ πατρικῶν ὑπαρχόντων καὶ δούλων κτήσεως δηλωτικόν,

[V] τὸ δὲ ε' ἀγαθὴν ἐκάλει τύχην,

[VI] τὸ μέντοι ς' <κακο>δαιμονίας καὶ ποινῆς καὶ σίνους δηλωτικόν,

[VII] τὸ δὲ ζ' δυτικὸν τόπον καὶ θανάτου καὶ γυναικὸς δηλωτικόν,

[VIII] τὸ δὲ η' ζωὴν καὶ βίον ἐκάλει,

[IX] τὸ θ' ἐκδημιῶν τε καὶ τῆς ἐπὶ ξένης διαγωγῆς δηλωτικόν,

[X] τὸ ι' δὲ (ὃ καὶ μεσουράνημά ἐστιν) τύχην ἔλεγεν καὶ βίον καὶ ζωὴν δηλοῦν τέκνων τε σπορὰν καὶ πράξεις καὶ τιμὰς καὶ ἀρχὰς καὶ ἡγεμονίας,

[XI] τὸ δὲ ια' ἐν τῷ διαθέματι ζῴδιον ἀγαθὸν ἐκάλει δαίμονα,

[XII] τὸ ιβ' δὲ προαναφορὰν καὶ κακὸν δαίμονα, δηλωτικὸν δὲ εἶναι καὶ βίου <καὶ> δούλων ὑποταγῆς.

"Er nimmt aber auch die Art und Weise durch, wie der sogenannte Dreimalgroße Hermes ein jedes Zwölftel des Systems benennen und aufzufassen geruhte, wie zum Beispiel

---

261 Thras. CCAG VIII 3 (1912), p. 101,16-30. Die Editionen der beiden Zwölfer- und der beiden Achtersysteme hat F. Cumont schon vorab in Band VIII 3 des CCAG gedruckt, obwohl die Beschreibung der Handschrift erst in Band VIII 4 erfolgt: CCAG VIII 4 (1921), p. 22-42, hier: 38.

[I] indem er den Aszendenten als das Steuerruder aufzeigte, das sowohl das Schicksal als auch die Seele als auch die Lebensweise anzeigt,[262] ferner daß derselbe (Aszendent) auch Anzeiger der Geschwister sei,

[II] die Epanaphora (des Aszendenten) diejenige, die die Hoffnungen bezeichnet,

[III] eine Handlung jedoch das dritte (Haus), aber auch Geschwister anzeigt,

[IV] das vierte (Haus) nannte er Fundament, das Glück und väterlichen Besitztümer und Besitz von Sklaven anzeigt,

[V] das fünfte nannte er das gute Schicksal,

[VI] das sechste Anzeiger von <Un>glück und Strafe und Verletzung,

[VII] das siebte den untergehenden Ort, welcher sowohl den Tod als auch die Frau anzeigend,

[VIII] das achte aber nannte er Leben und Lebensart,

[IX] das neunte Anzeiger des Lebens im Ausland und des Aufenthalts in der Fremde,

[X] das zehnte (das auch die obere Kulmination ist) nannte er Schicksal und Lebensart und Leben, da es das Zeugen von Kindern und Aktivitäten und Ehren und Herrschaften und Führungsrollen anzeigt,

[XI] das elfte Tierkreiszeichen in dem System nannte er den guten Dämon,

[XII] das zwölfte das (dem Aszendenten) vorausgehende und den bösen Dämon, der aber sei Anzeiger der Lebensart und der Unterordnung von Sklaven."

Auch in dieser Liste finden sich Begriffe doppelt oder dreifach: τύχη (I und X, vgl. ἀγαθὴ τύχη V), ζωή (I und VIII und X), ἀδελφοί (I und III), πρᾶξις/πράξεις (III und X), δοῦλοι (IV und XII) sowie βίος (VIII und X und XII). Ein Teil von ihnen ist auch für die auf die vier Kentra beschränkten Systeme relevant. Der Tod wird gerade für jenes Haus VII genannt, bei dem er nach Pingree in der Liste des Vettius Valens (Nr. **12b/3**) gestrichen werden soll - ein weiteres Argument gegen diese Tilgung. - Das Leben (ζωή) im Aszendenten und die Herrschaft (ἀρχή) in der oberen Kulmination werden wir in dem Kapitel über den Gegenstand eines Krieges (Nr. **38**) wiederfinden.

---

[262] Weniger wahrscheinlich mit anderem Bezug: "das Steuerruder sowohl des Schicksals als auch der Seele, das auch die Lebensweise anzeigt."

Terminologisch fällt hier der Begriff δωδεκατημόριον auf, der sonst nicht die Häuser, sondern entweder die ganzen Tierkreiszeichen oder Zwölftel von diesen bezeichnet (vgl. unter Nr. **8** ἑκτημόριον).

In derselben Pariser Sammelhandschrift ist auch das System des **Antiochos** überliefert, der möglicherweise ebenfalls schon vor Vettius Valens gewirkt hat. Dort heißt es:[263]

> ταῦτα εἰπὼν τῶν δώδεκα τόπων τοῦ θεματίου ὀνόματά τε καὶ σημασίας καταλέγει, οἷον·
>
> [I] ὡς ὁ ὡροσκόπος καὶ οἴαξ τοῦ βίου καὶ τῆς ζωῆς εἴσοδος, δηλωτικός τε ψυχῆς καὶ τρόπου καὶ ὅσα τοιαῦτα,
>
> [II] τὸ δὲ ἐπαναφερόμενον αὐτοῦ ἐλπίδων τόπος καὶ τῶν συστοίχων,
>
> [III] τὸ δὲ τρίτον ἀπὸ τούτου θεᾶς μὲν τόπος καλεῖται, φίλων δὲ σημαντικός ἐστιν καὶ τῶν ὁμοίων,
>
> [IV] τὸ δὲ δ' (ὅ ἐστιν ὑπόγειον κέντρον) καλεῖσθαί φησιν οἰκίαν καὶ ἑστίαν, κειμηλίων τε καὶ εὐγενείας καὶ ἐγγαίων καὶ τῶν τοιούτων εἶναι σημαντικόν,
>
> [V] ἀγαθὴν τε τύχην τὸ ἀπὸ ὡροσκόπου πέμπτον καλεῖσθαι, ἐμψύχων τε κτῆσιν καὶ βιωτικῶν αὔξησιν πραγμάτων σημαίνειν,
>
> [VI] τὸ δὲ ς' δαίμονα μὲν καὶ πρόδυσιν καλεῖσθαι, μόχθων δὲ καὶ παθημάτων καὶ ἐχθρῶν εἶναι δηλωτικόν,
>
> [VII] τὸ δὲ ζ' καὶ δυτικὸν κέντρον τῆς τελευταίας ἡλικίας καὶ τοῦ τέλους εἶναι σημαντικόν,
>
> [VIII] τὸ δὲ η' ἐπικατάδυσιν καὶ ἀργὸν καλεῖσθαι ζῴδιον,
>
> [IX] τὸ δὲ θ' θεοῦ τόπον ἢ ἀπόκλιμα μεσουρανήματος, ἐκδημίας δὲ καὶ ξενιτείας εἶναι ἐνδεικτικόν,
>
> [X] τὸ ι' δὲ (ὃ καὶ μεσουράνημά ἐστιν) κορυφὴν μὲν βίου καλεῖσθαι, χρηματίζειν δὲ περὶ δόξης καὶ πράξεως καὶ τέχνης, μέσης τε ἡλικίας καὶ τύχης βιωτικῆς,
>
> [XI] τὸ δὲ ια' ἐπαναφορὰ μὲν τοῦ μεσουρανήματος καλεῖσθαι καὶ ἀγαθὸν δαίμονα καὶ αὔξησιν σημαίνειν τῶν ἐσομένων,
>
> [XII] τὸ δὲ ιβ' ἀπόκλιμα μὲν καλεῖσθαι καὶ δαίμονα καὶ ἀνάγκην, τὰ δὲ κατὰ τὴν κύησιν σημαίνειν καὶ μόχθους καὶ παθήματα. τινὲς δὲ καὶ χρηματίζειν αὐτὴν λέγουσιν.

---

[263] Ant. CCAG VIII 3 (1912), p. 116,32 - 117,20.

"Nachdem er dieses gesagt hat, zählt er die Namen und die Bedeutungen des Schemas der zwölf Orte auf wie:

[I] daß der Aszendent sowohl das Steuerruder der Lebensart als auch der Eingang des Lebens ist und Anzeiger der Seele und der Lebensweise und dergleichen,

[II] das nach ihm aufgehende (Haus) der Ort von Hoffnungen und der zugehörigen Dinge,

[III] das dritte Haus nach diesem [dem Aszendenten] heißt der Ort der Göttin, es ist aber Anzeiger von Freunden und ähnlicher Dinge,

[IV] das vierte Haus (welches das unterirdische Kentron ist), sagt er, heiße Haus und Herd und sei Anzeiger von Schätzen und edler Abstammung und von Unterirdischem und dergleichen,

[V] und das gute Schicksal heiße das fünfte (Haus) nach dem Aszendenten und es bedeute den Besitz von Lebendigem und die Vermehrung der zum Leben nötigen Dinge,

[VI] das sechste (Haus) heiße Daimon und Prodysis [das dem Untergang vorausgehende] und sei Anzeiger von Qualen und Leiden und Feinden [Feindschaften?],

[VII] das siebte und untergehende Kentron sei Anzeiger des letzten Lebensabschnitts und des Endes,

[VIII] das achte heiße Epikatadysis [das auf den Deszendenten folgende] und <sei> ein wirkungsloses Tierkreiszeichen,

[IX] das neunte der Ort des Gottes oder das Apoklima [das sich hinwegneigende] der oberen Kulmination und sei ein Hinweiser weise auf Aufenthalt außer Landes und in der Fremde,

[X] das zehnte (das auch die obere Kulmination ist) heiße der Scheitel des Lebens, es begünstige Ruhm und Aktivität und Kunstfertigkeit, das mittlere Lebensalter und Lebensglück,

[XI] das elfte heiße Epanaphora der oberen Kulmination [das der oberen Kulmination nachfolgende] und der gute Daimon und es bedeute die Vermehrung der zukünftigen Dinge,

[XII] das zwölfte heiße Apoklima [das sich hinwegneigende] und Daimon und Notwendigkeit, es bedeute aber die Zeit der Schwangerschaft und Qualen und Leiden. Einige sagen, daß sie auch günstigen Einfluß habe."

Die Bezeichnung ἀργὸν ζῴδιον für Haus VIII ist wohl kein Name, sondern eine Wirkung. Vor allem aber handelt es sich um eine deutliche Katachrese, denn ἀργός ist ein Wort für die festen Häuser und nicht für die beweglichen Zodia (vgl. unter Nr. **8**).[264]

Die Oppositionsbildung wird besonders deutlich in dem Paar III - IX (θεά - θεός),[265] das den numinosen Hausherrn Luna und Sol entspricht[266] und im Abschnitt über den Kriegsgrund (Nr. **38**) wiederkehren wird, sowie in den Häusern VI und XII mit dem Parallelismus der Krankheit: μόχθοι καὶ παθήματα (lateinisch *vitium* und *valetudo* bzw. *aegritudo*).

Die Liste des Antiochos enthält auch einige Hinweise auf die im nächsten Kapitel (Nr. **13c/1**) zu behandelnden Lebensalter, und zwar im Sinne einer Dreiteilung des sichtbaren Bogens: "Eingang des Lebens" (I), "Höhe des Lebens und mittleres Alter" (VII), "das abschließende Alter und das Ende" (VII). Zu diesem klassischen Dreischritt von Anfang, Mitte und Ende kommt in dem Apoklima des Aszendenten (Haus XII) dann noch die Zeit vor der Geburt, also die Zeit der Schwangerschaft: τὰ κατὰ τὴν κύησιν - ein deutlicher Bezug zum System der drei Zeitstufen (Nr. **11c**), nach dem alle vier Apoklimata die Vergangenheit und alle vier Epanaphorai die Zukunft bestimmen.

Nr.	Autor	Haus XII	Haus I	Haus II
12b/2	Antiochos		βίος, ζωή	
12b/3	Vettius Valens		ζωή	βίος
12b/5	Apomasar		ζωή	βίος
12c/1	Nechepso-Petosiris		ζωή	βίος
12c/2	Antiochos	τὰ κατὰ τὴν κύησιν	ζωή	τὰ τῆς ζωῆς ἑπόμενα
14	"Moses"		ζωή	[dort Haus I erwähnt]
38	Theophilos		ζωή	

264 Lateinisch (*signum*) *pigrum*: A. Bouché-Leclercq, L'astrologie (1899), 281-283, im Index S. 631 etwas vage "lieu ou signe".

265 In diesem Abschnitt (Firm. math. 2,19,4) nur *Dea*, aber in einem früheren Kapitel (2,16,2) *Dea - Deus*.

266 Hierzu W. Hübner, Die Dodekatropos (1995), 10 und 59.

Bemerkenswert ist die Verteilung der Kategorie "Leben" als ζωή oder βίος, wodurch wohl der physische von dem ethologischen Aspekt des Lebens unterschieden werden soll. Antiochos verbindet beide beim Aszendenten wie "Hermes" in Haus VIII und fügt wie Serapion (Nr. **13e** τὰ πρὸ τῆς ἐκτέξεως) die pränatale Phase hinzu. Die Verteilung um den Aszendenten herum sieht in den einzelnen Systemen ist in der Tabelle dargestellt.[267]

Die nun folgende Edition des entsprechenden Kapitels aus **Vettius Valens** wählt wieder die Tabellenform und versucht, an einigen Stellen über die von D. Pingree hinauszukommen:[268]

[I] ἀρχὴ δὲ ἔστω ἀπὸ τοῦ ὡροσκόπου, ὅς ἐστι ζωή, οἴαξ, σῶμα, πνεῦμα·

[II] β' βίος, Ἅιδου πύλη, κατάσκιον, δόσις <καὶ> λῆψις [cf. Heph. Ep. II 3,1,24], κοινωνία·

[III] γ' ἀδελφοί, ξενιτεία, βασιλεία, ἐξουσία, φίλοι, συγγενεῖς, ἐπικέρδεια [cod. Matritensis, ἐπικαρδία var. l., Pingree], δοῦλοι·

[IV] δ' δόξα, πατήρ, τέκνα, γυνὴ ἰδία καὶ πρεσβύτερα πρόσωπα, πρᾶξις, πόλις, οἰκία, κτήματα, μοναί, μετατροπαί, μεταβολαὶ τόπων, κίνδυνοι, θάνατος [κίνδυνοι θανάτου var. l.], συνοχή, μυστικὰ πράγματα·

[V] ε' τέκνων τόπος, φιλίας, κοινωνίας, σωμάτων ἀπελευθέρων ἐκποιήσεως [εἰσπ-, περιπ- var. ll.], ἀγαθοῦ τινος ἢ εὐεργεσίας·

[VI] ς' δούλων, σίνους, ἔχθρας, πάθους, ἀσθενείας·

[VII] ζ' γάμου, ἐπιτυχίας, θανάτου [del. Pingree], γυναικὸς ἐπιπλοκῆς, φιλίας, ξενιτείας·

[VIII] η' θανάτου, <ἐκ> νεκρικῶν ὠφελείας [νεκρικῶν ὠφελειῶν var. l.], ἀργὸς τόπος, δίκης, ἀσθενείας·

[IX] θ' φιλίας, ἀποδημίας, <ἐκ> ξένων ὠφελείας, θεοῦ, βασιλέως, δυνάστου, ἀστρονομίας, χρηματισμῶν, θεῶν ἐπιφανείας, μαντείας, μυστικῶν ἢ ἀποκρύφων πραγμάτων, κοινωνίας·

---

[267] Speziell das Leben (βίος) von Eheleuten bestimmt Dorotheos (Nr. **24**) nach der oberen Kulmination.

[268] Val. 4,12,1, vgl. die früheren Editionen dieses Kapitels innerhalb einer anonymen Sammelhandschrift von C.O. Zuretti, CCAG XI 2 (1934), p. 184f., stärker abweichend der Anon., ed. W. Koll, CCAG II (1900), p. 158,17-32.

[X] ι' πράξεως, δόξης, προκοπῆς, τέκνων, γυναικός, μεταβολῆς, καινισμοῦ πραγμάτων·

[XI] ια' φίλων, ἐλπίδων, δωρεῶν, τέκνων, σωμάτων ἀπελευθέρων·

[XII] ιβ' ξένης, ἔχθρας, δούλων, σίνους, κινδύνων, κριτηρίων, πάθους, θανάτου, ἀσθενείας.

"[I] Der Anfang sei vom Aszendenten aus, der bedeutet Leben, Steuerruder, Körper, Hauch,

[II] zweitens Leben, Tor des Hades, das Überschattete, Geben und Nehmen, Gemeinschaft,

[III] drittens Brüder, Aufenthalt in der Fremde, Königtum, Macht, Freunde, Verwandte, Gewinn, Sklaven,

[IV] viertens Ehre, Vater, Kinder, eine eigene Frau und ältere Personen, Handlung, Stadt, Haus, Besitztümer, Verweilen, Änderungen, Ortswechsel, Gefahren, Tod, Einhalten, mystische Dinge,

[V] fünftens Ort der Kinder, Freundschaft, Gemeinschaft, der Entlassung freigelassener Personen, eines gewissen Guten oder der Wohltätigkeit,

[VI] sechstens (Ort der) Sklaven, Verletzung, Feindschaft, Leidens, Schwäche,

[VII] siebtens (Ort der) Heirat, des Erfolgs, Todes, der Verbindung mit einer Frau, Freundschaft, des Aufenthalts in der Fremde,

[VIII] achtens (Ort des) Todes, des Nutzens von Toten, ein wirkungsloser Ort, (Ort) des Prozesses, der Schwäche,

[IX] neuntens (Ort der) Freundschaft, Reise, des Nutzens von Fremden, des Gottes, Königs, Herrschers, der Himmelskunde, von Orakeln, der Götterepiphanie, Divination, von mystischen oder verborgenen Dingen, der Gemeinschaft,

[X] zehntens (Ort der) Aktivität, Ehre, des moralischen Fortschritts, der Kinder, der Frau, des Wandels, der Innovation,

[XI] elftens (Ort der) Freunde, Hoffnungen, Schenkungen, Kinder, freigelassener Personen,

[XII] zwölftens (Ort der) Fremde, Feindschaft, Sklaven, Verletzung, Gefahren, Verurteilungen, des Leidens, Todes, der Schwäche."

Auch dieses Kapitel enthält zahlreiche Wiederholungen: κοινωνία (II und V und IX), ξενιτεία (III und VII, vgl. ξένη XII), φίλοι (III und XI, vgl. φιλία V und VII und IX), δοῦλοι

(III und VI und XII), δόξα (IV und X), τέκνα (IV und V und X und XI), γυνή (IV und VII und X), πρᾶξις (IV und X), μεταβολή (IV und X), κίνδυνοι (IV und XII), θάνατος (IV und VII und VIII und XII), μυστικὰ πράγματα (IV und IX), σώματα ἀπελεύθερα (V und XI), σίνος (VI und XII), ἔχθρα (VI und XII), πάθος (VI und XII) sowie ἀσθένεια (VI und VIII und XII). Das liegt vor allem an der Verwandtschaft von Häusern, besonders solcher, die einander diametral gegenüberliegen. Außerdem scheint der Verfasser dieser Liste verschiedene Vorlagen kompiliert zu haben.

Aus diesem Grund ist es riskant, einzelne Angaben tilgen zu wollen, wie D. Pingree dies bei θανάτου in Haus VII getan hat.[269] Auch der griechische Abū Ma'šar (Nr. **12b/5**) und ein anonymer Text über die Krankheit (Nr. **29c**) siedeln den Tod in den beiden benachbarten Häusern VII und VIII an: in Haus VII den Tod als solchen und in Haus VIII die Todesart. Hier die Aufstellung:

Nr.	Autor	Haus VII	Haus VIII
12b/1	"Hermes"	θάνατος	
12b/2	Antiochos	τὸ τέλος	
12b/3	Vettius Valens	θάνατος	θάνατος
12b/4	Firmicus		*mortis qualitas*
12b/5	Apomasar	θάνατος	θάνατος
12c/1	Nechepso-Petosiris		θάνατος
12c/2	Antiochos		ἡ τελευτή
13e	Serapion		θανατικὸς καλεῖται
14	"Moses"		θανατικὸς τόπος ἐστὶ καὶ ὀνομάζεται
29c	Anonymus	ποίῳ θανάτῳ τεθνήξεται	θάνατος

[269] Dagegen dürfte in Haus VII die Junktur γυναικὸς ἐπιπλοκή "Verbindung mit einer Frau" (also ohne Interpunktion) stimmen, weil sie von der γυνὴ ἰδία (in Haus IV) zu unterscheiden ist. Die Junktur wird so auch im Codex Matritensis überliefert: Anon. CCAG XI 2 (1934), p. 184,6 für Haus II.

Vettius Valens siedelt den Tod auch noch in den Häusern IV und XII an. Zu erinnern ist auch an die oben geschilderte Aufteilung der Kategorie "Leben". Daß in Haus VII Tod und Ehefrau nebeneinanderstehen, finden wir auch in dem hermetischen Text (Nr. **12b/1**),[270] und das darf weniger verwundern, wenn man bedenkt, daß sich auch hier wieder zwei Vorstellungen überlagern: Zum einen verkörpert die Frau in Haus VII mit der Heirat die Lebensmitte und steht als Partnerin dem Mann beim Aszendenten gegenüber (Nr. **24**, Parallelen unter Nr. **15**), zum anderen ist der Deszendent aber auch das Ende des sichtbaren Tagesbogens. Der Tod wird zwar hier von Valens, von Firmicus (Nr. **12b/4**) und der griechischen Abū Ma'šar-Übersetzung (Nr. **12b/5**) auch für Haus VIII genannt, weil dieses horizontnahe, zum Aszendenten keinen Aspekt bildende Haus als ungünstig gilt,[271] dennoch wird beim Deszendenten der Untergang der Gestirne (insbesondere der Sonne) mit dem Ende des menschlichen Lebens gleichgesetzt: Mit dem Untergang der Sonne "stirbt" der Tag.[272] Daß zwei aufeinanderfolgende Häuser mit demselben Thema besetzt werden, ist kein Einzelfall: Bei den Kindern ist dies sogar zweimal der Fall: in Haus IV und V sowie X und XI.

Im übrigen bietet dieses Kapitel noch eine Fülle weiterer Angaben, die zwar in den Einzellehren weiter unten, besonders im Abschnitt über den Gegenstand des Kämpfens (Nr. **38**), zur Sprache kommen werden, in diesen Kapitel jedoch nicht weiter erläutert werden sollen.

Über Valens hinweg deckt sich das Schema des Antiochos in vielem mit dem des **Firmicus Maternus**, aus dem ich nur die entsprechenden Passagen hierhersetze (für das Haus XI ist sie ausgefallen). Die stilistische variatio ist hier noch stärker als in den übrigen Listen:[273]

[I] *in hoc loco vita hominum et spiritus continetur, ex hoc loco totius geniturae fundamenta noscuntur.*

[II] *ex hoc signo spei ac possessionis incrementa noscuntur.*

---

[270] Vgl. auch Apom. myst. 3,7 CCAG XI 1 (1932) p. 202,30 und p. 203,1.

[271] Vgl. bei dem Anon. CCAG II (1900), p. 158,32 im Zusatz zu Haus XII: θανάτου τετραπόδων ζῴων.

[272] Manil. 2,953 *hinc etiam ipse dies moritur*. Zur Verteidigung der überlieferten Lesart *hinc* W. Hübner, Anastrophe (2001), 313.

[273] Firm. math. 2,19,2-13.

[III] *ex hoc loco de fratribus et de amicis cuncta dicemus.* [...] *est autem peregrinantis locus.*

[IV] *hic locus ostendit nobis parentes patrimonium substantiam fundamenta mobilia et quicquid ad latentes et repositas patrimonii pertinet facultates.*

[V] *ex hoc loco filiorum numerus et generis* [ae]*qualitas invenitur.*

[VI] *in hoc signo causam vitii ac valitudinis inveniemus.*

[VII] *in hoc loco alius cardo est geniturae* [...] *ex hoc loco qualitatem et quantitatem quaeramus nuptiarum.*

[VIII] *ex hoc loco mortis qualitas invenitur.*

[IX] *in hoc loco hominum sectas invenimus; est autem de religionibus et peregrinationibus.*

[X] *sed hic locus principalis est et omnium cardinum potestate sublimior.* [...] *in hoc loco vitam et spiritum, actus etiam omnes, patriam domicilium totamque conversationem invenimus, artes etiam et quicquid nobis artium suffragio confertur. ex hoc loco animi vitia facili ratione perspicimus.*

[XI] <...>

[XII] *ex hoc loco inimicorum qualitas et servorum substantia facili nobis significatione monstratur. vitia etiam in hoc loco et aegritudines invenimus.*

"[I] In diesem Ort ist das Leben der Menschen und der Lebensatem enthalten, aus diesem Ort werden die Grundlagen der gesamten Geburt erkannt.

[II] Aus diesem Zeichen wird das Anwachsen von Hoffnung und Besitz erkannt.

[III] Aus diesem Ort werden wir alles über Geschwister und über Freunde aussagen. [...] Es ist aber der Ort des Reisenden.[274]

[IV] Dieser Ort zeigt uns die Eltern, das Erbe, Güter, Grundbesitz, Bewegliches[275] und alles, was sich auf verborgene und zurückgelegte Mittel des Erbes bezieht.

[V] Aus diesem Ort wird die Zahl der Kinder und die Eigenschaft der Abstammung gefunden.

---

[274] Falsch P. Monat in seiner Edition (I, Paris 1992), 166 Anm. 64 "Comme *Dea* est la Lune, *peregrinantis* est peu-être *la voyageuse.*" Die astrologische Begründung siehe unter Nr. 28d.

[275] Kaum zusammenzunehmen *fundamenta mobilia*, P. Monat setzt in seiner Ausgabe (I Paris 1992) richtig ein Komma.

[VI] In diesem Zeichen werden wir die Ursache von Gebrechen und Schwäche[276] finden.

[VII] In diesem Ort befindet sich ein weiterer Kardinalpunkt der Geburt. [...] Aus diesem Ort wollen wir die Art und die Anzahl der Heiraten suchen.

[VIII] Aus diesem Ort wird die Art des Todes gefunden.

[IX] In diesem Ort finden wie die Glaubenszugehörigkeiten der Menschen: Er betrifft die Religionen und Reisen.

[X] Dieser Ort jedoch ist der wichtigste und an Wirkung mächtiger als alle (anderen) Kardinalpunkte. [...] In diesem Ort finden wir das Leben und den Lebensatem, auch alle Aktivitäten, die Heimat, den Wohnsitz und den gesamten Aufenthalt(sort), auch die Kunstfertigkeiten und alles, was uns mit Hilfe dieser Kunstfertigkeiten gelingt. Aus diesem Ort erkennen wir leicht und genau die moralischen Schwächen der Seele.

[XI] <...>

[XII] Aus diesem Ort wird uns in leicht zu erkennender Bedeutung die Art der Feinde und die Substanz von Sklaven gezeigt. Wir finden in diesem Ort auch Gebrechen und Krankheiten."

Es gibt noch ein spätes Zeugnis aus den "Mysteria" des gräzisierten **Abū Maʿšar**, das zwar den hier gesteckten zeitlichen Rahmen überschreitet, aber dennoch zum Vergleich mit herangezogen werden sollte, weil es zwar altes Gut transportiert, doch in seiner Ausführlichkeit über das bisher bekannte Material hinaus viel Neues bietet, das mit den anderen Systemen zusammenhängt und diese erhellt. Es handelt sich um Anweisungen zur Anfragehoroskopie, wobei das Glückslos bestimmt, worüber jemand eine Konsultation anstrebt. Ich gebe auch diesen Text wieder schematisch:[277]

ἐπὶ ἑκάστῃ καταρχῇ λάμβανε τὸν κλῆρον τῆς τύχης καὶ σκόπει, ἐν πόστῳ τόπῳ ἐστι τοῦ ὡροσκόπου,

[I] καὶ ἐὰν εὕρῃς τὸν κλῆρον τῆς τύχης ἐπὶ τοῦ ὡροσκόπου, λέγε αὐτὸν ἐθέλειν

---

[276] Die griechischen Parallelen (ἀσθένεια, unterschieden von dem stärkeren Wort νόσος) und das System beweisen, daß *valetudo* hier "Schwäche" bedeutet, daher falsch P. Monat in seiner Übersetzung (I Paris 1992) "santé".

[277] Apom. myst. 3,7 CCAG XI 1 (1932), p. 202,11-203,14: περὶ τοῦ γνῶναι ἀπὸ τοῦ κλήρου τῆς τύχης τὸν πυνθανόμενον περὶ τίνος θέλει ἐρωτᾶν, "Wie man den Anfragenden vom Glückslos her erkennt, worüber er eine Frage stellen will".

ἐρωτᾶν περὶ ζωῆς καὶ ὑποστάσεως χρόνου καὶ ψυχικοῦ πνεύματος καὶ πατρίδος,

[II] ἐὰν δὲ ἐν τῷ δευτέρῳ, περὶ βίου διαλήψεως καὶ γυναικὸς ἐπιπλοκῆς ἢ καὶ πραγμάτων νεκρικῶν καὶ δωροληψίας καὶ κοινωνίας καὶ διθήκης [διαθήκας Zuretti].

[III] ἐὰν δὲ ἐν τῷ τρίτῳ, περὶ ἀδελφῶν ἢ φίλων ἢ ξένης ἢ γένους ἢ θηλειῶν θεῶν ἢ ὀνείρων ἢ θρησκείας, ἔσθ' ὅτε καὶ ἐξουσίας καὶ φυγῆς τινος. [...]

[IV] ἐν δὲ τετάρτῳ, περὶ γῆς καὶ προυπαρχόντων τινῶν μυστικῶν καὶ θησαυρῶν, μάλιστα ἐὰν ᾖ βασιλικὸν τὸ ζῴδιον, ἢ κτήματος ἢ οἰκίας, καὶ περὶ γονέων καὶ θεμελίων καὶ τάφων καὶ ἀφανῶν τινων καὶ μεταβολῆς τόπου καὶ πόλεως καὶ πρεσβευτικῶν προσώπων καὶ οἰκείων.

[V] ἐν δὲ τῷ πέμπτῳ, περὶ τέκνων καὶ χρημάτων καὶ ἀπελευθέρων ἢ γυναικὸς ἢ πόλεως ἢ εἰσποιήσεως ἀγαθοῦ τινος.

[VI] ἐν δέ τῷ ἕκτῳ, περὶ σίνους ἢ πάθους ἢ ξένου τινὸς ἢ δούλων (ἔσθ' ὅτε θηλειῶν) ἢ ζημίας ἢ ἀκροτηριασμοῦ τινος ἢ ἀδικίας ἢ τετραπόδων, καὶ διὰ θηλυκὰ πρόσωπα ἔχθρας καὶ ἐπιβουλὰς καὶ ἐπαναστάσεις.

[VII] ἐν δὲ τῷ ἑβδόμῳ, περὶ γάμου ἢ θηλυκοῦ τινος προσώπου ἢ ἀφανοῦς τινος γινομένης βλάβης ἢ ἀσθενείας ἢ ἐκτοπισμοῦ ἢ θανάτου ἢ ξενιτείας ἢ γυναικὸς ἐπιπλοκῆς.

[VIII] ἐν δὲ τῷ ὀγδόῳ, περὶ θανάτου καὶ κληρονομίας ἢ νόσου ἢ ἀπραξίας ἢ μέμψεως ἀκαίρου ἢ ἀρχαίων ἢ νεκρικῶν πραγμάτων ἢ δηλητηρίου.

[IX] ἐν δὲ τῷ ἐννάτῳ, περὶ ξένης ἢ τελετῆς ἢ μυστικῶν ἢ ὀνείρων ἢ νόμων ἢ θεῶν ἢ ἐγκλήματος ἢ ἀστρονομίας, ἔσθ' ὅτε δὲ ἀρρένων.

[X] ἐν δέ τῷ δεκάτῳ, περὶ πράξεως ἢ ἀρχῆς ἢ δόξης ἢ ἀξίας καὶ φανερῶν πραγμάτων καὶ καινισμοῦ τινος ἢ τέκνων ἢ προκοπῆς ἢ γυναικός.

[XI] ἐν δὲ τῷ ἑνδεκάτῳ, περὶ φίλων ὑπαρχόντων καὶ συστάσεως καὶ δοξης (καὶ εἰ μὲν ἀρρενικῷ ζῳδίῳ, πρὸς ἄνδρας, ἐν δὲ θηλυκῷ πρὸς γυναῖκας), σημαίνει δὲ καὶ περὶ τέκνων ἢ χρημάτων ἢ ἀπελευθέρων καὶ δωρεᾶς.

[XII] ἐν δὲ τῷ δωδεκάτῳ, περὶ φόβου ἢ κινδύνου καὶ ἀφῃρημένων πραγμάτων καὶ κλοπῆς καὶ ζημίας καὶ ἐχθρῶν καὶ δίκης καὶ δούλου καὶ ὑπηκόου καὶ ξένης καὶ ἀσθενείας ἢ τετραπόδων.

"Bei jeder Anfrage nimm das Glückslos und sieh, im wievielten Ort des Horoskops es sich befindet,

[I] und wenn du das Glückslos im Aszendenten findest, dann sage, daß er über das Leben und die Grundlage der Zeit und den seelischen Hauch und das Vaterland anfragen will.

[II] Wenn in dem zweiten (Ort), über die Beurteilung des Lebens, die Verbindung mit einer Frau oder auch über Dinge, die Leichen betreffen, und die Annahme von Geschenken und Gemeinschaft und Testament.

[III] Wenn in dem dritten (Ort), über Geschwister oder Freunde oder die Fremde oder das Geschlecht oder weibliche Gottheiten oder Träume oder Gottesdienst, manchmal auch über eine Befugnis oder irgendeiner Flucht.

[IV] In dem vierten (Ort) über die Erde und gewisse vorher bestehende Geheimnisse und Schätze, besonders wenn das Tierkreiszeichen ein königliches ist,[278] oder über Besitz oder Haus und über Eltern und Fundamente und Gräber und gewisse unsichtbare Dinge und den Wechsel von Ort und Stadt und über alte Personen und Verwandte.

[V] In dem fünften (Ort) über Kinder und Geräzschaften und Freigelassene oder eine Frau oder eine Stadt oder die Annahme von irgendetwas Gutem.

[VI] In dem sechsten (Ort) über Verletzung oder Leiden oder einen gewissen Fremden oder über Sklaven (manchmal auch weibliche) oder Strafe oder irgendeine Verstümmelung oder Unrecht oder Vierbeiner (Tiere) oder Feindschaften durch weibliche Personen und Hinterhalte und Aufstände.

[VII] In dem siebten (Ort) über die Heirat oder irgendeine weibliche Person oder einen gewissen unsichtbaren Schaden, der entsteht, oder Schwäche oder weite Entfernung oder den Tod oder eine Reise oder die Verbindung mit einer Frau.

[VIII] In dem achten (Ort) über Tod oder Erbschaft oder Krankheit oder Erfolglosigkeit oder ungerechtfertigten Tadel oder alte Dinge oder solche, die Leichen betreffen, oder Gift.

[IX] In dem neunten (Ort) über die Fremde oder Gottesdienst oder Geheimnisse oder Träume oder Gesetze oder Götter und Anklage oder Astronomie, manchmal auch (über) Männer.

---

[278] Königlich sind die Tierkreiszeichen des ersten Dreiecks, Widder, Löwe und Schütze: W. Hübner, Die Eigenschaften (1982), 208f. Nr. 4.213.1.

[X] In dem zehnten (Ort) über Aktivität oder Herrschaft oder Ruhm oder Würde und sichtbare Dinge und eine gewisse Innovation oder Kinder oder moralischen Fortschritt oder eine Frau.

[XI] In dem elften (Ort) über die zur Verfügung stehenden Freunde und Vereinigung und Ruhm (und in einem männlichen Tierkreiszeichen zu Männern, in einem weiblichen zu Frauen[279]); er ist von Bedeutung aber auch für Kinder oder Sachen oder Freigelassene und Schenkung.

[XII] In dem zwölften (Ort) über Furcht oder Gefahr und weggenommene Dinge und Diebstahl und Strafe und Feinde (Feindschaften?) und Prozeß und einen Sklaven und einen Unterworfenen und die Fremde und Schwäche oder Vierbeiner (Tiere)."

Dieses Schema ist das reichhaltigste und verarbeitet etliche frühere Elemente, besonders aus Vettius Valens (Nr. **12b/3**). Einiges wird auch in der Katarche des Theophilos über die Kriegsführung (Nr. **37d/2**) wiederkehren.

c) Oktatopos

Wie die Lehre von der Dodekatropos (Nr. **12b/1.2**) ist auch die der Oktatopos[280] in jener Pariser Sammelhandschrift in zwei Versionen überliefert. Sie folgt zunächst dem Kapitel über die δώδεκα τόποι innerhalb der Inhaltsangabe der Schriften des Antiochos, und zwar aus unbestimmter Quelle (τινές). Diese Lehre wird vorher dem Thrasyllos zugeschrieben, der sie wiederum auf **Nechepso und Petosiris** zurückführt. Ich gebe auch diesen Text wieder in Tabellenform (zu den Chiasmen s. unter Nr. **10a**):[281]

[I] ζωὴ μὲν τὸ ὡροσκοποῦν λέγεται ζῴδιον,

[II] βίος δὲ τὸ τούτῳ ἐπαναφερόμενον,

[III] τὸ τρίτον δὲ ἀδελφῶν ἐπέχει λόγον

[IV] καὶ <τὸ> ὑπὸ γῆν γονέων,

[V] τέκνων δὲ τὸ τούτῳ ἐπαναφερόμενον,

---

[279] Über männliche und weibliche Tierkreiszeichen W. Hübner, Die Eigenschaften (1982), 152-156 Nr. 3.31.

[280] Hierzu vgl. A. Bouché-Leclercq, L'astrologie (1899), 276-280. A.E. Housman, M. Manilii Astronomicon liber secundus (1912) zur Tilgung von Manil. 2,968-970, besonders S. 118: "octotropon nihil esse nisi dodecatropon cui quattuor ultima loca detracta sint."

[281] Thras. CCAG VIII 3 (1912), p. 101,4-9.

[VI] σίνους δὲ τὸ ἐπόμενον,

[VII] γυναικὸς δὲ τὸ δῦνον,

[VIII] τὸ δὲ ἐπικαταφερόμενον τῷ δύνοντι κέντρῳ (ὄγδοον ἀπὸ τοῦ ὡροσκόπου τῇ τάξει τυγχάνον) τύχη καὶ θάνατος καλεῖται.

"[I] Leben wird das aszendierende Tierkreiszeichen genannt,

[II] Lebensweise das diesem nachfolgend aufgehende,

[III] das dritte erstreckt sich auf das Verhältnis der Geschwister

[IV] und das unterirdische (auf das) der Eltern,

[V] (auf das) der Kinder das diesem nachfolgend aufgehende,

[VI] (auf das) der Verletzung das folgende,

[VII] (auf das) der Frau das untergehende,

[VIII] das nach dem untergehenden Kentron niedersinkende (das nach der Reihenfolge das achte vom Aszendenten aus ist) heißt Schicksal und Tod."

Die Häuser werden hier im Gegensatz zu Antiochos mit dem Wort τὸ ζῴδιον bezeichnet (vgl. Nr. **8**), d.h. der Autor denkt sogleich schon an die Qualität der durch die verschiedenen Tierkreiszeichen besetzten Häuser. Vom Aszendenten an verlaufen sie durch die unsichtbare Hemisphäre bis zum Deszendenten und zu seinem ungünstigen Nachbarhaus (VIII), das abschließend besonders genau beschrieben wird.

Das Resümee der Schriften des Antiochos, also des zitierenden Autors selbst, stimmt zwar in der Sache mit Nechepso-Petosiris bzw. Thrasyllos überein, weicht aber mit seinem viel knapperen Wortlaut ab, darum sei er hier gesondert aufgeführt. Auch **Antiochos** konstruiert trotz nüchternen Katalogcharakters des Textes Chiasmen (s. unter Nr. **10a**), allerdings nicht an denselben Stellen :[282]

[I] καὶ τὸν μὲν ὡροσκόπον ζωῆς ἐκάλεσαν τόπον· ἐξ αὐτοῦ γὰρ τὰ περὶ ζωῆς θεωρεῖσθαι,

[II] τὸ δὲ ἐπαναφερόμενον τῷ ὡροσκόπῳ τὰ τῆς ζωῆς ἑπόμενα μηνύειν,

[III] τὸν δὲ τρίτον τόπον ἐκάλεσαν ἀδελφῶν,

[IV] γονέων δὲ τὸ δ',

[V] τὸ δὲ ε' τέκνων,

[VI] τὸ ς' δὲ τῶν περὶ τὸ σῶμα σινῶν,

---

[282] Ant. CCAG VIII 3 (1912), p. 117,22-27.

[VII] τὸ ζ' δὲ γάμου τόπον,

[VIII] τὸ η' δὲ τῆς τελευτῆς,

καὶ διὰ τούτων τῶν η' τόπων τὸν ὅλον τοῦ γενομένου σκέπτονται βίον.

"[I] Und den Aszendenten nannten sie den Ort des Lebens, denn aus ihm würden die Dinge des Lebens betrachtet,

[II] der dem Aszendenten nachfolgend aufgehende Ort zeige die folgenden Dinge des Lebens an,

[III] den dritten Ort aber nannten sie (den Ort) der Geschwister,

[IV] (den) der Eltern jedoch den vierten,

[V] den fünften (den) der Kinder,

[VI] den sechsten (den) über die körperlichen Verletzungen,

[VII] den siebten den Ort der Hochzeit,

[VIII] den achten aber (den) des (Lebens)endes,

und mit Hilfe dieser acht Orte betrachten sie das ganze Leben eines (Menschen), der geboren wird."

In beiden Texten fällt die Betonung der Zählrichtung auf, die verdeutlicht, wie die einzelnen Häuser aufeinander folgen. Niemals werden die Apoklimata, also die vorausgehenden, sondern nur die Epanaphorai, also die nachfolgenden, genannt. Während Antiochos nur Haus II "das nachfolgend aufgehende" (ἐπαναφερόμενον) nennt, bezeichnet Thrasyllos außer diesem Haus II so noch das 90° entfernte Haus V und das gegenüberliegende Haus VIII des Todes mit dem seltenen Wort ἐπικαταφερόμενον, "das nachfolgend niedersinkende". Hinzu kommt noch die schlichte Bezeichnung "folgend" (ἑπόμενον) für ein Apoklima, Haus VI, welches als einziges keinem Kentron folgt, sondern dem Haus V, das selbst schon eine Epanaphora ist. Es folgt also in doppeltem Sinne.

13. Lebensalter

Ausgehend von seiner Arbeit an dem RE-Artikel "Hebdomas"[283] hat Franz Boll die verschiedenen antiken Einteilungen des menschlichen Lebens gesammelt und ausführlich bespro-

---

[283] F. Boll, RE VII,2 (1912), 2547-2578 s.v. Hebdomas.

chen, und zwar gerade auch unter Berücksichtigung der astrologischen Quellen.[284] Die Teilungen gehen aus von einer schlichten Dichotomie zwischen Alt und Jung und erreichen ihren Höhepnkt, wenn auch nicht das Ende in der Parallelisierung von sieben Lebensaltern mit den sieben Planeten.[285] Eine klare Vierteilung des menschlichen Lebens und eine Verteilung auf die vier Kentra der täglichen Rotation ist nur selten und eindeutig nicht vor Porphyrios belegt. Das dürfte daran liegen, daß die untere Kulmination bzw. der gesamte unsichtbare Halbkreis nur schwer mit dem menschlichen Leben zu parallelisieren waren und es nur allzu nahe lag, den Tod mit dem Deszendenten zu identifizieren, so daß für die unsichtbare Hälfte der Rotation kaum etwas übrigblieb. Zunächst bot sich nicht eine Besetzung der Kentra, sondern der zwischen ihnen liegenden Quadranten an. Darum ist eine solche Einteilung auch schon früh belegt.

a) Vier Quadranten

Die vier Quadranten werden mit vielen anderen vierteiligen Systemen parallelisiert wie Elementen, Jahreszeiten, Himmelsrichtungen, Säften, Temperamenten, Farben und Konsistenzen,[286] wenn auch vom Tierkreis aus das konkurrierende alternierende Trigonalsystem weitaus häufiger ist.[287] Sprachlich liegen die Einteilungen nach Quadranten und nach Kentra insofern dicht beisammen, als die Quadranten durch die Kentra begrenzt und dadurch auch nach ihnen benannt werden können ("vom Aszendenten an ..."). Den Anfang macht hier der Lehrdichter **Manilius**:[288]

---

[284] F. Boll, Die Lebensalter (1913), 5-7 Zweiteilung, 8-13 Dreiteilung, 13-18 Vierteilung usw. Vgl. auch F. Cumont, Sur les douze lieux (1918), 69.

[285] Hier ist die wichtigste Quelle das lange für unecht gehaltene, aber von F. Boll, Studien (1894) als echt erkannte letzte Kapitel 4,10 der Apotelesmatika des Ptolemaios.

[286] Vgl. das Schema von F. Boll, CCAG VII (1908), p.104-105, wo aber statt der Quadranten der Häuser die der Tierkreiszeichen integriert sind.

[287] W. Hübner, Die Eigenschaften (1982), 435-508.

[288] Manil. 2,844-855 (vorher hat er über die vier Kentra gehandelt: 2,788-807). Vgl. dazu F. Boll, Die Lebensalter (1913), 17f. W. Hübner, Die Dodekatropos (1995), 30f.

quicquid ab exortu summum curvatur in orbem,
aetatis primae[289] *nascentisque adserit annos.*
quod summo premitur devexum culmine mundi,
donec ad occasus veniat, puerilibus annis
succedit teneramque regit sub sede iuventam.
quae pars occasus aufert imumque sub orbem
descendit, regit haec maturae tempora vitae
perpetua serie varioque exercita cursu.
at, qua perficitur cursus redeuntis ab imo,[290]
tarda supinatum lassatis viribus arcum
ascendens, seros demum complectitur annos
labentemque diem vitae tremulamque senectam.

"Was vom Aufgang bis zum höchsten Punkt des Kreises sich krümmt,
erfaßt die Jahre des ersten Alters und der Geburt.
Was vom höchsten Gipfel des Himmels abwärts gedrückt wird,
bis es zum Untergang kommt, folgt auf die Knabenjahre
und lenkt von seinem Sitz aus das zarte Jugendalter.
Welcher Teil den Untergang wegnimmt und zur untersten Stelle des Kreises
hinabsteigt, (dieser) lenkt die Zeiten des reifen Lebens,
die geprüft sind durch die andauernde Folge (der Jahre) und den wechselhaften Lauf.
Aber wo der Lauf sich vollendet und vom Tiefpunkt zurückkehrt,
umfaßt der Quadrant,[291] zögernd mit ermüdeten Kräften auf nach oben gekehrtem
Bogen aufsteigend, endlich die späten Jahre
und den sich neigenden Tag des Lebens und das zittrige Alter."

Die vier Quadranten teilen das Leben in Kindheit, Jugend, reifes Alter und Greisenalter. Die Analogie von Tageslauf und Leben wird abschließend in der Metapher *diem vitae* "Tag des

---

[289] So mit der Überlieferung Jacob, Garrod, Housman 1912 und 1932, van Wageningen, Liuzzi (1983 und 1991) und Flores, *aetatem primam* Bentley, Goold 1977 und 1985.

[290] So der Text von Ellis, Garrod, van Wageningen, Liuzzi (1991, noch nicht 1983), *redeunte sub imo* trad., *redeunte sibimet* Housman 1903 (crux 1932), *redeunte sub ortum* Shackleton Bailey, Goold, vgl. W. Hübner, Die Dodekatropos (1995), 21.

[291] Zu *tarda* ergänze ich *pars*.

Lebens" noch einmal zusammengefaßt. Außer dem Gegensatz *devexum - supinatum* für den zweiten und vierten Quadranten gestaltet der Dichter je zwei Polaritäten am Versende und am Versanfang. Die ersten beiden Quadranten laufen - jeweils am Versende - auf das Wort *iuventam* und die letzten beiden auf das Wort *senectam* zu, dahinter verbirgt sich der sprachliche Rest einer ursprünglichen Zweiteilung Jugend - Alter. Die letzten beiden Quadranten werden - jeweils am Versanfang - durch die Opposition der Verben *descendit* und *ascendens* einander gegenübergestellt: Abstieg und Wiederaufstieg. Das Enjambement verdeutlicht jeweils die Dynamik der Bewegung. Dabei assoziiert der Dichter singulär das Schwinden der Kräfte im Alter mit der scheinbaren Beschwerlichkeit des Wiederaufstiegs der Gestirne nach der unteren Kulmination. Ist doch der Ausdruck *lassatis viribus* nicht etwa auf den Menschen, sondern metaphorisch auf den "säumigen Abschnitt" (*tarda pars*) bezogen. Die retardierende Metaphorik hat nicht nur eine dichterischen Funktion, sondern ist gleichzeitig Ausdruck des assoziierenden mythischen Denkens.

Dieselbe Einteilung finden wir auch bei **Paulus Alexandrinus** in Kapitel 7 (während er in c. 24 nach den Kentra vorgeht: Nr. **13d/3**). Ich gebe die Altersangaben wieder in Form einer Tabelle:[292]

Seite	Quadrant	Text	Übersetzung
p. 20,5	erster	σημαίνει τὴν πρώτην ἡλικίαν, λέγω δὴ τὴν νεότητα.	Er zeigt das erste Alter an, ich meine die Jugend.
p. 20,8	zweiter	σημαίνει δὲ τὴν μετὰ τὴν νεότητα ἡλικίαν, ἥτις ἐστὶ μέση.	Er zeigt das Alter nach der Jugend an, welches das mittlere ist.
p. 20,12	dritter	σημαίνει δὲ τὴν τοῦ γήρως ἡλικίαν.	Er zeigt das Lebensalter des hohen Alters an.
p. 20,14	vierter	σημαίνει δὲ τὴν πρεσβυτικὴν ἡλικίαν ἕως τῆς τοῦ θανάτου τελευτῆς.	Er zeigt das Greisenalter bis zum Endpunkt des Todes an.

[292] Paul. Alex. 7 p. 20. In lateinischer Fassung ist diese Einteilung in den "Liber Hermetis" eingegangen: Herm. c. 24 mit griechischer Parallelversion in der Ausgabe von S. Feraboli (1994). Die Kernstellen lauten: *primam aetatem - mediam aetatem, quae est post iuventutem - senilem aetatem - ultimam et decrepitam aetatem usque ad horam mortis.*

Die Aufspaltung des hohen Alters in zwei Perioden (τὴν τοῦ γήρως ἡλικίαν und τὴν πρεσβυτικὴν ἡλικίαν) vertauscht die übliche Reihenfolge, denn gewöhnlich geht die πρεσβυτική dem γήρας voran. Überdies wirkt die Einteilung gezwungen: Es handelt sich um eine ursprüngliche Dreiteilung, die in die unsichtbare Hälfte hinein extrapoliert wurde. Das wird noch deutlicher, wenn man sieht, daß der Autor an der späteren Stelle (Nr. **13d/3**) die Nomenklatur der letzten beiden Lebensalter umstellt und damit die reguläre Altersfolge wiederherstellt.

Eine letzte Vierteilung des menschlichen Lebens nach den Quadranten überliefert schließlich auch die arabische **Dorotheos**paraphrase - ganz am Ende von Buch 4 - im Anschluß an die allgemeine Bedeutung der vier Kentra (Nr. **12a/3**):[293]

> "Look at the cardines because the ascendent gives the matter of youth, from that place at which the Sun rises from the water, and the darkness in their eyes raised up for the people of the world, and sheds light on the eyes of the messengers who sent them forth to creation. After youth look at the cardine, the tenth, and its gift [lasts] until the body of this native becomes warm and hair grows on his pubic area and he loves sexual intercourse. From the cardine, the seventh, will be the gift of old age, and it will diminish the strength of this native for sexual intercourse [so that] the native will be insignificant in this, and the Sun sets and darkens [their] eyes. From the cardine, the forth, is known the gift of death."

Obwohl dieser Text wenigstens am Anfang poetisch klingt, dürfte er kaum auf Dorotheos zurückgehen, denn er läßt sich weder in der griechischen Paraphrase noch sonst je finden. Auch inhaltlich paßt er wenig zu diesem Dichter, weil in der oberen Kulmination die Zunahme und vom Deszendenten an die Abnahme der Libido unverhältnismäßig betont wird, wie das in der arabischen Astrologie häufig, aber bei den Griechen nicht der Fall ist.

In der Formulierung "From the cardine ..." u.ä., die mit Ausnahme der oberen Kulmination gebraucht wird, werden die Kentra wie bei Manilius und an der ersten Stelle des Paulus Alexandrinus deutlich als Anfangspunkte der vier Quadranten verstanden. Die beginnende Libido wird mit der Mittagswärme erklärt, Alter und Tod, die vorher (Nr.

---

[293] Dor. A 4,1,236-239.

12a/3) noch bei der unteren Kulmination vereint waren,[294] werden jetzt auf zwei verschiedene Abschnitte bezogen: das hohe Alter auf den Quadranten nach dem Deszendenten und der Tod auf den nach der unteren Kulmination. Da der Tod aber eigentlich keinen Lebensabschnitt bedeutet, ist dieses System inkohärent. Paulus Alexandrinus geht plausibler vor, wenn er die letzten beiden Quadranten auf γήρως und πρεσβυτικὴν ἡλικίαν verteilt und den Tod nur als Endpunkt des vierten Alters zuläßt.

Zwar nicht auf die vier Quadranten, wohl aber auf die ihnen entsprechenden Himmelsrichtungen (Nr. **1b**) werden die vier Lebensalter von dem **Anonymus Vaticanus** bezogen, ich gebe wieder eine schematische Übersicht:[295]

Himmelsrichtung	Lebensalter: Text	Lebensalter: Übersetzung
O: οἱ ἀφηλιωτικοὶ τόποι	κατὰ τὰς πρώτας ἡλικίας	nach den ersten Lebensjahren
S: οἱ νότιοι	ἐν ταῖς μέσαις	in den mittleren
W: οἱ λιβυκοί	ἐν ταῖς ὑπὲρ τὴν μέσην ἡλικίαν	in den über das mittlere Alter hinaus
N: οἱ βόρειοι	ἐν ταῖς ἐχάταις	in den letzten

Die Reihenfolge entspricht dem Sonnenlauf, die dritte Stufe ἐν ταῖς ὑπὲρ τὴν μέσην ἡλικίαν gibt sich wiederum deutlich als Erweiterung eines ursprünglichen Dreierschemas zu erkennen.

b) Zwei Kentra

Die Verteilung auf die Kentra sei nun gegen die Chronologie von der groben Zweiteilung bis zur ausdifferenzierten Zwölfteilung durchgenommen. Beiläufig verteilt der späte **Rhetorios** einmal den Aszendenten auf die Jugend und den Deszendenten auf das Alter:[296]

> ὡρονομούντων [sc. τῶν κυρίων τοῦ δωδεκάτου τόπου καὶ τοῦ ἕκτου] γὰρ βλάπτουσιν τὴν νεότητα, δυνόντων δὲ τὸ γῆρας.

[294] Dor. A 4,1,235 "the matter of old age and of the end of life". Dagegen bei Antiochos (Nr. **12b/2**) beim Deszendenten: τῆς τελευταίας ἡλικίας καὶ τοῦ τέλους.

[295] Anon. Vaticanus 24,1.

[296] Rhet. CCAG VIII 4 (1921), p. 123,2-3.

"Denn wenn [die Herren des zwölften und des sechsten Hauses] im Aszendenten stehen, schaden sie der Jugend, wenn sie untergehen, dem Alter."

Die Form ὡρονομέω beweist, daß ein poetischer Text zugrundeliegt.[297] Und so ist denn die zweite Stufe des hohen Alters in dem unter Nr. **12a/1** behandelten Text über das Leben allgemein auch schon für Dorotheos bezeugt:[298]

τὸ δὲ δῦνον γάμον καὶ γῆρας (sc. ἔλαχε),

"Das untergehende (Kentron) hat Hochzeit und hohes Alter erhalten."

Allerdings steht die Autorschaft des Dichters nicht ganz fest, ganz sicher ist die Parallelisierung dann aber für Antiochos (Nr. **12b/2**) belegt: ἡ τελευταία ἡλικία.

Bei Rhetorios sind die "Herren" der beiden schlimmen Orte XII und VI, den Apoklimata des Aszendenten und Deszendenten, entweder temporär die in ihnen stehenden Planeten oder ihre allgemeinen Regenten, die beiden ungünstigen Planeten: Das Apoklima des Deszendenten (Haus VI) wird von Mars und das gegenüberliegende Apoklima des Aszendenten (Haus XII) von Saturn (nach dem Mythos seinem Großvater) regiert.[299] Jugend und Alter sind also gerade umgekehrt verteilt: Der jugendliche Mars[300] regiert das Apoklima des Deszendenten, der hier zum Alter gehört, und der alte Saturn das Apoklima des Aszendenten, der hier zur Jugend gehört. Die Analogie von Aufgang und Untergang, Morgen und Abend sowie Jugend und Alter liegt nahe, die arabische Dorotheosparaphrase (Nr. **12a/3**) verteilt sie allerdings auf die vertikale Achse der beiden Kulminationen: "chilren" und "old age and the end of life".

c) Drei Kentra

Die Erweiterung der Zweiteilung in Auf- und Untergang um die obere Kulmination und ihre Übertragung auf Jugend, mittleres und hohes Alter ist, wie sich zeigte, in der Dodekatropos

---

[297] Ebenso Rhet. ibid., p. 189,18 an einer Stelle, die nicht im Index erscheint, vgl. W. Hübner, Zur Verwendung (2001), 227-231.

[298] Dor. G IV 1,45. Zur Hochzeit (bzw. der Frau) beim Deszendenten vgl. "Hermes", Antiochos, Valens und Spätere unter Nr. **12ab**.

[299] W. Hübner, Die Dodekatropos (1995), 10-13.

[300] Über die drei Generationen der drei äußeren Planeten W. Hübner, Religion und Wissenschaft (1988), 14f. u.ö.

des **Antiochos** (Nr. **12b/2**) versteckt enthalten. Ich wiederhole hier die drei Kentra, bei denen Angaben zum Lebensalter gemacht werden:[301]

Kentron	Text	Übersetzung
(I) Aszendent	τῆς ζωῆς εἴσοδος	Eingang des Lebens
(VII) Deszendent	τῆς τελευταίας ἡλικίας	des letzten Lebensalters
(X) obere Kulmination	κορυφὴν μὲν βίου μέσης τε ἡλικίας	Gipfel des Lebens des mittleren Alters

Die Metapher "Eingang des Lebens" erinnert an die nichtübertragene Bedeutung der πυλαί eines Hauses bei Protagoras (Nr. **4a**), die auch dort dem Aszendenten unterstehen.

Weil Antiochos die Häuser gegen den Uhrzeigersinn aufzählt, wird die Lebensmitte erst zum Schluß erreicht. Eine nur auf die drei Lebensalter beschränkte Aufzählung hätte in umgekehrter Richtung vorgehen müssen. So verfährt er an einer späteren Stelle,wo er diese Dreiteilung auf "**andere**" (ἕτεροι) zurückführt:[302]

> ἕτεροι δέ φασιν ὡς τῷ τῆς τύχης κλήρῳ καὶ ἑτέρους συνῆψαν τρόπους [τόπους Cumont coll. l. 27]· τὸν μὲν ἀπὸ τοῦ ὡροσκόπου, ὃν καὶ τὴν α' ἡλικίαν σημαίνειν, τὸν δὲ ἀπὸ τοῦ μεσουρανήματος, ὃν καὶ τὴν μέσην ἡλικίαν δηλοῦν, τὸν δὲ ἀπὸ τοῦ δυτικοῦ κέντρου, ὃν καὶ τὰ τελευταῖα τοῦ βίου σημαίνειν.
>
> "Andere sagen jedoch, daß sie mit dem Los des Schicksals auch andere Modi verbanden: das eine (Los) vom Aszendenten aus, welches auch das erste Alter anzeige, das andere von der oberen Kulmination aus, welches auch das mittlere Alter deutlich mache, das vom untergehenden Kentron aus, welches auch das Lebensende anzeige."

Cumonts Konjektur τόπους statt des überlieferten τρόπους[303] ist unwahrscheinlich, denn die dreimalige nähere Bestimmung ἀπὸ τοῦ ... paßt nicht zu einem Ort (Haus). Auch die Quadranten (Nr. **13a**) kommen kaum in Frage. Sie beginnen zwar bei den Kardinalpunkten, werden aber nicht mit dem maskulinen Wort τόπος, sondern mit dem Neutrum τεταρτημόριον, "Viertel", bezeichnet. Vielmehr gehört die Formulierung ἀπὸ τοῦ ... zum System der

---

[301] Ant. CCAG VIII 3 (1912), p. 117,1-2 und 11-15.

[302] Ant. CCAG VIII 3 (1912), p. 117,35-118,1.

[303] Richtig dagegen die Konjektur in Zeile 27 τῶν η' τόπων statt des überlieferten τρόπων. Die beiden Wörter werden in den Handschriften auch sonst verwechselt.

Lose, bei dem eine bestimmte Distanz von einem Punkt aus auf dem Tierkreis abgetragen wird. Daher ist bei den maskulinen Akkusativen τόν und ὅν nicht etwa τόπος, sondern κλῆρος zu ergänzen.

Für sich allein ist das Lebensalterschema zuerst in einem Text belegt, der schwer zu datieren ist und den D. Pingree als Appendix I in seiner Ausgabe des **Vettius Valens** herausgegeben hat. Da vorher und nachher (ab § 54) einerseits Übereinstimmungen mit der Anubionparaphrase bestehen, die D. Pingree in seine Dorotheosausgabe übernommen hat, weil die arabische Dorotheosparaphrase ihrerseits Ähnliches überliefert,[304] könnte der Kern der Lehre schon auf Dorotheos zurückgehen. Dieser handelt allerdings nicht direkt von den Kentra, sondern es geht um die ungünstige Opposition von Saturn und Jupiter. Weil diese die beiden langsamsten Planeten sind, findet ihre Opposition nur selten statt. Ein Teil der Texte differenziert nun wie folgt: Stehen Saturn im Aszendenten und Jupiter im Deszendenten, dann ist der Anfang des Lebens unglücklich und das Ende glücklich. Stehen aber umgekehrt Jupiter im Aszendenten und Saturn im Deszendenten, dann ist - ebenfalls umgekehrt - der Anfang des Lebens glücklich und das Ende unglücklich. Es ist nun der in der Appendix zu Vettius Valens abgedruckte Text, der hierzu eine - wie es scheint, nachgeschobene - Erklärung hinzufügt und auf die allgemeine Bedeutung der drei sichtbaren Kentra hinweist:[305]

> ἔοικε γὰρ τὰς μὲν ἀρχὰς τοῦ βίου ὁ ὡροσκόπος σημαίνειν, τὰ δὲ μέσα τὸ μεσουράνημα, τὰ δὲ τελευταῖα τὸ δῦνον.
>
> "Es scheint der Aszendent nämlich die Anfänge des Lebens zu bezeichnen, die Mitte die obere Kulmination, die letzten Jahre jedoch der Deszendent."

Da es in diesem Zusammenhang nur auf den Anfang und das Ende des Lebens ankommt, erscheint die obere Kulmination hier überflüssig und die ganze Erklärung zu den früheren Texten hinzugefügt worden zu sein.

Eine weitere Quelle für diese Einteilung stammt von **Iulianos** von Laodikeia, der sie assoziativ an die oben behandelte Dreiteilung der Zeitstufen (Nr. **11b**) anschließt:[306]

> καὶ περὶ ἡλικίας ὡσαύτως· ὁ μὲν ὡροσκόπος ἡ παιδική, τὸ μεσουράνημα ἡ ἀκμαστική, τὸ δὲ δῦνον ἡ γεροντική.

---

[304] Dor. A 2,16,1-3 und Dor. G p. 351,7-8.

[305] Val. App. I 52.

[306] Iulian. CCAG IV (1903), p. 104,28-29.

"Und über das Lebensalter ist es ebenso: Der Aszendent (ist) das Kindesalter, die obere Kulmination das reife Alter, der Deszendent jedoch das Greisenalter."

Es folgt die Zwölfteilung nach Nr. **11c**. Was hier auf die drei sichtbaren Kentra bezogen ist, wird sonst besonders auf die Trias der drei äußeren Planeten bezogen: auf Mars, Jupiter und Saturn.[307] Mythologisch paßt dazu die Tatsache, daß diese drei Planeten eine Generationenfolge bilden, die später noch durch den (ausnahmsweise griechisch benannten) Uranus extrapoliert werden sollte.[308] Da es ausschließlich um Zeitspannen geht, bleibt der punktuell eintretende Tod ausgeschlossen.

Nur am Rande hierher gehört der geographisch interessierte **Ptolemaios** mit seinem Kapitel über die Finsternisse. Er stützt sich auf die den Kardinalpunkten entsprechenden Himmelsrichtungen (Nr. **1b**). Da die Lebensalter auch hier wieder inmitten anderer Kategorien vorkommen, greife ich nur diese heraus und gebe den Text wieder schematisch:[309]

Himmelsrichtung	Lebensalter
τὰ μὲν πρὸς ταῖς ἀνατολαῖς	περὶ ... τὴν νέαν ἡλικίαν
τὰ δὲ πρὸς τῷ ὑπὲρ γῆν μεσουρανήματι	περὶ ... τὴν μέσην ἡλικίαν
τὰ δὲ πρὸς ταῖς δυσμαῖς	περὶ ... τὴν παλαιὰν ἡλικίαν καὶ τοὺς κατοιχομένους

Ptolemaios fügt beim Deszendenten zum hohen Alter noch "die Hinscheidenden" hinzu und suggeriert mit dieser Metapher eine Analogie zum 'Abschied' der Sonne am Abend bei ihrem Übertritt in die unsichtbare Hälfte des Himmels. Der Dreiteilung ist also eine Zweiteilung übergeordnet, nach der der sichtbare Halbkreis das Leben und der unsichtbare das Nichtsein bestimmt.

d) Vier Kentra

Man sollte meinen, daß die Verteilung der Kentra auf vier Lebensalter häufig belegt ist. Aber wegen der Teilung der Rotation in einen sichtbaren und einen unsichtbaren Halbkreis hatte man damit seine Schwierigkeiten. Das zeigt sich besonders an einem Text, der unter

307 Vgl. W. Hübner, Zum Planetenfragment 40f., vgl. dazu auch Dor. A 5,35,113-115.

308 W. Hübner, Antike in der Astrologie der Gegenwart (1993), 111-114.

309 Ptol. apotel. 2,8,12.

dem Namen des **Serapion** überliefert ist. Es handelt sich um eine schwer verständliche und offenbar korrupte Passage:[310]

> ὅτι ὁ μὲν ὡροσκόπος καὶ οἱ ἐν τῷ ἀπηλιώτῃ καὶ οἱ ἑῷοι ἀνατολικοὶ σημαίνουσι τὰ τῆς ἀκμῆς τῆς ἡλικίας, τὸ δὲ μεσουράνημα καὶ οἱ ἑῷοι ἀνατολικοὶ καὶ οἱ ἐν τῷ α' ἑξαγώνῳ δηλοῦσι τὴν νεότητα, μέρος δ' ἔτι καὶ τῆς ἀκμῆς διὰ τὸ κέντρον. τὸ δὲ δῦνον καὶ οἱ ἑσπέριοι ἀνατολικοὶ καὶ οἱ †ἑξάγωνοι καὶ οἱ ἐπαναφερόμενοι δηλοῦσι τὴν μεσότητα, μέρος δ' ἔτι καὶ τῆς νεότητος διὰ τὸ κέντρον, τὸ δὲ ὑπὸ γῆν καὶ οἱ ἑσπέριοι ἀνατολικοὶ καὶ οἱ ἐπὶ τοῦ β' ἑξαγώνῳ <καὶ> οἱ ἐπαναφερόμενοι σημαίνουσι τὸ γῆρας, μέρος δ' ἔτι καὶ τῆς νεότητος καὶ μεσότητος διὰ τὸ κέντρον.
>
> "Daß der Aszendent und die im Osten und morgens aufgehenden (Planeten) die Dinge des reifen Alters bedeuten, die obere Kulmination und die morgens aufgehenden und die im ersten Sechseck stehenden (Planeten) die Jugend, einen Teil aber auch (schon) der Reife wegen des Kentrons. Der Deszendent und die abends aufgehenden und im Sextilschein (zum Aszendenten ?) stehenden und (dem Kentron) nachfolgenden (Planeten) zeigen die (Lebens)mitte an, einen Teil aber auch (noch) der Jugend wegen des Kentrons. Die untere Kulmination und die abends aufgehenden und die im zweiten Sechseck stehenden <und> die (dem Kentron) nachfolgenden (Planeten) bedeuten das hohe Alter, einen Teil aber auch (noch) der Jugend und der (Lebens)mitte wegen des Kentrons."

Der Text berücksichtigt außer den vier Kentra auch die Stellung der Planeten: ob sie vor der Sonne aufgehen oder nach ihr untergehen. Hinzu kommt die rätselhafte und ungeklärte Kategorie zweier Sechsecke[311] und für die letzten beiden Kentra noch die Epanaphora. Gemeint ist wohl nicht die Epanaphora des Aszendenten (Haus II), sondern diejenige der jeweiligen Kentra, also Haus VIII für den Deszendenten und Haus V für die untere Kulmination.

---

[310] Serap. CCAG VIII 4 (1921), p. 230,7-15.

[311] F. Cumont denkt an das männliche und das weibliche Sechseck der Tierkreiszeichen und verweist auf A. Bouché-Leclercq, L'astrologie (1899), 172, dazu jetzt W. Hübner, Die Eigenschaften (1982), 152-155 unter Nr. 3.31. Es könnte allerdings auch der Sextilschein eine Rolle spielen.

Die Folge der vier Lebensalter ἀκμή, νεότης, μεσότης und γῆρας ist merkwürdig: ἀκμή und μεσότης bedeuten inhaltlich eigentlich dasselbe, inhaltlich finden wir also trotz der Berücksichtigung aller vier Kentra nur drei Lebensalter. Das sieht nach einem Zwang aus, das vierte Kentron noch irgendwie einbeziehen zu müssen.

Ebenso unorganisch ist die Reihenfolge der Lebensalter. Der Aszendent wird vorausgenommen[312] und erhält außer der Reihe die Zeit der Reife (ἀκμή). Erst danach beginnt die übliche Dreiteilung νεότης - μεσότης - γῆρας. Die Mitte ist nun nicht mehr die obere Kulmination, also die Mitte des sichtbaren Halbkreises, sondern diejenige des Vollkreises, die beim Deszendenten liegt; Jugend und Alter sind bei den beiden Kulminationen angesiedelt: die Jugend oben und das hohe Alter unten. Somit hat sich bei einer vertikalen Trennung (vgl. Nr. **1a/2**) der Halbkreis um 90° in Rotationsrichtung gedreht: Reicht er doch jetzt nicht mehr vom Aszendenten über die obere Kulmination bis zum Deszendenten, sondern von der oberen Kulmination über den Deszendenten bis zur unteren Kulmination. Das Dreierschema von der Jugend über das mittlere bis zum hohen Alter erstreckt sich somit um den Deszendenten herum auf einen sichtbaren und einen unsichtbaren Quadranten.

Im Grunde liegt hier eine grobe Zweiteilung zugrunde, nach der die extremen Lebensalter die Kulminationen der vertikalen Achse besetzen: die Jugend den oberen und sichtbaren, das hohe Alter den unteren und unsichtbaren Halbkreis. Die "Reife" und die "Mitte" sind nur Übergangsstadien auf der horizontalen Achse, die bei dem kritischen Moment des Umschlagens durch den Aufgangs- und den Untergangspunkt markiert werden.

Außerdem bezieht der Text differenziernd das frühere oder die beiden früheren Lebensalter mit ein. Schematisch sieht diese Zunahme an Komplexität so aus:

Kentron	Lebensalter	teilweise	teilweise
Aszendent	ἀκμή		
obere Kulmination	νεότης	+ ἀκμή	
Deszendent	μεσότης	+ νεότης	
untere Kulmination	γῆρας	+ νεότης	+ μεσότης

[312] Hierzu gibt es eine Parallele bei der Verteilung der sieben Planeten auf die zwölf Tierkreiszeichen: Nach einem Vorwegabzug von Krebs und Löwe als Häusern der beiden Luminare Mond und Sonne blieben zehn Zeichen übrig, die man bequem paarweise auf die fünf echten Planeten verteilen konnte: A. Bouché-Leclercq, L'astrologie (1899), 182-192.

Es scheint so, als habe ein Mensch im Laufe seines Lebens alle seine vorangehenden Lebensalter gespeichert und akkumuliert. Aber das ist wohl zu modern gedacht. Letztlich handelt es sich hier um den Versuch, trotz der Berücksichtigung aller vier Kentra die klassische Dreiteilung beizubehalten.

Eine klare Einteilung nach den vier Kardinalpunkten ist nicht vor **Porphyrios** in seiner Einführung zu den "Apotelesmatika" des Ptolemaios belegt:[313]

> ὁ μὲν ὡροσκόπος δηλοῖ τὴν πρώτην ἡλικίαν, τὸ μεσουράνημα τὴν μέσην, ἡ δὲ δύσις τὴν τελευταίαν, τὸ δὲ ὑπὸ γῆν κέντρον τὸν θάνατον καὶ τὰς μετ' αὐτὸν γινομένας εὐδοξίας ἢ ἀδοξίας.
>
> "Der Aszendent zeigt das erste Alter an, die obere Kulmination das mittlere, der Deszendent das letzte, der unterirdische Kardinalpunkt den Tod und die nach ihm eintretenden Ruhmreden oder Ruhmlosigkeiten."

Wie die Antonomasie τὸ μεσουράνημα τὴν μέσην beweist, geht auch diese Einteilung von einer ursprünglichen Dreiteilung mit der zentralen oberen Kulmination aus. Doch die drei Stufen werden erweitert um den Tod, der das letzte Lebensalter nicht abschließt, sondern mit dem Ruhm bzw. der Ruhmlosigkeit eine neue Periode eröffnet.

Auch **Paulus Alexandrinus** überliefert etwas Ähnliches, denn - anders als in Kapitel 7 über die Quadranten (Nr. **13a/2**) - spricht er in Kapitel 24 im Rahmen der gesamten Dodekatropos von den Häusern der Kentra. Ich gebe auch hier die entscheidenden Passagen wieder in schematisch wieder (s. die Tabelle S. 124).[314]

Die Vierteilung ist der in c. 7 ziemlich ähnlich, wenn auch am Ende die beiden Stufen des hohen Alters kaum der Sache nach, wohl aber in der Benennung vertauscht sind: Dort ging - gegen die übliche Klassifikation - die τοῦ γήρως ἡλικία, jetzt aber - richtig - die πρεσβυτικὴ ἡλικία voraus. Auch inhaltlich unterscheidet sich die letzte Stufe insofern, als der Tod im ersten Fall das letzte Alter abschließt, hier aber über "das Ende des Lebens" hinaus die Aufbahrung sowie "alle Dinge nach dem Tod" mit einbezogen werden (τὰ μετὰ θάνατον πάντα). Das ist weniger genau als Porphyrios, der von Ruhm und Ruhmlosigkeit spricht.

---

[313] Porph. introd. 52 p. 225,17-19. Sphuj. 1,96 setzt eine Vierteilung voraus, ohne sie zu spezifizieren: D. Pingree, The Yavanajātaka II (1978), 236. Die Formulierung Sen. Tro. 51 über den alten Priamos *mortalis aevi cardinem extremum premens* läßt offen, welcher *cardo* gemeint ist.

[314] Paul. Alex. 24 p. 52-56.

Seite	Kentron	Text	Übersetzung
p. 54,2	Aszendent	τὴν τῆς νεότητος ἡλικίαν	das Lebensalter der Jugend
p. 64,13	obere Kulmination	ἀπὸ μέσης ἡλικίας τὰς ἐνεργείας ἐνδεικνύμενον	vom mittleren Alter an die Energien anzeigend
p. 59,10	Deszendent	τὴν πρεσβυτικὴν ἡλικίαν ἐμφαῖνον[315]	das hohe Alter sichtbar machend
p. 56,2	untere Kulmination	τὴν τοῦ γήρως ἡλικίαν καὶ τὴν τοῦ βίου τελευτὴν καὶ τὴν τοῦ σώματος περιστολὴν καὶ τὰ μετὰ θάνατον πάντα	das Lebensalter des Greisenalters und das Ende des Lebens und das Aufbahren des Leichnams und alle Dinge nach dem Tod

Sprachlich fällt bei Paulus die Bezeichnung des Deszendenten als ἀνθωροσκόπος, "Gegenhoroskop" auf.[316] Wir finden diese Bezeichnung sowie die komplementäre Bezeichnung ἀντιμεσουράνημα für die untere Kulmination vereinzelt auch sonst, teilweise auch als Verbum. Eine räumliche Dimension gewinnt diese Bezeichnung bei der Todesstrafe der Kreuzigung (N. 37).

Nr.	Gegenstand	Autor	Deszendent	untere Kulmination
13d/4	Lebensalter	Paulus Alex.	ἀνθωροσκόπος	
13e	Lebensalter	Porphyrios		ἀντιμεσουράνημα
14	Schwangerschaft	"Moses"	ἀνθωροσκόπος	
31c/1	Sklavenflucht	Hephaistion		ἀντιμεσουράνημα
34	Todesstrafe	Ptolemaios	ἀνθωροσκοποῦν	ἀντιμεσουράνημα

[315] Dieses besondere Verbum wurde vielleicht im Hinblick auf den sogleich genannten Kronos gewählt, dessen wissenschaftlicher Name Φαίνων lautet.

[316] Paul. Alex. 24 p. 59,9, vgl. Olymp. 23 p. 63,2. 67,25. Theoph. (?) CCAG XI 1 (1932), p. 265,7, dazu W. Hübner, Die Dodekatropos (1995), 75 mit Anm. 212. Das Verbum ἀνθωροσκοπέω schon bei Val. 3,2 p. 127,30. Ptol. apotel. 4,9,10 = Heph. 2,25,10. Maneth. 3(2),44. Theoph. CCAG XI 1 (1932), p. 205,22.24. Vgl. S. Feraboli zu Ptol. apotel. 1,11,2-23 (p. 380).

e) Zwölf Häuser

In einer unter dem Namen des **Serapion** vereinigten Sammlung astrologischer Texte findet sich auch einer, der auf der Grundlage des soeben genannten Viererschemas in einer Art Feinteilung alle zwölf Häuser zu einem Kreis ergänzt. Er bietet ein repetierendes Schema, wie wir es bereits bei der Dreiteilung des Bettes (Nr. 5) und den Zeitstufen des Iulianos kennengelernt haben (Nr. 11c):[317]

[I] ὅτι ὁ ὡροσκόπος δηλοῖ τὴν πρώτην ἡλικίαν καὶ ταύτης[318]
  [XII] ὁ μὲν ιβ' τὰ πρὸ τῆς ἐκτέξεως,
  [II] ὁ δὲ δεύτερος τὰ ἔσχατα τῆς πρώτης ἡλικίας,
  [I] αὐτὸς δὲ ὁ ὡροσκόπος τὴν μέσην τῆς πρώτης ἡλικίας.
[X] τὸ δὲ μεσουράνημα δηλοῖ τὴν μέσην τῆς ὅλης ζωῆς ἡλικίαν
  [IX] καὶ ταύτης ὁ μὲν θ' τὰ πρῶτα τῆς μέσης,
  [X] ὁ δὲ ι' τὰ μέσα τῆς μέσης,
  [XI] ὁ δὲ ια' τὰ ἔσχατα τῆς μέσης.
[VII] τὸ δὲ δῦνον δηλοῖ τὴν ὑστάτην ἡλικίαν τῆς ζωῆς,
  [VI] ἀλλ' ὁ μὲν ς' τὰς ἀρχὰς τῆς ὑστάτης,
  [VII] ὁ δὲ ζ' τὰ μέσα τῆς ὑστάτης,
  [VIII] ὁ δὲ η' τὰ ὕστατα τῆς ὑστάτης, διὸ καὶ θανατικὸς καλεῖται.
[IV] τὸ δὲ ὑπόγειον αὐτὸν τὸν θάνατον καὶ τούτου
  [III] ὁ μὲν γ' τὰ πρὸ τοῦ θανάτου,
  [IV] ὁ δὲ τέταρτος αὐτὸν τὸν θάνατον,
  [V] ὁ δὲ ε' τὰ μετὰ θάνατον.

"[I] Daß der Aszendent das erste Lebensalter anzeigt und von diesem
  [XII] das zwölfte Haus die Dinge vor der Geburt,
  [II] das zweite die letzte Phase des ersten Lebensalters,
  [I] der Aszendent selbst die Mitte des ersten Lebensalters.

[317] Serap. CCAG VIII 4 (1921), p. 231, 24-33.

[318] Konjektur von A.E. Housman, M. Manilii Astronomicon liber quintus V (1930), p. 167 (Addendum zu Band I p. XXVIII), τούτου trad.

[X] Die obere Kulmination zeigt das mittlere Alter des gesamten Lebens an

[IX] und von dieser der neunte (Ort) die Anfänge des mittleren Alters,

[X] der zehnte die Mitte des mittleren (Alters),

[XI] der elfte die Endphase des mittleren (Alters).

[VII] Der Deszendent zeigt das letzte Alter des Lebens an,

[VI] doch der sechste (Ort) die Anfänge des letzten (Alters),

[VII] der siebte die Mitte des letzten (Alters),

[VIII] der achte die letzte Phase des letzten Alters, weswegen es auch tödlich genannt wird.

[IV] Die untere Kulmination zeigt den Tod selbst an und von diesem

[III] das dritte Haus die Zeit vor dem Tod,

[IV] das vierte den Tod selbst,

[V] das fünfte die Zeit nach dem Tod."

Die pränatale Phase in Haus XII kennt auch Antiochos (Nr. **12b/2**). Dieselbe Lehre vertritt auch **Porphyrios** in seiner Einführung zu den "Apotelesmatika" des Ptolemaios, der beim Aszendenten ausführlicher ist. Ich setze nur diesen Anfang hierher:[319]

καὶ πάλιν τὸ μὲν ἀπόκλιμα τοῦ ὡροσκόπου σημαίνει τὰς ὠδῖνας τῆς ἀποκυήσεως καὶ τὰ συμβαίνοντα τῇ μητρί, ὅτε ἦν κατὰ γαστρὸς ὁ γεννώμενος, ὁ δὲ ὡροσκόπος τὴν ἀπότεξιν καὶ τοὺς εὐθὺς μετ' αὐτὴν χρόνους, ἡ δὲ ἐπαναφορὰ τοῦ ὡροσκόπου τοὺς τελευταίους χρόνους τῆς πρώτης ἡλικίας, κτλ.

"Und es bezeichnet wiederum das Apoklima des Aszendenten (XII) die Geburtswehen und das, was der Mutter widerfährt, als der Gezeugte noch im Mutterleib war, der Aszendent (I) die Geburt und die Zeitabschnitte gleich danach, die Epanaphora des Aszendenten (II) die letzten Zeitabschnitte des ersten Alters, usw."

Auch bei Paulus Alexandrinus läßt sich Ähnliches über Haus XII finden.[320] Sprachlich ist zu beachten, daß Serapion nur die vier Kentra mit Namen nennt, die sie einschließenden Häuser jedoch mit Ordnungszahlen, die mit Ausnahme des zweiten Hauses als Zahlzeichen

---

319 Porph. introd. 52 p. 225,19 - 226,5. Sprachlich fällt die Bezeichnung ἀντιμεσουράνημα für den Deszendenten auf: p. 226,4, vgl. vorher Z. 3 ἀντιμεσουρανέω, vgl. unter Nr. **13d/4**.

320 Paul. Alex. 24 p. 70,19 περὶ παθῶν καὶ τοκετοῦ. Dazu die Ergänzung im Apparat auf S. 71: τὰ πρὸ τῆς ἀποκυητικῆς ὥρας.

erscheinen. Bezeichnenderweise bekommt dann auch das Haus VIII einen Namen: das Haus des Todes (vgl. unter Nr. **12b/3**). Diese Unterscheidung findet ihren sachlichen Grund darin, daß in diesem Schema die Kentra jeweils von zwei Häusern flankiert werden, die sie anbahnen bzw. weiterführen. Noch sinnvoller bezeichnet Porphyrios die zwischen den Kentra liegenden Häuser in Relation zu den Kentra selbst jeweils als Apoklima (für die vorausgehenden Zeitabschnitte) oder als Epanaphora (für die folgenden Zeitabschnitte). Dadurch wird die Ratio dieser Einteilung verständlicher: Es geht um eine neue Art von Quadrantensystem, in dem nicht mehr die Kardinalpunkte die Viertelkreise begrenzen, sondern die zu 30°-Häusern ausgeweiteten Kentra die Mitte bilden. Damit hat dieses Schema dieselbe Struktur wie das der Himmelsrichtungen mit seinen Zwischenrichtungen (Nr. **1c**) oder die drei Zeitstufen des Iulianos (Nr. **11c**).

In dieser Aufzählung läßt sich die Diskrepanz zwischen Rotations- und Zählrichtung besonders gut demonstrieren. Wie bei der Analogie von Lebenslauf und täglichem Sonnenlauf nicht anders zu erwarten, werden die vier Kentra im Uhrzeigersinn vom Aszendenten aus aufgezählt. Dann aber wiederholt sich um die Kentra herum viermal der Dreischritt Vergangenheit - Gegenwart - Zukunft, den wir schon unter Nr. **11c** kennengelernt haben, in umgekehrter Richtung: Innerhalb der Gesamtperiode eines Quadranten bestimmen die vier den Kentra vorausgehenden Apoklimata (XII IX VI III) jeweils die erste Phase, die Kentra selbst (I X VII IV) die mittlere und die vier den Kentra folgenden Epanaphorai (II XI VIII V) die letzte Phase.

Weil also die Kentra im Uhrzeigersinn, die drei Einzelabschnitte der vier Gesamtperioden jeweils gegen den Uhrzeigersinn aufgezählt werden, ergibt sich eine unstete Reihenfolge. Die Aufzählungen der beiden Texte unterscheiden sich allerdings insofern geringfügig, als Serapion - nicht jedoch Porphyrios - beim Quadranten des Aszendenten Apoklima und Epanaphora vor dem eigentlichen Kentron nennt, es also gleichsam 'einkreist', bevor abschließend das Kentron selbst erscheint (XII - II - I), während die drei Häuser um die übrigen Kentra herum - in sich stetig - in Zählrichtung aufeinander folgen: IX - X - XI, VI - VII - VIII und III - IV - V.

Besonders augenfällig wird die Richtungsumkehr jeweils beim Übergang von der Grobteilung zur Feinteilung. Dem letztgenannten Haus des um den Aszendenten zentrierten Quadranten - d.h. dem Aszendenten selbst bei Serapion bzw. dem Haus II bei Porphyrios - folgt im nächsten Quadranten das recht weit entfernte Haus IX mit der ersten Phase des mittleren Alters, dem Haus XI mit dem Ende des mittleren Alters das entfernte Haus VI mit dem Beginn des hohen Alters und schließlich dem Haus VIII mit dem Ende des hohen Alters das entfernte Haus III mit der Zeit vor dem Tode. Diese Unstetigkeit deutet darauf hin, daß die Ergänzung des Viererschemas zum vollständigen Zwölferkreis erst nachträglich vorgenommen wurde. Übereinstimmungen gibt es mit der Charakterisierung der Häuser VI und VIII bei Vettius Valens (Nr. **12b/3**), denn auch dort bedeutet das sechste Haus nur Schwäche und Krankheit (πάθους, ἀσθενείας), das Haus VIII jedoch den Tod (θανάτου). Außerdem scheint die besondere Betonung des finalen Todeshauses VIII auf die Oktatopos bei Thrasyllos und Antiochos (Nr. **12c**) zurückzugehen, in der dieses Haus ja tatsächlich den Endpunkt darstellt. Ganz deutlich wird dies in dem System der Schwangerschaftsmonate (Nr. **14**) formuliert, wo das Haus VIII ebenfalls den Tod bedeutet: θανατικὸς τόπος ἐστὶ καὶ ὀνομάζεται, "er ist der tödliche Ort und er heißt auch so".

14. Schwangerschaft

In seinem Zwölfersystem über die Lebensalter (Nr. **13e**) hat Porphyrios auch die Zeit der Schwangerschaft berücksichtigt: Bei ihm bestimmt der Aszendent (I) die Geburt und das dem Aszendenten vorausgehende Apoklima (XII) die Schwangerschaft: τὰ πρὸ τῆς ἐκτέξεως. Die Ratio besteht darin, daß die im Uhrzeigersinn vorausgehenden Häuser auch jeweils das zeitlich Vorausgehende anzeigen, also gegen den Uhrzeigersinn gerichtet sind, der ja nicht auf die Vergangenheit, sondern auf die Zukunft zielt. Es zeigte sich allerdings, daß diese Richtungsumkehr nur jeweils innerhalb der vier um die Kentra zentrierten Quadranten gilt, denn die Reihenfolge der Kentra selbst ist im Uhrzeigersinn auf die zukünftige Zeit gerichtet: Jugend - mittleres Alter - hohes Alter.

Daß diese Fragen im Neuplatonismus behandelt wurden, zeigt neben Porphyrios auch eine Notiz bei Proklos in seinem Kommentar zum platonischen "Staat", wo er eine ganz andere, aber auch astrologisch ausgerichtete Lehre der Ägypter referiert, nach der die fünf Planeten in absteigender Reihenfolge das werdende Leben beeinflussen.[321]

---

[321] Procl. In rem publicam, ed. W. Kroll, Leipzig 1901, 37 II p. 58,15-14 (vgl. II 167 Festugière): Saturn im ersten Monat, Jupiter in 60 Tagen, Mars in 90 Tagen, Venus in 120 Tagen, Merkur in 150 Tagen.

Der Zeitpunkt der Empfängnis in der antiken Horoskopie zwar theoretisch eine beträchtliche Rolle mit äußerst komplizierten Berechnungsverfahren, die von einem bekannten Zeitpunkt der Geburt aus Regeln an die Hand geben, wie man den Empfängniszeitpunkt zu ermitteln hat. In der Praxis war die Empfängnis aber aus naheliegenden Gründen nur von geringer Bedeutung. Daher werde die Kardinalpunkte mit der Schwangerschaft erst in einer sehr späten Quelle ausführlich in Beziehung gesetzt: Es handelt sich um einen von D. Pingree aus einem Codex Parisinus herausgegebenen pseudonymen Text eines "Moses" περὶ τῶν ἐγκυμονουσῶν γυναικῶν. Dieser Text verteilt zunächst die neun Monate der Schwangerschaft nach einer auch sonst bekannten Lehre[322] auf die sieben Planeten. Danach werden die ersten neun der zwölf Häuser der Dodekatropos auf die neun Schwangerschaftsmonate bezogen. Ich gebe den Text auszugsweise und wieder schematisch:[323]

περὶ τῶν ἐγκυμονουσῶν γυναικῶν

[I] δεῖ γινώσκειν ὅτι ὁ πρῶτος τόπος τῆς οὐρανίας διαθέσεως, ὃς καὶ ὡροσκόπος καλεῖται, ζωῆς καὶ πνευματικῆς γονῆς ἐστι δηλωτικός. οὗτός ἐστιν ὁ σημαίνων τὰ τοῦ πρώτου μηνὸς διότι, καθάπερ ἐκ τούτου τοῦ τόπου ἡ τῶν κεκρυμμένων φανέρωσις γίνεται, οὕτω καὶ τὸ τοῦ ἀνδρὸς σπέρμα ἐκ τοῦ ἀφανοῦς πάντῃ καὶ ἀδήλου εἰς τὸ φανερὸν καὶ δῆλον ἔρχεται καὶ σωματοῦσθαι καὶ ἀναζωοῦσθαι ἀπάρχεται.

[II] καθεξῆς οὖν ὁ β' τόπος τοῦ β' μηνός· καὶ ἐπεὶ οὗτος ἀργὸς τόπος ἐστὶ καὶ ἀπόστροφος τῷ ὡροσκόπῳ τῷ τῆς ζωῆς δηλωτικῷ καὶ Ἅιδου πύλη καλεῖται, εἰκότως ἐστὶν ὁ τοιοῦτος μὴν ἐπικίνδυνος.

[III] ὁ γ' τόπος τοῦ γ' μηνός· καὶ διότι ἑξάγωνός ἐστι πρὸς τὸν ὡροσκόπον, ἀγαθός ἐστιν. ὅτι δὲ καὶ τόπος ὑπάρχει τῆς Σελήνης (χαίρει γὰρ ἐν αὐτῷ), διὰ τοῦτο καὶ κατ' αὐτὸν τὸν μῆνα κίνησις ἀνεπαίσθητος γίνεται. [...]

[IV] ὁ δ' τόπος πάλιν τοῦ δ' μηνός· καὶ διότι ἐστὶν ὑπόγειον κέντρον καὶ ἀφανὴς τόπος καὶ τετράγωνος πρὸς τὸν ὡροσκόπον, ἐπικίνδυνός ἐστιν.

---

322 Apom. myst. <1,152>, ed. H.H. Schöffler, Embryologie (1973), 310f. aus dem Codex Angelicus 29 (vgl. CCAG V 1 [1904], 12) fol. 38, Schema siehe unten.

323 "Moses" p. 194,51-195,88 aus dem Codex Parisinus gr. 2506 (saec. XIV in.) fol. 158v-159v, vgl. CCAG VIII 1 (1929), p. 109.

[V] ὁ ε' τόπος τοῦ ε'· καὶ διότι τρίγωνός ἐστι τοῦ ὡροσκόπου καὶ τόπος τῆς Ἀφροδίτης, ἀγαθός ἐστιν ὁ τοιοῦτος μήν· ἐν αὐτῷ γὰρ καὶ τὸ βρέφος τὴν φανερὰν ποιεῖται κίνησιν. [...]

[VI] ὁ ς' πάλιν τόπος τοῦ ς' μηνός· καὶ ἐπεὶ ὁ τοιοῦτος ἀσύνδετός ἐστι πρὸς τὸν ὡροσκόπον καὶ τὸ ζῴδιον ἀπόστροφον πρὸς τὸ ὡροσκοποῦν ζῴδιον (ἔστι δὲ καὶ τοῦ Ἄρεως, καλεῖται δὲ καὶ τῆς νόσου τόπος), ἐναντίος ἐξ ἅπαντος καὶ κλιμακτηρικὸς ὁ τοιοῦτος μήν ἐστι καὶ παρὰ τῶν δοκιμωτέρων μάλιστα ἰατρῶν σφάκτης ὀνομάζεται.

[VII] ὁ ζ' τόπος τοῦ ζ' μηνός· καὶ διότι ἀπὸ τοῦ ὑπογείου καὶ ἀφανοῦς εἰς τὸ ὑπέργειον καὶ φανερὸν ἔρχεται (καλεῖται δὲ ὁ τοιοῦτος τόπος ἀνθωροσκόπος καὶ ὁρᾷ πρὸς τὸν ὡροσκόπον καὶ ὁρᾶται· τριγωνίζεται παρὰ τοῦ τρίτου τόπου, καὶ παρὰ τοῦ ε' καὶ θ' ἑξαγωνίζεται τῶν σημαντικῶν τῶν ἀκινδύνων μηνῶν), κατὰ τοῦτο καὶ ὁ ζ' μὴν ἀγαθός ἐστιν, καὶ τὰ κατ' αὐτὸν τικτόμενα ἀκινδύνως καὶ τίκτονται καὶ ζωογονοῦνται.

[VIII] ὁ η' τόπος τοῦ η' μηνός· καὶ ἐπεὶ ὁ τόπος οὗτος ἀσύνδετός ἐστι πρὸς τὸν ὡροσκόπον, καὶ θανατικὸς τόπος ἐστὶ καὶ ὀνομάζεται. διὰ τοῦτο καὶ ὁ τοιοῦτος μὴν κλιμακτηρικὸς καὶ ἐπικίνδυνος.

[IX] καὶ ὁ θ' τόπος τοῦ θ' μηνός· καὶ ἐπεὶ ὁ τοιοῦτος τόπος τρίγωνος τοῦ ὡροσκόπου ἐστί (ὑπάρχει δὲ καὶ τοῦ Ἡλίου τόπος), διὰ τοῦτο ἐν αὐτῷ τῷ μηνὶ καθολ<ικ>ῶς[324] ἡ ἔκτεξις γίνεται, καὶ ἐκ τοῦ ἀφανοῦς τὸ βρέφος εἰς τὸ φανερὸν ἔρχεται.

Über die schwangeren Frauen

"[I] Man muß erkennen, daß der erste Ort der himmlischen Ordnung, der auch "Stundenschauer" genannt wird, Anzeiger deas Lebens und den Lebenshauches der Geburt ist. Dieser ist es, der die Dinge des ersten Monats bezeichnet, weil, wie aus diesem Ort die Sichtbarmachung des Verborgenen geschieht, so auch der Same des Mannes aus dem völlig Unsichtbaren und Unklaren in das Sichtbare und Klare geht und beginnt, ein Körper zu werden und lebendig zu werden.

[II] Nach der Reihe gehört der zweite Ort dem zweiten Monat. Und da dieser ein nutzloser Ort und dem Aszendenten abgewandt ist, der das Leben anzeigt, und weil

[324] Zu dieser Konjektur vgl. etwa Heph. 1,21,34. al.

er das "Tor zur Unterwelt" genannt wird, ist ein solcher Monat natürlich gefährlich.
[III] Der dritte Ort gehört dem dritten Monat, und weil er im Sextilschein zum Aszendenten steht, ist er günstig. Weil er aber auch der Ort des Mondes ist (dieser freut sich nämlich in ihm), deswegen entsteht eben in jenem Monat auch eine unmerkliche Bewegung. [...]
[IV] Der vierte Ort gehört wiederum dem vierten Monat, und weil er (der) unterirdische Kardinalpunkt ist und ein unsichtbarer Ort und im Geviertschein zum Aszendenten steht, ist er gefahrvoll.
[V] Der fünfte Ort gehört dem fünften (Monat), und weil er im Gedrittschein zum Aszendenten steht und der Ort der Venus ist, ist ein solcher Monat günstig, denn in ihm macht auch der Fötus die Bewegung spürbar. [...]
[VI] Der sechste Ort gehört wiederum dem sechsten Monat, und weil ein solcher keinen Aspekt zu dem Aszendenten bildet und das Tierkreiszeichen dem aufgehenden Tierkreiszeichen abgewandt ist (er gehört auch dem Mars und wird auch "Ort der Krankheit" genannt), ist ein solcher Monat von Grund auf ungünstig und hochgefährlich und wird von den besonders angeseheneren Ärzten "Schlächter" genannt.
[VII] Der siebte Ort gehört dem siebten Monat, und weil er von dem Unterirdischen und Unsichtbaren zum Überirdischen und Sichtbaren läuft (genannt wird dieser Ort "Gegenhoroskop", und er schaut zum Aszendenten und wird von diesem angeschaut; er empfängt den Gedrittschein vom dritten Ort und vom fünften und neunten Ort den Sextilschein, welche die gefahrlosen Monate bedeuten) - aus diesem Grund ist auch der siebte Monat günstig, und was in ihm geboren wird, wird ohne Gefahr sowohl geboren als auch lebensfähig.
[VIII] Der achte Ort gehört dem achten Monat, und weil dieser Ort keine Verbindung zu dem Aszendenten hat, ist er ein tödlicher Ort und wird auch so genannt. Deswegen ist ein solcher Monat auch höchst brisant und gefahrvoll.
[IX] Und der neunte Ort gehört dem neunten Monat, und weil ein solcher Ort im Gedrittschein zum Aszendenten steht (er ist auch der Ort der Sonne), deswegen findet in dem Monat selbst im allgemeinen die Geburt statt, und das Neugeborene geht aus dem Unsichtbaren in das Sichtbare."

Sprachlich fällt die Bezeichnung des Deszendenten als "Gegenaszendent" auf: καλεῖται δὲ ὁ τοιοῦτος τόπος ἀνϑωροσκόπος (vgl. unter Nr. **13d/4**). Seine günstige Bedeutung (als Ort der Siebenmonatskinder) wird durch seine Opposition zum Aszendenten begründet. Der Zusatz καὶ ὁρᾷ πρὸς τὸν ὡροσκόπον καὶ ὁρᾶται bezieht sich auf die horizontalen Parallellinien der sich gegenseitig sehenden Tierkreiszeichen bzw. einzelner Grade von solchen.[325]

Das Schema arbeitet mit drei Wertstufen: Ohne direkte Kategorie bleiben der erste und der letzte (der neunte) Monat, günstig (ἀγαθός) sind der dritte, fünfte und siebte, gefährlich (ἐπικίνδυνος) der zweite, vierte (dazu der achte), höchst gefährlich (κλιμακτηρικός) jedoch der sechste und achte.

Ob ein Monat günstig oder ungünstig ist, wird durch drei Kriterien bestimmt: Nach der pythagoreischen Zahlenlehre sind die geraden Monate ungünstig und die ungeraden günstig.[326] Ungünstig sind die geraden Häuser aber auch deswegen, weil Haus VI und VIII zum Aszendenten keinen Aspekt und die untere Kulmination (Haus IV) nur einen ungünstigen Geviertschein bildet. Umgekehrt werden die ungeraden Häuser auch deswegen positiv beurteilt, weil sie zum Aszendenten entweder einen günstigen Gedrittschein (Haus V und IX) oder einen ebenfalls (wenn auch nicht in demselben Maße) günstigen Sextilschein bilden (Haus III). Die Oppositionsstellung des Deszendenten (Haus VII) wird trotz der in der Regel ungünstigen Bedeutung aus Systemzwang ebenfalls positiv bewertet, weil der Deszendent zu den günstigen Häusern entweder einen Gedrittschein (zu Haus III) oder einen Sextilschein bildet (zu Haus V und IX). So alternieren insgesamt vier mehr oder weniger ungünstige mit fünf günstigen Häusern. Ferner spielen auch die regierenden Planetengötter eine Rolle (aber nicht jedes Haus wird von einem Planeten regiert):[327] Die beiden weiblichen Planeten, die Mondgöttin in Haus III und Venus in Haus V, haben einen günstigen Einfluß, Mars in Haus VI wirkt dagegen destruktiv. Die besonders ungünstige Bedeutung der beiden den Deszendenten umgebenden horizontnahen Häuser VI (Haus der Krankheit) und VIII (Haus des Todes) wird uns noch im Abschnitt über die Krankheit (Nr. **29c**) beschäftigen.

---

[325] Hierzu W. Hübner, Die Eigenschaften (1982), 64-67 Nr. 1.221.3 sowie S. 509-514.

[326] "Moses" p. 193,1-3 διὰ τί οἱ ἄρτιοι μὲν τῶν μηνῶν τῆς τούτων ἐγκυμονίας εἰσὶ κλιμακτηρικοὶ καὶ ἐπικίνδυνοι, οἱ δὲ περιττοὶ μᾶλλόν εἰσιν ἀγαθοὶ καὶ ἀκίνδυνοι, "Warum einerseits die geraden der Monate der Schwangerschaft von diesen höchstgefährlich und gefahrvoll sind, andererseits die ungeraden eher günstig und gefahrlos". Zu den ungeraden Zahlen W. Burkert, Weisheit und Wissenschaft (1962), 448 u.ö.

[327] Zu den Göttern der Dodekatropos vgl. die Einleitung.

Die Reihenfolge der Häuser verläuft gegen den Uhrzeigersinn. Auf diese Weise besetzt das Tierkreiszeichen der Konzeption den Aszendenten, und die einzelnen Schwangerschaftsmonate werden durch die nach und nach aszendierenden Tierkreiszeichen bestimmt. So füllt die Schwangerschaft, in der der werdende Mensch noch unsichtbar ist, die unsichtbare Himmelshälfte und gelangt erst ganz zum Schluß in die sichtbare Hälfte.

Die Assoziationen liegen aber, wie das im mythischen Denken üblich ist, auf verschiedenen Ebenen. Dreimal wird der Übergang vom sichtbaren zum unsichtbaren Bereich erwähnt. Das erste Mal bei der Zeugung unter dem Aszendenten, wo der Austritt des Samens mit dem Aufgang der Gestirne beim Aszendenten begründet wird: ἐκ τοῦ ἀφανοῦς πάντῃ καὶ ἀδήλου εἰς τὸ φανερὸν καὶ δῆλον ἔρχεται. Hier geht es also um die Rotationsbewegung im Uhrzeigersinn. Nachdem der Autor dann bei der unteren Kulmination wieder die Unsichtbarkeit hervorgehoben hat, tritt das System beim Deszendenten, dem Haus der Siebenmonatskinder, noch einmal von der unsichtbaren in die sichtbare Himmelshälfte über: ἀπὸ τοῦ ὑπογείου καὶ ἀφανοῦς εἰς τὸ ὑπέργειον καὶ φανερὸν ἔρχεται. Das scheint auf den ersten Blick Unsinn zu sein, denn der siebte Ort (der Deszendent) ist ja gerade dadurch definiert, daß dort die Gestirne nicht auf-, sondern untergehen. Die Ratio wird jedoch verständlich, wenn man die Zählrichtung der Häuser berücksichtigt: Dort kommt man tatsächlich beim Deszendenten von der Nacht- in die Taghälfte. Außerdem befindet sich bei einem Siebenmonatskind dasjenige Zeichen, das zum Zeitpunkt der Zeugung im Deszendenten stand, tatsächlich im Aszendenten. So hat auch die Zählweise gegen den Uhrzeigersinn ihren guten Sinn: Tierkreis und sphärisches Koordinatensystem ergänzen sich gegenseitig. So sind also die einzelnen Begründungen zwar einsichtig, aber insgesamt mangelt es dem System an Kohärenz.

Für die normale Geburt im neunten Monat muß dann wieder eine andere Begründung herhalten: Nun ist es weder der Aufgang der Gestirne am Osthorizont noch der Übertritt des Tierkreiszeichens der Konzeption aus der unsichtbaren Himmelshälfte in die sichtbare, sondern schlicht die Regentschaft der Sonne über das neunte Haus, die die Neugeborenen gleichsam ans Licht führt: ἐκ τοῦ ἀφανοῦς τὸ βρέφος εἰς τὸ φανερὸν ἔρχεται.

Schon bei der Verteilung der Schwangerschaftsmonate auf die sieben Planeten hatte der Autor die Reihe statt wie üblich mit Saturn mit der Sonne begonnen (s. die Tabelle). Während Abū Ma'šar die übliche Reihenfolge absteigend von Saturn im ersten und dann wieder im achten Monat bis zu Jupiter auf die neun Monate appliziert, beginnt "Moses" die

Reihe mit der Sonne und gelangt aufsteigend bis zu Saturn und dann vom Mond bis zur Venus im siebten Monat, danach springt er nach dem System des Abū Ma'šar zu Saturn und steigt dann zu Jupiter ab. Der Grund für diese unorganische und sprunghafte Folge ist darin zu suchen, daß die beiden günstigen Monate 7 und 9 (um den ungünstigen saturnischen achten Monat herum) durch die beiden günstigen Planeten Venus und Jupiter besetzt werden sollten. Venus und Jupiter passen für diese beiden Monate besser als Mond und Jupiter in dem verbreiteten Konkurrenzsystem.

Monat	Apom. myst. <1,152>	"Moses"
1	Saturn	Sonne
2	Jupiter	Mars
3	Mars	Jupiter
4	Sonne	Saturn
5	Venus	Mond
6	Merkur	Merkur
7	Mond	Venus
8	Saturn	Saturn
9	Jupiter	Jupiter

D. Das soziale Rollenspiel

Werden die vier Kentra auf verschiedene Personen bezogen, resultiert aus der täglichen Bewegung des Tierkreises eine Art soziales 'Rollenspiel',[328] in dem besonders die horizontale Achse mit zwei Partnern oder Gegenspielern besetzt wird. Wie in der Einleitung gezeigt, gebrauchen die Texte hier teilweise das in der Theater- und Rechtssprache beheimatete Wort πρόσωπον, "Person".

15. Tieropfer

Da man in der Antike mehr als heute die Rangfrage stellte, rangieren häufig die Götter am Anfang von Aufzählungen.[329] So beginnt denn auch **Hephaistion** seine eigentlichen Katarchai mit den Göttern, also mit privaten oder öffentlichen Opferhandlungen. Daß sogar die Priester für den Beginn von Kulthandlungen den astrologisch richtigen Zeitpunkt suchten, mag vielleicht erstaunen. Doch befremdet diese Art der Anfrage weniger, wenn man bedenkt, daß die Astrologie nicht wie heute eine Gegenreligion darstellte, sondern im Gegenteil seit der Wende vom 3. zum 2. Jh. v.Chr. immer mehr die geistig beherrschende Macht der Gebildeten war und den Polytheismus in ihr System integriert hatte: In der Nachfolge der Babylonier wurden die Planeten nach Göttern benannt und häufig genug mit diesen identifiziert, die zwölf Tierkreiszeichen wurden nach sechs männlich-weiblichen Paaren auf die Götter des Lectisterniums verteilt.[330] Daß auch die Häuser der Dodekatropos teilweise Planetengöttern unterstehen, zeigte sich bereits. Der Text des Hephaistion über das Öffnen (ἀνάπτυξις) von Opfertieren lautet wie folgt:[331]

> καὶ μηνύουσιν ὁ μὲν ὡροσκόπος τὸν θύοντα, τὸ δὲ δῦνον τὸ θυόμενον ἢ τὸ ἱερεῖον, τὸ δὲ μεσουράνημα τὸν θεὸν ἢ τοὺς θεούς, τὸ δὲ ὑπόγειον τὴν τῆς ἑστίας [μαντείας Ep. IV] αἰτίαν καὶ τὴν ἔκβασιν τοῦ πράγματος καὶ δι' ὃ θύεται.

---

[328] Vgl. hierzu E. Topitsch, Vom Ursprung (^{2}1972), 30.

[329] Vgl. etwa Plat. Krat. 397^C ἀπὸ τῶν θεῶν ἄρχεσθαι.

[330] Manil. 2,433-452, dazu F. Boll, Sphaera (1903), 472-478. W. Hübner, Manilius (1984), 237-242. Vgl. etwa auch Kosmas von Jerusalem, CCAG VIII 3 (1912), p. 121,18-122,4.

[331] Heph. 3,6,11, vgl. Ep. IV 81,85. Vgl. über das Aufstellen von Götterbildern Heph. 3,7,16.

"Und es zeigen der Aszendent den Opfernden an, der Deszendent das Geopferte oder das Heiligtum, die obere Kulmination den Gott oder die Götter, die untere Kulmination den Grund des Opferherdes [der Weissagung] und den Ausgang der Handlung und weswegen geopfert wird."

Nr.	Autor	Kentron: erster Partner (Sache)	Kentron: zweiter Partner (Sache)
15	Hephaistion	I: ὁ ϑύων	VII: τὸ ϑυόμενον
20a	Dorotheos A, Hephaistion	VII: ὁ ἀγοράζων	IV: τὸ ἀγοραζόμενον
22	Hephaistion	I: ὁ δανείζων	VII: ὁ δανειζόμενος
24	Hephaistion nach Dor.	I: ὁ γαμῶν	VII: ἡ γαμουμένη
26a/1	Dorotheos/Hephaistion	I: ὁ κατηγορῶν ὁ κατήγορος ὁ ἐνάγων	VII: ὁ κατηγορούμενος ὁ ἐναγόμενος
27	Hephaistion (Epitomai)	I: ὁ διδάσκαλος	VII: ὁ μαϑησόμενος
30b/1	Dorotheos A, Hephaistion	I: τὸ κλαπέν	VII: ὁ κλέψας
33a/1	Dorotheos A, Hephaistion	I: ὁ ἐλευϑερῶν	VII: ὁ ἐλευϑερούμενος
33b	Hephaistion	I: ὁ ἐλευϑερούμενος I: ὁ ἐλευϑερωϑείς	VII: ὁ ἐλευϑερῶν VII: ὁ ἐλευϑερώσας
36a	Theophilos	I: ὁ τύραννος	VII: ὁ τυραννούμενος
36b	Theophilos	I: ὁ τυραννῶν	X: ὁ τυραννούμενος βασιλεύς
37a	Theophilos (?)	I: τὸ πολεμοῦν (sc. μέρος)	VII: τὸ πολεμούμενον μέρος
37b/1	Anonymus (Theophilos?)	I: οἱ ἐπιόντες	VII: οἷς ἐπίασι

Die kreuzförmige Aufzählung wird durch das Gegenüber zweier Partner begründet, die die beiden Pole der horizontalen Achse besetzen und deren Opposition durch den Gegensatz von Aktiv und Passiv bezeichnet wird: ὁ ϑύων - τὸ ϑυόμενον. Ganz allgemein sagt ein später

Text über den Deszendenten (Nr. **14**):[332] καλεῖται δὲ ὁ τοιοῦτος τόπος ἀνθωροσκόπος καὶ ὁρᾷ πρὸς τὸν ὡροσκόπον καὶ ὁρᾶται, "Es heißt aber ein solcher Ort 'Gegenhoroskop' und der sieht zum Aszendenten und wird (von diesem) gesehen". Auch sonst bezeichnet ein Diathesenpaar zweier Partizipien die Partnerschaft zweier Personen oder Sachen, wie aus der Tabelle hervorgeht. Nur beim Diebstahl (Nr. **30b/1**) und bei der Freilassung eines Sklaven (Nr. **33b**) steht der aktive Partner beim Deszendenten. Dies ist im ersten Fall dadurch zu erklären, daß der Dieb flüchtig ist wie die Sterne im Deszendenten. Beim Lernen (Nr. **27**) wird die passive Handlung des Lernenden durch das Partizip des Futurs als nachzeitig betrachtet. Hier deutet sich also eine zeitliche Bewegung in Rotationsrichtung an (vgl. Nr. **11b**).

Im Fall des Opfers handelt es sich nicht um ein Gegenüber zweier Personen, sondern um das Gegenüber von Person und Sache wie beim Diebstahl (Nr. **30b/1**) oder - ohne das Diathesen-Paar - beim Herantreten an die Gottheit (Nr. **16**) oder beim Patienten und seiner Krankheit (Nr. **29a**) bzw. dem Arzt und der Krankheit (Nr. **29b**). Die Sache besteht in diesem Fall im Opfertier und nicht etwa in der Gottheit. Hierfür lassen sich zwei Gründe anführen. Zum einen wäre ein reines Gegenüber bei mehreren Göttern problematisch (in der Epitome IV fehlt der Zusatz ἢ τοὺς θεούς). Zum anderen schien die Gottheit wohl zu erhaben, um als Partner eines Menschen aufzutreten. Daher besetzt sie die obere Kulmination. So heißt es etwa in der griechischen Abū Ma'šar-Übersetzung, daß der Anabibazon (der aufsteigende Mondknoten) in der oberen Kulmination auf den Gott weise.[333] Auch ist daran zu erinnern, daß das auf die obere Kulmination folgende Apoklima (Haus IX) den Namen Θεός trägt, und zwar in Beziehung auf das Tagesgestirn der Sonne. Folgerichtig wird die obere Kulmination auch sonst von höhergestellten menschlichen Personen besetzt (s. die Tabelle S. 138):[334]

---

[332] "Moses" p. 194,80. In zwei Wörtern bei Kam. Zod. 421 ἀνθ' ὡροσκόπου.

[333] Apom. myst. CCAG II (1900), p. 132,6.

[334] Ptolemaios bringt die obere Kulmination mit den Königen zusammen, gewissermaßen den Stellvertretern der Götter auf Erden (Ptol. apotel. 2,8,12): τοὺς βασιλεῖς. Vgl. die Metapher über die obere Kulmination bei Porph. introd. 30 p. 207,10 ἐπιτυραννοῦντα τῆς πράξεως, "über die Aktivitäten gebietend".

Nr.	Gegenstand	Autor	Begriff
15	Opfer	Hephaistion	ὁ ϑεός (οἱ ϑεοί)
16	Adoration	Hephaistion	ὁ ϑεός
17	Agone	Hephaistion	ὁ ϑεός, ὁ ἥρως, ὁ βασιλεύς
19	Gastmahl	Hephaistion	ὁ δειπνοποιός
26a/1	Prozeß	Hephaistion nach Dorotheos	ὁ κριτής
27	Lernen	Hephaistion Epitome	ὁ δεσπότης
29ac	Krankheit	Dorotheos G	ὁ ἰατρός
31a-c	Sklavenflucht	Timaios, Hephaistion nach Dor., "Palchos"	ὁ κύριος, ὁ δεσπότης, ὁ δεσπότης τῶν ποινῶν
36b	Zwangsherrschaft	Theophilos	ὁ τυραννούμενος βασιλεύς
37d/2	Krieg	Theophilos	ὁ στρατηγός, οἱ σὺν αὐτῷ ἄρχοντες

Ganz allgemein formuliert Theophilos über den Herrn der oberen Kulmination:[335] δηλοῖ συμμαχίαν τῷ ἐρωτῶντι παρά τινος ὑπερέχοντος προσώπου, "er zeigt eine Mitstreiterschaft mit dem Fragenden von einer höhergestellten Person an."

Der Zusatz des Heiligtums (ἱερεῖον) beim Deszendenten überrascht, weil die Örtlichkeit sonst der unteren Kulmination vorbehalten ist (vgl. unter Nr. 2). Ebenso ungewöhnlich ist, daß die untere Kulmination den Grund einer Handlung bestimmen soll, denn der Grund findet sich sonst in der oberen Kulmination, je einmal auch beim Aszendenten oder Deszendenten (s. die Tabelle). Ob der Text der arabischen Paraphrase dieses Detail schon für Dorotheos sichert, muß fraglich bleiben, weil die griechischen Texte darüber schweigen. Trotz der mehrheitlichen Ansiedlung des Grundes bei der oberen Kulmination in den späten Texten des Theophilos und "Palchos" erscheint die untere Kulmination plausibler, bezeichnet doch der deutsche metaphorische Begriff "Grund" ursprünglich etwas, was in der proprie-Bedeutung bei der unteren Kulmination angesiedelt wird (vgl. Nr. 2). Außerdem ist

335 Theoph. CCAG XI 1 (1932), p. 219,11.

der Grund einer Handlung zumeist ebenso unsichtbar wie die untere Kulmination. Die Ansiedlung bei der unteren Kulmination ist also nicht nur früher belegt, sondern auch sachlich sinnvoller:

Nr.	Gegenstand	Autor	Kentron: Text
15	Tieropfer	Hephaistion	IV: ἡ αἰτία καὶ ἡ ἔκβασις
29b/2	Krankheit	Dorotheos A	VII: "the cause of his illness"
31c/2	Sklavenflucht	Demetrios	X: ἡ αἰτία τῆς φυγῆς
31c/3	Sklavenflucht	"Palchos"	X: ἡ αἰτία τῆς ἀποφυγῆς
33a/2	Freilassung	Dorotheos A	X: "the reason"
36a	Zwangsherrschaft	Theophilos	X: τὸ αἴτιον
37b/1	Kriegsführung	Iulianos (?)	X: τὸ αἴτιον
37b/2	Kriegsführung	Theophilos	IV: ἡ αἰία καὶ τέλος
37d/2	Kriegsführung	Theophilos	I: ἡ τοῦ πολέμου ἀρχὴ καὶ αἰτία

Die unsichtbare untere Kulmination zeigt den Ausgang (ἔκβασις) eines Unternehmens an, weil dieser zum Zeitpunkt der Anfrage noch ungewiß ist. Es wurde bereits deutlich (Nr. **11a**), daß der gesamte untere Halbkreis der Zukunft gehört. In der extremen Tiefe der unteren Kulmination hat dieser Bereich sein Zentrum. Wir begegnen dieser Vorstellung immer wieder, wobei die Ausdrücke allerdings wechseln (s. die Tabelle, über τὸ τέλος im zeitlichen Sinne unter Nr. **3**).

Hinzu kommt eine einzelne Bemerkung Hephaistions, die die arabische Paraphrase für Dorotheos sichert. Am Ende des Kapitels über die Gefangenschaft, die im übrigen durch die Tierkreiszeichen bestimmt wird, heißt es:[336] ἐξαιρέτως δὲ δεῖ ὁρᾶσθαι τὸ ὑπόγειον· τὸ γὰρ τέλος ἐκ τούτου δηλοῦται, "Besonders aber muß die untere Kulmination betrachtet werden, denn das Ende wird aus dieser angezeigt". Von hier aus ist es auch in die Maximos-

[336] Heph. 3,40,32 und Dor. A 5,27,32 "It is necessary to look concerning the house of the fathers [the fourth] ...".

paraphrase geraten.[337] Dabei ist das Verbum ὁράω nur im übertragenen Sinne zu verstehen, weil die Planeten und Sternbilder unsichtbar sind, wenn sie unten kulminieren.

Nr.	Gegenstand	Autor	Begriff
15	Opfer	Hephaistion	ἡ ἔκβασις
21	Miete	Dorotheos A	"the outcome"
22	Leihen/Verleihen	Hephaistion	ἡ ἔκβασις
23a	Entscheidungen	Dorotheos, Hephaistion	τὸ τέλος
24	Heirat	Dorotheos	τὸ ἀποτέλεσμα
26a/1	Prozeß	Hephaistion nach Dorotheos	ἡ ἀπόβασις / ἡ ἔκβασις τὸ τέλος
26a/2	Prozeß	Dorotheos A	"the outcome" / "what result will be"
27	Lernen	Hephaistion (Epitome)	ἡ ἀπόβασις
28a	Reise	Dorotheos, Hephaistion Hephaistion, Epitomai	τὸ τέλος / τὸ συμπέρασμα
29a	Krankheit	Dorotheos G	ἡ ἀπόβασις
29c	Krankheit	Anonymus	ἡ ἔκβασις
33a/2	Freilassung	Dorotheos A	"the outcome"
33b	Freilassung	Hephaistion	αἱ ἐκβάσεις
35	Herrschaftswechsel	Theophilos	ἡ ἔκβασις
36a	Zwangsherrschaft	Theophilos	ποταπὴ ἀποβήσεται
37b/1	Kriegsführung	Iulianos (?)	ἡ ἔκβασις
37b/2	Kriegsführung	Theophilos	ἡ αἰτία καὶ τὸ τέλος
40a	Belagerung	Theophilos (?)	ἡ ἀπόβασις
40b	Belagerung	Theophilos (?)	τέλος ἔχειν τὴν ἔκβασιν
41	Wiederaufbau	Theophilos (?)	ἡ ἔκβασις / τὸ συμπέρασμα

[337] Max. App. II 47-48 p. 144 Radici Colace πρὸ παντὸς δὲ τὸ ὑπόγειον κέντρον ζήτει· πᾶσα γὰρ ἀπόβασις πράγματος ἐκείνῳ τῷ τόπῳ ἤρτηται. Vgl. Kam. Zod. 409 τέλη τῶν πραγμάτων.

Das letzte der drei Kapitel militärischer Katarchen des Ps.Iulianos handelt über die "Auflösung" eines Konflikts (περὶ ἀναλύσεως πολέμου). Auch diese wird zuallererst vom Hausherrn der unterirdischen Kulmination bestimmt.[338]

Eine scheinbare Ausnahme enthält der Abschnitt über Handlungen allgemein, wo Theophilos (Nr. **10c/1**) - wieder mit einem anderen Wort - das Ziel einer Handlung beim Deszendenten ansiedelt:[339] τὸ πέρας τοῦ πράγματος. Dies erklärt sich wieder durch die Beschränkung auf den sichtbaren Halbtagsbogen. Die ursprünglich räumliche Bedeutung des Wortes πέρας erinnert an die Tagesreise (Nr. **8**). Im Abschnitt über die Abfassung eines Testaments (Nr. **25**) wird das ἀποτέλεσμα weder von der unteren Kulmination noch vom Deszendenten, sondern der oberen Kulmination bestimmt. Da das Ergebnis eines Testaments praktisch die Handlung selbst ist, gehört dieses Beispiel eher zu denen, wo die Handlung selbst (πρᾶξις) die obere Kulmination besetzt (vgl. unter Nr. **10a**). Im übrigen werden Ursache und Ausgang auch einmal bei der Kriegsführung (Nr. **37b/2**) bei der unteren Kulmination in ein und demselben Haus IV vereinigt.

Wenn der Grund einer Opferhandlung erfragt werden muß, könnte es sein, daß derjenige, der den Astrologen konsultiert, nicht der Opfernde selbst ist, sondern ein Außenstehender, der sich für eine bestimmte Opferhandlung interessiert. Das könnte unter Umständen auch der konsultierte Astrologe selbst sein. Diese Möglichkeit wird im nächsten Kapitel mit noch größerer Wahrscheinlichkeit in Betracht zu ziehen sein.

Was die Divergenz von ἑστία im Haupttext und μαντεία in der Epitome IV betrifft, so läßt sich erweisen, daß der Haupttext trotz der überraschenden Formulierung Ursprüngliches bewahrt hat. Nach der Namenliste des Antiochos trug die untere Kulmination auch den Namen "Hestia" (Nr. **12b/2**). Oben im Kapitel über die Elemente (Nr. **2**) zeigte sich bereits, daß die Erde bei der unteren Kulmination angesiedelt wurde und daß die Göttin Hestia in der spekulativen Naturlehre bereits eine lange Deutungsgeschichte hinter sich hatte und mit Unbeweglichkeit, Ruhe und der vorausgesetzten Zentralität des Himmelskörpers Erde verbunden wurde.

---

338 "Iulian." (= Theoph.) CCAG V 1 (1904), p. 186,3-4 στοχάσασθαι δὲ μόνον ἀπό τε τοῦ οἰκοδεσπότου τοῦ ὑπογείου ..., "man muß sie nur nach dem Hausherrn der unteren Kulmination ermitteln".

339 Theoph. CCAG XI 1 (1932), p. 222,12.

Als Vorläufer solcher Kombinationen kann hier die seltene Lehre von den *tutelae* der zwölf Götter über die Tierkreiszeichen gelten, denn dort wird der Krebs von Merkur und der diametrale Steinbock von Vesta regiert.[340] In der 'Normalstellung' des Zodiakos bilden diese beiden extremen Tierkreiszeichen der Sommer- und Wintersonnenwende die vertikale Achse, und zwar so, daß der Krebs oben steht und der Steinbock mit seiner Hausherrin Vesta die mitternächtliche untere Position einnimmt. Die Göttin Hestia vereinigt bei der unteren Kulmination den Tiefpunkt der täglichen Rotation mit dem winterlichen Tiefpunkt der Sonne während ihrer jährlichen Revolution, den sie damals im Steinbock erreichte.

Für unseren Zusammenhang ist wichtig, daß die bei Antiochos zu lesende Verbindung von ἑστία und οἰκία schon bei Platon und Plutarch erscheint.[341] Aus der Tatsache, daß unter der Erde keine Bewegung der Gestirne wahrzunehmen ist, scheint man auf das Fehlen von Bewegung geschlossen zu haben. So wird die untere Kulmination zum Haus der Ortsansässigkeit, des Bodens, des Hauses und des Besitzes (vgl. Nr. **4b.12b**).

Der in dem Begriff ἑστία angebahnte kosmologische Bezug setzt sich dann im nächsten Paragraphen weiter fort, wenn gesagt wird, daß die rechte Hälfte der Eingeweide (σπλάγχνα) die sichtbare nördliche und die linke Hälfte die unsichtbare südliche Hemisphäre "bewohnen" (Nr. **6b**).

16. Adoration und Gebete

Eng verwandt mit dem soeben behandelten System ist der Schluß des bei **Hephaistion** folgenden Kapitels über die Gründung von Städten, Tempeln, Häusern oder Schanzwerken. Nachdem der Autor die Weihung von verschiedenen Götterbildern und Tempeln nach den zwölf Tierkreiszeichen abgehandelt hat, trägt er noch etwas über das "Herantreten" (προσελεύσεις) an die Gottheit und Gebete nach:[342]

---

[340] Manil. 2,440 *Cyllenie, Cancrum* [sc. *regis*]. 445 *fovet Capricorni sidera Vesta*. Zum Prinzip der diametralen Entsprechungen C. Thulin, Martianus Capella (1906), 65-75. W. Hübner, Manilius (1984), 168f.

[341] Vgl. auch Diod. 5,68,1 τὴν μὲν Ἑστίαν τὴν τῶν οἰκιῶν κατασκευὴν εὑρεῖν καὶ [...] ἐν πάσαις οἰκίαις καθιδρυθῆναι, "daß Hestia die Einrichtung der Häuser gefunden habe und [...] in allen Häusern (als Bild) aufgestellt sei."

[342] Heph. 3,7,18, weder in den Epitomai noch in der arabischen Dorotheosparaphrase vorhanden.

αἱ δὲ προσελεύσεις καὶ εὐχαὶ γιγνώσκονται οὕτως· ὁ μὲν ὡροσκόπος ἐστὶν ὁ εὐχόμενος, τὸ δὲ δῦνον τὸ θῦμα ὃ προσφέρει, τὸ δὲ μεσουράνημα ὁ θεός, τὸ δὲ ὑπὸ γῆν κέντρον σημαίνει εἰ ἐπήκοοι τῶν εὐχῶν εἶεν καὶ περὶ τοῦ πράγματος οὗ τις εὔχεται καὶ πυνθάνεται.

"Die Akte des Herantretens (an die Gottheit) und die Gebete werden so erkannt: Der Aszendent ist der Betende, der Deszendent das Opfer, welches er darbringt, die obere Kulmination der Gott, das unterirdische Kentron zeigt an, ob sie (die Götter) die Gebete erhören und den Gegenstand, weswegen einer betet und (etwas) wissen will."

Es wird nicht deutlich, ob sich die Gebete nur auf die vorher behandelten Gründungen von Städten, Häusern oder Tempeln beziehen. Die beiden sich anschließenden Kapitel über den Eid und die Hochzeit leiten schon zum privaten Bereich über. Daher dürften die Gebete hier eher allgemeiner Natur sein.

Die Besetzung der Kentra ähnelt bei abweichender Formulierung den Positionen der Opferhandlung (auch dort geht es um das Opfer allgemein). Vor allem stimmen die kreuzweise zu einem horizontalen und einem vertikalen Durchmesser geordneten Kentra überein. Das Diathesen-Paar der Partizipien ὁ θύων - τὸ θυόμενον (Nr. **15**) wird durch das Paar ὁ εὐχόμενος - τὸ θῦμα ersetzt, die Differenzierung von einer oder mehreren Gottheiten aufgegeben und der konkrete Opferherd (ἑστία) bei der unteren Kulmnation durch die abstrakte Erhörung der Gebete (εὐχαί) ersetzt. Wenn der Inhalt der Gebete erfragt werden muß, dürfte der Konsultierende noch weniger als beim Opfer (Nr. **15**) der Priester selbst sein, sondern ein Außenstehender.

Auf der menschlichen Ebene entspricht das Herantreten an die Gottheit der Audienz beim Herrscher. Auch diese wird zwar in der Katarchenhoroskopie berücksichtigt, jedoch ohne daß dort die vier Kentra eine Rolle spielten.[343]

17. Agone und Festspiele

Das Kapitel 3,22 des **Hephaistion** ist nur kurz und beschränkt sich auf die Bedeutung der vier Kardinalpunkte:[344]

---

[343] Dor. A 5,14 und Heph. 3,20: πῶς δεῖ ἄρχοντι καὶ δυνάστῃ συντυχεῖν; "Wie man dem Herrscher oder Machthabenden begegnen muß". Die Prognosen werden meistens zodiakal bestimmt. Vgl. auch F. Cumont, L'Égypte (1937), 29 mit Anm. 1.

[344] Heph. 3,22, dazu Ep. I 46 und IV 115.

ἐπὶ καταρχῆς ἀγώνων καὶ θεωριῶν μεριστέον τῇ σκηνῇ τὸν ὡροσκόπον, τὸ δὲ μεσουράνημα ᾧ ἐπιτελεῖται θεῷ ἢ ἥρῳ ἢ βασιλεῖ, τὸ δὲ δῦνον τῷ ἐπιτελοῦντι τὸν ἀγῶνα ἢ τὰς θεωρίας, τὸ δὲ ὑπόγειον τοῖς ἀκροάμασιν.

"Beim Beginn von Wettkämpfen und Schaufesten muß man der Bühne den Aszendenten zuteilen, die obere Kulmination, für den Gott oder Heroen oder König, für welchen die Veranstaltung ausgerichtet wird, den Deszendenten dem, der den Wettkampf oder die Schaufeste ausrichtet, die untere Kulmination dem Dargebotenen."

Sowohl inhaltlich als auch formal - zum Chiasmus s. unter Nr. **10a** - erinnert dieser Abschnitt an das Opfer (Nr. **15**). Da derjenige, der das Fest ausrichtet (ὁ ἐπιτελῶν), und derjenige, für den es ausgerichtet wird (ᾧ ἐπιτελεῖται), keine realen Partner sind, stehen sie nicht einander gegenüber. Demzufolge verläuft die Aufzählung auch nicht kreuzförmig, sondern zyklisch im Uhrzeigersinn. Die obere Kulmination wird von einem höhergestellten Wesen besetzt, sei es nun ein Gott, ein Heros[345] oder ein König. Dieser klassische Dreischritt[346] illustriert die Übertragbarkeit des Grundmusters: Die obere Kulmination kann entweder von einem Gott oder Herrscher oder einem höhergestellten Menschen eingenommen werden (vgl. Nr. **15**).

Es verwundert, daß derjenige, der das Fest ausrichtet, beim Deszendenten und nicht beim Aszendenten angesiedelt ist. Das könnte darauf hindeuten, daß der Sponsor nicht der Fragende ist. Der Aszendent, der sonst den Anfragenden vertritt, ist hingegen durch keine Person, sondern durch die Bühne besetzt, ähnlich wie er unter den Teilen eines Hauses den Eingang bezeichnet (Nr. **4a**). Wie beim Opfer (Nr. **15**) werden auch hier Person und Sache gegenübergestellt.

Der Ausgang des Wettstreites interessierte offenbar wenig, denn sonst hätte dieser wie üblich bei der unteren Kulmination angesiedelt werden müssen (vgl. Nr. **15**). Dort wird jedoch das auf der Bühne Dargebotene angesetzt; das Wort ἀκρόαμα deutet darauf hin, daß es sich bei den Wettkämpfen um akustische Darbietungen handelt, also Rezitationen, Dra-

---

[345] Die Epitome I läßt das Mittelglied aus, die Epitome IV bietet gar keine Spezifizierung mehr.

[346] Vgl. Pind. Ol. 2,2 τίνα θεόν, τίν' ἥρωα, τίνα ἄνδρα κελαδήσομεν; mit anderer Reihenfolge nachgeahmt von Hor. carm. 1,12,1-3. Dazu zuletzt G. Calboli, Orazio (1992), 217-238. Zu den drei Stockwerken in Mantik und Mythologie Dio ant. 2,5.64 und P. Regell, Die Schautempla (1881), 606f. G. Wissowa, Religion und Kultus (^{2}1912), 38 mit Anm. 4. W. Hübner, Dirae (1970), 1. 110.

men oder Musik. Da die Bühne selbst und das auf ihr Gebotene nicht weit voneinander entfernt sind, verwundert es weniger, daß die Epitome IV anstelle von τοῖς ἀκροάμασιν die Variante τοῖς θεαταῖς, "den Zuschauern" überliefert. An der unteren Kulmination die Zuschauer anzusetzen ist aber weniger sinnvoll, denn das Publikum befindet sich nach einem alten Bild der "Spiegelung" der Wirklichkeit auf der Bühne, das vom Komödienprolog aus auch in absonderliche astrologische Spekulationen eingedrungen ist,[347] der Bühne gegenüber, so daß man es auch hier der Bühne gegenüber, also beim Deszendenten erwartet hätte. Im Vergleich zu den anderen Schemata überzeugt also weder die Verteilung des Haupttextes noch die Variante der Epitome IV.

18. Wagenrennen

Sonne und Mond hatten im *Circus maximus* ihre Heiligtümer,[348] und in der Spätantike wurde das Wagenrennen den kosmischen Bewegungen der Planeten nachempfunden und die Farben der Gespanne mit ihren vier Pferden wurden den vier Elementen und Jahreszeiten zugeordnet.[349] Im CCAG V 3 (1910) hat J. Heeg einen **anonymen** Text περὶ ἱπποδρομίου herausgegeben,[350] dessen Interpunktion später von P. Wuilleumier korrigiert wurde. Nachdem zunächst die beiden Parteien der "Blauen" und "Grünen" auf die sieben Planeten verteilt worden sind (Saturn, Merkur und Venus für die Blauen, Sonne, Mars und Mond für die Grünen, Jupiter unparteilich: ἐπίκοινος), heißt es mit der von P. Wuilleumier korrigierten Interpunktion über die Achse Aszendent - Deszendent:[351]

---

[347] Ter. Ad. 415. 428. Manil. 5,476, dazu W. Hübner, Manilius (1984), 189f. Ders., Menander und Augustus (2000), 259-265.

[348] B. Bakhouche, L'astrologie à Rome (2002), 238.

[349] Hauptstellen sind Anth. 197 R. und Cassiod. var. 12,3,51. Vgl. dazu P. Wuilleumier, Cirque et Astrologie (1927). W. Gundel, Dekane (1936), 182 mit Anm. 1 und 352f. G. Piccaluga, Elementi (1965), 117f. A. Cameron, Circus Factions (1976), insbesondere 64-67 über die Verteilung der vier Farben auf Elemente und Jahreszeiten. W. Hübner, Manilius (1984), 255 mit Anm. 395. M. Clavel-Lévêque, L'espace des jeux (1986), 2555f. Vgl. im weiteren Sinne E. Fink, Spiel als Weltsymbol (1960).

[350] Anon., ed. J. Heeg, CCAG V 3 (1910), p. 127f.

[351] P. Wuilleumier, Cirque et Astrologie (1927), 185. Wuilleumiers französiche Übersetzung hat eine gewisse Berühmtheit erlangt: Sie wird - ohne Quellenangabe - zitiert von J. Jarry, Hérésies et factions (1968), 546, und nach diesem von H. Stierlin, L'astrologie

ὁ ὡροσκόπος καὶ ὁ ἀστὴρ οὗ ἡ σελήνη ἀπορρεῖ δηλοῖ τὸν ἐρωτῶντα περὶ ἀγῶνος, τὸ δὲ δῦνον καὶ ὁ ἀστὴρ ᾧ [ὧν cod., ᾧ ἂν Cumont Wuilleumier] ἡ Σελήνη συνάπτει, τὸν ἀντίδικον.

"Der Aszendent und der Planet, hinter dem der Mond zurückbleibt, bezeichnet denjenigen, der wegen eines Wettkampfes anfragt, der Deszendent und der Planet, auf den sich der Mond hinbewegt, den Gegner."

Auf welchen Autor dieser anonyme Text zurückgeht, ist unklar. Die Reduktion der vier Farben-Parteien auf zwei begegnet schon in den frühesten Belegen und kann daher kein Indiz für eine spätere Entstehung dieses Textes sein.[352] Obwohl in der Antike Wagenfahrt und Schiffahrt häufig assoziiert wurden, gibt es hier keine engen Beziehungen zur Schiffahrt, weil das unter Nr. 7 besprochene Schema nicht die Fahrt, sondern den Schiffbau behandelt und rein räumlich die einzelnen Teile eines Schiffes berücksichtigt.

Daß es hier in erster Linie auf die Planeten ankommt, ist kein Wunder, denn die etymologische Ableitung des Wortes ϑεός von ϑέω, "ich laufe",[353] das mythische Bild vom Sonnenwagen[354] sowie die Rolle des Ares als Wagenfahrer in der Ilias[355] legten die Übertragung der Planetenbewegungen mit ihren Rückläufigkeiten auf das Wagenrennen und dem Umkehren an der Wendesäule nahe. Die früheste Stelle stammt von Platon.[356]

Der Aszendent wird mit dem Planeten auf eine Stufe gestellt, von dem der Planet "abfließt", d.h. hinter den der Mond zurückfällt.[357] Das Thema des Wagenrennnens war

---

et le pouvoir (1986), 184 bzw. ins Deutsche übersetzt (1988), 224.

[352] A. Cameron, Circus Factions (1976), 53f.

[353] Plat. Krat. 397^{CD} im Hinblick auf die Gestirne, vgl. Macrob. Sat. 1,23,3.

[354] Aisch. frg. 192 κάματόν ϑ' ἵππων [...] ἀναπαύει. Eur. Ion 1148f. ἵππους μὲν ἤλαυν' ἐς τελευταίαν φλόγα / Ἥλιος. Mehr bei Rapp, Helios (1890), 1998,62-1999,21 und 2005,14-2009,59.

[355] Hom. Il. 15,119f. Zeus: Plat. Phaedr. 246^{E} ὁ μὲν δὴ μέγας ἡγεμὼν ἐν οὐρανῷ Ζεὺς ἐλαύνων πτηνὸν ἅρμα πρῶτος πορεύεται ..., danach Macrob. Sat. 1,23,5 *alato curru velocitatem sideris monstrans*. Der Wagen, auf dem Hermes die Persephone aus der Unterwelt holt (Hom. h. Cer. 377-383, vgl. 431), scheint allerdings der Wagen des Hades zu sein.

[356] Plat. Nom. 7,822^{A-B}, vgl. Germ. Arat. 6f. Manil. 1,198f. 4,162f.

[357] Über die ἀπόρροια des Mondes Ptol. apotel. 1,24 mit Definition u.ö., dazu A. Bouché-Leclercq, L'astrologie (1899), 245-247.

für diese relativen Geschwindigkeiten besonders geeignet, seitdem Platon vom "Einholen" gesprochen hatte.[358] Die Entfernung bzw. Annäherung des Mondes oder von anderen Planeten wird aber auch sonst ausgedeutet:[359]

Nr.	Gegenstand	Autor	Text
18	Wagenrennen	Anonymus	ὁ ἀστὴρ οὗ ἡ σελήνη ἀπορρεῖ
20a	Kauf	Dorotheos A Iulianos	"the star with which the Moon conjoins indicates the buyer and the price, and the star from which the Moon flows indicates the seller." ἔστω σοι τὸ ὤνιον ἡ σελήνη, ὁ δὲ πωλῶν ἀφ' ὧν ἡ σελήνη ἀπορρέει, ὁ δὲ ἀγοράζων ᾧ ἡ σελήνη συνάπτει.
22	Leihen	Hephaistion	ἡ τῆς σελήνης ἀπόρροια ληφθήσεται εἰς πρόσωπον τοῦ δανείζοντος, ἡ δὲ συναφὴ τοῦ δανειζομένου.
24	Heirat	Dorotheos A	"Look at the condition of the man from the sun and the ascendent and the moon's departure from it, and at the condition of the woman from Venus and the seventh sign."
38	Gegenstand des Kämpfens	Iulianos	πόλεμος μὲν ὁ Ἄρης ἔσται· οἱ δὲ ἐπιόντες, ἀφ' ὧν φέρεται ἢ ἀπορρεῖ [...]· οἱ δὲ πολεμούμενοι, οἷς συνάπτει.

Das letzte Beispiel ist das einzige, in dem nicht der Mond, sondern ein echter Planet, nämlich Mars, hinter einem anderen zurückbleibt.[360]

Wir finden hier auch ein erstes Beispiel dafür, daß die konsultierende Person den Aszendenten besetzt:

---

[358] Plat. Tim. 38^{D} καταλαμβάνουσίν τε καὶ καταλαμβάνονται. Vgl. Nr. **39**.

[359] Andernorts wird die Polarität von Anfang und Ende, die sonst durch den sichtbaren Halbkreis der Tagesrotation abgebildet wird (Nr. **10b**), auf den gesamten Mondzyklus bezogen: καὶ τὰς ἀρχὰς μὲν αἱ ἀπόρροιαι δηλοῦσι, τὰ τέλη δὲ αἱ συναφαί, "Und die Anfänge zeigen die Abflüsse an, die (Handlungs)schlüsse jedoch die Akte der Wiederannäherung."

[360] Auch in einer Katarche des Jahres 483, die danach fragt, ob sich ein geschenkter kleiner Löwe zähmen läßt (Horosc. L 483) CCAG VI (1903), p. 66,12-15, wird das "Abfließen" des Mondes bildlich ausgedeutet: Der Mond wandert von Venus (der Schenkende) zu Jupiter (der Beschenkte), der Schenkende ist auf dem Weg zur Konsulschaft, der Beschenkte bereits Konsul.

Nr.	Gegenstand	Autor	Text
18	Wagenrennen	Anonymus	τὸν ἐρωτῶντα περὶ ἀγῶνος
23a	Entscheidungen	Dorotheos	κεῖνον opp. σόν
37a/2	Kriegsführung	Māšā'allāh griechisch	τὸν ἐρωτώμενον
37b/2	Kriegsführung	Theophilos	τὸν ἐρωτῶντα ἡμᾶς περὶ πολεμούντων καὶ πολεμουμένων
39	Suche nach Soldaten	Theophilos (?)	εἰς πρόσωπον τοῦ ἐρωτῶντος

Das Schema beschränkt sich auf die horizontale Achse Aszendent - Deszendent. Da es mit zwei prinzipiell gleichwertigen Partnern arbeitet, ist diese Achse besser geeignet, den Antagonismus sinnfällig zu machen, als die vertikale Achse, die zwei Extreme verbindet. Das Wort ἀντίδικος bezeichnet ursprünglich den Prozeßgegner und steht an jener Stelle, wo beim Prozeß (Nr. **26a/1**) der Angeklagte steht, der dort als ὁ φεύγων oder ὁ κατηγορούμενος bezeichnet wird. Das schon früh im übertragenen Sinne gebrauchte ἀντίδικος betont mehr die Gleichrangigkeit der Partner und verschweigt, daß im Aszendenten die Sterne nach oben, im Deszendenten aber nach unten streben. Nach Johannes Kamateros[361] ist der Deszendent geradezu der τόπος ἀντιδίκων. In diesem Sinne wird es in der mittelgriechischen Übersetzung des Abū Ma'šar in einem Kapitel περὶ ἀντιδίκων auf die horizontale Achse bezogen.[362] Im Abschnitt über die Kriegsführung (Nr. **37b/2**) begegnet die Opposition ἐπιστρατεύεσθαι - ἀντιστρατεύεσθαι.

Nr.	Gegenstand	Autor	Ausdruck
18	Wagenrennen	Anonymus	ὁ ἀντίδικος
26a	Prozeß	Apomasar	ὁ ἀντίδικος
37b/2	Kriegsführung	Theophilos	ὁ ἀντιστρατευόμενος

Neben dem Wort ἀντίδικος gibt es noch ein zweites, das zugleich das Weglaufen und den Prozeß betrifft: φεύγειν, "fliehen", das im Griechischen und Lateinischen (*fugere* samt

361 Kam. Zod. 423.

362 Apom. myst. 2,30 περὶ τῶν ἀντιδίκων, CCAG XII (1936), p. 104,3-7: Ist der Herr des Aszendenten schlecht positioniert, unterliegt der Anfragende, ist es der Herr des Deszendenten, der ἀντίδικος.

dem Kausativum *fugare* und dem Substantiv *fuga*) einen weiteren Anwendungsbereich hat als die deutsche Übersetzung. Es bezeichnet auch das Wegfliegen von Vögeln,[363] vogelgestaltigen Göttern[364] oder auch die vogelartige Stimme, die aus dem Mund dringt.[365] Wird es auf den Sternhimmel übertragen, kann es mehrere Bedeutungen haben: Es kann die Bewegung von Sternbildern bzw. der Fixsternsphäre überhaupt bezeichnen[366] oder die scheinbar fluchtartige Bewegung von Sternbildern, die in der täglichen Rotation anderen vorangehen,[367] den akronychischen Untergang,[368] die Verfinsterung[369] oder die Abenddämmerung der Sonne.[370] Umgekehrt kann die Morgenröte und dann die Sonne das Licht der Sterne verblassen lassen und gleichsam verscheuchen.[371] Sogar den Aufgang der Sterne aus dem Meer kann das Wort bezeichnen.[372] In mehreren Bedeutungen kommt das Wort bei der Jung-

---

[363] Arat. 1025 φεύγοντα. Im ThLL VI 1 c. 1481,53-1482,20 "de bestiis" werden die Vögel nicht ausgesondert.

[364] Hom. Il. 21,493 ϑεὰ φύγεν: Artemis vor Hera, es folgt ein Vogelgleichnis: wie eine Taube vor einem Habicht flieht. Vgl. W. Hübner, Dirae (1970), 69 mit Anm. 264. H. Erbse, Homerische Götter (1980), 259-274, hier: 261 Anm. 9.

[365] W. Hübner, Dirae (1970), 4 mit Anm. 13.

[366] Arat. 649 φεύγουσαι von Teilen der Andromeda und des Walfischs. Lucan. 9,543 *fuga signorum* (am Äquator). 10,199 *sideribus, quae sola fugam moderantur Olympi*, vgl. ThLL VI 1 c. 1467,84-1468,2. 1482,45-61. 1501,15-25. W. Hübner, Herakles-Orion? (1998), 144 mit Anm. 30.

[367] Seit Hes. op. 619f. Πληιάδες σϑένος ὄβριμον Ὠρίωνος / φεύγουσαι. Beispiele, die sich noch vermehren ließen, bei W. Hübner, Manilius (1984), 219 mit Anm. 259.

[368] W. Hübner, Ἰχϑῦς (2000), 280f. zu Verg. georg. 4,234 *sidus fugiens* von den Pleiaden mit Hinweis auf Hes. op. 619f., s.o.

[369] Ov. fast. 2,493 *Sol fugit* bei der Entrückung des Romulus.

[370] Hor. epist. 1,16,7 *discedens curru fugiente* [sc. Sol]. Ov. am. 1,5,5 *qualia sublucent fugiente crepuscula Phoebo*.

[371] Verg. Aen. 3,521 *iamque rubescebat stellis Aurora fugatis*. Hor. carm. 3,21,24 *dum rediens fugat astra Phoebus*. Ov. am. 1,13,28 von Aurora: *ne fugerent vultus sidera mota tuos*. Octavia 1f. *caelo sidera fulgens / Aurora fugat*. Lucan. 1,231f. *et ignes / solis fugiebant astra relicto*: nur der Morgenstern bleibt noch sichtbar. Vom Morgenstern: Sen. apoc. 4,1,25 *discutiens fugientia Lucifer astra*.

[372] Germ. 708f. *Plias ab undis / effugit* (nicht bei Arat). Germanicus gebraucht das Wort mehrfach auf ungewöhnliche Weise: C. Santini, Il catalogo dei synanatellonta (1993), 301f.

frau-Astraea vor: Als geflügelte Göttin Dike flieht sie im eisernen Zeitalter vor den Verbrechen der Menschen und wird verstirnt,[373] sie weicht dem tropischen Wendekreis nach Süden aus,[374] sie treibt die gegenüberliegenden Fische zum Untergang,[375] oder sie vertreibt schlicht den Dunst.[376]

In der Katarchenhoroskopie kann das Partizip ὁ φεύγων folgende Personen bezeichnen:

Nr.	Gegenstand	Stelle
26a/1	Prozeß: Angeklagter	Heph. 3,38,22. Ep. IV 116,43
31b	Sklavenflucht: Entlaufener	Heph. 3,47,58
31c/1	Sklavenflucht: Entlaufener	Heph. 3,47,57
33c	Freilassung: Freigelassener	Dor. apud Heph. 3,21,8 πεφευγότα δούλιον ἦμαρ
37c	Kriegsführung: Angegriffener	Theoph. CCAG XI 1 (1932), p. 231,12 opp. τὸν διώκοντα
39	Suche nach Soldaten: Deserteur	Theoph. CCAG XI 1 (1932), p. 220,23

Es ist zu vermuten, daß diese Einzellehre ursprünglich auch die obere Kulmination (Siegespreis?) und die untere Kulmination (Ausgang des Rennens?) mit einbezogen hat. Statt dessen ist hier die horizontale Achse durch eine andere Determinante erweitert: durch die Bewegung des in antiker Sicht schnellsten Planeten, des Mondes. Insgesamt deutet auch die Einbeziehung der Luminare auf eine frühe Entstehung dieses Schemas. Es weist mehrere Gemeinsamkeiten mit dem Antagonismus von fliehenden Soldaten und ihren Verfolgern bei Theophilos auf (s. unter Nr. **39**).

---

[373] Arat. 134 ἔπταθ' ὑπουρανίη, danach Manil. 4,543 *fugit*. Octavia 423-425 *neglecta terras fugit* [...] / *Astraea virgo*. Zu den geflügelten Tierkreiszeichen W. Hübner, Die Eigenschaften (1982), 125f. Nr. 2.231.2.

[374] Germ. 468 *effugit at Virgo*, anders Arat. 490f.: ἡ δ' ὀλίγον φέρεται νοτιωτέρη, οὐδ' ἐπιβάλλει, / Παρθένος.

[375] Anth. 677,6 R. *Virgo fugat Pisces*: weil beide Tierkreiszeichen geflügelt sind, kann Manil. 2,414f. sagen: *Pisces et Virginis astra / adversi volitant*.

[376] Q. Cic. carm. frg. 1,7 *Virgo fugat orta vaporem*.

19. Gastmahl

Welch gewichtige Rolle die Astrologie bei Gastmählern spielte, hat kürzlich A. Pérez Jiménez in zwei Aufsätzen behandelt.[377] Die Buntheit des Tierkreises hat bekanntlich Trimalchio in Petrons *Cena* in seinem Zodiakalbuffet kulinarisch ausgekostet.[378] Ein Äquivalent für die zwölf Häuser bietet hier das **Hephaistion**kapitel περὶ δείπνου, das seine Lehre aus einer ungenannten Quelle (τίνες) bezieht. Da Hephaistion den Dichter Dorotheos sonst meist beim Namen nennt und die arabische Paraphrase dieses Kapitel nicht überliefert, dürfte dieser Text nicht auf Dorotheos zurückgehen, obgleich der Durchgang durch alle zwölf Häuser von einer ποικιλία geprägt ist, die Dorotheos sonst mehrfach an den Tag legt. Hier die Übersicht:

Dor. A	Inhalt	Dor. G
V 11,1-12	Sklavenkauf	p. 387,20
V 16,8-12	Hochzeit	p. 392,8-21
V 19,2-13	Partnerschaft	---
V 25,1-12	Schiffsreise	p. 398,4-27
V 27,2-12	Gefangenschaft	p. 402,4-23
V 35,58-69	gestohlener Gegenstand	p. 411,2-15
V 35,96-107	Art des Diebes	p. 412,26 - 413,22
V 36,59-74	entlaufener Sklave	p. 417,24 - 418,16

Der Text unterscheidet sich auch formal von dem dorotheischen Schema und enthält einige Ungereimtheiten:[379]

[377] A. Pérez Jiménez, *Peri deípnou* (2000) und Περὶ δείπνου (2002). Ein Beispiel für die sorgfältige Planung von Banketten einerseits und für die Einteilungsmanie andererseits liefert Varro Men. 333 bei Gell. 13,11 (mit verschiedenen Komposita von *legere*): *belli homunculi conlecti, electus locus, tempus lectum, apparatus non neglectus.*

[378] Petron. 35 mit Deutung durch den Gastgeber selbst in c. 39. Vgl. J.G.W.M. de Vreese S.J., Petron 39 (1927; dazu die Rezension von W. Kroll). J. Colin, Encolpio (1951), 97-144. S. Eriksson, Wochentagsgötter (1956), 42-84. K.F.C. Rose - J.P. Sullivan, Trimalchio's Zodiac Dish (1968), 180-184. Weitere Literatur bei A. Pérez Jiménez, *Peri deípnou* (2000), 129-131.

[379] Heph. 3,36,2-3, vgl. Ep. I 45,2-3 und Ep. IV 114,2-3.

διαπήξαντα τὰ κέντρα δεῖ ἀπονεῖμαι μὲν τῷ ὡροσκόπῳ τοῦ δείπνου τὴν ἀρχήν, τῷ μεσουρανήματι τὸν δειπνοποιὸν καὶ τοὺς ὑπηρέτας. ἐστόχασται δὲ καὶ περὶ τῶν λοιπῶν ζῳδίων ὥστε τὸ μὲν τρίτον ζῴδιον τάξαι τοῖς σκεύεσιν, τὸ δὲ δ' τῷ ἐν ᾧ τόπῳ τὸ δειπνητήριον, τὸ ε' τοῖς κεκλημένοις, τὸ ς' τῷ οἴνῳ, τὸ ζ' ταῖς κύλιξιν, τὸ η' τοῖς ἀπαντῶσιν, τὸ ϑ' τῷ μαγείρῳ, τὸ δέκατον παραληπτέον καὶ ἐπὶ τοῦ ὀψωνοῦντος, τὸ ια' τῇ <παρασκευῇ, τὸ ιβ' τῇ> τῆς οἰκίας δεσποίνῃ. "Wenn man die Kardinalpunkte festmacht, muß man dem Aszendenten den Anfang des Gastmahls zuteilen, der oberen Kulmination den Gastgeber und die Diener. Man hat aber auch auf die übrigen Tierkreiszeichen abgezielt, so daß man das dritte Tierkreiszeichen den Gerätschaften zuordnete, das vierte dem Ort, an dem die Bewirtung stattfindet, das fünfte den Geladenen, das sechste dem Wein, das siebte den Bechern, das achte denen, die sich einfinden, das neunte dem Koch, das zehnte muß man auch für diejenigen hinzunehmen, die Delikatessen einkaufen,[380] das elfte <der Ausstattung, das zwölfte [?] der> Herrin des Hauses."

Der Text enthält mehrere Unregelmäßigkeiten. Der Autor beginnt mit den Kentra, nennt aber nur die beiden ersten und wichtigsten, den Aszendenten und die obere Kulmination. Danach nimmt er die Häuser einzeln durch. Erst ganz zum Schluß des Kapitels gebraucht er für die Häuser den Terminus τόπος. Wenn er sie zuvor als "Tierkreiszeichen" (ζῴδια) bezeichnet, kommt es ihm besonders darauf an, wie die Häuser durch die sie durchlaufenden Zeichen eine besondere Qualität erlangen. Er zählt die "Tierkreiszeichen" nicht im Uhrzeigersinn auf (dem er noch bei den beiden Kentra gefolgt ist), sondern nach der Reihenfolge der Häuser.

Das zweite und das zwölfte Haus bleiben unbesetzt. Beim zweiten Haus helfen auch die beiden Epitomai nicht weiter. Eine Erklärung könnte sein, daß das Haus III, das durch das Zahlwort (τρίτον) - wie sonst nur die obere Kulmination - besonders hervorgehoben wird, auch als Haus des "Tisches" bezeichnet wird[381] und hier wegen der zentralen Bedeutung, die der Tisch für das Mahl hat, am Anfang steht. Die Lücke könnte durch einen Augensprung schon im Archetypus zustandegekommen sein. - Die Ergänzung des fehlenden

---

[380] A. Pérez Jiménez, *Perì deípnou* (2000), übersetzt "proveedor" = "Lieferant".

[381] "Hermes" bei Rhet. CCAG VIII 4 (1921), p. 144,17 ὁ τρίτος τόπος καλεῖται [...] τραπέζης.

zwölften Ortes nach der Epitome I ist nicht sicher, denn Haus XII fehlt auch in der Epitome IV, die manchmal dem Urtext näher kommt als der Haupttext. Bleibt auch Haus XII unbesetzt, dann wären beide Häuser um den Aszendenten herum ohne Bestimmung, was immerhin eine gewisse Symmetrie darstellt.

Da einerseits das zweite Haus fehlt und andererseits die obere Kulmination im zweiten Anlauf ein zweites Mal genannt wird, ergeben sich in der Epitome I gerade zwölf Häuser. Man könnte nun versucht sein, die Unregelmäßigkeit auszugleichen und die erste Nennung der oberen Kulmination (als letztes Kentron) an die Stelle des (an erster Stelle) fehlenden zweiten Hauses zu setzen, doch das ist aus zwei Gründen unwahrscheinlich. Zum einen beabsichtigt der Autor eindeutig, zunächst nur die Kentra und erst dann die Häuser der Reihe nach zu behandeln, und er markiert den Einschnitt zwischen beidem deutlich. Zum anderen ist der Hausherr mit seinen Helfern im Vergleich mit den anderen Systemen tatsächlich bei der oberen Kulmination zu erwarten (vgl. unter Nr. 15) und sollte dort erhalten bleiben. Die weitere Besetzung mit den Einkäufern von Delikatessen haben einige Schreiber durch das *καί* deutlich als eine zusätzliche Bestimmung gekennzeichnet, allerdings ist dieses *καί* nur schwach im Codex P überliefert,[382] in beiden Epitomai fehlt es in allen Handschriften.[383]

Zweimal werden Häuser ziemlich ähnlich besetzt: Die Gäste erscheinen sowohl in Haus V (οἱ κεκλημένοι) als auch in Haus VIII (οἱ ἀπαντῶντες) und der Apparat als Gerätschaften (τὰ σκεύη) und - nach der Ergänzung der Epitome I - als Zurüstung in Haus XI (ἡ παρασκευή). Wenig überzeugen zudem die Positionen der Becher beim Deszendenten[384] und der Geladenen in Haus V, das mit der des Gastgebers keinerlei Aspekt bildet.

Angesichts all dieser Schwierigkeiten hat A. Pérez Jiménez[385] im Anschluß an die Reihenfolge der Aufzählungen der Kentra und Häuser bei Firmicus Maternus und den By-

---

[382] A. Pérez Jiménez, *Perì deípnou* (2000), 152 Anm. 139. Ders., Περὶ δείπνου (2002), 240.

[383] Ep. I liest τῷ ὀψωνοῦντι, Ep. IV παραληπτέον ἐπὶ τοῦ ὀψωνοῦντος. Auch folgen beide Epitomai nicht der Besonderheit, daß die Ordinalzahl von Haus X ausgeschrieben ist.

[384] Der Sonnenbecher, der die Sonne nach ihrem Untergang vom Westen wieder zum Osten befördert, dürfte hier ausscheiden: Rapp, Helios (1884-1890), 2013f. L. Radermacher, Mythos und Sage ([2]1943), 34 und 113. A. Lesky, Thalatta (1947), 73-75.

[385] A. Pérez Jiménez, Περὶ δείπνου (2002), 240-253.

zantinern eine Rekonstruktion versucht, die von ursprünglichen Oppositions-Paaren ausgeht: zuerst alle vier Kentra I - X - VII - IV, dann die Paare XI - V, II - VIII, VI - XII und IX - III. Im Schema sieht das so aus:[386]

Reihenfolge	alter Ort	Inhalt	neuer Ort
(1)	I	ἡ τοῦ δείπνου ἀρχή	I
(7)	VII	οἱ κύλικες	II
(6)	XI (Ep. I: XII)	ἡ τῆς οἰκίας δεσποίνη	III
(4)	IV	ὁ τόπος τοῦ δείπνου	IV
(12)	VI	ὁ οἶνος	V
(9)	IX	ὁ μάγειρος	VI
(3)	III	τὰ σκεύη	VII
(8)	VIII	οἱ ἀπαντῶντες	VIII
(5)	--- (Ep. I: XI)	ἡ παρασκευή	IX
(2)	X	ὁ δειπνοποιός, οἱ ὑπηρέται	X
(11)	V	οἱ κεκλημένοι	XI
(10)	X	ὁ ὀψωνῶν	XII

Das Ergebnis ist bestechend, daher seien die beiden Möglichkeiten hier kurz miteinander verglichen. Zunächst zu den in beiden Alternativen gleich verteilten Positionen. Daß der Aszendent den Anfang bestimmt, finden wir auch sonst (vgl. unter **10b**). Wenn nicht der Gastgeber diese Position besetzt, scheint er nicht die konsultierende Person zu sein. In einer anderen, rein planetar bestimmten Katarche über ein Gastmahl ist es der Eingeladene, der angefragt hat.[387] Der Gastgeber besetzt vielmehr die obere Kulmination, und diese hohe Rangstellung entspricht der der Gottheit bei Opfer (Nr. **15**) und Gebet (Nr. **16**), der von Gott oder König beim Agon (Nr. **17**), des Richters beim Prozeß (Nr. **26a/1**, mehr unter Nr. **15**). Handelt es sich um ein Symposion nach griechischem Ritus, so ist daran zu

---

[386] Vgl. das Schema bei A. Pérez Jiménez, Περὶ δείπνου (2002), 251.

[387] Anon. CCAG IV (1903), p. 94,31 κληθεὶς μὴ ἐπινεύσῃς κτλ., vgl. A. Pérez Jiménez, *Perì deípnou* (2000), 153 Anm. 140.

erinnern, daß man dabei einen Symposiarchen bestimmte, der ebenso βασιλεύς / *rex* genannt wurde wie der Patron von seinen Klienten.[388]

Wie die obere, so ist auch die untere Kulmination in beiden Schemata gleich besetzt. Sie bestimmt den Ort des Banketts. Der Ort ist gleich zweimal ausgedrückt: durch ἐν ᾧ τόπῳ und durch das Suffix -τήριον.[389] Diese Bestimmung paßt zur Ansiedlung der festen Erde bei der unteren Kulmination (vgl. unter Nr. **2**); Plutarch setzt den festen runden Tisch mit der Erde gleich, die ebenfalls der unteren Kulmination zugeordnet wird,[390] vgl. ferner zu den θεμέλια u.ä. in den Schemata unter Nr. **12b**.

Nun zu den verschieden besetzten Häusern. Die Hausherrin erhält statt des extrem ungünstigen Hauses XII das gute, weil zum Aszendenten im Gedrittschein stehende Haus III, das als θεά bezeichnet wird, der Koch statt des positiven neunten das martialische Haus VI: Köche, zu deren Aufgaben ja auch das Schlachten von Tieren gehörte, werden durch Mars bestimmt.[391] Die von A. Pérez Jiménez zunächst erwogene, aber wenig wahrscheinliche Begründung, daß der Wein deswegen zum sechsten Haus gehöre, weil Mars auch Trunkenbolde bestimmt,[392] braucht bei der Ansiedlung des Weines in Haus V nun nicht mehr herzuhalten.

Der Vorteil der neuen Disposition besteht zunächst in der Besetzung der beiden Halbkreise. Im sichtbaren Halbkreis erscheinen hauptsächlich Personen: die Geladenen (XI) und deren Begleiter (VIII) sowie der Einkäufer (XII); im unsichtbaren Halbkreis finden wir

---

388 Plut. Symp. 1,4 ('Ποῖόν τινα δεῖ τὸν συμποσίαρχον εἶναι') p. 622A. Lucian. Sat. 4. Vgl. L. Friedlaender zu Iuv. 1,136.

389 Das Wort δειπνητήριον ist weder bei Liddell-Scott noch bei Demetriakos verzeichnet, wohl aber bei Adrados, der es mit "comedor" übersetzt. Es erinnert an οἰκητήριον, das von den Stoikern auf den Kosmos bezogen wurde: Diodoros bei Achill. Isag. 5 p. 35,31 Maass κόσμος ἐστὶν οἰκητήριον θεῶν und p. 37,3 Διὸς οἰκητήριον mit Bezug auf den Phaidros-Mythos mit Hestia (vgl. Nr. **2**), ferner Achill. Komm. p. 83.23 Maass ἐν τῷ τοῦ Διὸς κλίματι ἢ οἰκητηρίῳ.

390 Die Verteilung erinnert an die Nennung des Herdes (ἑστία) beim Tieropfer (Nr. **15**).

391 Ptol. apotel. 4,4,5 (mit Similien). Rhet. CCAG VII (1908), p. 225,25 μαγείρους. Schol. Paul. 76 p. 126,23 Boer. Zu den Göttern der Häuser s. die Einleitung. Bei "Moses" (Nr. **14**) heißt der Ort ἰατρῶν σφάκτης.

392 Rhet. CCAG VII (1908), p. 219,8 πολυπότας, vgl. A. Pérez Jiménez, *Perì deípnou* (2000), 153.

hauptsächlich Sachen: die Becher (II) und den Wein (V). Auch der Koch (VI) kann als Sklave hierzu gerechnet werden, die Herrin des Hauses (III) allerdings nicht.

Hinzu kommen die Relationen der Epanaphorai und der Apoklimata: Die Apoklimata, die sich auf das Vergangene beziehen (Nr. **11c**), werden durch Personen oder Sachen besetzt, die der Vorbereitung dienen: den Einkäufer (XII), den Koch (VI) und die Zurüstung allgemein (IX); die Epanaphorai, die sich auf die Zukunft beziehen, durch die "Hinzukommenden", Geladenen (XI) und deren Begleiter (VIII).

Gegen diese im ganzen ansprechende Neubesetzung der Positionen gibt es allerdings auch Einwände. Die ursprüngliche Fassung zeigt Gemeinsamkeiten mit einem parallelen zwölfteiligen System über die Kriegsführung bei Theophilos von Edessa (Nr. **37d/2**). Wie hier der Gastgeber und seine Diener in der oberen Kulmination angesiedelt sind, so dort der Feldherr mit seinen Offizieren. Auch daß der Aszendent den Anfang der Handlung markiert, stimmt mit dem Kriegsschema überein, und die Geladenen in Haus V entsprechen den Soldaten und ihrer Tapferkeit bei Theophilos. Auch die Häuser III (τὰ σκεύη) und - nach der ersten Epitome - XI (ἡ παρασκευή) werden ähnlich besetzt, denn in der Kriegshoroskopie erscheinen entsprechend in Haus III die Waffen (τὰ ὅπλα)[393] und in Haus XI die Schlachtordnung (ἡ παράταξις τοῦ πολέμου).

Im ganzen bleibt die Ratio der Besetzung allerdings ungewiß, wenn auch eine Datierung des Systems in die späte Zeit des Theophilos an Wahrscheinlichkeit gewonnen hat.

20. Kauf

Vom Kauf eines Grundstücks (Nr. **4b**), eines Pferdes (Nr. **6b**) oder Schiffes (Nr. **7**) war schon anläßlich des Hephaistionkapitels 3,17 kurz die Rede. In den beiden folgenden Kapiteln 3,18-19 wird dann - allerdings ohne den Rückgriff auf die Kardinalpunkte - der Kauf von Pferden und Vieh behandelt. In dem vorausgehenden Kapitel 3,16 geht es hingegen noch nicht um den Kauf einer bestimmten Ware, sondern um den Kauf allgemein. Dort wird besonders deutlich, daß die Anfragen von verschiedenen Personen ein und derselben Handlung, entweder vom Verkäufer oder vom Käufer, gestellt wurden.

---

[393] Der eherne Trinkbecher bildet die Gerätschaft des Symposiasten: Beides polarisiert Anakreon 4 bei Gell. 19,9,6: πανοπλία gegen ποτήριον.

a) Vom Verkäufer aus

Unter den Wandelsternen wird ein Besitzwechsel durch den wandelbarsten 'Planeten', die *vaga Luna*, angezeigt. Sie verkörpert selbst die Ware, die von dem früheren Besitzer, den derjenige Planet anzeigt, von dem sie sich entfernt, zum neuen Besitzer übergeht, den derjenige Planet anzeigt, zu dem sie sich hinbewegt (vgl. unter Nr. **18**). Diese rein planetare Variante geht in der Dorotheosparaphrase[394] und bei Iulianos[395] der Lehre über die vier Kentra voraus, während sie im Hephaistiontext der Lehre über die Kentra folgt. Der Text lautet bei **Hephaistion** folgendermaßen:[396]

> καὶ ἀφοριστέον τὸν μὲν ὡροσκόπον τῷ πιπράσκοντι, τὸ δὲ δῦνον τῷ ἀγοράζοντι, τὸ μεσουράνημα τῷ τιμήματι, τὸ δὲ ὑπόγειον τῷ ἀγοραζομένῳ· ἐκ δὲ τῶν ἐπιμαρτυρούνων τοῖς τόποις καταστοχαστέον περὶ τοῦ ἀποτελέσματος.
>
> "Und man muß den Aszendenten dem Verkäufer zuteilen, den Deszendenten dem Käufer, die obere Kulmination dem Preis, die untere Kulmination dem, was gekauft wird (der Ware); aus den die Orte aspektierenden Planeten muß man auf das Ergebnis schließen."

Vor dem Wort μεσουράνημα hat D. Pingree ein <δὲ> ergänzt. Ein Asyndeton scheint jedoch an dieser Stelle insofern durchaus sinnvoll, als die vier Kentra in kreuzförmiger Reihenfolge deutlich in zweimal zwei gegliedert sind: Auf die horizontale Achse folgt die vertikale. Das δέ trennt jeweils nur die Enden der beiden Achsen, nicht die Achsen selbst. Beide Epitomai setzen an dieser Stelle ebenfalls keine adversative Partikel, und dort hat auch D. Pingree nichts ergänzt. Der Text scheint also ohne das δέ richtig überliefert zu sein.

Die horizontale Achse wird durch die beiden Partner der Handlung besetzt, den Verkäufer und den Käufer, die vertikale durch ein sächliches Paar, den Preis (oben) und die Ware (unten). Modern gesprochen verkörpert die Vertikale das Verhältnis von Preis und Leistung. Bei der oberen Kulmination hat der (ausgehandelte) Preis eine Art Ausgleichsfunk-

---

[394] Dor. A 5,9,1-4.

[395] Iulian. CCAG VI (1903), p. 80,10-14, vgl. Dor. G p. 389,10-12.

[396] Heph. 3,16,2, fast wortgleich Ep. IV 91,2, im Wortlaut abweichend, aber in der Sache übereinstimmend Ep. I 39,1.

tion. Diese Position nimmt beim Prozeß der Richter ein (Nr. **26a/1**).[397] An der unteren Kulmination wirkt sich wieder die 'Schwere' aus (vgl. Nr. **2.12b**). Bezeichnend ist der Unterschied zum Schema des Opfers (Nr. **15**): Weil dort nicht etwa Gott und Mensch, sondern der Opfernde und das Geopferte als Gegensatz angesehen werden, besetzt das Diathesenpaar ὁ θύων und τὸ θυόμενον die horizontale Achse. Hier jedoch liegen sich ὁ ἀγοράζων (der Käufer) in VII und τὸ ἀγοραζόμενον (das Gekaufte) in IV nicht diametral gegenüber, sondern sie bilden einen Geviertschein.

Der Dativ τῷ ἀγοραζομένῳ kann sowohl von einem Neutrum τὸ ἀγοραζόμενον als auch von einem Maskulinum ὁ ἀγοραζόμενος abgeleitet werden. Den ersten Fall nimmt die Epitome I an: τὸ πρᾶγμα τὸ ἀγοραζόμενον. Man muß aber auch mit dem zweiten Fall rechnen, weil es in der Fortsetzung eindeutig um gekaufte Sklaven geht (§§ 3-5), wo auch das Verbum vom "Gekauften" zum "Verkauften" wechselt: ὁ πιπρασκόμενος οἰκέτης.[398]

Da Käufer und Verkäufer sowie Ware und Preis bereits vier Positionen besetzen, bleibt für das sonst mit einbezogene Resultat der Handlung kein Kentron mehr übrig. Ersatzweise treten hier die Aspekte der Planeten ein.

b) Vom Käufer aus

Das soeben behandelte Schema setzt den Verkäufer in den Aszendenten, wo gewöhnlich der Fragende steht (vgl. unter Nr. **18**). Deutlich wird das später in § 11, in dem verschiedene Bewegungen des Mondes bestimmen, welchen Preis ein Käufer zu zahlen bereit ist. Die arabische **Dorotheos**paraphrase kehrt nicht nur die Reihenfolge der Kentra um, sondern auch die Perspektive: sie sieht den Käufer im Aszendenten, den Verkäufer im Deszendenten:[399]

> "The ascendent indicates him who buys, the seventh him who sells, and the tenth indicates the price, and the house of the fathers [the fourth][400] indicates the commodity which is sold or bought."

---

[397] Im übrigen bedeutet das Wort τιμή nicht nur den Preis, sondern auch die Ehre, und diese wird als δόξα von Vettius Valens ebenfalls bei der oberen Kulmination angesiedelt, allerdings auch bei der unteren Kulmination, vgl. unter Nr. **12b/3**.

[398] In § 7 auch mit weiblicher Alternative: τῷ ἀγορασθέντι ἢ τῇ ἠγορασμένῃ.

[399] Dor. A 5,9,6.

[400] Zum Ausdruck "house of the fathers" vgl. die Dodekatropos unter Nr. **12b**.

Die Rollen von Verkäufer und Käufer sind also vertauscht. Die Frage ist nun: Handelt es sich um einen reinen Übersetzungsfehler oder um eine echte sachliche Alternative? Eine solche Alternative hätte insofern ihre kosmische Berechtigung, als sich der Verkäufer von einer Sache trennt, was dem Untergang entspricht, und der Käufer eine Sache gewinnt, was dem Aufgang entspricht. Außerdem könnte der Perspektivenwechsel darin begründet sein, daß das erste Mal der Verkäufer der Anfragende ist, in der Paraphrase jedoch der Käufer.

Für die zweite Alternative könnte die Besetzung der vertikalen Achse sprechen, die gleich geblieben ist: oben der Preis und unten die Ware. Die Ware wird nämlich weder einseitig das "Verkaufte" noch einseitig das "Gekaufte" genannt, sondern mit dem Zusatz "which is sold or bought" in beiden Perspektiven gesehen, der des Verkäufers oder der des Käufers.

Nun ist die abgewandelte Version der Dorotheosparaphrase sehr wohl auch in griechischer Sprache überliefert, und zwar unter dem Namen des **Iulianos**:[401]

> ἔσται ὁ ὡροσκόπος ὁ ἀγοράζων, τὸ δῦνον ὁ πωλῶν, τὸ μεσουράνημα ἡ τιμή, τὸ ὑπόγειον τὸ πιπρασκόμενον.
>
> "Der Aszendent wird der Käufer sein, der Deszendent der Verkäufer, die obere Kulmination der Preis, die untere Kulmination das Verkaufte."

Ein gewisser Widerspruch besteht darin, daß der Text des Hephaistion zwar vom Verkäufer ausgeht, die Ware aber vom Käufer aus "das Gekaufte" heißt, während umgekehrt die Version des Iulianos vom Käufer ausgeht, die Ware jedoch vom Verkäufer aus als "das Verkaufte" bezeichnet wird. Auf jeden Fall aber stimmt der Wechsel vom "Gekauften" zum "Verkauften" als solcher mit dem Perspektivenwechsel überein.

Es hat also nachweislich beide Perspektiven gegeben. Ob die zweite Sicht vom Käufer aus auch schon für Dorotheos anzunehmen ist, muß offen bleiben. Vorausgesetzt, die arabische Paraphrase hat keinen Übersetzungsfehler begangen, dann hätte sie entweder eine bei Hephaistion nicht (mehr) vorhandene dorotheische Alternative wiedergegeben oder die Dorotheosversion mit der Iulianosversion kontaminiert. Weniger wahrscheinlich ist, daß der Verfasser unabhängig von Iulianos denselben Perspektivenwechsel vorgenommen hat.

---

[401] Iulian. CCAG VI (1903), p. 80,15-17. So auch beim Anon. Vaticanus 62,1, der am Schluß ergänzt τὸ πιπρασκόμενον εἶδος.

Die arabische Dorotheosparaphrase überliefert auch hier ein Konkurrenzschema nach dem "Abfließen" des Mondes (vgl. unter Nr. **18**):[402]

> "If you want to sell something or to buy it, then look at the position of the moon as the star with which the moon conjoins indicate the buyer and the price, and the star from which the moon flows indicates the seller, and (the moon) indicates the commodity which you sell or buy."

Seit kurzem ist auch ein entsprechender griechischer Text bekannt:[403]

> ὅτι ὁ μὲν τὴν ἀπορροίαν τῆς σελήνης ἐπέχων ὁ πωλῶν ἐστιν, ὁ δὲ τὴν συναφὴν ὁ ἀγοράζων, τὸ δὲ πιπρασκόμενον αὐτὴ ἡ σελήνη.
>
> "Daß der (Planet), der den Abfluß des Mondes duldet, der Verkäufer ist, der, der die Konjunktion duldet, der Käufer, das Verkaufte jedoch der Mond selbst."

Wie der Mond ostwärts von einem Planeten zum anderen wandert, so wandert auch die Ware vom Verkäufer zum Käufer. Ein analoges Schema werden wir in dem Kapitel über das Leihen und Verleihen (Nr. **22**) wiederfinden.

21. Miete und Pacht

Inhaltlich eng verwandt mit dem vorigen ist der Abschnitt über die Vermietung oder Verpachtung von Ackerland, Wald, Weinbergen oder Häusern. Diesen bietet nur die arabische Dorotheosparaphrase:[404]

> "If you want to hire something or let out for rent some cultivated land or trees or vineyards or houses or anything like that, then the ascendent indicates the condition [in] which you will hire these things or take them for rent, and the seventh sign indicates the owner of these things, and the tenth sign indicates the rent and the price, and the house of fathers [the fourth] indicates the outcome of this action."

Die erste Alternative "mieten" ("hire") oder "verpachten" ("let out for rent") unterscheidet nicht nur sachlich zwischen Miete und Pacht, sondern auch zwischen den Personen, dem (Ver)mieter und dem (Ver)pächter. Bei der Besetzung des Aszendenten geht der Text vom Verpächter zum Pächter über: "hire ... or take them for rent".

---

[402] Dor. A 5,9,1.

[403] Anon. Vaticanus 62,1.

[404] Dor. A 5,8,1.

Ein Vergleich mit dem Abschnitt über den Kauf drängt sich auf. Der Mieter oder Pächter beim Aszendenten ist in der zweiten Person angesprochen, die normalerweise der Fragende ist, der eine Handlung beginnen möchte (anders scheint das allerdings unter Nr. **23a** zu sein). Der Aszendent vertritt die Position des Konsultierenden, und das ist - wie in der Version des Iulianos (Nr. **20b**) - derjenige, in dessen Verfügungsgewalt die zu verhandelnde Sache übergeht. Der Eigentümer beim Deszendenten 'verläßt' sein Eigentum ebenso, wie die Gestirne die sichtbare Himmelshälfte verlassen. Der Text gehört also inhaltlich näher zur Version des Iulianos als zu der des Hephaistion.

Die obere Kulmination vertritt - wie in beiden Versionen des Kaufs - den Preis, die untere jedoch nicht die gemietete Sache (was der Ware entspräche), sondern den Ertrag. Dabei hätte man nach Dorotheos die Ansiedlung des Mietobjekts besonders dann bei der unteren Kulmination erwartet, wenn es um Land und Boden geht, die ja zur unteren Kulmination gehören (vgl. Nr. **2.12a**). Auf der anderen Seite kommt die Kategorie "outcome" unter den verschiedensten Bezeichnungen auch sonst stereotyp bei dem unteren, gewöhnlich an letzter Stelle aufgezählten Kentron vor (vgl. unter Nr. **15**). Die Analogie zu der im nächsten Abschnitt (Nr. **22**) zu behandelnden Lehre über das Leihen und Verleihen legt nahe, daß das zugrundeliegende griechische Wort ἔκβασις lautete.

22. Leihen und Verleihen

Ähnlich wie den Abschnitt über den Kauf hat **Hephaistion** auch den über das Leihen und Verleihen formuliert:[405]

> ἀκολούθως τοῖς προτέροις ἔστω ὁ μὲν δανείζων ὁ ὡροσκόπος, ὁ δὲ δανειζόμενος τὸ δῦνον, τὸ δὲ μεσουράνημα τὸ διδόμενον ἀργύριον, τὸ δὲ ὑπὸ γῆν μηνύσει τὴν ἔκβασιν τοῦ χρέους. καὶ ἡ τῆς σελήνης ἀπόρροια ληφθήσεται εἰς πρόσωπον τοῦ δανείζοντος, ἡ δὲ συναφὴ τοῦ δανειζομένου.
>
> "Gemäß dem Vorhergehenden sei der Leihgeber der Aszendent, der Leihnehmer der Deszendent, die obere Kulmination das gegebene Geld, die untere Kulmination wird den Ausgang der Schuldverpflichtung anzeigen. Und der Abfluß des Mondes wird

[405] Heph. 3,28,1-2, fast wortgleich Ep. II 3,26,1-2, etwas anders Ep. IV 105,1, vgl. Dor. A 5,20,1-2.

auf die Person des Leihgebers bezogen werden, die Wiederannäherung auf die des Leihnehmers."

Der Antagonismus der beiden Partner wird also wieder durch das Diathesenpaar desselben Verbums ausgedrückt: ὁ μὲν δανείζων - ὁ δὲ δανειζόμενος (vgl. unter Nr. **15**), wobei die Epitome IV sogar einen Chiasmus gestaltet, in dem die beiden Verbformen aufeinanderprallen:[406] ὁ μὲν ὡροσκόπος ἔσται ὁ δανείζων, ὁ δὲ δανειζόμενος τὸ δῦνον. Das Nomen agentis ὁ ὡροσκόπος erleichtert die parallele Satzstruktur ὁ μὲν ὡροσκόπος - ὁ δὲ δανειζόμενος.

Grammatisch ist die Stelle auch insofern interessant, als die beiden beteiligten Personen mit ἔστω eindeutig im Nominativ stehen, wobei sich im Übergang von dem Maskulinum ὁ ὡροσκόπος zum Neutrum τὸ δῦνον schon der Übergang von der Person zur Sache anbahnt. Dann folgen mit τὸ μεσουράνημα und τὸ ἀργύριον übereinstimmend zwei Formen des Neutrums. Weil im Neutrum Nominativ und Akkusativ stets identisch sind, kann hier in der Mitte ebenso die vorangehende Konstruktion mit ἔστω weiterwirken, dann handelte es sich um zwei Nominative ("es sei die obere Kulmination das verliehene Geld"), oder es könnte schon die folgende Konstruktion mit μηνύσει gelten, dann wäre τὸ μεσουράνημα Nominativ und τὸ ἀργύριον Akkusativ ("die obere Kulmination aber wird das verliehene Geld anzeigen"). Eindeutig ist dann wieder die abschließende Konstruktion τὸ δὲ ὑπὸ γῆν μηνύσει τὴν ἔκβασιν, wo τὸ ὑπὸ γῆν wieder zweifelsfrei das Subjekt und τὴν ἔκβασιν das Objekt darstellt. Der gleitende Übergang von der Person zur Sache verläuft hier also parallel zu dem Übergang von der Identität (ἔστω) zum Anzeigen (μηνύσει).

Bemerkenswert ist auch die Verteilung der Tempora. Während der Haupttext am Anfang das mathematische ἔστω verwendet und erst beim unsicheren Ausgang zum Futur übergeht (μηνύσει, vgl. Nr. **24** ἐξαγορεύσει und unter Nr. **11b**), gebrauchen beide Epitomai schon am Anfang das Futur (ἔσται), wobei die Epitome II dann allerdings wenig organisch mit der Form μηνύει ins Präsens zurückfällt.

Es gibt so manche Gemeinsamkeit mit dem Kapitel über den Kauf (Nr. **20a**). Zunächst steht auch dort der Veräußernde im Aszendenten und der Empfangende im Deszendenten. Dies geschieht vielleicht im Hinblick auf einen später zu führenden Prozeß (vgl. Nr.

---

[406] Heph. Ep. IV 105,1. Man denkt an einen Hexameterschluß wie δανειζόμενος δὲ τὸ δῦνον. Zu den Chiasmen s. unter Nr. **10a**.

26a/1), in dem der Leihgeber der Ankläger (ὁ διώκων) und der Leihnehmer der Beschuldigte sein wird (ὁ φεύγων). Eine solche gerichtliche Auseinandersetzung faßt das entsprechende Kapitel der arabischen Dorotheosparaphrase ins Auge,[407] die sich im übrigen nur auf die horizontalen Kentra der beiden Personen beschränkt, wobei die Bezeichnung des Leihgebers als "claimant" ebenfalls auf die Rückforderung abzielt.

Zweitens wird in beiden Fällen die Sache, die den Besitzer wechselt, mit dem Mond verglichen, der von einem Planeten (dem Verkäufer bzw. Leihgeber) zum anderen (dem Käufer bzw. Leihnehmer) "abfließt" (vgl. unter Nr. **18**).[408] Singulär wechselt später die Funktion von Leihgeber und Schuldner je nach Zu- oder Abnehmen des Mondes:[409]

> σελήνη αὐξιφωτοῦσα ἔστω ὁ δανειστής, ὁ δὲ ἥλιος ὁ ὀφειλέτης. ἐὰν δὲ ἡ σελήνη λήγῃ, ἀνάπαλιν ὁ μὲν ἥλιος ἔστω ὁ δανειστής, ἡ δέ σελήνη ὁ χρεωστής.
>
> "Nimmt der Mond zu, sei er der Leihgeber, die Sonne jedoch der Schuldner. Wenn der Mond aber abnimmt, sei umgekehrt die Sonne der Leihgeber, der Mond jedoch der Schuldner."

Nimmt der Mond zu, entfernt er sich von der Sonne (wie das Darlehen vom Leihgeber), nimmt er dagegen zu, nähert er sich ihr. Die Identifizierung des Mondes mit dem Darlehen macht also mehr Sinn als mit einem der beiden Partner. Ist aber der Mond einer der beiden Partner, ist die zweite Version sinnvoller, denn er empfängt ja sein Licht von der Sonne.

Während in beiden Versionen des Kaufs (Nr. **20ab**) die Ware bei der unteren Kulmination angesiedelt ist, steht hier die Sache, die den Besitzer wechselt, in der oberen Kulmination. Diese ist vakant geworden, weil die Zinsen jetzt nicht jene Rolle zu spielen scheinen, die beim Kauf dem Preis zukommt. Die untere Kulmination bezeichnet allerdings auch in diesem Schema wieder den ungewissen Ausgang (vgl. unter Nr. **15**).

23. Entscheidungen (Vertrag)

a) Vier Kentra

Die Überschrift des Hephaistionkapitels 3,26 περὶ αἱρέσεως καὶ συνθηκῶν bedeutet soviel wie "Über Entscheidungen zum Handeln und Verträge". Dies scheint sich auf einen Wunsch

---

[407] Dor. A 5,20,4 "fighting and shouting and quarreling".

[408] Nichts Entsprechendes bei Dor. A 5,20.

[409] Heph. 3,38,29, ähnlich in § 2: Nr. **26a**.

zu beziehen, der an jemanden herangetragen wird und der irgendwelche unbestimmten Dinge betrifft: περὶ οἱουδήποτε πράγματος. Hephaistion behandelt kreuzförmig zunächst die beiden horizontalen Kentra nahe am echten **Dorotheos**text, um dann die beiden vertikalen in Prosa nachzutragen. Es dürfte wohl erlaubt sein, zu Beginn den Hexameteranfang zu rekonstruieren:[410]

εἴ <δέ> τις οὖν χρῄζων προσενέγκοι αἵρεσιν[411] <...>
περὶ οἱουδήποτε πράγματος,
κεῖνον ἀφ᾽ ὡρονόμοιο λογίζεο, σὸν δὲ τὸ δῦνον·
ἡ πρᾶξις τὸ μεσουράνημα, τὸ τέλος τὸ ὑπόγειον.

"Wenn <aber> jemand eine Entscheidung wünscht und (an dich) heranträgt
wegen irgendeiner Sache,
jenen rechne vom Aszendenten aus, das Deinige aber (nenne ?) den Deszendenten.
Die Handlung (ist) die obere Kulmination, der Ausgang die untere Kulmination."

Der Sinn ist nicht ganz eindeutig. Das Verbum χρῄζω dürfte hier eher das Verlangen als das Wahrsagen bezeichnen. Andernfalls würde der Akt der Prognose selbst zum Gegenstand der Katarchenhoroskopie, wie das später in der arabischen Astrologie häufiger belegt ist.[412] Das Wort αἵρεσις scheint sich auf den Vorschlag eines anderen zu beziehen, 'ein Ding zu drehen', und der Zusammenhang legt nahe, daß es um geschäftliche Dinge geht.

Dem Übergang von der Poesie zur Prosa entspricht der Übergang von der horizontalen Ebene der Personen zu den Abstrakta in der Vertikalen. Die horizontale Achse verbindet die beiden Partner der Handlung, die hier ausnahmsweise pronominal bezeichnet werden; die Epitome IV fügt schon in der Protasis ein Pronomen hinzu: εἴ τις χρῄζων προσενέγκοι σοι

---

410 Dor. frg. 78 Stegemann bei Heph. 3,26,1, teilweise stark abweichend die drei Epitomai I 39,1, II 3,25,1 und IV 103,1, vgl. Dor. G p. 434,24-26. Nicht in der arabischen Paraphrase.

411 So die Epitome IV 103,2, der Haupttext sowie die Epitomai I und II lesen προσενέγκῃ. Zum Optativ in der Protasis vgl. etwa Dor. bei Heph. 3,30,1 βαίνοι (Nr. **28a**).

412 So ist manchmal nicht der Moment eines Handlungsbeginns entscheidend, sondern der der Konsultation eines Astrologen: vgl. die Einleitung. W. Kroll gibt in seiner Edition (CCAG VI [1903], p. 107,15) die Überschrift "De interrogatione".

κτλ. Im dorotheischen Urtext verbindet sich das typische Du des Lehrgedichts[413] mit dem Du des Orakelstils (Orakel wurden ja ebenfalls in Hexametern erteilt). Es kehrt auch beim späten Theophilos wieder.[414] Die Initiative der Handlung geht von der Gegenseite aus (κεῖνον), die beim Aszendenten angesiedelt ist, wo in der Regel der Anfragende gesehen wird (vgl. unter Nr. **18**). Es könnte mit dem Du aber auch der konsultierte Astrologe gemeint sein. Auf jeden Fall steht der Partner auf der Gegenseite.

Leichter als die horizontale Achse ist die vertikale zu interpretieren. Das Gegensatzpaar πρᾶξις - τέλος bestimmt auch im genuinen Dorotheostext über die Reise (Nr. **28a**) die vertikale Achse. "Handlungen" allgemein werden ebenfalls durch die obere Kulmination bestimmt (vgl. unter Nr. **10a**). Den ungewissen Ausgang (τέλος) bestimmt auch hier wieder die unsichtbare untere Kulmination (vgl. unter Nr. **3.15**).

b) Drei Kentra und Haus II

Ein rätselhafter Text im Gedicht des **Sphujidhvaja** bezieht sich nach dem Vorspann ebenfalls allgemein auf Unternehmungen ("undertaking"):[415]

> "If that planet is in the second place, one should say that it is to be taken; if in the descendent, to be given; if in the hypogee, to be taken away at night; and if in the ascendent, to be taken from that."

Alle genannten Häuser liegen in der unsichtbaren Himmelshälfte zwischen dem Deszendenten und dem Aszendenten, daher auch die Hervorhebung der Nacht in der Mitte bei der zentralen unteren Kulmination. Die Reihenfolge der drei Kentra Deszendent - untere Kulmination - Aszendent entspricht der täglichen Rotation, doch Haus II durchbricht in erster Position diese natürliche Folge. Sie erinnert an die Konkurrenz von Haus II und VII um die "Hadespforte".[416] Die Bestimmung "to be given" beim Deszendenten läßt sich nicht

---

[413] Hierzu etwa M. Erren, Lehrgedicht (1956), 11. Ders., Phainomena (1967), 126. B. Effe, Lehrgedicht (1977), 23. E. Romano, Struttura (1979), 115-125.

[414] Theoph. CCAG XI 1 (1932), p. 263,15 ἐάν τίς σοι περὶ προσδοκίας φόβου πράγματος ἐρωτήσῃ ...,"Wenn dich jemand wegen der Erwartung einer Furcht wegen einer Sache fragt,..." Zuretti ergänzt vielleicht richtig hinter φόβου <ἢ>.

[415] Sphuj. 77,11, keine Erläuterungen im Kommentar II 405.

[416] Vgl. die Einleitung Anm. 19 und 20.

auf eine Unternehmung beziehen, sicher ist nur der Gegensatz zu "to be taken" an den drei anderen Stellen. Beim Aszendenten und Deszendenten entspricht der Gegensatz von Nehmen und Geben den beiden Polen der horizontalen Achse (vgl. Nr. **21.22**). Für ein genaueres Verständnis dieser Stelle, die nicht auf die griechische Astrologie zurückzugehen scheint, sind weitere Untersuchungen vonnöten.

24. Heirat

Das Kapitel über die Heirat eröffnet Hephaistion mit einem längeren **Dorotheos**-Zitat, dessen Anfang so lautet:[417]

ἄνδρα μὲν ἠέλιον καὶ ἀνερχόμενον σκοπὸν ὥρης,
αὐτὴν δ' ἐκ ζῴου[418] ϑ' ἱμερόφρονα δυομένοιο
κο<ύ>ρην ἂν φράσσαιο καὶ ἠυκόμου Κυϑερείης.
ἐκ δὲ μεσουρανίου τὸ καὶ ἔπλετο τηλόϑι γαίης
οἷον ἅμ' ἀλλήλοις ἄμφω βίον ἐκτελέουσι,
ἀμφὶ δέ τοι προϊκὸς μέσατον χϑονὸς ἐξαγορεύσει.

"Den Mann dürftest du die Sonne und den heraufkommenden Schauer der Stunde,
sie aber, das sehnsüchtige Mädchen, nach dem untergehenden Tierkreiszeichen
nennen und nach der Kythereia (Venus) mit dem schönen Haar.
Nach der oberen Kulmination, die sich fern von der Erde vollzieht,
(erkennst du), welch ein Leben beide miteinander vollenden,
wegen der Mitgift aber wird dir die Mitte der Erde Auskunft geben."

Der Chiasmus zwischen dem Deszendenten, der oberen und der unteren Kulmination ist hier rein poetisch (vgl. unter Nr. **10a**). Die Umschreibung ἀνερχόμενον σκοπὸν ὥρης für ὡροσκόπος ist selten, paßt doch das Fachwort durchaus in den Hexameter.[419] Hervorgehoben wird einerseits die Erdferne der oberen Kulmination (τηλόϑι γαίης) und andererseits die Erdverbundenheit der unteren Kulmination (Nr. **2**: μέσατον χϑονός). Die obere Kulmination

---

[417] Dor. frg. 86a Stegemann bei Heph. 3,9,1, danach Dor. A 5,16,1.

[418] Von Pingree nicht übernommene Konjektur von W. Kroll, ζῳδίου trad. Im Genitiv und (meist) im Dativ treten die Formen von τὸ ζῷον an die Stelle der im Hexamterer unmöglichen Formen des Diminutivs, vgl. Dor. apud Heph. 3,9,4 ζῴῳ. al. Auch die Konjektur κο<ύ>ρην stammt von W. Kroll.

[419] W. Hübner, Zur Verwendung und Umschreibung (2001), 225f., zu dieser Stelle 231.

bestimmt das Leben (βίος) der Eheleute. In diesem speziellen Sinne unterscheidet sich diese Kategorie vom Leben allgemein, das an anderer Stelle angesiedelt wird (s. unter Nr. **12b/3**).

Der Dichter fügt bei der horizontalen Achse, die die beiden Ehepartner verbindet, noch zwei Planeten hinzu: die Sonne beim Mann und Venus bei der Frau.[420] Es begegnet häufiger, daß entweder die Planeten zu den Kentra hinzukommen oder gar mit ihnen wechseln (I = Aszendent, VII = Deszendent, X = obere Kulmination):

Nr.	Gegenstand	Autor	erster Partner	zweiter Partner
24	Heirat	Dorotheos Heph. Ep.	Mann: I + Sonne Mann: I	Frau: VII + Venus Frau: VII
28c	Reise in eine Stadt	Hephaistion nach Dor.	Eintritt: I	Austritt: Sonne
31a	Sklavenflucht	Timaios	Sklave: Mond	Herr: X
31b	Sklavenflucht	Dorotheos	Sklave: I	Herr: X
36b	Gewaltherrschaft	Theophilos	Herrscher: I + Mond	Beherrschter: X + Sonne

In der abstrahierenden Prosa-Rekapitulation hebt Hephaistion die Chiasmen auf und beschränkt sich vergöbernd auf die vier Kentra:[421]

> ὁ μὲν ὡροσκόπος ὁ γαμῶν, τὸ δὲ δῦνον ἡ γαμουμένη, τὸ δὲ μεσουράνημα ἡ ἀμφοτέρων ὁμόνοια καὶ παραμονή, τὸ δὲ ὑπόγειον ἡ προῖξ καὶ τὸ τοῦ γάμου ἀποτέλεσμα.
>
> "Der Aszendent ist der Freier, der Deszendent die Gefreite, die obere Kulmination die beiderseitige Eintracht und das Zusammenbleiben, die untere Kulmination die Mitgift und das Ergebnis der Hochzeit."

Aszendent und Deszendent werden nach klassischer Antithese von Mann und Frau besetzt. Ebenso sollen ja auch die Planeten im Osten männlich, im Westen jedoch weiblich wir-

---

420 Anders Firm. math. 2,19,13: die Sonne zeigt den Vater an, der Mond die Mutter, Venus die Ehefrau und Mars den Ehemann: *uxorem Venus, Mars maritum*, vgl. 6,32,32 *generaliter uxorem Venus, maritum Mars semper ostendit.*

421 Heph. 3,9,38, danach fast wortgleich die drei Epitomai Ep. I 33,9. II 3,19,41. IV 83,38.

ken.[422] Infolge der eindeutigen Partnerschaft verläuft die Aufzählung in allen Quellen kreuzförmig. Die Korresponsion wird in der griechischen Prosaversion noch durch das Diathesenpaar von Aktiv und Passiv verstärkt: γαμῶν - γαμουμένη (vgl. unter Nr. **15**). Auch in den unter Nr. **12ab** behandelten umfassenden Zwölfersystemen besetzt die Hochzeit den Deszendenten in der Mitte des Lebens. In der Oktatopos sind die Frau (γυναικός bei Thrasyllos Nr. **12c/1**) und die Hochzeit (γάμου bei Antiochos Nr. **12c/2**) äquivalent und daher austauschbar.

Wieder anders verfährt die arabische **Dorotheos**paraphrase. Sie behält zwar die Planeten Sonne und Venus bei, identifiziert sie aber nicht mit Mann und Frau, sondern führt das Zurückbleiben des Mondes hinter den Planeten (und Kentra?) ein:[423]

> "Look at the condition of the man from the sun and the ascendent and the moon's departure from it, and at the condition of the woman from Venus and the seventh sign."

Möglicherweise geht diese Spezifizierung auf einen verlorenen Dorotheostext zurück, denn das Zurückbleiben des Mondes spielt bei ihm auch sonst eine Rolle (vgl. unter Nr. **18**).

Die "Harmonie" (ὁμόνοια) bei der oberen Kulmination verbindet die beiden Partner in der Mitte des sichtbaren Laufes der Gestirne. Hinzu kommt das Wort παραμονή, das Bleiben der Frau im Hause des Mannes. Es begegnet auch im ersten Schema über die Freilassung von Sklaven (Nr. **33a/1**), und zwar wieder als Teil einer doppelten Bestimmung, dort zusammen mit dem Wort εὐχαριστία. In jenem Schema erscheint es allerdings an der gegenüberliegenden Stelle bei der unteren Kulmination, weil es - ganz im Sinne der fortschreitenden Rotation - um das Resultat nach der Freilassung geht, d.h. um die Frage, ob der freigelassene Sklave weiter im Hause seines ehemaligen Herrn leben wird.

Ein leichter Widerspruch besteht zwischen beiden Versionen insofern, als in der originalen poetischen Version das Leben zu zweit mit ἐκτελέουσι, also einem Verbum von demselben Wortstamm ausgedrückt wird wie in der Prosaversion der Ausgang der Ehe (ἀποτέλεσμα). Das Wort ἀποτέλεσμα kehrt in dem Abschnitt über das Testament (Nr. **25**) wie-

---

[422] Ptol. apotel. 1,6,2, weiterführend 2,2,9f.

[423] Dor. A 5,16,1. Nach einer späten Quelle bestimmen die beiden Epanaphorai das Geld der beiden Partner, Haus VII das der Frau und Haus II das des Mannes: L. Thorndike, Albumasar in Sadan (1954), 31.

der, allerdings ausnahmsweise bei der oberen Kulmination.[424] Schon mehrfach hat sich gezeigt, daß der (ungewisse) Ausgang natürlicherweise bei der unsichtbaren unteren Kulmination angesiedelt ist (vgl. unter Nr. **15**). Aus einem anderen Grund wird dort unten einhellig auch die Mitgift angesetzt: Weil die materiellen Werte und der Besitz wegen ihrer Schwere dorthin gehören (vgl. Nr. **2.12ab**).

Auf die Heirat bzw. die Ehefrau in Haus VII folgt in den umfassenden Achter- und Zwölferlisten (Nr. **12bc**) jeweils der Tod in Haus VII und/oder Haus VIII,[425] wie das in dem bekannten mittelalterlichen Merkspruch besonders deutlich wird:[426]

Vita lucrum fratres genitor nati valetudo
Uxor mors pietas regnum benefactaque carcer.

Wieder kollidieren die beiden verschiedenen Vorstellungen. Der Tod in den Häusern VII und VIII resultiert aus dem sichtbaren Halbkreis der Tagesbewegung, an deren Ende der Untergang steht. Außerdem ist die schlimme Bedeutung von Haus VIII dadurch begründet, daß er zum Aszendenten keinen Aspekt bildet. Legt man jedoch den Vollkreis zugrunde, dann erfolgt der Tod erst mit dem letzten Quadranten oder Kentron, der unteren Kulmination, während die Hochzeit die Mitte des Lebens in der Mitte des Kreises beim Deszendenten und die Ehefrau beim Deszendenten zugleich das Gegenüber zum Ehemann im Aszendenten bildet. Somit ist die Ansiedlung der Hochzeit beim Deszendenten gleich doppelt motiviert: durch das Gegenüber der Ehepartner und die Mitte des Vollkreises.

25. Testament

Der Abschnitt über das Verfassen eines Testaments wird durch die Appendix zum Haupttext des **Hephaistion** überliefert (vgl. Nr. **27**) und durch eine Epitome gestützt:[427]

---

[424] Für die untere Kulmination etwa auch bei Theoph. CCAG XI 1 (1932), p. 263,23.

[425] Unmittelbar folgen die beiden Angaben in einem von W. Kroll, CCAG II (1900), p. 158,24 herausgegebenen Text aufeinander: γάμου, θανάτου. In der Quelle (Val. 4,12,1) noch nicht unmittelbar nebeneinander.

[426] Nach Firm. math. 2,20,2 und 13, vgl. F. Boll - C. Bezold - W. Gundel, Sternglaube (^{7}1977), 62.

[427] Heph. App. II 7 = Ep. II 3,17,7; nicht in der arabischen Dorotheosparaphrase. Nach der generellen Bestimmung der vier Kentra schildert Hephaistion dann ausführlich, was ein jeder Planet in diesen vier Kentra bewirkt.

σημαίνει δὲ ὁ μὲν ὡροσκόπος τὴν δύναμιν τῆς γραφῆς τῆς διαθήκης καὶ τὸν διαθέμενον, τὸ δὲ μεσουράνημα τὸ ἀποτέλεσμα αὐτῆς, τὸ δὲ δῦνον πότερον ἔνδοξος ἢ ἄδοξος, ἀληθὴς ἢ ὑπόβλητος, τὸ δὲ ὑπόγειον ὁποῖοί τινες οἳ τὰς κληρονομίας παραλήψονται.

"Es zeigt der Aszendent die Gültigkeit der schriftlichen Abfassung des Testaments und den Verfasser an, die obere Kulmination sein (des Testaments) Ergebnis, der Deszendent jedoch, ob es berühmt oder ruhmlos ist, wahrhaftig oder trügerisch, die untere Kulmination, was für Leute es sind, die das Erbe empfangen werden."

Die Perspektive scheint sich im Verlauf des Abschnittes zu verschieben: Während es am Anfang auf den Erblasser ankommt (τὸν διαθέμενον), stehen am Ende die Erben im Mittelpunkt (zum Futur s. unter Nr. **11b**). Die Kentra folgen zyklisch aufeinander, weil der Autor zwischen dem Erblasser und den Erben keinen Antagonismus sieht. Besetzen sie doch den Aszendenten und die untere Kulmination, also keine diametrale Achse. Die Erben in der unteren Kulmination passen zu der Schwere des Besitzes, die dort immer wieder eine Rolle spielt (vgl. Nr. **2.12ab.24**). Dagegen überrascht bei der gegenüberliegenden oberen Kulmination das Resultat (ἀποτέλεσμα)[428] des Testaments, denn das Ergebnis einer Handlung wird sonst gewöhnlich aus der unsichtbaren unteren Kulmination abgelesen, weil der Ausgang der Handlungen zum Zeitpunkt der Anfrage noch ungewiß ist (vgl. unter Nr. **15**), und das Wort ἀποτέλεσμα findet sich im Abschnitt über die Heirat (Nr. **24**) tatsächlich bei der unteren Kulmination. Die Abweichung findet allerdings eine gewisse Berechtigung darin, daß das Ergebnis eines Testaments eben das Testament selbst ist. Dieses Beispiel gehört also zu jenen, in denen die πρᾶξις von der oberen Kulmination bestimmt wird (vgl. unter Nr. **10a**).

26. Prozeß

Über den Prozeß handelt Hephaistion an mehreren Stellen. Auszugehen hat man von einem reinen Vierersystem, zu dem subsidiär die Apoklimata II und VIII bzw. die Häuser VI, VIII und IX hinzutreten. Die Ausdrücke für die Partner der vier Kentra variieren stark, am Ende wird der Bereich gar auf den Leihgeber und den Schuldner (Nr. **22**) eingeschränkt. Hier eine Übersicht:

---

[428] Vgl. § 15 τὸ τέλος τοῦ διατιθεμένου, "das Ergebnis des Vererbenden".

Stelle	I: Ankläger	X: Richter	VII: Angeklagter	IV: Ausgang
3,37,1-8	ὁ κατηγορῶν	ὁ κριτής ὁ δικαστής	ὁ κατηγορούμενος	ἡ κρίσις ἡ ἀπόβασις τοῦ πράγματος ἡ ἔκβασις
3,38,7	ὁ κατήγορος	ὁ κριτής οἱ κριταί	ὁ κατηγορούμενος	ἡ ἔκβασις τοῦ πράγματος
3,38,11-17	ὁ κατήγορος ὁ ἐνάγων	ὁ κριτής	ὁ ἐναγόμενος ὁ κατηγορούμενος	τὸ τέλος τῆς δίκης
3,38,22-31	ὁ διώκων		ὁ φεύγων	
3,38,29	ὁ δανειστής		ὁ ὀφειλέτης	

a) Vier Kentra

Das **Hephaistion**kapitel 3,37 ist überschrieben Περὶ κριτηρίων καὶ ἐκκλήτου καὶ νίκης καὶ ἥττης, "Über Prozesse und das Mitglied eines Ausschusses (Schiedsrichter) und Sieg bzw. Niederlage". Der Anfangsparagraph hat zwar in der arabischen Dorotheosparaphrase keine Entsprechung, kann aber aus dem folgenden schon für diesen gesichert werden:[429]

> ἐπισκεπτέον δὲ περὶ τὰ κριτήρια καὶ τὰς <τῶν> ἐγκλημάτων ἐπιφορὰς οὕτως, τὸν μὲν ὡροσκόπον τῷ κατηγοροῦντι νέμοντας, τὸ δὲ μεσουράνημα τῷ κριτῇ, τὸ δὲ δῦνον τῷ κατηγορουμένῳ, τὸ δὲ ὑπόγειον τῇ κρίσει καὶ τῇ ἀποβάσει τοῦ πράγματος.
>
> "Man muß über die Prozesse und das Einbringen von Klagen in der Weise Untersuchungen anstellen, indem (wir) den Aszendenten dem Ankläger zuteilen, die obere Kulmination dem Richter, den Deszendenten dem Angeklagten, die untere Kulmination dem Urteil und dem Ausgang der Sache."

Wir haben hier zwar zwei sprachliche Gegensatzpaare vor uns: ὁ κατηγορῶν und ὁ κατηγορούμενος (vgl. unter Nr. **15**) sowie κριτής und κρίσις, dennoch verläuft die Aufzählung nicht kreuzförmig, sondern zyklisch. Die erwartete kreuzförmige Reihenfolge finden wir aber sehr wohl im weiteren Verlauf des Textes in zwei Passagen mit Rückverweis auf diese

[429] Heph. 3,37,1, fast wortgleich in den Epitomai Ep. II 2,20,1 und IV 116,1.

Stelle: zunächst in dem anschließenden Kapitel 3,38 über dasselbe Thema in einer Rekapitulation der vier Kentra:[430]

> ἀσφαλέστερον δὲ καὶ φανερώτερον ἐπὶ τῶν κριτηρίων μάθοιμεν, ποδαπῶς τε εἴη ὅ τε κατήγορος καὶ ὁ κατηγορούμενος, ἔτι δὲ [γε var. l.] ὁ κριτὴς καὶ ἡ ἔκβασίς γε τοῦ πράγματος ἐκ τῶν δ' κέντρων ὡς προλέλεκται.
>
> "Sicherer und deutlicher dürften wir bei den Prozessen erfahren, wie es sowohl um den Ankläger als auch um den Angeklagten steht, weiterhin um den Richter und den Ausgang der Sache, aus den vier Kentra, wie zuvor gesagt."

Die Epitome IV vertauscht an dieser Stelle die Reihenfolge der beiden Partner der horizontalen Achse: ὁ κατηγορούμενος καὶ ὁ κατήγορος. Das war bei dem Antagonismus der beiden Partner eher möglich als bei der vertikalen Opposition zwischen dem Richter und dem Urteil. Es wird sich gleich zeigen, daß die beiden Partner je nach zu- oder abnehmendem Mond wechselweise auf die beiden Luminare verteilt werden.

Die zweite Stelle mit einer kreuzförmigen Reihenfolge ist nicht im Haupttext Hephaistions enthalten, sondern in der **Epitome IV**. Hier erscheint wieder die übliche Reihenfolge Ankläger - Angeklagter:[431]

> ὁ μὲν ὡροσκόπος ἔστω ὁ διώκων, ὡς εἴρηται, τὸ δὲ δῦνον ὁ φεύγων, τὸ μεσουράνημα ὁ κριτής, τὸ ὑπόγειον ἡ ἔκβασις τῆς κρίσεως.
>
> "Der Aszendent sei, wie gesagt, der Ankläger, der Deszendent der Angeklagte, die obere Kulmination der Richter, die untere Kulmination der Ausgang der Entscheidung."

Dir Formel ὡς εἴρηται zeigt deutlich, daß der Autor auf den vorherigen Paralleltext Bezug nimmt. Dennoch unterscheidet sich von ihm, denn er variiert nicht nur in der Reihenfolge der vier Kentra, sondern auch die Benennung der Besetzung mit bestimmten Personen oder Handlungsphasen. Für den Ankläger zitiert Hephaistion später den echten Wortlaut des Lehrdichters **Dorotheos**. Der Hexameter lautet:[432]

---

[430] Heph. 3,38,7, fast wortgleich Ep. I 48,7 und Ep. IV 116,15: ἔτι δὲ Ep. I und IV, ἔτι γε der Haupttext.

[431] Heph. Ep. IV 116,43, vorher bereits herausgegeben von I. Heeg, CCAG VIII 2 (1911), p. 123,35-124,1.

[432] Dor. frg. 112a Stegemann bei Heph. 3,38,11 (= Dor. G p. 405,19), in Prosa verwandelt in Ep. II 2,20,14 = Ep. IV 116,18 ἔστω ὁ κατηγορῶν ὁ ὡροσκόπος.

λάμβανε δ' ἐκ ζῴοιο κατήγορον ὡρονομοῦντος.

"Nimm den Ankläger vom aszendierenden Tierkreiszeichen."

Am Anfang des Kapitels hatte er ihn mit der technischen Metapher ὁ διώκων bezeichnet. Das war an jener Stelle besonders sinnvoll, weil es dort um Flucht und Verfolgung der beiden Luminare ging:[433] σελήνη γὰρ αὐξανομένη λαμβάνεται εἰς τὸν διώκοντα, ὁ δὲ ἥλιος εἰς τὸν κατηγορούμενον καὶ ὑπόχρεων· μειουμένη ἔμπαλιν, τουτέστιν αὐτὴ μέν ἐστιν ὑπόχρεως, ὁ δὲ ἥλιος τοῦ διώκοντος τάξιν ἀναλαμβάνει, "Nimmt der Mond zu, wird er auf den Ankläger bezogen, die Sonne aber auf den Angeklagten und den Schuldner; nimmt er ab, dann umgekehrt, das heißt er selbst ist (der) Schuldner, die Sonne jedoch übernimmt die Position des Anklägers." Diese Verteilung ist insofern verständlich, als der zunehmende Mond am Abend die Sonne zu verfolgen und der abnehmende Mond am Morgen von der Sonne verfolgt zu werden scheint. Er 'schuldet' der Sonne immer mehr Licht, bis er schließlich ganz von ihr überstrahlt wird. Im selben Kapitel findet sich eine entsprechende Übertragung auf Leihgeber und Leihnehmer (Nr. **22**), die eng mit dem Thema des Prozesses zusammenhängt.

In der soeben zitierten Variante der Epitome IV und dort, wo der Text dann die Epanaphorai zu Hilfe nimmt (Nr. **26b**), kommt zu dem "Verfolger" (ὁ διώκων) der terminologische Gegenbegriff ὁ φεύγων hinzu.[434] Theophilos verwendet ihn auch für die Kriegsführung (Nr. **37c.39**). Dieses Gegensatzpaar nennt schon Aristoteles bei dem schriftlich fixierten Rechenschaftsbericht von Beamten im Rahmen eines Viererschemas.[435] In diesen Bewegungs-Metaphern ist eine Übertragung der beiden Prozeßparteien auf die scheinbare tägliche Rotation der Kentra ebenso wie auf die relativen Bewegungen von Sonne und Mond schon angelegt. Die verschiedenen Verwendungsweisen der Verben φεύγειν, *fugere* und *fugare* im astralen Bereich wurden bereits im Kapitel über das Wagenrennen (Nr. **18**) besprochen.

---

[433] Heph. 3,38,2.

[434] Heph. 3,38,31f. = Ep. I 48,10. II 2,20,25, IV 116,29, u.ö.

[435] Aristot. Athen. Pol. 48,4 τοὔνομα τό [θ' αὐτο]ῦ καὶ τὸ τοῦ φεύγοντος καὶ τὸ ἀδίκημ' ὅ τι ἂν ἐγκαλῇ, καὶ τίμημα ἐ[πιγρα]ψάμενος ...

Den Angeklagten im Deszendenten bezeichnet Hephaistion dann in Prosa noch einmal mit dem Partizip ὁ κατηγορούμενος[436] synonym mit ὁ ἐναγόμενος,[437] wozu in § 22 noch die aktive Form ὁ φεύγων kommt (Nr. **26b**). Die mittelgriechische Abū Ma'šar-Übersetzung wird später für den Prozeßgegner das Wort ἀντίδικος verwenden, das wir schon beim Wagenrennen kennengelernt haben (Nr. **18**) und die grundsätzliche Chancengleichheit der bei den horizontalen Kentra wie auf einer Waage angeordneten Partner voraussetzt.

Auch die beiden vertikalen Kentra werden im folgenden bedacht: die obere Kulmination mit dem Richter (κριτής)[438] und die untere mit dem Ergebnis, das entweder ἔκβασις[439] oder τέλος[440] genannt wird (vgl. unter Nr. **3.15**).

Während die arabische **Dorotheos**paraphrase weder den kurzen Ausgangstext Hephaistions noch die Alternative des Anonymus kennt, charakterisiert sie in einer ausführlicheren Version die Kardinalpunkte anders. Hier seien nur die allgemeinen Feststellungen herausgegriffen:[441]

§ 1: "... the ascendent indicates the matter of incitements and the commencements of quarrels."

§ 8 "If at the hour you are asked about it the malefics aspect midheaven, then it indicates that this quarrel will not be cut off, but will come to a second judge other than the first judge ..."

§ 11 "See the condition of the defendent in the seventh sign."

§ 14 "Look at the outcome of this quarrel and at what result will be from the sign of the fathers, which is the cardine under the earth."

---

436 Heph. 3,37,7 τῷ κατηγορουμένῳ und 3,38,15 ἐπὶ τοῦ δύνοντος καὶ κατηγορουμένου.

437 Heph. 3,38,15 τὸ δὲ δῦνον ἔστω ὁ ἐναγόμενος.

438 Heph. 3,37,5. 3,38,13 (ergänzt nach Ep. II 2,20,16 und Ep. IV 116,20) τὸ δὲ μεσουράνημα ἔστω ὁ κριτής.

439 Heph. 3,37,8 ὁ δὲ τόπος ὁ ὑπόγειος τὴν ἔκβασιν προμηνύει, "der unterirdische Ort deutet auf den Ausgang voraus", wortgleich Ep. II 2,20,8 und Ep. IV 116,8.

440 Heph. 3,38,17 τὸ δὲ τέλος τῆς δίκης ἔσται ἐκ τοῦ ὑπογείου, "Das Ende wird sich aber aus der unteren Kulmination ergeben", wortgleich Ep. II 2,20,20 und Ep. IV 116,24.

441 Dor. A 5,33,1-14.

Die Reihenfolge der Aufzählung verläuft wieder zyklisch. Während die letzten drei Kentra im gewohnten Sinne besetzt werden (Angeklagter in Haus VII, Richter in Haus X und Ausgang in Haus IV), bezieht sich der Aszendent hier nicht auf den Ankläger, sondern rein zeitlich auf den Inhalt und den Anfang des Prozesses. Diese zeitliche Dimension des Anfangs ist auch im allgemeinen Handlungsablauf, im menschlichen Leben und in speziellen Aktivitäten belegt (vgl. unter Nr. **10b**), wobei der Plural auf einen griechischen zurückgehen dürfte (ἀρχαί). Alle diese Parallelen gehen aber nicht auf Dorotheos zurück. Es scheint sich demnach auch hier nicht um eine Lehre des Dorotheos, sondern um eine spätere Umformung zu handeln.

b) Die Häuser II und VIII

Das anschließende **Hephaistion**kapitel 3,38, das bereits in den Blick genommen wurde, bietet eine Variante des Systems. Es wiederholt zunächst die Ansiedlung des Richters bei der oberen Kulmination.[442] Wenn der Text dann im folgenden wieder auf die beiden Parteien zu sprechen kommt, bezieht er auch deren Helfer mit ein:[443]

> σκοπεῖν δὲ χρὴ τόν τε δεύτερον τόπον καὶ τὸν ὄγδοον καὶ τὰς τῶν ἀστέρων πρὸς αὐτοὺς μαρτυρίας, ἵνα γνῶμεν τοὺς βοηθοῦντας ἑκατέρῳ προσώπῳ· ὁ μὲν γὰρ δεύτερος τοῦ διώκοντος ἐμφαίνει τοὺς συμμάχους, ὁ δὲ ὄγδοος τοῦ φεύγοντος.
> "Man muß aber den zweiten Ort und den achten betrachten und die Aspekte der Planeten zu ihnen, damit wir die Helfer jeder der beiden Personen erkennen; denn der zweite (Ort) weist auf die Mitstreiter des Anklägers, der achte auf (die) des Angeklagten."

Bei den Häusern II und VIII handelt es sich um die Epanaphorai der horizontalen Achse, d.h. um diejenigen Orte, die den Häusern der zentralen Achse Aszendent - Deszendent (Ankläger - Verteidiger) jeweils folgen. Entsprechend der Präposition ἐπι- bestimmen sie die Helfer der beiden Partner: das zweite den des Anklägers und das achte den des Verteidigers. Dieselbe Funktion haben die Epanaphorai auch in der Lehre über die beiden Kriegsparteien (Nr. **37c**).

---

[442] Heph. 3,38,13 τὸ δὲ μεσουράνημα ἔστω ὁ κριτής.

[443] Heph. 3,38,22, wortgleich (bis auf die Zahlzeichen) Ep. II 2,20,25, vgl. Ep. I 48,10. In der Epitome IV 116,29 mit anderer Wortstellung ... ὁ μὲν γὰρ β' τοὺς συμμάχους ἐμφαίνει τοῦ διώκοντος, ὁ δὲ η' τοῦ φεύγοντος. Vgl. von Haus VIII Dor. A 5,33,21: s.u.

In §§ 9-11 des betreffenden Hephaistionkapitels werden Dorotheos-Verse zitiert, darum dürfte die Hinzunahme der beiden horizontnahen Häuser schon auf diesen Dichter zurückgehen. D. Pingree hat die Passage denn auch zu Recht in seine Dorotheos-Ausgabe mit aufgenommen.[444] Er war dazu um so mehr berechtigt, als wenigstens das eine der beiden Häuser auch in der arabischen Dorotheosparaphrase genannt wird, und zwar mit einer etwas anderen Bezeichnung, denn das achte Haus heißt dort "das zweite vom Deszendenten aus":[445] "The second sign from the seventh indicates the defendent's assistance", wodurch die Hilfsfunktion dieses Hauses noch deutlicher wird. Die Erweiterung des kardinalen Achsenkreuzes dürfte also mit ziemlicher Sicherheit schon auf Dorotheos zurückgehen.

27. Lernen

Wie der Abschnitt über das Testament (Nr. **25**) ist auch der über das Lernen in der Appendix des **Hephaistion** enthalten und wird durch die Epitomai gestützt: [446]

> ὁ μὲν ὡροσκόπος τὰ κατὰ τὸν διδάσκαλον σημαίνει, τὸ δὲ μεσουράνημα τὸν συνιστάντα οἷον δεσπότην ἢ πατέρα ἢ ἐπίτροπον, τὸ δὲ δῦνον τὸν μαθησόμενον, τὸ δὲ ὑπὸ γῆν τὴν τοῦ μαθήματος ἢ ἐπιστήμης ἀπόβασιν.
>
> "Der Aszendent zeigt die Belange des Lehrers an, die obere Kulmination den Beisteher, wie zum Beispiel den Herrn oder Vater oder Vormund, der Deszendent den, der belehrt werden soll, die untere Kulmination das Resultat der Lehre oder der Wissenschaft."

Das Verhältnis von Lehrer und Schüler wird von der horizontalen Achse Aszendent - Deszendent bestimmt wie etwa das von Verkäufer und Käufer (Nr. **20a**) usw. (vgl. unter Nr. **15**). Die beiden werden also eher als gleichrangige Partner angesehen. Für Zöglinge der höheren Gesellschaft waren als Lehrer in der Regel Sklaven oder Freigelassene zuständig.[447]

---

[444] Dor. G p. 406,16-18.

[445] Dor. A 5,33,21.

[446] Heph. App. III 2 = Ep. II 3,23,2 = Ep. IV 111,2, etwas abweichend auch Ep. I 42,2. Vgl. zu diesem Thema Max. 439-455 mit Paraphrase c. 9.

[447] J. Christes, Sklaven und Freigelassene (1979), 162: je später in der Antike, desto weniger Unfreie.

Die obere Kulmination ist nicht etwa dem Lehrer, sondern einer höhergestellten Person (Vater oder Vormund) vorbehalten, in deren Auftrag die vorwiegend private Erziehung geschah. Die untere Kulmination bestimmt auch hier wieder den Ausgang (vgl. unter Nr. **15**), wobei das Wort ἀπόβασις auch bei der Krankheit begegnet (Nr. **29a**). Folgerichtig gibt sich das Schema als Ableitung zuvor behandelter Systeme: ὁμοιοτρόπως τοῖς ἐπάνω προλελεγμένοις, "auf dieselbe Weise wie das vorher Gesagte".

Signifikant ist auch die sprachliche Form: Der Lehrer wird mit einer reduplizierten Incohativ-Form bezeichnet (ὁ διδάσκαλος), der Schüler jedoch, der erst belehrt werden muß, mit dem Partizip des Futur (ὁ μαθησόμενος). Das ist der zeitlichen Bewegung vom Aszendenten zum Deszendenten nachempfunden (vgl. unter Nr. **11b**).

28. Reise

Die Gefahren, die dem antiken Reisenden zu Land und besonders zu Wasser drohten, erklären die hohe Bedeutung, die Reiseprognosen in der Katarchenhoroskopie hatten.[448] Daher sind auch die Texte zu diesem Komplex recht zahlreich. Hinzu kommt die Tatsache, daß sich die verschiedenen Bewegungen vorwärts oder rückwärts sowie die Stillstände gut auf den Ortswechsel der Menschen übertragen ließen. Es waren nicht nur die Reisenden selbst, die die Astrologen konsultierten, sondern auch andere, Freunde oder Angehörige, die etwas über das Gelingen, die Dauer oder das glückliche Ende der Reise eines anderen wissen wollten.

a) Vier Kentra

Das Reisen betrifft das einzige Schema neben der Heirat (Nr. **24**), in dem der Wortlaut des **Dorotheos** vollständig erhalten ist. Die Verse, die das Kapitel eröffnen, lauten:[449]

---

[448] "Zoroaster" frg. 0 80 περὶ πλοίων ἀναγωγῆς, II 220-222 Bidez-Cumont (rein planetar). Drei Beispiele aus byzantinischer Zeit haben G. Dagron - J. Rougé, Trois horoscopes de voyages en mer (1982) besprochen, ein weiteres bei L. Thorndike, Albumasar in Sadan (1954), 23f. Vgl. W. Hübner, Das Thema der Reise (2002).

[449] Dor. frg. 90a Stegemann bei Heph. 3,30,1. In derselben Reihenfolge der Kentra auch bei Dor. A 5,21,1. In der arabischen Paraphrase kehren später (Dor. A 5,22,12-13) die Kentra I und X in positiver und die untere Kulmination (IV) in negativer Bedeutung wieder.

Εἰ δέ νύ τις πάτρηθεν ἐπ' ἀλλοδαπὴν χθόνα βαίνοι,
αὐτὸν ἀφ' ὡρονόμου, χῶρόν γε μὲν εἰς ὃν ἄπεισιν
ἐκ δυτικοῦ κέντρου, πρῆξιν δέ τοι ἐκ μεσάτοιο
ὕψεος εὖ φράσσαιο, τί δ' αὖ τέλος ἔσσεται αὐτῷ,
ζῴῳ ὑποχθονίῳ σάφα κεν μάλα τεκμήραιο.

"Wenn nun jemand von seiner Heimat in ein fremdes Land geht,
wirst du ihn selbst nach dem Aszendenten, das Land, zu dem er weggehen wird,
nach dem untergehenden Kardinalpunkt, das Geschäft aber nach der mittleren
Höhe wohl richtig bestimmen; was er aber für ein Ende haben wird,
dürftest du wohl ziemlich sicher aus dem unteridischen Tierkreiszeichen erschließen."

Während der Haupttext des Hephaistion hier den genuinen Dorotheostext beläßt, verwandeln ihn die Epitomai in Prosa, so daß sich hier die Umwandlung von Poesie in Prosa gut beobachten läßt:[450]

ὁ μέλλων ἀποδημεῖν ἐκ τοῦ ὡροσκόπου κριθήσεται, ὁ δὲ τόπος ἔνθα μέλλει ἀπέρχεσθαι ἐκ τοῦ δύνοντος, ἡ δὲ πρᾶξις ἐκ τοῦ μεσουρανήματος, τὸ δὲ συμπέρασμα τῆς ἀποδημίας ἐκ τοῦ ὑπογείου.

"Wer eine Reise unternehmen will, wird nach dem Aszendenten beurteilt, der Ort jedoch, zu dem er weggehen will, nach dem Deszendenten, das Geschäft nach der oberen Kulmination, der Ausgang der Reise nach der unteren Kulmination."

Die kreuzförmige Aufzählung stellt auf der horizontalen Achse den Reisenden dem Ziel seiner Reise gegenüber, etwa wie unter Nr. **15** den Opfernden und seine Opfergabe oder unter Nr. **29a** den Patienten und seine Krankheit oder unter Nr. **29b** den Arzt und die Krankheit. Daß der Deszendent einen Ort bezeichnet, finden wir auch im Kapitel über das Opfer (Nr. **15**: τὸ ἱερεῖον) oder über die Krankheit (Nr. **29a**: τὸν τόπον οὗ ὁ νοσῶν κατάκειται), meistens ist es allerdings die untere Kulmination (vgl. unter Nr. **2**).

Die vertikale Achse wird dagegen durch zwei Abstrakta bestimmt: durch den Zweck (πρᾶξις)[451] und das Ergebnis (τέλος) der Reise. Dasselbe vertikale Gegensatzpaar ist uns bereits bei den Entscheidungen (Nr. **23a**) begegnet. "Aktivitäten" überhaupt erscheinen im-

---

[450] Heph. Ep. II 3,6,1 (mit veränderter Wortstellung auch Ep. II 3,7,1) und wortgleich Ep. IV 107,1, fehlt in Ep. I.

[451] Der Dichtertext bietet die ionische Form πρῆξις, in § 7 erscheint das Wort πρᾶγμα.

mer wieder bei der oberen (vgl. unter Nr. **10a**), das Ergebnis bei der unteren Kulmination (Nr. **15**). Das seltene und späte Wort συμπέρασμα, das die Epitomai anstelle von τέλος verwenden, kehrt bei Theophilos unter Nr. **41** wieder.

Nach den vier Kentra führt das lange Kapitel auch Planeten und Tierkreiszeichen ein. Darauf folgt schließlich jener Abschnitt, der nicht mehr auf Dorotheos, sondern wahrscheinlich auf den wohl früheren Protagoras von Nikaia zurückgeht und konkret die einzelnen Wegstrecken einer Tagesreise unterscheidet. Wegen seines konkreten topochronologischen Bezuges wurde er bereits oben unter Nr. **8** behandelt.

b) Zwei Kentra

Nach den Tierkreiszeichen kommt der Astrologe **Demetrios** auch auf zwei Kentra zu sprechen:[452]

> ὡς δὲ ἐν κεφαλαίῳ εἰπεῖν, εἰ ἐκδημεῖ τις, βλεπέτω τὸν ὡροσκόπον, ὅς ἐστιν ἐκδηλωτικὸς [Boudreaux dubitanter, ἐκδημητικὸς cod.] τῶν ἐπὶ τῆς ἰδίας, τὸ δὲ δῦνον τῶν ἐπὶ τῆς ξένης.
>
> "Um es allgemein zu sagen, wenn jemand eine Reise antritt, soll er den Aszendenten beachten, der ein Anzeiger ist der Dinge im eigenen (Land), den Deszendenten jedoch, (der ein Anzeiger ist) der Dinge in der Fremde."

Anders als im Viererschema bezeichnet der Aszendent nicht den Reisenden, sondern seine Heimat. Ihm gegenüber liegt jedoch wie bei Dorotheos die Fremde. Die Kategorie "Heimat", die in der griechischen Abū Ma'šar-Übersetzung beim Aszendenten wiederkehrt (Nr. **12b/5**), erweitert beim Aszendenten folgerichtig und in konzentrischer Ausweitung die Ansiedlung der eigenen Person oder des Hauseingangs (Nr. **4a**). In der militärischen Horoskopie wird dann der Aszendent von einer ganzen Stadt besetzt (Nr. **40b.41**).

c) Zwei Quadranten

Der von D. Pingree herausgegebene **Anonymus Vaticanus** enthält auch ein Schema, das dem soeben behandelten des Demetrios ziemlich nahekommt, nur daß die beiden Kentra durch die mit ihnen beginnenden Quadranten ersetzt sind:[453]

---

[452] Demetrios CCAG VIII 3 (1912), p. 99 app. 13f.

[453] Anon. Vaticanus, ed. D. Pingree, App. II 9,1 p. 205.

ὅτι τὸ ἀπὸ τοῦ ὡροσκόπου ἄχρι μεσουρανήματος τεταρτημόριον ἀναλογεῖ τῇ ἰδίᾳ πατρίδι, τὸ δὲ ἀπὸ τοῦ μεσουρανήματος ἄχρι δύνοντος τῇ ἀλλοδαπῇ.

"Daß der Quadrant vom Aszendenten bis zur oberen Kulmination der eigenen Heimat entspricht, der von der oberen Kulmination bis zum Deszendenten jedoch der Fremde."

Terminologie und Quadrantenbildung erinnern an eines der Systeme der Lebensalter bei Paulus Alexandrinus (Nr. **13a/2**), sonst gilt das unter Nr. **28b** Gesagte.

d) Die Apoklimata

In den kardinalen Häusern (I IV VII X) haben die Sterne einen gewissen Ruhepunkt erreicht, den sie dann in den darauffolgenden Apoklimata (XII III VI IX) wieder verlassen. Darum sind diese vier Apoklimata für den Aufbruch (Nr. **9a**) und das Reisen zuständig, umgekehrt auch einmal eine Epanaphora für die Rückkehr (Nr. **9b**). So beginnt Ptolemaios sein Kapitel über das Reisen mit den Planeten und besonders mit dem Mond, "wenn er untergeht oder sich aus den Kentra herausbewegt".[454] Nur selten werden auch andere Häuser genannt.[455]

Allerdings sind nicht alle vier Apoklimata gleich wichtig. Seltener genannt werden die beiden Häuser VI[456] und XII,[457] d.h. die Apoklimata des Deszendenten (auch πρόδυ-

---

[454] Ptol. apotel. 4,8,1 δύνουσα γὰρ ἢ ἀποκεκλικυῖα τῶν κέντρων, danach auf alle Planeten bezogen Heph. 2,24,1 δύνοντα γὰρ ἢ ἀποκεκλικότα τῶν κέντρων. Vgl. auch Val. 4,7,3 ἐὰν δὲ τὰ πάντα σχήματα ἐν ἀποκλίμασιν εὑρεθῇ, κάκιστος ὁ χρόνος καὶ αἰτίας καὶ ζημίας ἐπάγων, γίνεται δὲ κατὰ τούσδε τοὺς χρόνους ἐν ξενιτείαις καὶ πράξεων μεταβολαῖς, "Wenn aber alle Konstellationen in den Apoklimata gefunden werden, ist die Zeit äußerst schlecht und bewirkt Anschuldigungen und Strafen, dies geschieht in jenen Zeiträumen bei Aufenthalten in der Fremde und Änderungen der Aktivitäten".

[455] Haus II mit Mond: Firm. math. 3,13,4; Haus VII, der Deszendent: Val. 4,12,1 (neben der Opposition der Häuser III und IX). Ptol. apotel. 4,8,1 (mit Mond oder Mars neben Haus IX). Paul. Alex. 24 p. 59,8 (neben der Todesart). p. 60,4 (mit Mars). p.61,2 (mit Mond); Rhet. CCAG VIII 4 (1921), p. 158,5; Haus X (obere Kulmination): Firm. math. 3,7,22 (mit Merkur). Paul. Alex. 24 p. 65,18 (mit Saturn, der wegen seiner langen Umlaufzeit eine lange Reise verheißt).

[456] Dor. bei Heph. 3,30,9 (= Dor. A 5,21,2): Haus VI und XII. Heph. 3,30,11 ἐν τῷ δυτικῷ κέντρῳ [...] ἢ ἐν τῷ τούτου ἀποκλίματι, "im untergehenden Kentron [...] oder in dessen Apoklima (= Haus VI)".

[457] Dor. siehe vorige Anmerkung. Firm. math. 3,8,12 *servos ..., qui semper <in> peregrinitate depereant* (mit Merkur und Sonne). Paul. Alex. 24 p. 70,2 πατρὸς ἀποξένω-

σις genannt) und des Aszendenten. Diese beiden horizontnahen Häuser gelten, wie bereits erwähnt, deswegen als ungünstig, weil sie mit dem Aszendenten keinen Aspekt bilden. Günstig sind hingegen die Apoklimata der beiden Kulminationen, das Haus III, das mit dem Aszendenten einen günstigen Sextilschein bildet, und das gegenüberliegende Haus IX, das mit dem Aszendenten den noch günstigeren Gedrittschein bildet. Darum werden gerade diese beiden Häuser für das Reisen verantwortlich gemacht. Jeweils beide Häuser nennen Vettius Valens,[458] Firmicus Maternus,[459] Paulus Alexandrinus[460] und Rhetorios.[461] Theophilos von Edessa spricht deutlich von der Opposition dieser beiden Häuser und nennt Haus IX an erster Stelle; wir haben diesen Text schon im Zusammenhang mit dem Aufbruch kennengelernt (vgl. Nr. **9a**):[462] τὴν ἐκ τόπου δὲ μετάβασιν τὸ ἀποκλῖνον ἐκ τοῦ μεσουρανήματος καὶ <τὸ> τούτου διαμετροῦν κυρίως δηλοῖ, "den Ortswechsel zeigt gültig der sich aus der oberen Kulmination herabneigende (IX) sowie der diesem gegenüberliegende Ort (III) an." Entsprechend gibt es auch weniger Hinweise auf das Reise-Haus III allein[463] als

σιν "Exil des Vaters". Vgl. auch die Interpolation im Apparat zur Stelle: ξενιτείας καὶ σίνους.

[458] Val. 4,12,1 mit der wohl nicht signifikanten Unterscheidung: Haus III ξενιτεία (so auch Haus VII) und Haus IX ἀποδημία. 4,15,1 ὁ γ' ἢ ὁ θ' τόπος [...] ξενιτείας [...] ἀποτελεῖ ἢ ἐπὶ ξένης ἢ ἀπὸ ξένων πράξεις καὶ συστάσεις ἀποτελοῦσιν, "Der dritte oder der neunte Ort [...] bewirkt Reisen oder sie bewirken Aktivitäten und Zusammenkünfte in der Fremde oder von Fremden".

[459] Firm. math. 2,19,4 *peregrinantis locus* und § 10: *est autem de ... peregrinationibus.*

[460] Paul. Alex. 24 stets ξενιτεία: p. 55,9 (Haus III). p. 63,6 (Haus IX), p. 64,8 (Haus IX zusammen mit dem Mond ξενιτεύοντας).

[461] Rhet. CCAG VIII 4 (1921), p. 144,17 τὸν περὶ ξένης λόγον (Haus III); p. 163,19 τὰ περὶ [...] ξένων (Haus IX), dazu p. 158,5 über Haus VII: ποιεῖ δὲ καὶ ξενιτείας. Aus Rhetorios schöpft Kam. Zod. 403 (Haus III): ἐκδημίαν δηλῶν und 436 (Haus IX) ἐκδημίας. Apom. CCAG II (1900), p. 132,12-14: zunächst Haus III und VIII, dann die Sonne: ἀποκλίνων ἀπὸ τοῦ μεσουρανήματος εἰς τὸν θ', "die Sonne, die aus der oberen Kulmination in das neunte Haus abwandert". Anon. Vaticanus, App. II 13,1: Haus III und IX.

[462] Theoph. CCAG XI 1 (1932), p. 222,15-17 (korrigierter Text).

[463] Horoskop vom 22.1. 122 (= Horosc. L 122,I,22 bei Neugebauer - van Hoesen, 1959, p. 119), überliefert bei Val. 5,6,112-114: Jupiter im Schützen, dem dritten Haus vom Aszendenten von der Waage an: ἐν τῷ περὶ ξένης τόπῳ, "in dem Ort, der sich auf die Fremde bezieht". Val. 2,14,5 (mit Mars und Mond).

auf das Haus IX allein, das schon in sehr frühen Texten als das eigentliche Haus der Reise[464] und bisweilen geradezu das "Haus der Abwesenheit von zu Hause" genannt wird.[465]

Es lohnt sich, dieses neunte Haus, das auch das "gute Apoklima" heißt,[466] in seinem astrologischen Kontext näher zu betrachten. Es folgt auf die obere Kulmination (Haus X), die verständlicherweise Ruhm und Glanz verleiht (Nr. **12b/1-3**) und, wenn man den sichtbaren Halbkreis der Dodekatropos mit dem menschlichen Leben, also den Aufgang mit der Geburt und den Untergang mit dem Tod gleichsetzt, die Lebensmitte markiert (Nr. **13c-e**). Für beides stellt sich dieselbe Metapher ein: ὁ κατὰ κορυφὴν (sc. τόπος) für die obere Kulmination[467] sowie κορυφὴ βίου für die Lebensmitte (Antiochos Nr. **12b/2** = **13c/1**).

Da in den schematischen Darstellungen der Süden oben liegt, wird gerade in dem Haus IX die Neigung nach unten sichtbar. Es nimmt eben jene Position ein, an der der Aufstieg bis zum Gipfel zu Ende ist und der Abstieg langsam eingeleitet wird. Man denke an die bekannten *Rotae Fortunae* des Mittelalters, wo der König oben seinen Fall beginnt (s.u. Abb. 5). Auf die Reise übertragen bedeutet dies, daß diese gleichsam aus einem Überschuß an Energie heraus angetreten wird und sich angesichts der Gefahren bereits langsam auf den Tod zubewegt. Daher sind die astrologischen Prognosen des Reisens häufig negativ besetzt.[468] Im übrigen ähneln die verschiedenen Unfälle, die für das Reisen vorausgesagt

---

[464] "Hermes" bei Thras. (Nr. **12b/1**) τὸ ϑ' ἐκδημιῶν τε καὶ τῆς ἐπὶ ξένης διαγωγῆς δηλωτικόν. Ant. (Nr. **12b/2**) ἐκδημίας δὲ καὶ ξενιτείας εἶναι ἐνδεικτικόν. "Abramos" bei Val. 2,29,4 (mit Mars). Balbillus (?) CCAG VIII 4 (1921), p. 240,14f. Rhet. ibid. p. 163,19 ξένων. Theoph.(?) CCAG XI 1 (1932), p. 264,1. Ferner Val. 2,8. Ptol. apotel. 4,8,1 (mit Mond oder Mars, neben Haus VII genannt). Firm. math. 3,4,26 (mit Mars). 3,5,33 (mit der Sonne). Vgl. E. Boer in ihrer Edition des pseudoptolemaeischen "Karpos" zum Aphorismus 41 (p. 46,1 App.): "Peregrinationes plerumque nono loco observantur." Vgl. auch F. Boll - C. Bezold - W. Gundel, Sternglaube (⁷1977), 71 über Goethe.

[465] Zod. p. 6-55 passim: "the house of absence from home".

[466] Paul. Alex. 24 p. 63,9 καλεῖται δὲ ἀπόκλιμα ἀγαϑόν.

[467] Vgl. unter Nr. **6a**. In Bezug auf ein Apoklima Ptol. apotel. 4,8,1 von Mars: ἀποκεκλικῶς τοῦ κατὰ κορυφὴν (sc.τόπου), "sich aus dem Ort des Scheitels herausbewegend".

[468] Vgl. Val. 4,7,3 (s.o.), sonst etwa Firmicus über den Planeten Saturn in zwei der Zeichen des ihm affinen Wasserdreiecks, den beiden Arthropoden Skorpion und Krebs (Firm. math. 5,3,36): *faciet tristitias dolores peregrinationes angustias.*

werden, den vielfältigen Todesarten der sogenannten βι(αι)οθάνατοι[469] (der Menschen, die einen gewaltsamen Tod erleiden).

Der Tod wird zwar durchaus auch mit dem Deszendenten, dem Haus VII des Untergangs, gleichgesetzt, doch konkurriert mit dem Deszendenten das diesem im Uhrzeigersinn vorangehende und auf das Reise-Haus IX folgende Haus VIII, das - im Sinne der Zählrichtung - auch ἐπικατάδυσις oder ἐπικαταφορά (also "das auf den Untergang folgende Haus") genannt wird (vgl. unter Nr. **12b/3**). Und damit hat es folgende Bewandtnis: Alle vier kardinalen Häuser haben grundsätzlich eine gute Bedeutung, und dazu will eine Gleichsetzung eines von ihnen mit dem Tod nicht recht passen. Dagegen galten, wie bereits oben erwähnt, die vier horizontnahen, den Aszendenten und den Deszendenten beiderseits umgebenden Häuser (XII - II und VIII - VI) als ungünstig, weil sie zum Aszendenten keinen Aspekt bilden. Daher bedeutet das Apoklima des Deszendenten (VI) Krankheit und eben gerade nicht der sich anschließende Deszendent selbst, sondern erst seine Epikataphora (VIII) den Tod.

So steht denn das Haus IX des Reisens zwischen dem der höchsten Entfaltung in der oberen Kulmination (X) einerseits und dem Haus des Todes (VIII) andererseits. Entsprechend folgt bei Ptolemaios[470] und nach diesem bei Hephaistion[471] auf das Kapitel über das Reisen (περὶ ξενιτείας) das Kapitel über die Todesarten (περὶ θανάτου ποιότητος).[472] In einer Art 'Ringkomposition' gehen beide Autoren im Reise-Kapitel von den Apoklimata aus, um am Ende des sich anschließenden Todesarten-Kapitels wieder auf sie zurückzukommen.[473] Die mittelgriechische Übersetzung des Abū Ma'šar (8. Jh.) verbindet in einer Ka-

---

[469] Zur Schreibung zuletzt W. Hübner, Βι(αι)οθανασία (1998).

[470] Ptol. apotel. 4,8 und 4,9.

[471] Heph. 2,24 und 2,25.

[472] Paul. Alex. 24 p. 59,7 assoziiert beides für den Deszendenten: σημαίνει [...] τὰς γινομένας μακρὰς ξενιτείας καὶ τὴν τοῦ θανάτου ποιότητα: "Er bedeutet [...] die langen Aufenthalte in der Fremde und die Art des Todes", vgl. Apom. (Nr. **12b/5**) ἐκτοπισμοῦ ἢ θανάτου ἢ ξενιτείας.

[473] Ptol. apotel. 4,9,15 (danach Heph. 2,25,14): ἐπὶ ξένης δὲ οἱ θάνατοι γίνονται τῶν τοὺς ἀναιρετικοὺς τόπους κατασχόντων ἀστέρων ἐν τοῖς ἀποκλίμασιν ἐκπεσόντων, "In der Fremde treten aber die Todesfälle ein, wenn die Planeten, die die verderblichen Orte innehaben, in die Apoklimata fallen".

pitelüberschrift beides:[474] περὶ ἐρωτήσεώς τινος ἀποδήμου εἰ ζῇ ἢ τέθνηκεν, "Über die Anfrage über jemanden in der Fremde, ob er lebt oder gestorben ist". Die Häuserlehre beweist, daß diese Kombination von der Reise zum Tod nicht allein assoziativ begründet ist - etwa durch die reine Tatsache, daß Reisen in der Antike gefährlicher war als heute und nicht selten tödlich endete -, sondern auch in der Reihenfolge der beiden Häuser zwischen der oberen Kulmination und dem Deszendenten, den Häusern IX und VIII.

29. Krankheit

Astrologie und Medizin sind in der "Iatromathematik" eine enge Verbindung eingegangen. Beide Wissenschaften sind durch ihre Kasuistik und Prognose methodisch verwandt, das erste Lehrbuch der Medizin (ca. 415 v.Chr.) hieß Προγνωστικόν. So dient die Stochastik der Medizin den Astrologen nicht selten als Referenzwissenschaft. Hier geht es allerdings nur um ein Gebiet von Anfragen unter vielen anderen.

Für **Dorotheos** sind zwei verschiedene Abschnitte überliefert. Beide Varianten stehen in einer griechischen Paraphrase, doch nur die zweite ist auch in der arabischen enthalten. Inhaltlich scheint die Schwere der Krankheit zuzunehmen: Der erste Abschnitt lautet περὶ ἀρρώστων, "Über Kränkelnde", der zweite περὶ κατακλίσεων καὶ νόσων, "Über Liegendkranke und (schwere) Krankheiten". Ob der nach dem gewöhnlichen Sprachgebrauch betonte graduelle Unterschied wirklich gemeint ist, muß unsicher bleiben, denn schon die erste Version spricht vom Liegen des Kranken (οὗ ὁ νοσῶν κατάκειται). Auf jeden Fall aber bestimmt im ersten Fall der Aszendent den Kranken, im zweiten jedoch den Arzt. Es steht zu vermuten, daß die beiden Kapitel sich in erster Linie dadurch unterscheiden, daß im ersten Fall der Patient, im zweiten Fall der Arzt den Astrologen konsultiert.

---

[474] Apom. myst. 2,220, bisher ebenso unveröffentlicht wie die übrigen Reise-Kapitel aus dem zweiten Buch der "Mysteria": 2,24 περὶ τοῦ εἰ μέλλει ἀποδημῆσαί τις χάριν ὠφελίας αὐτοῦ, "Über die Anfrage, ob jemand seines Nutzens wegen reisen wird", 2,29 περὶ τοῦ πότε καλή ἐστιν ἡ τῆς θαλάσσης ἀποδημία, "Über die Anfrage, ob die Reise über das Meer schön ist", 2,93 περὶ τοῦ εἰ ἐρωτηθῇς εἰ ἐξῆλθέ τις ἐκ τῆς πατρίδος αὐτοῦ, "Über den Fall, daß (ob?) du gefragt wirst, ob jemand sein Vaterland verlassen hat", 2,206 περὶ ἀποδημίας, "Über eine Reise" (ebenso 2,218 und 2,119), 2,183 περὶ πάσης ἐρωτήσεως, καὶ ἐρωτήσεως ἀποδημίας ὅτι ἔχουσιν οὐχ ὁμοίως, "Über jederlei Anfrage und die Anfrage über eine Reise, daß sie sich nicht gleich verhalten", vgl. die bequeme Inhaltsangabe von C.O. Zuretti, CCAG XI 1 (1932), p. 55-93.

a) Vom Kranken aus

Das Kapitel περὶ ἀρρώστων beginnt in der griechischen Paraphrase so:[475]

ὑπόθου τὸν ὡροσκόπον τὸν νοσοῦντα, τὸ δὲ δῦνον τὸν τόπον οὗ ὁ νοσῶν κατάκειται καὶ αὐτὴν τὴν νόσον ὁποία τις ἔσται, τὸ μεσουράνημα τὸν ἰατρόν, τὸ ὑπὸ γῆν τὴν ἀπόβασιν τῆς νόσου.

"Setze den Aszendenten als den Kranken an, den Deszendenten als den Ort, wo der Kranke daniederliegt, und die Krankheit selbst, was sie für eine sein wird, die obere Kulmination als den Arzt, die untere Kulmination als den Ausgang der Krankheit."

Die Aufzählung verläuft kreuzförmig, aber nicht Patient und Arzt stehen einander gegenüber, sondern der Kranke und seine Krankheit. Daß der Deszendent darüber hinaus den Ort des Daniederliegens bestimmen soll, paßt zum Opfer (Nr. **15**), wo der Dezendent das Heiligtum (ἱερεῖον), und zum Reisen (Nr. **28a**), wo er das Ziel der Reise bestimmt. Sonst liegt ein Ort gern auf der vertikalen Achse: seltener bei der oberen Kulmination (Nr. **33b**), häufiger dagegen bei der unteren (vgl. unter Nr. **2**).

Bei der oberen Kulmination wird der Arzt als ein höhergestelltes Wesen eingestuft (vgl. unter Nr. **15**). Das Ergebnis steht wie üblich bei der unteren Kulmination (vgl. unter Nr. **15**).

b) Vom Arzt aus

Im darauffolgenden Kapitel περὶ κατακλίσεων καὶ νόσων verteilt die griechische **Dorotheos**paraphrase die Rollen anders, denn jetzt steht der Arzt nicht mehr in der oberen Kulmination, sondern im Aszendenten:[476]

ἔστω μὲν ὡροσκόπος ὁ ἰατρός, τὸ δὲ μεσουράνημα ὁ κάμνων, τὸ δὲ δῦνον ἡ νόσος, τὸ δὲ ὑπόγειον ἡ θεραπεία.

"Es sei der Aszendent der Arzt, die obere Kulmination der Kranke, der Deszendent die Krankheit, die untere Kulmination die Therapie."

---

[475] Dor. G p. 420,17-19, zuerst herausgegeben von W. Kroll, CCAG II (1900), p. 157,12-14.

[476] Dor. G p. 425,12-13, frühere Edition von A. Olivieri, CCAG I (1898), p. 124, fol. 18,2-3.

In dieser von der arabischen Paraphrase auch für Dorotheos bezeugten Version[477] ist die Krankheit nicht mehr der Antipode des Kranken, sondern des Arztes. Daß der Kranke nun die obere Kulmination einnimmt, ist angesichts seiner Schwäche wenig plausibel. Auch die Therapie überzeugt bei der unteren Kulmination weniger als das Ergebnis der Behandlung im ersten System. Die arabische Dorotheosparaphrase nennt abweichend für den Deszendenten statt der Krankheit deren Ursache: "the cause of his illness, from what thing it is." Dorotheos hat aber in anderen Fällen die Ursache bei der unteren Kulmination angesiedelt (vgl. unter Nr. 15). So ergibt sich folgendes Paradox: Das in der arabischen Paraphrase nicht für Dorotheos bezeugte Schema wirkt schlüssiger und stimmt mit den anderen Systemen besser überein als das für ihn bezeugte. Immerhin entsprechen die drei Kentra des sichtbaren Halbkreises dem "hippokratischen Dreieck" von Krankheit, Krankem und Arzt:[478] ἡ τέχνη διὰ τριῶν· τὸ νούσημα, ὁ νοσέων καὶ ὁ ἰητρός, "die Kunst hat drei Pole: die Krankheit, der Kranke und der Arzt".

c) Einbeziehung der Häuser VI, VIII und IX

In einem Codex Matritensis hat C.O. Zuretti die beiden eben genannten Kapitel in anonymer Überlieferung und in umgekehrter Reihenfolge gefunden: Das Kapitel περὶ κατακλίσεως καὶ νόσων geht voraus, es folgt ein Kapitel περὶ ἀρρώστων καὶ ἰατρῶν, das so beginnt:[479]

> σκόπει μὲν περὶ τοῦ ἀρρώστου ἀπὸ τοῦ ὡροσκόπου καὶ τοῦ κυρίου αὐτοῦ, περὶ δὲ τῆς ἀρρωστίας ἧς ἔχει ἀπὸ τοῦ ς' τόπου καὶ τοῦ κυρίου αὐτοῦ. ὁ δὲ θάνατος αὐτοῦ ἔστω ἀπὸ τοῦ η' τόπου καὶ τοῦ κυρίου αὐτοῦ, ἡ δὲ ἔκβασις τῆς νόσου ἀπὸ τετάρτου τόπου, ἡ δὲ ἰατρεία ἀπὸ τοῦ θ' τόπου καί τοῦ κυρίου αὐτοῦ, ὁ δὲ ἰατρὸς ἀπὸ δεκάτου τόπου καὶ τοῦ κυρίου αὐτοῦ. περὶ δὲ τοῦ ποίῳ θανάτῳ τεθνήξεται, ἀπὸ τοῦ ζ' τόπου καὶ τοῦ κυρίου αὐτοῦ.

[477] Dor. A 5,41,36 "The ascendent indicates the doctor, the midheaven indicates the patient, [the sign] opposite the ascendent indicates the cause of his illness, from what thing it is, and the cardine of the fathers [the fourth] indicates his recovery and his medication."

[478] Hippocr. Epidem. 1,5 (II 636 Littré). Vgl. D. Gourevitch, Le triangle hippocratique (1984).

[479] Anon. CCAG XI 2 (1934), p. 186,3-187,1. Das Komma hinter ἀρρώστου ist dort zu tilgen.

"Betrachte die Dinge des Kranken vom Aszendenten und dessen Herrn aus, die der Krankheit, die er hat, vom sechsten Ort und dessen Herrn aus. Sein Tod aber sei vom achten Ort und dessen Herrn aus, der Ausgang der Krankheit vom vierten Ort aus, die medizinische Behandlung vom neunten Ort und dessen Herrn aus, der Arzt vom zehnten Ort und dessen Herrn aus. Über die Art, eines welchen Todes er sterben wird, vom siebenten Ort und dessen Herrn aus."

Dieser Text vermehrt die vier unter Nr. **29a** behandelten vier Kentra um drei weitere Häuser. Übereinstimmend besetzen der Kranke den Aszendenten, der Ausgang der Behandlung (ἔκβασις) die untere und der Arzt die obere Kulmination. Anders allerdings bestimmt der Deszendent nicht die Krankheit oder den Ort des Krankenlagers, sondern die Art des Todes. Dies stimmt mit jenem umfassenden Zwölfersystem überein, das den Tod nicht nur in Haus VIII, sondern auch in dem des Deszendenten oder gar in beiden Häusern ansiedelt (s. unter Nr. **12b/3**). Die Futurform (τεθνήξεται) begegnet wegen der Konkurrenz zwischen Halb- und Vollkreis sowohl im Deszendenten als auch bei der unteren Kulmination (s. unter Nr. **11b**).

Hinzugefügt werden zunächst die beiden den Deszendenten umgebenden ungünstigen, weil horizontnahen Häuser VI und VIII, die die Krankheit selbst bzw. den Tod bestimmen. Beides läßt sich aus den umfassenden Zwölfersystemen belegen: Nach Vettius Valens (Nr. **12b/3**) bedeutet Haus VI Körperschäden (σίνους) - dieses Kapitel hat der Verfasser der Handschrift kurz zuvor exzerpiert[480] -, ebenso nach "Hermes" (Nr. **12b/1**), nach Antiochos Mühen und Leiden (Nr. **12b/2**: μόχθων καὶ παθημάτων), so auch in den beiden Versionen der Oktatopos nach Thrasyllos und Antiochos (Nr. **12c**: σίνους). Der Autor über die Schwangerschaftsmonate (Nr. **14**) gibt diesem Ort sogar einen eigenen Namen: ἰατρῶν σφάκτης, "Schlächter der Ärzte".

Später geht der Text ins einzelne und betrachtet den Herrn des sechsten Ortes: Befindet sich dieser in den beiden sichtbaren Kentra, dem Aszendenten oder der oberen Kulmination,[481] dann ist die Krankheit sichtbar (φανερά), steht er jedoch in den beiden übrigen Kentra, der unteren Kulmination oder dem Deszendenten, ist es etwas Verborgenes

[480] Anon. CCAG XI 2 (1934), p. 184,16 σίνους, ἔχθρας, πάθους, ἀσθενείας.

[481] Vgl. Apom. myst. 1,162 CCAG XI 1 (1932), p. 173,20-23: Die Kentra VII und IV beziehen sich auf ἀπόκρυφα, die Kentra X und I auf φανερά.

(κρυπτόν). Von den beiden Kentra des Übergangs wird also der Aszendent schon zu den sichtbaren und der Deszendent schon zu den unsichtbaren gerechnet.

In Haus VIII hat der Tod seinen festen Platz (s. unter Nr. **12b/3**). Bei Dorotheos selbst spielt der achte Ort auch im System der Lose eine Rolle: Um den Tod zu bestimmen, soll man die Distanz zwischen dem Mond und dem achten Ort von Saturn aus auf dem Tierkreis abtragen.[482]

Neben dem Arzt bei der oberen Kulmination siedelt der Text schließlich noch im neunten Haus die Behandlung (ἰατρεία) an, die in Schema Nr. **29b** die untere Kulmination besetzt. Die Behandlung hat dort oben nicht nur wegen der Nachbarschaft zu dem Haus des Arztes ihre Berechtigung, sondern auch wegen des günstigen Gedrittscheins zum Aszendenten, der auch im Abschnitt über das Reisen (Nr. **28d**) von Bedeutung ist.

Das Haus VI, das Haus der Krankheit, wird noch bei dem Arzt Arnaldus von Villanova in das Rollenspiel der Kentra einbezogen:[483] Wie in Schema Nr. **29a** vertritt dort der Aszendent den Kranken und die obere Kulmination den Arzt und wie in Schema Nr. **29b** die untere Kulmination die Arznei bzw. Behandlung. Haus VI bestimmt wie hier die Krankheit und hat gewissermaßen den Deszendenten abgelöst. Ein Druckfehler ist ausgeschlossen, denn der zunächst fehlende Deszendent (VII) wird dann zusammen mit seinen beiden Nachbarhäusern nachgeholt, dem Haus des Todes (VIII) und dem der Krankheit (VI). Er vertritt allerdings auch dort weder eine Person noch eine Sache.

Insgesamt finden wir Besonderheiten und Veschiebungen besonders bei der Krankheit im Deszendenten. Dorotheos nennt im ersten Schema (Nr. **29a**) den Ort des Kranken, die arabische Paraphrase (Nr. **29b/2**) erwähnt statt der Krankheit selbst ihren Grund, und der anonyme Text (Nr. **29c**) verlegt die Krankheit vom Deszendenten (Haus VII) in dessen Apoklima (Haus VI), um vom Deszendenten die Art des Todes bestimmen zu lassen. All dies läßt auf eine unklare poetische Formulierung bei Dorotheos schließen.

---

[482] Dor. bei Heph. 2,25,16 = Dor. A 4,1,158.

[483] Arnaldi de Villa Nova medici acutissimi opera nuperrime revisa [...], Lugdunum 1532, *Capitula astrologiae* bei K. Sudhoff, Iatromathematiker (1902), 22f.: "Das 1. Himmelshaus gehört in der Himmelsfigur dem Kranken, das "medium coeli" dem Arzte, das 6. Haus der Krankheit, das 4. der Arznei. [...] Sind die Herren des Hauses des Todes <VIII> und des Hauses der Krankheit <VI> und des 7. Hauses mächtig, ist es schlimm für den Kranken."

30. Diebstahl

Gemessen an der Fülle der Quellen scheinen die Anfragen nach einem Dieb oder einer gestohlenen Sache ziemlich häufig gewesen zu sein. Ein anonymer Text bietet sieben Kapitel allein zu diesen Thema.[484]

a) Ein Kentron

Der frühe **Timaios** gibt in seinem Kapitel über Entlaufene und Diebe (περὶ δραπετῶν καὶ κλέπτων) hauptsächlich Prognosen nach Planeten oder Planetenkombinationen in den Kentra, wobei teilweise auch die Tierkreiszeichen hinzukommen. Beiläufig macht er einmal auch eine allgemeine Aussage über den Aszendenten:[485]

> ὅ τι δ' ἂν ᾖ κεκλοφώς, ἀπὸ τοῦ ὡροσκόπου γνώσει. [...] σελήνη ἐὰν ὑπὸ γῆν πέσῃ, δυσχερῶς ἀνευρεθήσεται.
>
> "Was er aber gestohlen hat, wird er (man?) vom Aszendenten aus erkennen. [...] Fällt der Mond in die untere Kulmination, wird es (er?) nur schwer wieder aufgefunden werden.

Der Aszendent wird hier also von keiner Person besetzt, weder vom Dieb (der ja selten der Anfragende gewesen sein dürfte) noch von dem Bestohlenen, sondern von der gestohlenen Sache. Das folgende gehört nur noch bedingt hierher, weil es auf die Planeten ankommt. Wenn das Diebesgut nur schwer wiedergefunden wird, wenn sich der Mond in der unteren Kulmination befindet, wirkt die Verborgenheit der unteren Kulmination (vgl. unter Nr. **3**). Diese Einzelheit nimmt etwas vorweg, was später weiter ausgeführt wird (Nr. **32b**). Im übrigen läßt der Text nicht erkennen, ob er schon hier von dem gestohlenen Diebesgut zum entlaufenen Sklaven übergeht, weil die Form ἀνευρεθήσεται beides hergibt. Kurz danach handelt es sich eindeutig um den Dieb: τὸ ζῆν κινδυνεύσει ἢ ὃ ἔξει μεθ' ἑαυτοῦ ἀπολέσει, "Er wird sein Leben riskieren oder das, was er bei sich hat, verlieren." Das folgende wird unter dem entlaufenen Sklaven behandelt werden (Nr. **31c**), wo Timaios wieder nur ein einziges Kentron besetzt.

---

[484] Anon. CCAG IV (1903), p. 88-90. Mit diesem Thema beginnen die speziellen Anfragen bei Sphuj. 64. Vgl. Max. 567-610: das Ende des Überlieferten.

[485] Timaios CCAG I (1898), p. 98,39.

b) Vier Kentra

Die von Timaios erwähnte Einzelheit gehört zu einem kompletten Viererschema, das die arabische Paraphrase für **Dorotheos** sichert. Bei Hephaistion lautet der knappe Text so:[486]

> ἔστω ὁ μὲν ὡροσκόπος τὸ κλαπέν, τὸ δὲ μεσουράνημα ὁ ζητῶν, τὸ δὲ δῦνον ὁ κλέψας, τὸ δὲ ὑπόγειον ὁ τόπος ἔνθα τὸ κλαπὲν ἀπεκόμισεν ὁ κλέπτης.
>
> "Es sei der Aszendent das Gestohlene, die obere Kulmination der Suchende (Eigentümer), der Deszendent derjenige, der gestohlen hat, die untere Kulmination der Ort, wohin der Dieb das Gestohlene weggeschafft hat."

Dieses Schema konstruiert nicht etwa, wie zu erwarten, einen Antagonismus zwischen dem Dieb und dem Bestohlenen, sondern zwischen dem Dieb und dem Diebesgut, wie das etwa auch beim Opfernden und seiner Opfergabe der Fall ist (Nr. **15**), und zwar mit dem Diathesenpaar τὸ κλαπέν - ὁ κλέψας. Die arabische Paraphrase macht diese Oppositionsstellung besonders deutlich: "opposite the ascendant". Zum Diebesgut beim Aszendenten tritt der Dieb beim Deszendenten,[487] weil die Gestirne in diesem Haus in die unsichtbare Hälfte 'fliehen', wie etwa flüchtige Sklaven (Nr. **31c/1**) oder Soldaten (Nr. **39**) und dann auch der ebenfalls als ὁ φεύγων bezeichnete Angeklagte in einem Prozeß (Nr. **26a/1**, mehr unter Nr. **18**). Der Bestohlene bei der oberen Kulmination wird weniger als Opponent des Diebes angesehen denn als Eigentümer und Herr über die gestohlene Sache. Der griechische Text betont nicht etwa wie die arabische Paraphrase ("the owner, from whom theese goods were stolen") den Verlust des Eigentums, sondern eröffnet mit dem Ausdruck ὁ ζητῶν schon die weitere Konsequenz des Diebstahls:[488] Der Bestohlene will seine Sache wiederfinden. Damit erinnert dieser Abschnitt an die Suche nach flüchtigen Sklaven (Nr. **31c.32**) oder Deserteuren (Nr. **39**).

---

[486] Heph. 3,42,24, wortgleich Ep. II 2,25,22 und Ep. IV 120,24. Dor. A 5,35,20 ist ausführlicher und rettet noch mehr vom Urtext: "he would look concerning what was stolen or lost from the ascendent, and at the midheaven for the owner of the goods, who is the one from whom these goods were stolen and who is seeking them, and for the matter of the thief from [the sign] opposite the ascendent, and the shelter of the thieves [for] what they stole [and] where they put the goods from the cardine under the earth."

[487] Nach Sphuj. 64,7 werden Gestalt und Farbe eines Diebes nach den Planeten im Aszendenten *oder* Deszendenten bestimmt.

[488] In einem schwer zu verstehenden Text des Timaios kehrt das Verbum wieder: s. unter Nr. **31a**.

Die untere Kulmination zeigt wieder einen Ort an (vgl. unter Nr. **2**), hier mit der besonderen Bedeutung der Unsichtbarkeit (Nr. **3**: τὰ λαθραῖα), wie auch im Fall des flüchtigen Sklaven, der nur schwer wiedergefunden wird, wenn der Mond im unsichtbaren Halbkreis steht (Nr. **32a**).

31. Sklavenflucht

Ebenso zahlreich wie die Aussagen zum Diebstahl sind die über entwichene Sklaven.[489] Der oben genannte Timaios verbindet beide Themen in einem Kapitel (περὶ δραπετῶν καὶ κλέπτων). Es wird häufig so gewesen sein, daß entwichene Sklaven gleichzeitig auch etwas gestohlen und mitgenommen haben. So sagt Hephaistion:[490] ὅσα δὲ περὶ τῶν κλεπτόντων εἴρηται, τοσαῦτα καὶ περὶ τῶν δραπετευόντων δούλων δεῖ σκοπεῖν, "Wieviel über die Stehlenden gesagt ist, soviel muß man auch über die entlaufenen Sklaven betrachten." Dennoch werden beide Bereiche in der Katarchenhoroskopie streng getrennt. Es ist vielleicht kein Zufall, daß im Laufe der Zeit die Zahl der Kentra kontinuierlich gewachsen ist von einem Kentron bei Timaios über zwei Kentra bei Dorotheos zu allen vier Kentra bei Hephaistion: Die Lehre wurde ständig verfeinert.

a) Ein Kentron und ein Luminar

Es zeigte sich, daß der Astrologe **Timaios** beiläufig den Aszendenten mit dem Diebesgut identifiziert. An einer späteren Stelle identifiziert er die obere Kulmination mit dem Eigentümer, dabei kombiniert er einen Kardinalpunkt mit einem Luminar. Wie Hephaistion bei der Ankunft eines Reisenden (Nr. **9b**) die Epanaphora des Aszendenten (Haus II) und die Sonne einander gegenüberstellt, so Timaios den Mond und die obere Kulmination:[491]

σελήνην ποιήσωμεν τὸν δραπέτην, τὸ δὲ μεσουράνημα τὸν κύριον.

---

[489] Einige Astrologentexte berührt F. Kudlien, Zur sozialen Situation (1988), 232-252. Vgl. die zodiakalen Prognosen bei Dor. A 5,36,59-74 und entsprechend Dor. G p. 417,24-418,16, ferner das lange Kapitel Max. 320-438 (= c. 8 der Paraphrase) und Anon. CCAG XII (1936), p. 192-195. Vgl. im übrigen zur Sklavenflucht L. Schumacher, Sklaverei (2001), 284-288.

[490] Heph. 3,42,38, zusammenfassend 3,47,98 καὶ περὶ μὲν δρασμοῦ καὶ φυγῆς καὶ κλοπῆς τοσαῦτα, "Soweit über das Entweichen und die Flucht und den Diebstahl." Vgl. die Junktur beim Anon. Vaticanus 68,1 τοῖς κλεψὶ [...] καὶ τοῖς δραπέταις.

[491] Timaios CCAG I (1898), p. 99,19-20.

"Den Mond wollen wir zum Entlaufenen machen, die obere Kulmination zum Herrn."

Der Mond paßt zu einem Entlaufenen insofern, als er das sich am schnellsten bewegende Gestirn ist, das sich stets von der Sonne zu entfernen scheint. Außerdem wird das Zu- und Abnehmen des Mondes später in die Deutung mit einbezogen. Entsprechend erwartet man dann die Sonne für den Herrn, diese wird später aber nur indirekt genannt:[492]

ἐὰν δύνῃ ὁ Ἥλιος [...], ὁ κύριος θᾶττον τελευτήσει καὶ ὁ δραπέτης ἀναχθήσεται, "Wenn die Sonne untergeht (d.h. im Deszendenten steht) [...], wird der Herr schnell sterben, und der Entlaufene wird zurückgebracht werden."

Es zeigte sich bereits, daß der Deszendent zum Tod gehört (s. unter Nr. **12b/3**). Doch zuvor wird statt der Sonne die obere Kulmination auf den Herrn bezogen, und das wird später noch einmal wiederholt[493]. Daß die obere Kulmination und die Sonne zusammengehören, wird dadurch verständlich, daß die Sonne ihre höchste Energie entfaltet, wenn sie oben kulminiert. So verbindet auch Ptolemaios beides miteinander.[494] Daß die obere Kulmination dem Herrn gehört, finden wir in diesem Themenbereich auch bei Dorotheos (Nr. **31b**) und Hephaistion (Nr. **31c/1**) und "Palchos" (Nr. **31c/3**), vgl. sonst unter Nr. **15**. Dorotheos gibt dem Sklaven außer dem Mond auch den Aszendenten, und es ist gut möglich, daß in dem - im übrigen lückenhaften - Text des Timaios der Aszendent für den entlaufenen Sklaven zu ergänzen ist. Bei der Bedrohung der Zwangsherrschaft (Nr. **36b**) teilt Theophilos die beiden Luminare eben den ersten beiden Kentra zu: den Mond dem Aszendenten und die Sonne der oberen Kulmination.

---

[492] Ibid. p. 99,25.

[493] Ibid. p. 99,27 ὁμοίως κατανόει καὶ τὸ μεσουράνημα, καὶ ἐὰν οἱ κακοποιοὶ ἐπ' αὐτῷ τύχωσι, τῷ κυρίῳ πλείονα ζημίαν καὶ βλάβην ζητοῦντι ἐποίσουσιν ἢ ὠφέλειάν τινα εὑρίσκουσιν. Der Text ist schwierig: "Auf dieselbe Weise beachte auch die obere Kulmination, und wenn sich die ungünstigen (Planeten) in ihr befinden, werden sie dem Herrn nützen, wenn er eine härtere Strafe und größeren Schaden (für den Dieb?) sucht, als daß sie einen Nutzen finden." Oder wenn man die Akkusative anders bezieht: "... werden sie dem suchenden Herrn eine härtere Strafe und größeren Schaden bringen, als daß sie einen Nutzen finden."

[494] Ptol. apotel. 4,4,1 (vgl. unter Nr. **10a**): ἀπὸ τοῦ τε ἡλίου καὶ τοῦ μεσουρανοῦντος ζῳδίου, "nach der Sonne und dem oben kulminierenden Tierkreiszeichen".

b) Zwei Kentra und beide Luminare

Die arabische **Dorotheos**paraphrase und Hephaistion beginnen ihr langes Kapitel über Entlaufene (περὶ δραπετῶν) mit einer Kurzfassung, die sich auf zwei Kentra beschränkt. Die zweite Hephaistion-Epitome gibt hier als Quelle ausdrücklich Dorotheos an: φησὶν ὁ Δωρόθεος οὕτως.[495] Danach heißt es im Haupttext:[496]

> γνωσόμεθα τὸν μὲν δραπέτην ἐκ τῶν τῇ σελήνῃ καὶ τῷ ὡροσκόπῳ συμβεβηκότων, τὸν δὲ δεσπότην ἐκ τῶν τῷ ἡλίῳ καὶ τῷ μεσουρανήματι.
>
> "Wir werden den Entlaufenen aus dem erkennen, was dem Mond und dem Aszendenten, den Herrn jedoch aus dem, was der Sonne und der oberen Kulmination widerfährt."

Dieselbe Lehre wird später noch einmal mit anderen Worten wiederholt:[497]

> τινὲς δὲ πάλιν καὶ οὕτως ἀπονέμουσιν· τὴν μὲν σελήνην καὶ τὸν ὡροσκόπον τῷ φεύγοντι, τὸν δὲ ἥλιον καὶ τὸ μεσουράνημα τῷ κυρίῳ.
>
> "Einige aber teilen (die Kentra) wiederum auch so zu: den Mond und den Aszendenten dem Entlaufenen, die Sonne und die obere Kulmination dem Herrn."

Die deutliche Antithese ist sachlich auf zweifache Weise gegeben: Zum einen entsprechen die beiden Luminare dem sozialen Unterschied: Nicht nur daß die Sonne heller scheint als der Mond, der Mond hat auch von ihr sein Licht. Die Tatsache, daß Theophilos in seinem Kapitel über Zwangsherrschaft (Nr. **36b**) die beiden Luminare in derselben Weise auf Herrscher und Untertan verteilt, beweist, daß er in dieser Methode von früheren Autoren abhängt. Hinzu kommt die schnellere Bewegung des Mondes. Das Zurückfallen des Mondes hinter die übrigen Planeten, insbesondere die Sonne, sein "Abfließen" (ἀπόρροια), konnte man bequem auf das Weglaufen eines Sklaven übertragen (vgl. unter Nr. **18**).

Die zweite sachliche Antithese beruht nun nicht auf einer diametralen Opposition zweier Kentra, sondern Aszendent und obere Kulmination bilden einen Geviertschein. Der Herr besetzt wie üblich die obere Kulmination (vgl. unter Nr. **15**). So auch im Konkurrenz-

---

[495] Heph. Ep. II 2,23,1 sowie in der Überschrift: περὶ δραπετῶν ἕτερα διάφορα Δωροθέου καὶ ἑτέρων σοφῶν. Es handelt sich um das Fragment 100a Stegemann.

[496] Heph. 3,47,1 und wortgleich die Epitomai Ep. II 23,1. Ep. IV 126,1.

[497] Heph. 3,47,58, fast wortgleich die Epitomai Heph. Ep. I 50,7. Ep. II 2,23,45. Ep. IV 126,58.

schema Nr. **31b**: Der Entlaufene besetzt den Aszendenten, weil dieser Kardinalpunkt normalerweise diejenige Person bestimmt, die im Zentrum des Interesses steht. Daß er jedoch - ebenso wie ein Dieb - an der gegenüberliegenden Position beim Deszendenten mit größerer Plausibilität erscheint, wird das Schema Nr. **31c/1** zeigen.

Beiläufig besetzt Dorotheos noch einmal den Aszendenten mit dem Entlaufenen:[498]

> ἐπεὶ δὲ ἡ ὡροσκόπησις τῆς καταρχῆς τοῦ φυγόντος ἄδηλός ἐστι, δεῖ τιθέναι ἐκεῖνον ὡροσκόπον ὁπότε ἤκουσεν ὁ τοῦ φυγόντος δεσπότης τὴν ἀγγελίαν τῆς φυγῆς.
> "Da aber das Stellen eines Horoskops für den Zeitpunkt des Entlaufenen (des Entlaufens) unklar ist, muß man jenen Aszendenten (azendierenden Zeitpunkt) zugrunde legen, als der Herr des Entlaufenen die Nachricht von der Flucht gehört hat."

Wenn der genaue Zeitpunkt des Entweichens unbestimmt war, behalf man sich also mit demjenigen, an dem der Besitzer von der Flucht seines Sklaven erfuhr. Das erinnert methodisch an die fast ausschließlich benutzten Geburtshoroskope, obwohl man erkannt hatte, daß das Leben eigentlich mit der Zeugung anfängt. Nur war der genaue Zeitpunkt in den seltensten Fällen zu bestimmen. So nahm man in der Regel mit dem Zeitpunkt der Geburt vorlieb.

c) Vier Kentra

Erst später in dem Kapitel erwähnt **Hephaistion** ein System mit allen vier Kentra, das die arabische Paraphrase nicht für Dorotheos sichert. Die einzelnen Fassungen dieser am weitesten verbreiteten Version divergieren so stark, daß es sich in diesem Fall empfiehlt, einen textkritischen Apparat beizugeben:[499]

> τινὲς δὲ καὶ τὰ κέντρα ἐμέρισαν οὕτως· τὸ μὲν δῦνον τῷ φεύγοντι, τὸ δὲ μεσουράνημα τῷ δεσπότῃ, τὸν δὲ ὡροσκόπον τοῖς βασταχθεῖσιν, τὸ δὲ ἀντιμεσουράνημα τῷ ἀναπείσαντι.
> ----------

[498] Dor. G p. 418,17-21, bei Heph. 3,47,51 zu ergänzen, vgl. Dor. A 5,36,77, wo diese Ersatzmaßnahme nur für den Fall empfohlen wird, wenn der Besitzer den Zeitpunkt der Flucht nicht kennt.

[499] Heph. 3,47,57 mit Varianten aus Ep. I 50,6. II 2,23,44. IV 126,57. Das Kapitel wurde bereits früh gesondert herausgegeben von D. Bassi und Ae. Martini, CCAG IV (1903), p. 151,8-11 (aus Ep. I: cod. Parisininus gr. 2506 und cod. Neapolitanus II C.33) sowie von F. Cumont, CCAG VIII 1 (1929), p. 154,23-25 (Hephaistiontext im Vergleich mit Ep. I: cod. Parisinus gr. 2506).

βασταχθεῖσιν (ἤγουν τοῖς ἀποκλαπεῖσι supra lineam) P[2] βασταγόσιν P βασταγεῖσι Ep. II cod. C (βασταγίσι cod. V) ἀποκλαπεῖσιν Ep. I lacuna XII fere litterarum Ep. IV ἀντιμεσουράνημα P[2] in margine Ep. I cod. B Ep. II Ep. IV μεσουράνημα P Ep. I cod. C τῷ ἀναπείσαντι Ep. I Ep. II cod. C (τῷ ἀναπτήσαντι cod. V) Ep. IV τὸν ἀπαντήσαντα P τῷ ἀπαντήσαντι Cumont Pingree

"Einige aber haben auch die Kardinalpunkte folgendermaßen verteilt: den Deszendenten dem Fliehenden, die obere Kulmination dem Herrn, den Aszendenten den Verfolgern ("Knüppelträgern"), die Gegenkulmination dem, der (den Flüchtling) zur Rückkehr bewegt."

Der Entlaufene hat seine Position gewechselt: Weil er ganz im Zentrum des Interesses steht, besetzt er nicht mehr den Aszendenten, sondern den Deszendenten wie der Dieb unter Nr. **30b**. Damit gewinnt das Schema an Bildkraft, denn in dieser neuen Position verschwindet der Sklave ebenso wie die Gestirne am Westhorizont in die unsichtbare Himmelshälfte. Entsprechend wird der Entflohene zu einen im Gegensatz zu allen anderen Systemen von Nr. **31** mit dem Partizip ὁ φεύγων bezeichnet (vgl. unter Nr. **18**), und zu anderen beginnt dieses Schema ausnahmsweise mit dem Deszendenten. Danach werden die Kentra zyklisch, aber rückwärts durchlaufen. Komplementär dazu verhält sich der Abschnitt über Schiffe (Nr. **7**): Dort werden nicht die Kentra, sondern die Teile des Schiffes in der Reihenfolge ihres Aufgehens von hinten nach vorne aufgezählt: Heck - Mitte - Bug.

Wie im vorherigen Zweierschema (Nr. **31b**) wird nicht der Herr als Antipode des Sklaven angesehen, sondern eine Gruppe von Leuten, die in den Handschriften verschieden bezeichnet werden: entweder als "Knüppelträger", also seine Verfolger, die wie die von Deserteuren (Nr. **39**) im Aszendenten angesiedelt sind, oder als die Bestohlenen: τοῖς ἀποκλαπεῖσιν - wenn denn diese Form als Maskulinum aufzufassen ist. Für ein Maskulinum könnte vielleicht der Plural sprechen, doch in dem inhaltlich eng verwandten Schema über den Diebstahl (Nr. **30b**) steht dem Dieb beim Deszendenten eindeutig die gestohlene Sache im Aszendenten gegenüber, und dort erscheint der Singular des Neutrums: τὸ κλαπέν bzw. "what was stolen or lost".

Noch schwieriger ist schließlich die Bestimmung des letzten Kardinalpunktes, der unteren Kulmination, die hier mit dem seltenen Wort ἀντιμεσουράνημα (vgl. Nr. **13d/4**) als Gegenposition zur oberen Kulmination bezeichnet wird. Ptolemaios hatte es für die Sklavenstrafe der Kreuzigung verwandt (Nr. **34**). F. Cumont hat aufgrund der beiden ihm vorliegenden Lesarten τὸν ἀπαντήσαντα (P), "den Begegnenden", und τῷ ἀναπείσαντι (Ep. I cod. C), "dem Überredenden", die Konjektur τῷ ἀπαντήσαντι vorgeschlagen ("dem Begegnenden"). Dennoch versucht er auch eine Erklärung der Variante τῷ ἀναπείσαντι: "i.e. instigatori?". Pingree übernimmt Cumonts Konjektur τῷ ἀπαντήσαντι (ohne Quellenangabe) in seinen Haupttext. Das konjizierte Verbum ist immerhin an anderer Stelle überliefert: Beim Gastmahl (Nr. **19**) besetzen die "Begegnenden" (οἱ ἀπαντῶντες) das Haus VIII. Dennoch scheint in diesem Zusammenhang ein "Begegnender" wenig sinnvoll zu sein. Dagegen gibt die in allen drei Epitomai erhaltene Form τῷ ἀναπείσαντι einen guten Sinn: Es dürfte sich um diejenige Person handeln, die den Entlaufenen zur Umkehr bewegt, und diese Situation paßt zur 'Umkehr' der Gestirne an der unteren Kulmination.[500] Daher wurde hier die Wortform in den Text übernommen.

Anders als Hephaistion beginnt ein späteres Kapitel sogleich mit den vier Kentra über Sklavenflucht: περὶ (τῶν) δραπετευόντων. Es ist in ähnlicher Form zweimal überliefert und im ersten und im letzten Band des Catalogus herausgegeben worden. Beide Stellen stammen aus Sammelhandschriften des "**Palchos**", also des ins Griechische übersetzten Abū Maʿšar. Die ausführlichere Version hat A. Olivieri aus einem Codex Laurentianus herausgegeben. Das Kapitel wird dort innerhalb des Florilegiums dem **Demetrios** zugeschrieben.[501] Den zweiten Text, der direkt unter dem Namen des "Palchos" überliefert ist, hat M.A.F. Šangin aus einem Codex Mosquensis herausgegeben, mit dem F. Cumont den Codex Romanus Angelicus Nr. 2 verglichen hat.[502] Wegen der Abweichungen im Wortlaut seien hier beide Texte nebeneinandergestellt:

---

[500] Entfernt vergleichbar, aber aus demselben Geist geboren ist bei Manilius (5,409-412) die Ansiedlung der doppeldeutig als *Fides* bezeichneten Leier bei Capricornus <10°> in der Nähe der Wintersonnenwende: Wie die Sonne nach ihrem Abstieg wieder nach oben schwenkt, so erzeugt die Kombination von Steinbock und Leier an jener Stelle Folterknechte, die verborgenes Wissen ans Licht bringen, vgl. W. Hübner, Die Eigenschaften (1982), 595f. ad l.

[501] "Palchos" c. 60: Δημητρίου περὶ δραπετεύοντος CCAG I (1898), fol. 113 (236^v), p. 104,2-106,15. Die generelle Einleitung reicht bis p. 104,5. Für die beiden letzten Kentra werden die Angaben später wiederholt: p. 105,22 τὸ <δὲ> δῦνον ἀποτέλεσμά ἐστιν, "der Deszendent ist das Ergebnis" und p. 105,35 τὸ ὑπόγειον εἰς ποῖον κλίμα ἧκε καὶ ποῦ μέλλει [μέλλῃ Olivieri] μένειν, "die untere Kulmination (zeigt), in welche Region er gelangt ist, und wo bleiben wird."

[502] "Palchos" CCAG XII (1936), p. 192,12- 193,1.

Demetrios, ed. A. Olivieri

ὁ ὡροσκόπος ἐστὶν ὁ δραπετεύων καὶ ὁ χρόνος τῆς εὑρέσεως αὐτοῦ, τὸ μεσουράνημα ἡ αἰτία τῆς φυγῆς, τὸ δῦνον τὸ ἀποτέλεσμα τοῦ δραπετεύσαντος, τὸ ὑπόγειον εἰς ποῖον κλίμα ὑπάγει καὶ ποῦ μέλλει μένειν.

"Der Aszendent ist der Entlaufende und die Zeit seiner Auffindung, die obere Kulmination die Ursache der Flucht, der Deszendent den Erfolg des Entlaufenen, die untere Kulmination (zeigt an), in welche Gegend (Breite) er entweicht und wo er sich aufhalten wird."

"Palchos", ed. M.A.F. Šangin

ὁ ὡροσκόπος ἐστὶν ὁ δραπετεύων καὶ ὁ χρόνος τῆς εὑρέσεως αὐτοῦ, τὸ μεσουράνημα ἡ αἰτία τῆς ἀποφυγῆς καὶ ὁ δεσπότης τῶν ποινῶν, τὸ δυτικὸν τὸ ἀποτέλεσμα τοῦ δραπετεύσαντος, τὸ ὑπόγειον, εἰς ποῖον κλίμα ὑπάγει ἢ ποῦ μέλλει ὁδεύειν.

"Der Aszendent ist der Entlaufende und die Zeit seiner Auffindung, die obere Kulmination die Ursache des Entweichens und der Herr der Strafen, der Deszendent der Erfolg des Entlaufenen, die untere Kulmination (zeigt an), in welche Gegend (Breite) er entweicht oder wohin er gehen wird."

In beiden Texten wird dann der Zodiakos pro Kentron nach sämtlichen zwölf Tierkreiszeichen durchgegangen, wobei die Prognosen in Einzelfällen durch die Planeten noch weiter modifiziert werden. Dadurch ergibt sich eine extreme Vielfalt von Einzelprognosen. Die Bevorzugung der Tierkreiszeichen vor den Planeten paßt zu dem, was wir sonst von Abū Ma' šar wissen.[503]

Wie in Schema Nr. **31b** wird der Entlaufene vom Aszendenten regiert. Der Zusatz ὁ χρόνος τῆς εὑρέσεως betont wie beim Diebstahl (Nr. **30b**), daß man das Verlorene wiederfinden will. Dieses kommt dort aber dem Herrn als dem Suchenden bei der oberen Kulmination zu. In diesem Schema erinnert der Grund (αἰτία) bei der oberen Kulmination an τὸ αἴτιον in den Theophilos-Kapiteln über Herrschaft und Kriegsführung (Nr. **36a.b/1**), es wurde jedoch bereits deutlich, daß der Grund einer Handlung bei der unteren Kulmination sinvoller ist (vgl. unter Nr. **15**).

503 W. Hübner, Die Eigenschaften (1982), 348 mit Anm. 13.

Der Herr hat auch hier wieder wie in den beiden vorherigen Versionen (Nr. **31b.c/1**) bei der oberen Kulmination seinen gewohnten Platz (vgl. unter Nr. **15**). Daß ihn "Palchos" besonders als "Herrn über die Strafen" bezeichnet, hat seine inhaltliche Entsprechung in den "Knüppelträgern" beim Aszendenten unter Nr. **31c/1** und dem wenig verständlichen Text des Timaios über den Diebstahl (Nr. **30b**): τῷ κυρίῳ πλείονα ζημίαν καὶ βλάβην ζητοῦντι.

Was das "Bewirkte" (ἀποτέλεσμα) sein soll, ist in diesem Zusammenhang schwer zu erraten. Es bezeichnet vielleicht das Gelingen der Flucht und damit die Flucht selbst. Sonst erscheint die Kategorie "Ergebnis" nicht beim Deszendenten, sondern bei der unteren Kulmination (vgl. unter Nr. **15**). Dasselbe Wort ἀποτέλεσμα begegnet im Abschnitt über die Heirat (Nr. **24**), im Kapitel über das Testament (Nr. **25**) allerdings an der gegenüberliegenden oberen Kulmination. Im übrigen bestimmt die untere Kulmination auch hier wieder einen Ort (vgl. unter Nr. **2**). Wieder kommt es besonders auf die Unsichtbarkeit der unteren Kulmination an (vgl. unter Nr. **3**), am ehesten läßt sich hier das Versteck von Diebesgut vergleichen (Nr. **30b**). Anders liegt der Fall bei dem Ziel, das dem Reisenden bekannt ist (Nr. **28a**). Folglich befindet es sich auch nicht bei der unsichtbaren unteren Kulmination, sondern beim Deszendenten als eine Art Partner des beim Aszendenten angesiedelten Reisenden selbst.

32. Wiederfinden eines Entlaufenen

In den Abschnitten über den Diebstahl (Nr. **30**) und Sklavenflucht (Nr. **31**) ging es immer wieder auch um das Versteck und die Chance des Wiederfindens. Zwei frühe Zeugnisse berühren hierbei auch die tägliche Rotation.

a) Zwei Halbkreise

Protagoras von Nikaia achtet zunächst auf den Hausherrn des Aszendenten zum Zeitpunkt der Flucht. Ist er rückläufig, kehrt der Entlaufene freiwillig zu seinem Herrn zurück; ist er der gegen nicht rechtläufig und in seinem eigenen Haus oder Bezirk, ist der Flüchtige im Haus versteckt oder er wird in der Stadt oder ihrer Umgebung entdeckt, und zwar unterschiedlich schnell:[504]

> ... καὶ θᾶττον ἐὰν ἐν τῷ ὑπὲρ γῆν ἡμισφαιρίῳ τύχῃ ὥσπερ βραδύτερον εἰ ἐν τῷ ὑπὸ γῆν εἴη.

[504] Protagoras bei Heph. 3,47,53, fast wortgleich Ep. I 50,2. II 2,23,40. IV 126,53.

"... und zwar schneller, wenn er sich im überirdischen Halbkreis befindet, sowie langsamer, wenn er in dem unterirdischen ist."

Die Analogie ist klar: Befindet sich der Planet in dem sichtbaren Halbkreis, findet man den Entlaufenen leichter, befindet er sich im unsichtbaren, erst nach längerer Zeit. Zentrum der unsichtbaren Hälfte ist die untere Kulmination, die alles Verborgene bestimmt (s. unter Nr. 3). Timaios überträgt diesen Gegensatz auf die Kentra (Nr. **32b**).

Auch Hephaistion kennt diese Lehre. Er bezieht sich auf einen Autor, dessen Name im Text ausgefallen ist, und macht speziell die Stellung des Mondes die beiden Hemisphären verantwortlich:[505]

ἐπιμελέστερον δὲ χρὴ προσέχειν τῇ σελήνῃ· ἐμφαίνει γὰρ αὕτη πάντα. καὶ πρῶτον τὸ ὑπὲρ γῆν ἡμισφαίριον διοδεύουσα εὔκολον τὴν εὕρεσιν ποιεῖται, τὸ δὲ ὑπὸ γῆν δύσκολον καθὼς λέγει <...>.

"Man muß aber genauer auf den Mond achten, denn dieser erhellt alles. Und zunächst macht er, wenn der die oberirdische Hemisphäre durchschreitet, das Auffinden leicht, die unterirdische hingegen schwer, wie auch <...> sagt."

Auch hier ist wohl der Aufenthalt über oder unter dem Horizont gemeint, wenn auch beim Mond auch eine andere Tatsache von Belang ist: Seine Bahn weicht bekanntlich am stärksten von allen Wandelsternen von der Ebene der Sonnenbahn ab, darum könnte auch diese längerfristige Bewegung gemeint sein.

b) Drei Kentra

Ebenfalls relativ früh wirkt der Astrologe **Timaios**. Dieser identifiziert beiläufig den Aszendenten mit dem Diebesgut (Nr. **30a**) und die obere Kulmination mit dem Herrn bzw. Eigentümer (Nr. **31a**). Den Ansatz zu einem ganzen System bietet er bei der Frage, ob und wie ein Flüchtling wiedergefunden wird. Geht er schon vorher unvermerkt vom Diebesgut zum Entlaufenen über, so verquickt er auch hier zwei verschiedene Dinge, Kentra und Himmelsrichtungen:[506]

---

[505] Heph. 3,47,59-60, fast wortgleich Ep. I 50,9. II 2,23,46-47. IV 126,59-60. Bei ihnen findet sich überhaupt kein Hinweis auf eine Quelle.

[506] Timaios CCAG I (1898), p. 99,5-11.

καὶ ἐὰν ἐπὶ ὡροσκόπου γένηται, μηνυϑεὶς εὑρεϑήσεται· ἐὰν δὲ ἐπὶ τοῦ μεσουρανήματος, ἐν ἐπιφανεῖ καὶ πολυοχλουμένῳ τόπῳ εὑρεϑήσεται· ἐὰν δὲ ὑπὸ γῆν, δυσχερῶς εὑρεϑήσεται ὑπὸ μηνυτοῦ. ὅταν τι μέσον ἄρξηται τῆς ὁδοῦ ὁδεύειν, ἐν ἀρχῇ τῆς ἐξόδου κρατηϑήσεται· ὅταν τις <είς> τὸ δυτικὸν πορευόμενος, καὶ ἅμα ἐν τόπῳ καϑύγρῳ κρατηϑήσεται· ὅταν τις εἰς ἀρκτικὸν πορευόμενος, δυσχερῶς κρατηϑήσεται.

"Und wenn es (der Aspekt?) beim Aszendenten geschieht, wird er aufgrund einer Anzeige gefunden werden; wenn bei der oberen Kulmination, wird er an einem öffentlichen und frequentierten Ort gefunden werden; wenn aber in der unteren Kulmination, wird er schwer durch einen Denunzianten gefunden werden. Wenn er anfangen wird, irgendwie den mittleren Weg zu gehen, wird er am Anfang des Ausweichens (Ausgangs) überwältigt werden; wenn einer nach Westen aufbrechend (seinen Weg beginnen wird), wird er sogleich an einem feuchten Ort überwältigt werden; wenn einer nach Norden aufbrechend, wird er schwer überwältigt werden."

Der Anfang ist unklar. Vorher war vom Aspekt der beiden schlimmen Planeten, Saturn und Mars, die Rede. Dieser scheint weiterzuwirken. Vielleicht ist aber auch, ohne daß es gesagt würde, der Mond gemeint, denn diesen nennt der Paralleltext des Demetrios (Nr. **32c**).

Der Text gliedert sich deutlich in zwei Abschnitte. Zunächst geht es in den Kentra um das Finden (εὑρεϑήσεται), dann in drei Richtungen um die Ergreifung des Flüchtigen (κρατηϑήσεται). Beide Abschnitte sind jeweils dreigeteilt: Die ersten beiden (sichtbaren) Kentra lassen den Flüchtling leicht gefunden werden, und zwar der Aszendent durch eine Anzeige und die obere Kulmination gemäß der vollen Entfaltung des Sonnenlichts in aller Öffentlichkeit. Der Deszendent, der in die unsichtbaren Hemisphäre überleitet, macht das Wiederfinden jedoch schwer. Die beiden Kulminationen werden - über den Deszendenten hinweg - deutlich miteinander konfrontiert. Der Erfolg hängt auf beiden Seiten der horizontalen Achse von einer Anzeige ab: μηνυϑεὶς / ὑπὸ μηνυτοῦ. Was also Protagoras (Nr. **32a**) auf die beiden Hemisphären bezieht, überträgt Timaios auf die drei Kentra.

Danach müßte noch der Deszendent genannt werden. Dieser erscheint aber erst bei Demetrios (Nr. **32c**), und hier hat er eine andere Funktion: τὸ δυτικόν meint nicht den Deszendenten, obwohl die absolute Form (sc. κέντρον) dafür verwendet werden kann,[507] sondern, umgeben von zwei anderen Richtungen, τι μέσον τῆς ὁδοῦ und εἰς ἀρκτικόν: Der Ausreißer nimmt entweder den direkten Weg oder weicht nach Westen oder Norden aus. Die beiden Abweichungen von der Mitte werden stilistisch durch das gemeinsame Partizip πορευόμενος, das noch von ἄρξηται ὁδεύειν abhängt, deutlich parallelisiert. Es handelt sich also wie bei den beiden Seiten eines Hauses (Protagoras unter Nr. **4a**) um ein Mesotes-Schema, wenn auch die Abweichungen Westen und Norden nicht einander diametral gegenüberliegen, sondern einen Geviertschein bilden. Es sind eben jene beiden Himmelsrichtungen, deren Quadranten Ptolemaios zusammennimmt (Nr. **1a/2**).

Eine Verbindung der beiden von der Mitte abweichenden Himmelsrichtungen zu den Kentra kann man nur vermuten. Der Westen gehört auf jeden Fall zum Deszendenten, der Norden zwar meistens zur unteren Kulmination (Nr. **1b/1.2**), vereinzelt aber auch zur oberen (Nr. **1b/3**). Bei der unbestimmten "Mitte" (τι μέσον) ist man vom Wort her zunächst versucht, an das μεσουράνημα zu denken. Dann müßten aber die Abweichungen doch wohl östlich und westlich liegen. Die Prognose ἐν ἀρχῇ τῆς ἐξόδου spricht eher für den Aszendenten, bei dem der Anfang (Nr. **10bc**) und der Hauseingang (Nr. **4a**) bzw. -ausgang (Nr. **31**) angesiedelt wird.

Die Prognosen der beiden abweichenden Richtungen erklären sich hingegen leicht: Im Westen wird der Flüchtige an feuchten Orten aufgegriffen, weil der Westen als feucht gilt,[508] im Norden nur schwer, weil die untere Kulmination unsichtbar ist wie die ganze Hemisphäre (Nr. **32a**, vgl. unter Nr. **3**). Hier schließt sich der Kreis: Hieß es vorher, daß das Wiederfinden schwer sei, wenn in der Mond in der unteren Kulmination steht (Nr. **30a**: δυσχερῶς ἀνευρεθήσεται), so jetzt, wenn der Flüchtige nach Norden ausweicht (δυχερῶς κρατηθήσεται). Die untere Kulmination weist also nach Norden (Nr. **1bc**).

---

[507] Dor. apud Heph. 3,21,8 (Nr. **33c**, übernommen von den Epitomai). Heph. 3,21,4 (Nr. **33b**). Theoph. CCAG XI 1 (1932), p. 254,13. "Palchos" CCAG XII (1936), p. 192,14 (Nr. **31c**, aber Demetrios τὸ δῦνον).

[508] Vgl. Ptol. apotel. 1,11,3 ὁ δὲ πρὸς ταῖς δυσμαῖς [...] ἐστιν ὑγρὸς διὰ τὸ κατ' αὐτὸν γινομένου τοῦ ἡλίου τὰ ἀπὸ τῆς ἡμέρας ἀναποθέντα τότε πρῶτον ἄρχεσθαι ὑγραίνεσθαι, "Die Gegend nach Westen [...] ist feucht wegen der Tatsache, daß, wenn sich die Sonne in ihm befindet, das während des Tages Aufgesogene dann zuerst anfängt feucht zu werden."

c) Vier Kentra

Demetrios macht schließlich die Vierzahl voll, wenn er besonders auf die Stellung des Mondes achtet:[509]

> ἐὰν σελήνη ὡροσκοπήσῃ, διὰ κατηγοριῶν εὑρεθήσεται· ἐὰν δὲ μεσουρανήσῃ, ἐν ὄχλοις ἢ ἐν δημοσίοις τόποις· ἐὰν οὖν πρὸς δύσιν, ἐν καθύγροις τόποις· ἐὰν δὲ ὑπόγειος, δυσκόλως εὑρεθήσεται.
>
> "Steht der Mond im Aszendenten, wird er durch Anklagen gefunden werden; steht er in der oberen Kulmination, unter vielen Menschen und auf öffentlichen Plätzen; wenn nun zum Westen hin, wird er an feuchten Orten; wenn in der unteren Kulmination, schwer gefunden werden."

Diese Verteilung ähnelt der des Timaios (Nr. **32a**), nur daß die dort gemischte Doppeltriade in ein reines Vierersystem übertragen wird. Die Besetzung aller drei Kentra stimmt überein: im Aszendenten Fund durch Denuziation, bei der oberen Kulmination an belebten Plätzen und bei der unteren Kulmination nur schwer. Dann wird aus der zweiten Triade des Timaios der noch fehlende Deszendent nachgeholt und auf feuchte Orte bezogen.

33. Freilassung von Sklaven

F. Kudlien hat auf die Parallelität von Sklavenflucht und Freilassung hingewiesen:[510] Beide Male tritt der Sklave vom Behausten ins Unbehauste über. Allerdings blieben die freigelassenen Sklaven nicht selten im Haus ihres ehemaligen Herrn, und dann kam es auf ihr Verhältnis zu diesem an. Davon zeugen auch die astrologischen Texte der Katarchenhoroskopie.[511] Hephaistion bietet hierfür zwei verschiedene Versionen.

a) Erste Version

Die erste Version wird auch in der arabische **Dorotheos**paraphrase überliefert:[512]

---

[509] Demetrios CCAG I (1898), supra p. 106,13-15.

[510] F. Kudlien, Zur sozialen Situation (1988), 250f.

[511] L. Schumacher, Sklaverei (2001), 291-302.

[512] Heph. 3,21,1, dazu Ep. II 3,29,1 und IV 112,1 und Dor. A 5,13,1.

περὶ δὲ ἐλευθερίας σκεπτόμενος ἀπόνεμε τὸν μὲν ὡροσκόπον τῷ ἐλευθεροῦντι, τὸ δὲ δῦνον τῷ ἐλευθερουμένῳ, τὸ δὲ μεσουράνημα παρ' ᾧ γίνοιτο ἡ ἐλευθερία, τὸ δὲ ὑπὸ γῆν ὁποία τις ἡ παραμονὴ καὶ εὐχαριστία ἔσται μηνύσει.

"Wenn du etwas über die Freilassung wissen willst, teile den Aszendenten dem Freilassenden zu, den Deszendenten dem, der freigelassen wird, die obere Kulmination wird anzeigen, bei wem sich die Freilassung vollzieht, die untere Kulmination, wie wohl das Bleiben (im Haus) und der Dank aussehen wird."

Die beiden Epitomai wählen hier statt der kreuzförmigen Reihenfolge eine zyklische im Uhrzeigersinn. Daß die kreuzförmige die ursprüngliche des Dorotheos war, bezeugt noch die arabische Paraphrase. Nahegelegt wird sie auch durch die Opposition der Diathese von Aktiv und Passiv (ἐλευθεροῦντι - ἐλευθερουμένῳ, vgl. unter Nr. **15**). Der Herr steht nun nicht mehr - wie unter Nr. **31** - in der oberen Kulmination (vgl. unter Nr. **15**), weil er mit dem Akt der Freilassung gleichsam zum gleichwertigen Partner geworden ist. Der Freigelassene wird sozial aufgewertet, und dem wird die vornehme Position des Aszendenten ebenso gerecht wie der Abstieg des Freilassenden von der oberen Kulmination auf die horizontale Ebene, denn dieser gibt einen Teil seiner bisherigen Rechte preis.

Die höhere Instanz ist nun nicht mehr der Herr, sondern die offizielle Stelle, bei der sich der Akt formal vollzieht. Sie erscheint folgerichtig bei der oberen Kulmination (vgl. unter Nr. **15**), zu vergleichen ist am ehesten die Position des Richters beim Prozeß (Nr. **26a/1**). Die arabische Paraphrase weicht hier ab,[513] sie könnte aber mit der Übersetzung "reason" etwas ursprünglich Dorotheisches bewahrt haben, weil der Grund einer Handlung auch sonst bei der oberen Kulmination zu finden ist (vgl. unter Nr. **15**).

Die untere Kulmination bezieht sich auf das künftige Leben des Freigelassenen: sein Verbleiben im Hause des ehemaligen Herrn und seine Dankbarkeit ihm gegenüber. Hier wirkt wieder jene unter Nr. **10c/1** beobachtete Gegensätzlichkeit, daß mit dem Ende des sichtbaren Halbkreises etwas zu Ende geht (wie hier die Knechtschaft), daß aber die Himmelsbewegung und damit die Zeit in der unsichtbaren Hälfte weitergeht. Auch in diesem Fall zeigt sich die Verwandtschaft zur Sklavenflucht (Nr. **31c/2**), wo es bei der unteren Kulmina-

---

[513] Dor. A 5,13,1 "The ascendent indicates the master of the slave, the seventh indicates the slave who is freed, the house of the government [the tenth] indicates the reason for which the slave is freed, and the house of the fathers [the fourth] indicates the outcome of the matter."

tion heißt: ποῦ μέλλει μένειν. Das Verbleiben im Hause wird hier im Haupttext mit dem Wort παραμονή bezeichnet, während die beiden Epitomai das Wort ὑπομονή verwenden. Das erstgenannte ist aber der terminus technicus für das Verbleiben ehemaliger Sklaven im Hause des Freilassenden. Es begegnet wieder in einem ähnlichen Doppelausdruck (wie hier παραμονὴ καὶ εὐχαριστία) im Abschnitt über die Hochzeit (Nr. **24**): ὁμόνοια καὶ παραμονή, dort allerdings nicht bei der unteren, sondern bei der oberen Kulmination.

Im übrigen schließt Dorotheos nicht aus, daß die Zeit nach der Freilassung ein schlechteres Leben bescheren kann als der Sklavendienst:[514]

δουλοσύνη κρείσσων καὶ ἐλευθερίης κε γένοιτο.
"Sklavenschaft könnte besser sogar als Freiheit sein."

Die drei Epitomai steigern an jener Stelle den eventuellen Vorzug der Knechtschaft noch, wenn sie formulieren: πολλῷ ἀμείνων.[515]

b) Zweite Version

Eine zweite Version **Hephaistions**, die die arabische Paraphrase nicht für Dorotheos bezeugt, verspricht eine Methode, die sicherer sei, weil sie die planetaren Hausherrn mit einbezieht. Am Anfang ist der Text nach den Epitomai II und IV zu ergänzen:[516]

<βεβαιότερον δὲ ἂν σκέψαιτό τις οὕτω· τὸν μὲν ὡροσκόπον κρίνων τὸν ἐλευθερούμενον,> ἐκ δὲ τοῦ κυρίου τοῦ <ὡροσκοποῦντος> ζῳδίου καὶ τῶν πρὸς αὐτὸν σχηματισμῶν ὁποῖος οὗτος τυγχάνοι καταλήψεται. [...] τὸ δὲ μεσουράνημα τὸν τόπον ἐν ᾧ πηγνύοιτο μηνύσει, τὸ δὲ δῦνον τὸν ἐλευθεροῦντα (ὁποῖος δέ ἐστιν ἀπὸ τοῦ κυρίου τοῦ ζῳδίου), τὸ δὲ ὑπὸ γῆν τὰς ἐκβάσεις τῆς ἐλευθερίας κατὰ τὰς τῶν ἀστέρων δηλονότι ἐφοράσεις. τοῦ δὲ κυρίου τοῦ ὡροσκόπου ἐναντιωμένου τῷ δυτικῷ ἐναντίοι καὶ ἐχθροὶ ἔσονται ὁ ἐλευθερώσας καὶ ὁ ἐλευθερωθείς.

---

[514] Dor. frg. 82a Stegemann = Dor. G p. 390,16 bei Heph. 3,21,5. Dazu F. Kudlien, Zur sozialen Situation (1988), 250f.

[515] Heph. Ep. I 43,5. II 3,29,5. IV 112,5. - In der Charakterisierung der zwölf Häuser des Valens (Nr. **12b/3**) fallen dem Freigelassenen die einander gegenüberliegenden Epanaphorai V und XI zu: σωμάτων ἀπελευθέρων.

[516] Heph. 3,21,2-4 mit Ep. I 43,1-2. II 3,29,2-3. IV 112,2-3. Zeile 4: πηγνύοιτο cod. Pingree, γίνεται Ep. I, γίγνοιτο Ep. II, γενήσεται Ep. IV.

"Sicherer dürfte man dies auf folgende Weise betrachten: Indem man dem Aszendenten den, der freigelassen wird, zuerkennt. Aus dem Herrn des aszendierenden Tierkreiszeichens und den zu ihm bestehenden Aspekten wird man erfassen, wie geartet dieser wohl ist. [...] Die obere Kulmination wird den Ort anzeigen, in dem (die Freilassung) geschieht, der Deszendent den Freilassenden (wie geartet er aber ist nach dem Herrn des betreffenden Tierkreiszeichens), die untere Kulmination die Ergebnisse der Freilassung, natürlich nach den Aspekten der Planeten. Wenn der Herr des Aszendenten zum Deszendenten in Opposition steht, dann werden derjenige, der Freigelassen hat, und der Freigelassene gegnerisch und feindlich (eingestellt) sein."

Wieder wird die horizontale Achse Aszendent - Deszendent von den beiden Partnern der Handlung besetzt: τὸν ἐλευθερούμενον - τὸν ἐλευθεροῦντα (zu den Diathesenpaaren s. unter Nr. **15**), nur werden die beiden Partner gegenüber der ersten Version (Nr. **33a**) vertauscht, denn jetzt besetzt nicht mehr der Freilassende den Aszendenten und der Freigelassene den Deszendenten, sondern umgekehrt der Freigelassene den Aszendenten und der Freilassende den Deszendenten. Dieser Unterschied bedeutet einen Perspektivenwechsel. Obwohl dies im Text nicht eigens formuliert wird, scheint die erste Methode für die Konsultation eines Freilassenden und die zweite für die eines Freizulassenden gedacht zu sein. Ist es doch der Aszendent, der in der Regel die fragende Person vertritt (s. unter Nr. **18**).

Die Instanz der Freilassung bei der oberen Kulmination wird in der zweiten Version auf den Ort des Aktes beschränkt. Der Ort erscheint allerdings meistens bei der unteren Kulmination, sonst auch beim Deszendenten (vgl. unter Nr. **2**). Das Verbleiben im Hause und die Dankbarkeit bei der unteren Kulmination sind durch den allgemeinen Plural ἐκβάσεις ersetzt. Zum Ausgang einer Handlung bei der unteren Kulmination vgl. unter Nr. **15**.

Zum Schluß kommt der Autor noch einmal auf das grundsätzliche Gegenüber von Freilassendem und Freigelassenem zurück, wobei er das Präsens τὸν ἐλευθερούμενον - τὸν ἐλευθεροῦντα in den Aorist verwandelt: ὁ ἐλευθερώσας und ὁ ἐλευθερωθείς (vgl. unter Nr. **15**). Die Übertragung der örtlichen Opposition der Planeten (ἐναντιοῦσθαι) auf Gegnerschaft und Feindschaft nutzt mit dem Wort ἐναντίος die in der Sprache angelegte Metapher.[517]

[517] Ohne räumliche Dimension auch im Zwölferschema Nr. **37d/2** in Haus IX: πᾶσα ἡ τῶν ἐναντίων γνῶσις.

c) Die beiden Halbkreise

Das oben unter Nr. **33a** genannte Dorotheoszitat zieht die Möglichkeit in Betracht, daß der Zustand der Freiheit schlechter sein könnte als die vorherige Abhängigkeit. Diesen Gedanken führt **Hephaistion** in einem Abschnitt über die beiden Halbkreise noch weiter aus. Hier unterscheidet sich der Haupttext erheblich von den drei Epitomai, die zudem auch untereinander divergieren, daher sollen hier beide Versionen konfrontiert werden. Für das genaue Verständnis der Lehre muß hier etwas mehr Text als sonst ausgeschrieben werden. Der Haupttext lautet:[518]

> καὶ τὸ ἡμισφαίριον δὲ τό τε ὑπὲρ γῆν καὶ τὸ ὑπὸ γῆν ὁρατέον· οἱ γὰρ ὑπὲρ γῆν τὰ μετὰ τὴν ἐλευθερίαν μηνύουσιν, οἱ δὲ ὑπὸ γῆν τὰ ἐν τῇ ἐλευθερίᾳ. καὶ ἐὰν μέν τις εἰς τὸ ὑπὲρ γῆν ἡμισφαίριον ἴῃ τῶν ἀγαθοποιῶν, πάντα καλὰ τὰ μετὰ τὴν ἐλευθερίαν προμηνυτέα καὶ χρόνους ζωῆς.
>
> μήνη δ' ἐν δυτικῷ σὺν ἑοῖ φθοροποιὸν ἔχουσα
> αἶψά κεν ἐξολέσειε πεφευγότα δούλιον ἦμαρ,
>
> τουτέστιν ἀπολλύει εὐθὺς μετὰ τὴν ἐλευθερίαν οὕτω τυχοῦσα ἡ σελήνη.
>
> ----------
>
> 3 ἴῃ scripsi dubitanter, ἦ̄ cod. Pingree

> "Und man muß auch die Hemisphäre über der Erde und die unter der Erde betrachten: Denn die (Planeten) oberhalb der Erde zeigen die Verhältnisse nach der Freilassung an, die unterhalb der Erde die bei der Freilassung. Und wenn einer der günstigen (Planeten) in die Hemisphäre oberhalb der Erde geht, muß man alles, was nach der Freilassung passiert, als Gutes voraussagen und (lange) Lebenszeit.
>
> Hat aber der Mond im Deszendenten einen verderblichen (Planeten) bei sich,
> dann dürfte er sofort den, der dem Frondienst entflohen ist, vernichten,
>
> das heißt, der Mond vernichtet (ihn) sogleich nach der Freilassung, wenn er so positioniert ist."

Da die Epitomai ihrerseits divergieren, seien die Abweichungen in einem Apparat mit angegeben:[519]

---

[518] Heph. 3,21,6-8, nicht in der arabischen Dorotheosparaphrase.

[519] Ep. I 43,6-8, II 3,29,6-8. IV 112,6-8.

ὁρατέον δὲ καὶ τὰ ἡμισφαίρια τό τε ὑπὲρ γῆν καὶ τὸ ὑπὸ γῆν· οἱ γὰρ ὑπὸ γῆν τὰ ἐν τῇ ἐλευθερίᾳ σημαίνουσιν. καὶ ἐὰν μέν τις τῶν ἀγαθοποιῶν ἐν τῷ ὑπὸ γῆν ἡμισφαιρίῳ τύχῃ, πάντα καλά, τουτέστιν ἐὰν ἀγαθοποιὸς ἀστὴρ μετὰ τὴν καταρχὴν τῆς ἐλευθερώσεως πρῶτος ἀνατείλῃ. ἐὰν δὲ σελήνη μετὰ κακοποιοῦ συνοδεύουσα ἐν τῷ δυτικῷ τύχῃ, εὐθέως μετὰ τὸ ἐλευθερωθῆναι διαφέρει τὸν ἐλευθερωθέντα.

----

1 ὁρατέον... ὑπὸ γῆν Ep. I ἀλλὰ καὶ τὰ ἡμισφαίρια, τὸ ὑπὸ γῆν, τὸ ὑπὲρ γῆν, ὁρατέον Ep. II καὶ τὰ ἡμικύκλια δὲ τό τε ὑπὸ γῆν καὶ τὸ ὑπὲρ γῆν ὁρατέον Ep. IV οἱ γὰρ Epp. I.IV οἱ δὲ Ep. II 2 ἐὰν ... τύχῃ scripsi coll. textu principali εἰ ... τύχοι Ep. I εἰ ... τύχῃ Ep. II ἐὰν ... τύχοι Ep. IV ἡμισφαρίῳ Epp. I.II ἡμικυκλίῳ Ep. IV
4 ἐλευθερώσεως Epp. II.IV ἐλευθερίας Ep. I δὲ σελήνη Epp. I.II δ' ἡ σελήνη Ep. IV
5 τὸ om. Ep. I τὸν ἐλεθερωθέντα om. Ep. I

"Zu beobachten sind aber auch die Hemisphären, die oberhalb der Erde und die unterhalb der Erde, denn die (Planeten) unter der Erde zeigen die Verhältnisse in der Freiheit an. Und wenn einer von den günstigen Planeten in der Hemisphäre unterhalb der Erde ist, ist alles gut, das heißt, wenn ein günstiger Planet nach dem Beginn der Freilassung zuerst aufgeht. Wenn sich aber der Mond in Konjunktion mit einem ungünstigen (Planeten) im Deszendenten befindet, entzweit er sogleich nach dem Akt der Freilassung den Freigelassenen (und den Freilassenden)."

Leider kann hier die Dorotheosparaphrase nicht zum Vergleich herangezogen werden, weil sie den Abschnitt nicht enthält. Das bedeutet allerdings nicht, daß der Text nicht auf den Dichter zurückginge, denn die Dorotheoszitate vor- und nachher sprechen durchaus für dorotheische Herkunft. Auch die sprachlichen Varianten ἡμισφαίριον / ἡμισφαίρια / ἡμικυκλίῳ usw. deuten auf eine jeweils verschiedene Umsetzung eines dichterischen Textes in Prosa. Da die ersten beiden Termini (ἡμισφαίριον und ἡμισφαίρια) gar nicht und das zweite (ἡμικυκλίῳ) nur notgedrungen mit Synizese in den Hexameter passen, ist von einer poetischen Umschreibung des Terminus auszugehen.[520]

---

[520] Vgl. die Umschreibung des im Hexameter unmöglichen Terminus ἡμίφωνον in einem rekonstruierten Vers: W. Hübner, Die Eigenschaften (1982), 408f.

Sachlich unterscheiden sich die beiden Textfasungen erheblich. Zunächst einmal spricht der Haupttext im zweiten Satz von beiden Hemisphären, die Epitomai nennen nur die untere, die aber in beiden Fassungen gleichermaßen die Verhältnisse ἐν τῇ ἐλευθερίᾳ bestimmt. Unklar ist der Unterschied zwischen den - nur im Haupttext erwähnten - "Verhältnissen nach der Freilassung" (τὰ μετὰ τὴν ἐλευθερίαν) und den Verhältnissen ἐν τῇ ἐλευθερίᾳ, was entweder heißen kann "die Verhältnisse in der Freiheit" oder "die Verhältnisse bei der Freilassung". Man erwartet eigentlich die Zeit vor der Freilassung (also die Knechtschaft) als Gegensatz zu der Zeit nach der Freilassung (also der Freiheit), doch das gibt der Text nicht her. Wenn es sich nicht um ein Mißverständnis des Dichtertextes handelt und der Sinn so richtig sein sollte, kann der Ausdruck τὰ ἐν τῇ ἐλευθερίᾳ nicht bedeuten "die Verhältnisse in der Freiheit", weil dieser Ausdruck keinen Gegensatz zu den Verhältnissen nach der Freilassung darstellt. Der Ausdruck könnte also nur das Geschehen bei der Freilassung bedeuten, aber dieser Moment paßt nicht zu einem ganzen Halbkreis.

Angesichts dieser Schwierigkeiten scheint es, daß die Epitomai mit der alleinigen Erwähnung der unteren Hemisphäre das Richtige bewahrt haben, so daß das Augenmerk nur auf diese untere Hemisphäre gerichtet ist, und zwar im Hinblick auf die Zeit nach der Freilassung. Somit bestimmt wider den Wortlaut des Haupttextes die sichtbare Hemisphäre den Zustand der Knechtschaft, also die Zeit vor (und nicht nach) der Freilassung und die unsichtbare untere Hemisphäre die noch unbekannte Zeit der Freiheit, so wie der untere Halbkreis ja auch die Zukunft bestimmt (Nr. **11a**). Das, was sich sonst in der unsichtbaren unteren Kulmination konzentiert (vgl. unter Nr. **3.15**), wird hier auf die ganze Hemisphäre ausgedehnt. Diese Deutung wird sich sogleich durch die Nennung des Deszendenten bestätigen.

Der zweite Unterschied zwischen den beiden Fassungen folgt aus der ersten und besteht darin, daß im Haupttext die Planeten günstig stehen, wenn sie sich in der oberen Hemisphäre befinden, in den Epitomai jedoch in der unteren. Beide Versionen beziehen sich zwar gleichermaßen auf die Zeit nach der Freilassung, doch nennt der Haupttext die obere Hemisphäre schlicht für die Verhältnisse nach der Freilassung (τὰ μετὰ τὴν ἐλευθερίαν), die Epitomai fragen jedoch danach, welcher Planet nach dem Beginn der Freiheit (μετὰ τὴν καταρχὴν τῆς ἐλευθερώσεως) zuerst aufgeht.

Drittens ist die schlimme Wirkung des Mondes eine andere: Während der Haupttext, die originalen Verse des Dorotheos zitierend, von einer Vernichtung des Freigelassenen spricht (ἀπολλύει), erwähnen die Epitomai in milderer Form nur eine Entzweiung zwischen dem ehemaligen Herrn und dem Freigelassenen. Es scheint eher so, daß die Epitomai hier etwas ausgelassen haben, als daß sie die Prognose gemildert und vom Sklaven allein auf das Verhältnis zu seinem Herrn übertragen hätten.

Für unsere Fragestellung ist wichtig, daß in beiden Textfassungen am Ende der Deszendent (τὸ δυτικόν) entscheidend ist. Somit liegt die Grenze zwischen Knechtschaft und Freiheit beim Übergang vom Tag zur Nacht, und das paßt gut zu der Tatsache, daß der Freigelassene im ersten System (Nr. **33a**) beim Deszendenten angesiedelt wird: Die Zeit der Knechtschaft füllt den sichtbaren, die der Freiheit den unsichtbaren (weil noch zukünftigen) Halbkreis aus.

Diese Deutung wird durch Dorotheos gestützt. Die epische Paraphrase für den Freigelassenen πεφευγότα δούλιον ἦμαρ imitiert einen homerischen Hexameterschluß[521] und verleiht dem Wort ἦμαρ einen neuen Sinn: Der Freigelassene läßt den "Tag" seiner Knechtschaft hinter sich, er befindet sich also nach dem Durchlaufen der Tageshälfte beim Deszendenten. Außerdem gebraucht Dorotheos für den Freigelassenen das Verbum φεύγειν, dessen Polysemie wir bereits erkannt haben (vgl. unter Nr. **18**). Damit rückt der Freigelassene bei der negativen Prognose für die Freilassung in die Nähe eines entlaufenen Sklaven (Nr. **31c/1**): τὸ μὲν δῦνον τῷ φεύγοντι (sc. ἐμέρισαν), "den Deszendenten haben sie dem Flüchtigen zugeteilt". Die Polysemie des Wortes wird um eine Faszette reicher.

34. Todesstrafe

Als Strafe für einen entlaufenen Sklaven erwähnt **Hephaistion** nach Dorotheos einmal die Kreuzigung.[522] Dafür ist außer den schlimmen Planeten auch die obere Kulmination verantwortlich. Mehr erfahren wir allerdings weder bei Dorotheos noch bei Hephaistion, sondern nur bei dem gegenüber der Katarchenhoroskopie reservierten **Ptolemaios**, der die Sonderlehre der Kentra und Häuser zwar nicht eigens behandelt, sie aber dennoch teilweise voraussetzt. Im vorletzten Kapitel über die Todesarten (περὶ θανάτου ποιότητος) differenziert er die einzelnen Wirkungen des Mars im Geviertschein oder in Opposition zu den Luminaren

[521] Hom. Il. 6,463 ἀμύνειν δούλιον ἦμαρ, vgl. auch Hom. Od. 14,340 und 17,323.

[522] Heph. 3,47,26 ~ Dor. A 5,36,42 σελήνης μεσουρανούσης [...] ἐὰν δὲ ὁ μὲν Ἄρης ἐκ τῶν εὐωνύμων, ὁ δὲ Κρόνος ἐκ τῶν δεξιῶν αὐτὴν περιέχωσιν, ὁ φυγὼν ἀνασταυρωθήσεται. Zur Kreuzigung als Sklavenstrafe L. Schumacher, Sklaverei (2001), 287-291.

Sonne oder Mond. Die zusätzlichen Determinanten sind äußerst heterogen: Auf den modifizierenden Einfluß der menschengestaltigen Tierkreiszeichen[523] und des Planeten Merkur folgen die amputierten bzw. unvollständigen Zeichen (μελοκοπούμενα),[524] dazu als extrazodiakales Sternbild das abgeschlagene Medusenhaupt (Γοργόνιον),[525] dann das diametrale Paar Skorpion - Taurus, und zwar assoziativ, denn der nur halb als προτομή verstirnte Stier gehört mit zu den "verstümmelten" Zeichen. Bevor Ptolemaios dann zum Schluß mit den Vierbeinern (τετράποδα)[526] auf die anfängliche Zweiteilung in Mensch und Tier zurückkommt, bemüht er auch drei der vier Kentra. Die beiden erstgenannten deuten auf die Strafe der Kreuzigung:[527]

> ὁ τοῦ Ἄρεως τῷ ἡλίῳ παρ' αἵρεσιν ἢ τῇ σελήνῃ τετράγωνος ἢ διάμετρος σταθεὶς [...] ποιεῖ [...] ἐπὶ δὲ τοῦ μεσουρανήματος ἢ ἀντιμεσουρανήματος σταυροῖς ἀνορθουμένους, καὶ μάλιστα περὶ τὸν Κηφέα καὶ τὴν Ἀνδρομέδαν, ἐπὶ δὲ τοῦ δύνοντος (ἢ ἀνθωροσκοποῦντος) ζῶντας καιομένους.
>
> "Kommt der (Planet) des Mars gegen die Tag- oder Nachtzugehörigkeit oder im Geviertschein zum Mond oder in Opposition zur Sonne zu stehen, dann erzeugt er [...] bei der oberen Kulmination oder der Gegenkulmination an Kreuzen Aufgerichtete, und zwar besonders beim Kepheus und der Andromeda, beim Deszendenten (oder Gegenhoroskop) lebendig Verbrannte."

Der sprachliche Parallelismus von μεσουράνημα und ἀντιμεσουράνημα (= obere und untere Kulmination) einerseits und τὸ δῦνον und τὸ ἀνθωροσκοποῦν andererseits bleibt rein äußerlich, denn während das erste Paar eine echte Opposition der beiden Kulminationen in der Vertikalen bildet, bezeichnet der zweite Doppelausdruck ein und dasselbe Kentron, den Deszendenten.

---

[523] Hierzu W. Hübner, Die Eigenschaften (1982), 133-136 Nr. 3.123.1.

[524] Ibid. 111-114 Nr. 2.222.3.

[525] Algol (= β Persei), vgl. Ps.Ptol. Karpos 73, dazu W. Hübner, Perseus (1979), 146f.

[526] Hierzu W. Hübner, Die Eigenschaften (1982), 130-136 Nr. 3.12.

[527] Ptol. apotel. 4,9,12-13, fast wortgleich Heph. 2,25,11. Über diese Prognose F. Cumont, L'Égypte, 196 mit Anm. 5. W. Hübner, Die Eigenschaften (1982), 621 zu Manil. 5,628. Ders., Zodiacus Christianus (1983), 80f.

Die obere Kulmination spielte schon bei Dorotheos eine Rolle. Daß die aufrechte Position des Menschen im Gegensatz zu der erdverbundenen der Säugetiere auch in der Astrologie eine Rolle spielt, haben wir schon in Abschnitt Nr. **6** über den Körper gesehen. Mit dem Verbum "aufrichten" (ἀνορθόω) evoziert Ptolemaios das Aufrichten eines Kreuzes aus der Horizontalen in die Vertikale,[528] und das erinnert an den Mast des Schiffes (Nr. **7**). Die Traumdeutung assoziierte den Mast eines Schiffes mit einer Kreuzigung[529] und die christliche Umdeutung des Kreuzes mit dem Mastbaum des Odysseus.[530] Man denke auch an die durch Dürer bekannt gewordenen Zeichnungen des mikrokosmischen Menschen, der in den Himmelskreis wie in ein Rad eingespannt ist (vgl. Abb. 4).

Die Alternative der unteren Kulmination, die hier mit dem seltenen Wort ἀντιμεσουράνημα, "Gegenmitthimmel" benannt wird (vgl. unter Nr. **13d/4**), scheint sich auf die Praxis zu beziehen, Menschen auch kopfüber zu kreuzigen. Nach den Märtyrerakten soll dieses der Apostel Petrus ausdrücklich für sich gefordert haben.[531] Ohne diese konkrete Ausdeutung begegnet das Wort ἀντιμεσουράνημα schon bei Thrasyllos[532] sowie bei Hephaistion im Kapitel über die Sklavenflucht (Nr. **31c/1**). Hier liegt ein sachlicher Zusammenhang vor: Wurde ein entwichener Sklave aufgegriffen, drohte ihm die Kreuzigung. Wenn das Substantiv auch nicht in den Hexameter paßt, so doch das Verbum, das für den Dichter Anubion

---

[528] Nicht so dagegen Ps.Ptol. Karpos 73 εἰ δὲ μεσουρανεῖ ὁ φωστήρ, καὶ σταυρωθήσεται τὸ σῶμα αὐτοῦ, "Wenn aber das Himmelslicht in der oberen Kulmination stehen wird, wird auch sein Körper gekreuzigt werden."

[529] Artemid. Onir. 2,53 σταυροῦσθαι πᾶσι μὲν τοῖς ναυτιλλομένοις ἀγαθόν· καὶ γὰρ ἐκ ξύλων καὶ ἥλων γέγονεν ὁ σταυρὸς ὡς καὶ τὸ πλοῖον, καὶ ἡ κατάρτιος αὐτοῦ ὁμοία ἐστὶ σταυρῷ, "Gekreuzigt zu werden ist für alle Seefahrer günstig: Denn das Kreuz besteht wie auch das Schiff aus Hölzern und Nägeln, und der Mastbaum gleicht dem Kreuz."

[530] H. Rahner, Odysseus (1941), 123-152. Ders., Griechische Mythen (1945), 467-486: "Der Mastbaum des Kreuzes". J. Schwind, *Carmen de Pascha* (1989), 399-402.

[531] Martyrium Petri 8f., ed. R.A. Lipsius, Acta apostolorum apocrypha I, Leipzig 1891 Ndr. (Darmstadt 1959), 92-96, dazu R. Reitzenstein, Poimandres (1904), 242-244. W. Bousset, Platons Weltseele (1913), 275-278. J. Schwabe, Archetyp (1951), 603. W. Hübner, Die Rezeption (1980), 42 mit Anm. 13.

[532] Thras. (nach Nechepso-Petosiris) CCAG VIII 3 (1912), p. 100,33 ἀντιμεσουράνημα, vgl. auch Ptol. apotel. 1,6,2 ἀντιμεσουράνησις.

bezeugt ist.[533] Es dürfte schon von Dorotheos in diesem Zusammenhang gebraucht worden sein. Das ist um so wahrscheinlicher, als er ja nachweislich die obere Kulmination auf die Kreuzigung bezogen hat.

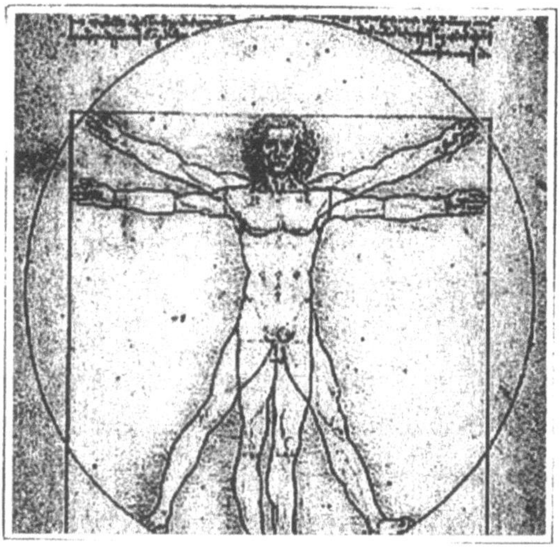

Abb. 4: A. Dürer, der Mikrokosmosmensch

Die zusätzliche Erwähnung von Kepheus und Andromeda spielt - parallel zu dem vorher genannten von Perseus abgeschlagenen Medusenhaupt - auf die Sage an, nach der Andromeda an einer Klippe gefesselt einem Meerungeheuer ausgesetzt wurde. Die beiden Sternbilder gehören zu einer Gruppe von nicht weniger als fünf Sternbildern, die am Himmel gleichsam ein Drama aufführen.[534]

---

[533] Dor. G p. 365,1 ~ Dor. A 2,25,8 ὁ Ἄρης μεσουρανῶν ἢ ἀντιμεσουρανῶν.

[534] Am Nordhimmel die Eltern Kepheus und Kassiopeia, der Freier und Befreier Perseus und die befreite Andromeda sowie am Südhimmel das Meerungeheuer (Ketos). Vgl. Anon. *De stellis fixis* II 1,7 (Saturn oder Luna in Aries 13°) *crucifixos facit propter Andromedam*, dazu der Kommentar, Bd. II 107 mit weiterer Literatur, zu den astrologischen Implikationen W. Hübner, Manilius (1984), 196-198.

Für das Verbrennen im Deszendenten läßt sich allerdings nur schwer eine ähnlich plausible Erklärung beibringen. Möglicherweise soll die alternative Benennung des Deszendenten als "Gegenaszendent" die Verbrennung bei lebendigem Leibe begründen (ζῶντας καιομένους), denn der gegenüberliegende Aszendent gehört ja zum Leben, entweder als βίος oder als ζωή bzw. *vita* (Nr. 12). Auf der prekären Achse Aszendent - Deszendent ringen Leben und Tod miteinander.

E. Herrschaft und Krieg

Tacitus[535] berichtet, daß Agrippina für die Thronbesteigung ihres Sohnes Nero am 13.10. 54 mittags den astrologisch günstigsten Moment abgepaßt habe. Die fachliterarischen Texte über politische und militärische Katarchenhoroskopie stammen aber insgesamt erst aus später Zeit. Zunächst wurden drei Texte bekannt, die unter dem Namen des Iulianos überliefert sind und von F. Cumont 1904 im CCAG herausgegeben wurden.[536] D. Pingree hat jedoch wahrscheinlich gemacht, daß diese Kapitel in Wirklichkeit auf Theophilos von Edessa im achten Jh. zurückgehen.[537] Immerhin finden sich Ansätze zur Kriegshoroskopie schon vor Iulianos in dem indischen Lehrgedicht des Sphujidhvaja am Ende des dritten Jahrhunderts.[538] Auf jeden Fall ist diese Sonderart der Katarchenhoroskopie erst spät voll entwickelt. Es läßt sich also eine allmähliche Verlagerung des Anfrageinteresses vom privaten Bereich auf den von Herrschaft und Krieg beobachten.

35. Herrschaftswechsel

Obwohl die Texte zum Herrschaftswechsel insgesamt spät sind, findet sich eine Andeutung schon bei dem Dichter **Manilius**. Um zu begründen, warum der Planet Saturn die untere Kulmination regiert, rekurriert er auf den bekannten Substitutionsmythos, nach dem Zeus seinen Vater Kronos entmachtet hat. Die untere Kulmination wird also mit dem Zustand nach der Entmachtung besetzt:[539]

at, qua subsidit converso cardine mundus
fundamenta tenens, aversum et suspicit orbem

---

[535] Tac. ann. 12,68,3 *quo* [...] *tempusque prosperum ex monitis Chaldaeorum adventaret*, vgl. F.H. Cramer, Astrology (1954), 126. J.P. Martin, Néron (1083), 64.

[536] Iulian. CCAG V 1 (1904), 183-186.

[537] D. Pingree, The Yavanajātaka II (1978), 435.

[538] Auch der ins zweite oder dritte Jahrhundert zu datierende Dichter Anubion soll nach einer Inhaltsangabe die militärischen Katarchen behandelt haben (Dor. G p. 367,24): ἐπιζητουμένης καταρχῆς πολεμικῆς πρός τινα τοῦ στρατοῦ ἡγεμόνα.

[539] Manil. 2,929-933.

ac media sub nocte iacet, Saturnus in illa
parte suas agitat vires, deiectus et ipse
imperio quondam mundi solioque deorum.
"Doch wo der Himmel im umgekehrten Kardinalpunkt sich senkt
die Grundlagen haltend und die abgewandte Wölbung von unten ansieht
und unter der Mitternacht daliegt - Saturn ist es, der in jener Region
seine Kräfte ausübt; wurde er doch selbst einst verstoßen
von der Herrschaft über die Welt und vom Throne der Götter."

Die übrigen Zeugnisse sind dagegen später. In einem Passus, den Franz Cumont für **Theophilos** erschlossen hat, geht es um die προβολὴ ἄρχοντος, was nach dem Kontext soviel heißen muß wie "Angriff auf einen Herrscher". Wenn neben dem allgemeinen Begriff ἄρχων auch der "Satrap" genannt wird und dies auf reale Verhältnisse Bezug nimmt,[540] muß der Text vor 529 n.Chr., als Justinian die Satrapie in Armenien aufhob,[541] mithin spätestens hundert Jahre vor Theophilos, entstanden sein. Der Text lautet folgendermaßen:[542]

ἐὰν ἐρωτηθῇς περὶ βασιλέως ἢ σατράπου περὶ προβολῆς τινος εἴτε ἐπὶ χώραν εἴτε ἐπὶ στρατόν, αὐτὸν μὲν τὸν βασιλέα ἢ τὸν σατράπην ἐκ τοῦ ὡροσκόπου [Cumont, μεσουρανήματος per siglum codd.] λάμβανε, τὸν δὲ προβαλλόμενον ἤτοι προαγόμενον εἰς ἐξουσίαν ἐκ τοῦ δύνοντος, αὐτὴν δὲ τὴν ἐξουσίαν καὶ τὴν χώραν

[540] Ein noch späterer Text, der entweder auf den Philosophen Niketas von Paphlagonien (9. Jh.) oder den Patriarchen Petrus von Antiochien (11. Jh.) zurückgeht, verteilt die vier Kentra mechanisch auf die vier "Tetrarchen" (CCAG IV, 1903, p. 97,32-34): τῶν δὲ τετραρχῶν πρῶτος μὲν ὁ ἐπὶ τοῦ ὡροσκόπου, δεύτερος ὁ ἐπὶ τοῦ μεσουρανήματος, ὁ τρίτος ὁ ἐπὶ τοῦ δύνοντος καὶ τέταρτος ὁ ὑπόγειος, "Von den Tetrachen (ist) der erste der beim Aszendenten, der zweite der bei der oberen Kulmination, der dritte der beim Deszendenten und (der) vierte der unterirdische (d.h. bei der unteren Kulmination)."

[541] Lehmann-Haupt, RE II A 1 (1921), 183-186 s.v. Satrap. Die Prognose des Satrapen begegnet auch bei Maneth. 5(6),39 Ἠέλιος σατράπας μεσσουρανέων ἐπιδείξει sowie im Liber Hermetis c. 20,5. *parentes sunt gloriosissimorum scilicet satrapum vel tribunorum vel eorum qui sub rege sunt.* F. Cumont L'Égypte (1937), 51 Anm. 3: aus dem seleukidischen Reich.

[542] Theoph. CCAG IV (1903), p. 93,16-22. Weitere Handschriften verzeichnet C.O. Zuretti, CCAG XI 1 (1932), p. 22 (zu fol. 206^{r}), dort beginnt der Text anders: ἐὰν ἐρωτηθῇς ὑπὸ βασιλέως ἢ σατράπου ..., "Wenn du von einem König oder Satrapen befragt wirst, ..."

καὶ τὴν πόλιν ἐκ τοῦ μεσουρανήματος, τὴν ἔκβασιν δὲ τῆς ἐξουσιαστικῆς ὑποστασίας [ὑπηρεσίας var. l.] ἐκ τοῦ ὑπογείου, καὶ αὐτὴν τὴν προαίρεσιν τοῦ προβαλλομένου ἐξ αὐτοῦ τοῦ δύνοντος ζῳδίου.

"Wenn du wegen eines Königs oder eines Satrapen betreffs irgendeiner Herausforderung befragt wirst, die entweder auf das Land oder auf das Heer zielt, nimm den König selbst oder den Satrapen vom Aszendenten [der oberen Kulmination?], den Herausforderer oder den, der auf die Macht zielt, vom Deszendenten, die Macht selbst und das Land und die Stadt von der oberen Kulmination, den Ausgang der herrschaftlichen Substanz von der unteren Kulmination, und die Absicht des Herausforderers selbst von dem Tierkreiszeichen des Deszendenten selbst."

Nach den Handschriften ist die obere Kulmination doppelt besetzt, und der Aszendent, das wichtigste kardinale Haus, fehlt. An einer Stelle muß also die obere Kulmination durch den Aszendenten ersetzt werden. Weniger sinnvoll ist es, die Position des Herrschers bei der oberen Kulmination beizubehalten und die Gewalt und die Stadt von der oberen Kulmination zum Aszendenten zu versetzen, wenn die obere Kulmination auch sonst für den Herrscher der angestammte Platz ist (vgl. unter Nr. **15**). Dies könnte auch die Verwechslung des Schreibers erklären. Außerdem gibt es auch für die Stadt beim Aszendenten gerade in der militärischen Horoskopie Parallelen (Nr. **40b.41**). Auf der anderen Seite wäre aber in diesem Fall die obere Kulmination als Position für den Herrscher prekär, weil sie ja kurz vor dem Abstieg nach unten steht (vgl. das Schema unter Nr. **11d**). Daher scheint Cumont das Richtige getroffen zu haben, wenn er an der ersten Stelle ändert und für den Herrscher statt der oberen Kulmination den Aszendenten ansetzt. Dafür spricht zunächst die Tatsache, daß der Herrscher diese Position auch im nächsten Abschnitt über die Zwangsherrschaft innehat (Nr. **36a**), besonders die durch die Konjektur hergestellte kreuzförmige Reihenfolge I - VII - X - IV (statt der unorganischen und nirgends belegten Folge X -VII - I - IV), die den Antagonismus zwischen dem König oder Satrapen auf der einen Seite und dem Herausforderer auf der anderen betont (vgl. unter Nr. **15**). Der Letztgenannte wird am Ende zusammen mit dem Deszendenten noch einmal besonders hervorgehoben, und der Text nennt dort statt des Kentrons das Tierkreiszeichen (ζῴδιον): Das Frageinteresse ist auf die Absicht (προαίρεσις) des Angreifers gerichtet. Von ihm ist denn auch im folgenden allein die Rede.

Die vertikale Achse verbindet auch hier wieder keine Personen, sondern abstrakte Dinge: die Herrschaft selbst bzw. das Streitobjekt, das Land, einerseits und das Ergebnis andererseits. Die Herrschaft finden wir schon in dem kompletten Zwölfersystem bei der oberen Kulmination (über ἀρχή als "Anfang" vgl. unter Nr. **10b**):

Nr.	Gegenstand	Autor	Ausdruck
12b/1	Das menschliche Leben	"Hermes"	ἀρχαὶ καὶ ἡγεμονίαι
12b/5	Das menschliche Leben	Apomasar	ἀρχή
35	Herrschaftswechsel	Theophilos	ἐξουσία
38	Gegenstand des Kämpfens	"Iulianos" (= Theophilos)	ἀρχή

Der Ausgang der Handlung wird wie üblich von der unteren Kulmination bestimmt (vgl. unter Nr. **15**). Das weder bei Liddell-Scott noch im Μέγα Λέξικον τῆς Ἑλληνικῆς γλώττης des Demetrakos verzeichnete Wort ὑποστασία dürfte soviel wie ὑπόστασις im Sinne von "Substanz" oder "Fundament" bedeuten, und das paßt zu der sonstigen Bedeutung der unteren Kulmination (vgl. Nr. **12ab**). Dagegen ergibt die Variante ὑπηρεσίας, "Hilfe", astrologisch keinen Sinn, weil die Helfer sonst nicht bei den kardinalen Häusern, sondern bei den Epanaphorai angesiedelt zu werden pflegen (Nr. **26b.37c**).

Die Verteilung der beiden Häuser auf die horizontale Achse war eine heikle Angelegenheit. Stünde umgekehrt das Kentron des Herausforderers im Aszendenten und das des Herrschers im Deszendenten, wäre der Erstgenannte zum Aufsteigen und der Herrscher jedoch zum Fall in die unsichtbare Hemisphäre bestimmt. Die Ansiedlung der beiden Kontrahenten gleicht in der hier rekonstruierten Form also einer Petitio principii aus der Sicht dessen, der seine Macht verteidigt.[543]

Es sei erlaubt, noch ein bildliches Zeugnis aus dem Mittelalter anzuschließen. In dem auf der ersten Seite der Handschrift der ***Carmina Burana*** abgebildeten Schicksalsrad werden vier verschiedene Phasen der Herrschaft abgebildet (siehe Abb. 5).[544]

---

[543] Es ist nicht ganz klar, wie sich der Autor die Herausforderung im einzelnen vorstellt: militärisch oder durch politisches Ränkespiel. Auf die erste Variante läßt die Erwähnung eines Heeres, der Stadt und des Landes schließen, auf die zweite die spätere Erwähnung einer Abstimmung: Theoph., ibid. p. 94,6 τὸν χειροτονούμενον τὴν ἐξουσίαν.

[544] *Carmina Burana*. Faksimile-Ausgabe der Handschrift der "Carmina Burana" und der "Fragmenta Burana" (Clm 4660 und 4660a) der Bayerischen Staatsbibliothek in München, hrsg. B. Bischoff, o.O. 1967.

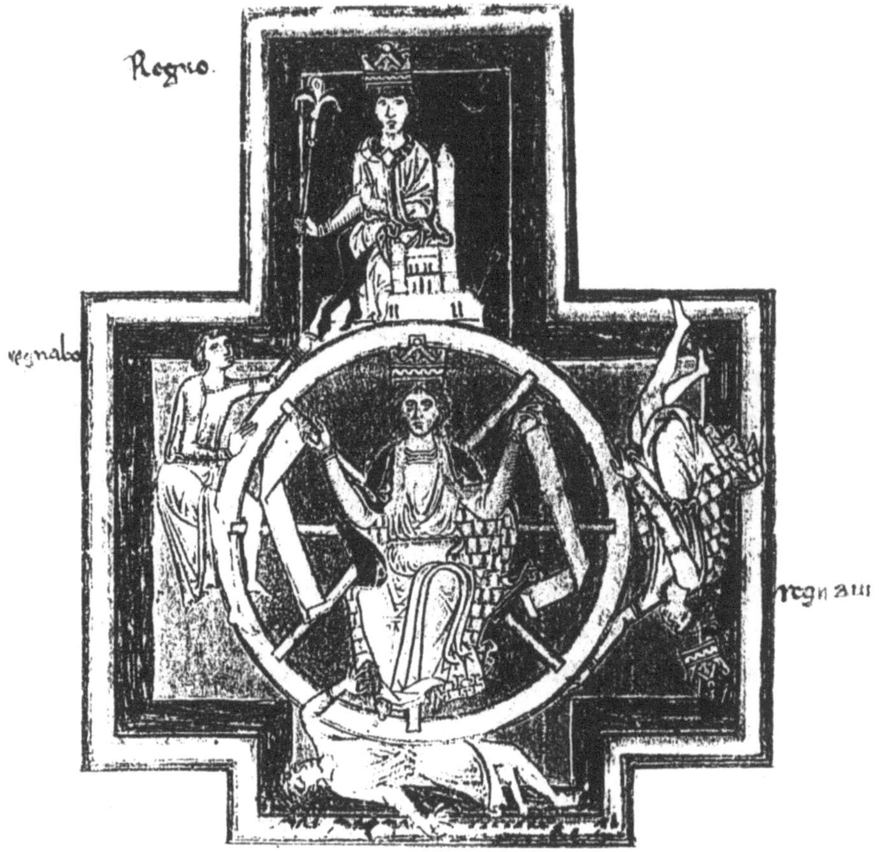

Abb. 5 *Carmina Burana*, Frontispiz

Die Figur ist im Uhrzeigersinn von der Stelle des Aszendenten an zu lesen. Links, kurz nach dem Aszendenten, strebt eine noch unbekrönte Gestalt nach oben, bei der oberen Kulmination kniet mit erhobenem Zepter eine Gestalt, der eine Krone aufgesetzt wird, rechts, auf dem Weg zum Deszendenten gleitet eine Gestalt abwärts, der die Krone vom Haupt gefallen ist, unten liegt kurz vor der unteren Kulmination eine (gegen den Uhrzeigersinn gerichtete) Gestalt ohne Krone. Im Gegensatz zu dem Text des Theophilos geht es hier nicht um die Auseinandersetzung zweier Kontrahenten, sondern um das Schicksal ein und desselben Königs. Das Schema stellt also eine Vereinfachung dar.

36. Zwangsherrschaft

a) Vier Kentra

In dem Kapitel ἐάν τις τυραννῆσαι θέλῃ καὶ ἑαυτὸν ἐλευθερῶσαι ἀπὸ ὑποταγῆς τῶν κρατούντων, "Wenn jemand Gewaltherrscher werden und sich von einer Abhängigkeit der Mächtigen emanzipieren will" verteilt **Theophilos** die Kentra so:[545]

> πάλιν ὁ τύραννος ἔστω ὁ ὡροσκοπῶν, ὁ δὲ τυραννούμενος ὁ δύνων, τὸ δ' αἴτιον, δι' οὗ ἡ τυραννίς, ἀπὸ μέσου, ποταπὴ δὲ ἀποβήσεται αὐτῷ ἡ τυραννίς, ἀπὸ τοῦ ὑπογείου σκέπτου.
>
> "Wiederum sei der Gewaltherrscher der aszendierende (Ort?), der Beherrschte der untergehende; den Grund aber, weswegen die Gewaltherrschaft besteht, lies von der (Himmels)mitte ab, wie für ihn die Tyrannis ausgehen wird, von der unteren Kulmination."

Der Text mutet poetisch an. Die Kentra der horizontalen und der vertikalen Achse werden jeweils parallel beschrieben, bilden aber als ganze einen Chiasmus (vgl. unter Nr. **10a**). Die Rollen von Angreifer und Verteidiger entsprechen denen im vorigen Abschnitt (Nr. **35**): Der amtierende Herrscher besetzt den Aszendenten, derjenige, der sich emanzipieren will, den Deszendenten.[546] Dadurch bestätigt sich die dort vorgenommene Konjektur. Die scharfe Opposition und der Wunsch nach einem Rollentausch auf der horizontalen Achse erklärt die kreuzförmige Reihenfolge, die wieder durch Antonomasie unterstützt wird: ὁ τύραννος - ὁ τυραννούμενος (vgl. unter Nr. **15**). Im nächsten Abschnitt (Nr. **36b**) wird uns das echte Diathesenpaar begegnen: ὁ τυραννῶν - ὁ τυραννούμενος. Das Besondere ist jedoch in diesem Fall, daß sich das passive Beherrschtwerden beim Deszendenten in ein aktives Herrschen umwandeln soll.

Daß die obere Kulmination den Grund einer Handlung oder Situation anzeigt, ist nur in späten Texten belegt, früher und plausibler wird der Grund bei der unteren Kulmination angesiedelt (vgl. unter Nr. **15**). In diesem Fall zeigt die untere Kulmination systemkonform den noch ungewissen Ausgang des Unterfangens an (vgl. unter Nr. **15**). Während bei der

---

[545] Theoph. CCAG XI 1 (1932), p. 254,4-7.

[546] Vgl. den Schluß des Kapitels, Theoph., ibid. p. 254,13 σελήνη ἐν τῷ δυτικῷ οὖσα καὶ σὺν αὐτῇ κακοποιὸν ἔχουσα· τὸν τυραννούμενον λέγε διὰ τάχους ἀπολωλέναι, "Wenn der Mond im Deszendenten steht und einen unheilvollen (Planeten) bei sich hat: dann sage, daß der Beherrschte schnell zugrundegegangen ist."

oberen Kulmination das Neutrum mit dem Anonymus übereinstimmt (Nr. **37b/1** τὸ αἴτιον), könnte die ausnahmsweise mit einem Verbum gegebene Bezeichnung bei der unteren Kulmination auf einen Hexameterschluß zurückgehen wie ποταπῇ ἀποβήσεται αὐτῷ.

b) Zwei Kentra

Das übernächste Kapitel überschreibt **Theophilos** schlicht περὶ τυραννίδος. Es beginnt mit dem echten Diathesenpaar ὁ μὲν τυραννῶν - ὁ δὲ τυραννούμενος (vgl. unter Nr. **15**), fügt aber die beiden Luminare, Mond und Sonne, hinzu:[547]

> ἔστω ὁ μὲν τυραννῶν ὁ ὡροσκόπος καὶ ἡ σελήνη, ὁ δὲ τυραννούμενος βασιλεὺς ὁ ἥλιος καὶ τὸ μεσουράνημα.
>
> "Es sei der Gewaltherrscher der Aszendent und der Mond, der beherrschte König die Sonne und die obere Kulmination."

Wie im vorangehenden Fall befindet sich auch hier wieder der Gewaltherrscher im Aszendenten, der Unterdrückte nun jedoch nicht mehr diametral gegenüber, sondern bei der oberen Kulmination. Diese Position scheint auf den ersten Blick seiner untergeordneten Stellung zu widersprechen, doch immerhin handelt es sich ausdrücklich um einen König (βασιλεύς), dessen Luminar die Sonne ist, und dafür ist die obere Kulmination der angestammte Platz (vgl. unter Nr. **15**). Es scheint also, als bezeichne der Aszendent jemanden, der den Aufstieg noch vor sich hat, während die obere Kulmination zwar einen Beherrschten anzeigt, aber eben doch einen König, der von der Entmachtung bedroht ist. Noch im 17. Jh. deutete in England der Astrologe William Lilly auf diese Weise den Aufstieg des Parlaments im Aszendenten und den Sturz des Königs Charles I. bei der oberen Kulmination.[548]

Zu den Kentra treten die beiden Luminare hinzu. Daß Theophilos hier an alte Schemata anknüpft, beweist eine Parallele bei Dorotheos, der in seinem System über entlaufene Sklaven in derselben Weise den Aszendenten mit dem Mond und die obere Kulmination mit der Sonne kombiniert (Nr. **31b**). Im Gegensatz zu jener Stelle überrascht hier die chiastische Anordnung Aszendent - Mond - Sonne - obere Kulmination (zu anderen

---

[547] Theoph. CCAG XI 1 (1932), p. 255,14-15. Es folgt eine Differenzierung nach den drei Quadraten des Tierkreises.

[548] A. Geneva, Astrology (1995), 181 und 191-193, vgl. 184: Wie bei Theophilos besetzt in seiner Konstruktion der Mond den Aszendenten.

Chiasmen s. unter Nr. **10a**). Sie kann hier aber vielleicht sprachpsychologisch erklärt werden: Für den Aufsteiger paßte die Position des Aszendenten besser als der Mond, und der Beherrschte wird als König bezeichnet, mit dem die Sonne seit alters verbunden wurde,[549] daher steht diese jetzt an erster Stelle. Die Verteilung überrascht allerdings: der Mond beim Herrscher und die Sonne beim Beherrschten. Der Widerspruch erklärt sich auch hier wieder so, daß der 'Aufsteiger' noch keine Macht hat, der Herrscher jedoch gerade noch: Seine Bezeichnung als König wird nicht mehr lange gelten.

37. Kriegsführung

Die Prognosen für die Kriegsführung scheinen sich aus den früher belegten Prognosen für die private Prozeßführung (Nr. **26**) entwickelt zu haben. Eine Fülle von Katarchai zur Kriegsführung hat C.O. Zuretti aus zwei Codices Scorialenses aus dem 15. und 16. Jh. mit Kollation zweier Codices Parisini, eines Romanus Angelicus und eines Ambrosianus herausgegeben.[550] Die einzelnen Texte laufen in der Mehrzahl, wenn auch nicht ausschließlich, unter dem Namen des **Theophilos** von Edessa. Ein Teil von ihnen ist, wie gezeigt, unter dem Namen des Iulianos überliefert und wurde bereits früher von F. Cumont aus anderen Handschriften publiziert.[551] Zurettis Edition springt in unübersichtlicher Weise zwischen den einzelnen Handschriften hin und her und krankt leider an einer Fülle von Druckfehlern. Um so dringender ist die von D. Pingree geplante Neuedition.

Im folgenden werden wir für die grundsätzliche Opposition von Angreifer und Verteidiger immer wieder andere Ausdrücke finden. Besonders passend ist der Begriff ἐναντίος, weil er das räumliche Gegenüber auf die Gegnerschaft überträgt.[552] Hier die Tabelle:

---

[549] Cic. nat. deor. 2,14 *sol alter* und A.S. Pease ad l. Manil. 4,865 *tumque domus vere solis*. F. Cumont, La théologie solaire (1913), 543f. J. Bidez, Le culte du monde (1932). E. Topitsch, Vom Ursprung und Ende (1958), 93-96. Vgl. etwa auch Sen. Tro. 388 *astrorum dominus*, ferner über Mithras und die Sonne Hesych. 1335 p. 666 Latte. Schol. Stat. Theb. 1,718 p. 73 Jahnke.

[550] Codex Scorialensis I.R. 14 (saec. XV, Beschreibung S. 3-28) und Codex Scorialensis I. Φ 5 (saec. XVI, Beschreibung S. 51-106), die Edition S. 204-266. Der Text wird von D. Pingree in Anlehnung an F. Cumont als *De bello* bezeichnet.

[551] F. Cumont, CCAG V 1 (1904), p. 183-186 u.a.

[552] Theoph. CCAG XI 1 (1932), p. 218,22.

Nr.	Autor	Angreifer	Verteidiger
37a/1	Theophilos?	τὸ πολεμοῦν (sc. μέρος)	τὸ πολεμούμενον μέρος
37a/2	Māšā'allāh griechisch	τὸν καταρχόμενον	τὸν ἐχθρόν
37b/1	Anonymus	οἱ ἐπιόντες	οἷς ἐπίασι
37b/2	Theophilos	ὁ ἐπιστρατευόμενος	ὁ ἀντιστρατευόμενος ὁ πολεμούμενος
37c	Theophilos	ὁ ἐναρξάμενος ὁ διώκων	ὁ πολεμούμενος ὁ καταστρατευόμενος ὁ φεύγων
37d/2	Theophilos	οἱ ἐπιστρατευόμενοι οἱ (ἐπι)στρατεύοντες	οἱ ἀντιστρατευόμενοι οἱ ἀντιστρατεύοντες
38	Ps. Iulianos	οἱ ἐπιόντες	οἱ πολεμούμενοι

a) Zwei Kentra

Eine schlichte Opposition begegnet in dem Kapitel περὶ πολέμων, sie ist allerdings keiner allgemeinen Zuschreibung der Kentra, sondern nur ihrer Deutung zu entnehmen:[553]

> καὶ εἰ μὲν ὁ κύριος τοῦ ἑβδόμου τόπου κρεῖττον κεῖται καὶ ἐφορᾷ τοῦτον ἡ σελήνη καὶ ὁ κύριος τοῦ μεσουρανήματος, τὸ πολεμούμενον μέρος νικήσει. εἰ δὲ ὁ κύριος τοῦ ὡροσκόπου εἰς κρείττονα τόπον κεῖται παρὰ τὸν κύριον τοῦ ἑβδόμου τόπου καὶ ἐφορᾷ τοῦτον ὁ κύριος τοῦ μεσουρανήματος καὶ ἡ σελήνη, ἡ νίκη ἔσται τῷ πολεμοῦντι.
>
> "Und wenn der Herr des siebten Ortes stärker positioniert ist und diesen der Mond und der Herr der oberen Kulmination aspektiert, wird die bekriegte Partei siegen. Wenn aber der Herr des Aszendenten in eine stärkere Position zu stehen kommt (im Vergleich zum Herrn des siebten Ortes) und diesen der Herr der oberen Kulmination und der Mond aspektiert, wird der Sieg der bekriegenden (Partei) gehören."

Die beiden Gegner werden auf der horizontalen Achse durch eine klare Diathesenopposition charakterisiert, die angegriffene Partei beim Deszendenten, die angreifende beim Aszendenten: τὸ πολεμούμενον μέρος - τὸ πολεμοῦν (vgl. unter Nr. 15). Die Opposition Aszendent - Deszendent durchzieht dann das gesamte Kapitel προσδοκία πολέμου.

[553] Theoph. CCAG XI 1 (1932), p. 217,16-20.

Soeben veröffentlicht D. Pingree eine byzantinische Übersetzung (um 1000) aus Māšā'allāh, die wieder eine andere Terminologie benutzt:[554]

> εἰ [del.?] ἐρωτηθεὶς παρὰ στρατηγοῦ ἢ παρά τινος ἔχοντος φροντίδα τοῦ πολέμου, λαβὲ τὸν μὲν καταρχόμενον ἀπὸ τοῦ ὡροσκοπου (ἤγουν τὸν ἐρωτῶντα), ἀπὸ δὲ τοῦ ἑβδόμου τὸν ἐχθρόν.
>
> "Wenn du von einem Feldherrn oder von jemandem, der sich um den Krieg kümmert, gefragt wurdest, dann nimm den, der (den Krieg?) beginnt, vom Aszendenten her (bzw. den Anfragenden), von den siebten (Ort) jedoch den Feind."

Die klare Opposition wird sprachlich durch einen (getrübten) Chiasmus unterstrichen (vgl. unter Nr. **10a**). Das Verbum κατάρχεσθαι kann entweder im technischen Sinn den Anfragenden bezeichnen, dann bestünde kein Unterschied zu dem ἐρωτῶν. Oder es bezeichnet den Initiator des Krieges, der von dem Anfragenden unterschieden wird, was das wahrscheinlichere sein dürfte. Im übrigen steht der Anfragende wie gewöhnlich im Aszendenten (vgl. unter Nr. **18**).

b) Vier Kentra

Alle vier Kentra berücksichtigt ein knapper anonymer Text, den F. Cumont herausgegeben hat. Da er als Variante (περὶ πολέμου ἄλλη σκέψις) auf ein Iulianos-Kapitel folgt, dürfte auch er unter dem Namen des Iulianos auf **Theophilos** zurückgehen:[555]

> πάλιν οἱ μὲν ἐπιόντες ἀπὸ τοῦ ὡροσκόπου ληφθήσονται, οἷς δὲ ἐπίασιν ἀπὸ τοῦ δύνοντος, τὸ αἴτιον ἀπὸ τοῦ μεσουρανήματος, ἡ ἔκβασις ἀπὸ τοῦ ὑπογείου.
>
> "Wiederum werden die Angreifer vom Aszendenten her angenommen werden, diejenigen, die sie angreifen, vom Deszendenten, der (Kriegs)grund von der oberen Kulmination, der Ausgang von der unteren Kulmination."

Wieder wird die horizontale Achse auf die beiden Gegner verteilt. Da man zu dem Verbum ἐπιέναι kein Passiv bilden kann, kann der Gegensatz von Angriff und Verteidigung nicht

---

[554] Māšā'allāh, griechische Übersetzung bei D. Pingree, From Alexandria (2001 [erschienen nicht vor Ende 2002]), 26.

[555] Anon. CCAG V 1 (1904), p. 184,18-20, vgl. dazu den Codex Scorialensis gr. I R 17 (saec. XV), fol. 189^v: CCAG XI 1 (1932), p. 17 und jetzt die Paralleltexte bei D. Pingree, From Alexandria (2001), 34.

durch ein Diathesenpaar ausgedrückt werden, sondern nur durch die Differenzierung οἱ ἐπιόντες und οἷς ἐπίασι (vgl. unter Nr. **15**). Im nächsten Abschnitt (Nr. **38**) werden wir - bei rein planetarer Zuteilung - die Opposition οἱ ἐπιόντες - οἱ πολεμούμενοι finden.

Die vertikale Achse ist durch eine zeitliche Differenzierung geprägt: Die vorausliegende Ursache wird bei der oberen Kulmination angesiedelt, was nur in späten Texten vorkommt (mit derselben Formulierung τὸ αἴτιον Nr. **36a**, vgl. unter Nr. **15**), und der Ausgang wieder bei der unteren Kulmination (vgl. unter Nr. **15**). Die untere Kulmination spielt daher bei der Beendigung eines Krieges eine besondere Rolle:[556] τὸν δὲ χρόνον τῆς ἀναλύσεως τοῦ πολέμου εἰπεῖν τρανῶς καὶ βεβαίως οὐ ῥᾴδιον· στοχάσασθαι δὲ μόνον ἀπό τε τοῦ οἰκοδεσπότου τοῦ ὑπογείου ..., "Die Zeit der Beendigung des Krieges genau und sicher zu bestimmen ist nicht leicht: Man kann sie allein von dem Herrn der unteren Kulmination zu ermitteln versuchen ..."

Eine andere Version mit allen vier Kentra wird nun wirklich dem **Theophilos** zugeschrieben. Es handelt sich dabei um die erste von drei Varianten (Zurettis Edition wird hier leicht korrigiert):[557]

ἐκ τοῦ ὡροσκόπου ληπτέον τὸν ἐπιστρατευόμενον ἢ τὸν ἐρωτῶντα ἡμᾶς περὶ πολεμούντων καὶ πολεμουμένων, ἐκ τοῦ δύνοντος τὸν ἀντιστρατευόμενον καὶ πολεμούμενον· καίτοι ἐκ τοῦ μεσουρανήματος σκεπτέον αὐτὸν τὸν πόλεμον εἰ γίνεται ἢ οὐ γίνεται, καὶ ἂν γένηται, <εἰ> ἐπιμενεῖ ἢ χρονιεῖ ἢ εἰς ὁμόνοιαν καὶ εἰρήνην ἔρχονται τὰ ἀμφότερα μέρη· πάλιν δὲ ἐκ τοῦ ὑπογείου τὴν αἰτίαν τοῦ πολέμου καὶ τὸ τέλος ἤγουν πρὸς τίνα τῶν ἑκατέρων μερῶν ῥέπει ἡ νίκη.

3 εἰ] ἐὰν cod. **4** γένηται] γίνεται cod. <εἰ> supplevi **5** post μέρη interpunxi πρὸς τίνα] πρός τινα Zuretti

"Vom Aszendenten muß man den Angreifenden nehmen oder denjenigen, der uns wegen der Kriegführenden und Bekriegten befragt, vom Deszendenten aus den dage-

[556] Theoph. CCAG V 1 (1904), p. 186,3. Vgl. in der Ausführung zu Nr. **37c** bei Theoph. CCAG XI 1 (1932), p. 232,17 εἰ δὲ καὶ ὑπὸ γῆν εὑρεθῇ ὁ τοῦ κλήρου τῆς τύχης δεσπότης, λύσις ἔσται τοῦ πολέμου, "Wenn aber auch der Herr des Glücksloses unter der Erde gefunden wird, wird es eine Lösung des Krieges geben."

[557] Theoph. CCAG XI 1 (1932), p. 214,23-215,6: καταρχὴ πολεμική.

gen zu Felde Ziehenden und Bekriegten; von der oberen Kulmination aus muß man jedoch den Krieg selbst betrachten, ob er stattfindet oder nicht stattfindet, und wenn er stattfindet, ob er lange andauern oder sich in die Länge ziehen wird oder ob die beiden Parteien auf Übereinkunft und Frieden zugehen; wiederum von der unteren Kulmination aus den Grund des Krieges und das Ende oder welcher der beiden Parteien sich der Sieg zuneigt."

In diesem Schema wird der Fragende mit einbezogen und wie üblich beim Aszendenten angesiedelt (vgl. unter Nr. **18**). Dabei bleibt offen, ob dieser sich auf der Angreifer- oder auf der Verteidigerseite befindet: περὶ πολεμούντων καὶ πολεμουμένων. Die aktive Form für den Angreifer ist also nicht eindeutig auf den Aszendenten bezogen, wohl aber die passive Form des Angegriffenen auf den Deszendenten. Eine echte Korrelation bilden hingegen die beiden Medialformen τὸν ἐπιστρατευόμενον auf der Seite des Aszendenten und τὸν ἀντιστρατευόμενον beim Deszendenten. Das Präfix ἀντι- betont die Ebenbürtigkeit der beiden Gegner wie beim Wagenrennen (vgl. Nr. **18**), wobei hier die Metapher πρὸς τίνα τῶν ἑκατέρων μερῶν ῥέπει ἡ νίκη das Bild der Waage einführt, das bei der horizontalen Achse nach dem poetischen Motiv der Kerostasie oder Psychostasie besonders angebracht ist.[558] Es wird in der Ausführung der zweiten Variante (Nr. **37c**) mehrfach wiederholt.[559]

Die vertikale Achse ist nun aber anders verteilt als im ersten Schema, denn die obere Kulmination betrifft jetzt nicht den Grund des Krieges, sondern grundsätzlicher den Krieg als solchen (αὐτὸν τὸν πόλεμον). In der Parallelversion Nr. **37c** gebraucht Theophilos das an dieser Stelle zu erwartende Wort für die Handlung: ἡ δὲ πρᾶξις τοῦ πολέμου (vgl. unter Nr. **10a**). Weiter wird hier ausgeführt, ob der Krieg überhaupt stattfindet, wie lange er dauern wird und ob er zu einem einvernehmlichen Frieden führt.

Die untere Kulmination bestimmt nun beide Pole des in dem ersten Schema auf die vertikale Achse verteilten Gegensatzes: sowohl den Grund als auch den Ausgang des Krie-

---

[558] Stilistisch unterstützt durch einen Chiasmus bei Theoph. CCAG XI 1 (1932), p. 231,5 εἰς τὸν διώκοντα ῥέψει (ἡνίκα ῥέψῃ) ἡ νίκη, ἡ δὲ ἧττα πρὸς τὸν φεύγοντα, vgl. unter Nr. **10a**. Zur Kerostasie oder Psychostasie seit Homer Hom. Il. 22,211: die Todeslose von Hektor und Achill, sowie in der allgemein als späterer Zusatz angenommenen Wiederholung des Motivs Hom. Il. 8,71: die Troer und Griechen insgesamt. Homer hängt von der Aithiopis (Memnon und Achill) ab: W. Schadewaldt, Einblick (1951), 164. Vgl. auch E. Wüst, Psychostasie (1959).

[559] Theoph. CCAG XI (1932), p. 231,6. 8. 10. p. 232,3. p. 233,20.

ges. Diese Kombination von Grund und Ausgang findet sich ebenso im Schema über das Opfer (Nr. **15**): ἡ τῆς ἑστίας αἰτία - ἡ ἔκβασις τοῦ πράγματος. Zu jener Stelle wurde bereits ausgeführt, daß die Ansiedlung des Grundes bei der unteren Kulmination die frühere und sinnvollere ist.

c) Drei Kentra und die Häuser II und VIII

Die zweite Version des **Theophilos** ist von der Fragestellung her weniger umfassend und bezieht sich nur auf den Angreifer:[560]

> ἐάν τις πολέμου ἄρξηται, φησὶν ὁ Θεόφιλος, ἢ ἐπιστρατείας ἢ εἰ [ἢ καὶ var. l.] ἐρώτησις γένηται περὶ τούτου, σκέψαι οὕτως· τὸν μὲν ἐναρξάμενον ἐκ τοῦ ὡροσκόπου, τὸν δὲ πολεμούμενον ἢ καταστρατευόμενον ἐκ τοῦ δύνοντος. [...] ἡ δὲ πρᾶξις τοῦ πολέμου γνωρίζεται ἐκ τοῦ μεσουρανήματος καὶ τῶν ἐπόντων καὶ ἐπιμαρτυρούντων ἀστέρων. [...] βοηθοὺς μέντοι ἕξουσιν ἀπὸ μὲν τῆς ἐπαναφορᾶς τοῦ ὡροσκόπου ὁ διώκων, ἀπὸ δὲ τοῦ ὀγδόου τόπου ὁ φεύγων.
>
> "Wenn jemand einen Krieg anfängt, sagt Theophilos, oder einen Feldzug oder wenn eine Anfrage deswegen (an dich) gerichtet wird, stelle folgende Betrachtung an: Den, der den Krieg begonnen hat, (betrachte) vom Aszendenten aus, den, der bekriegt wird oder gegen den man zu Felde zieht, vom Deszendenten aus. [...] Die Handlung des Krieges wird von der oberen Kulmination und den sich dort befindenden und den aspektierenden Planeten aus erkannt. [...] Helfer werden sie haben: von der Epanaphora des Aszendenten (Haus II) der Angreifer, vom achten Ort (d.h. der Epanaphora des Deszendenten) der Angegriffene."

Der Angreifer wird mit dem Medium ὁ ἐναρξάμενος bezeichnet, der Angegriffene zunächst mit dem Passiv ὁ πολεμούμενος und dann noch einmal mit der Form ὁ καταστρατευόμενος, die - ebenso wie das Simplex und die anderen Komposita - sowohl medial als auch passivisch gebraucht werden kann. Hier gibt nur die passivische Form einen Sinn.

Die eindeutige Festlegung der Parteien (des Angreifers beim Aszendenten und des Angegriffenen beim Deszendenten) wirkt in der Terminologie insofern weiter, als der Angreifer hinfort als ὁ διώκων und der Verteidiger als ὁ φεύγων bezeichnet wird. Wir haben schon oben beim Wagenrennen (Nr. **18**) und bei der Verteilung der Prozeßrollen gesehen

[560] Theoph. CCAG XI 1 (1932) p. 230,16-231,12: καταρχὴ πολεμική.

(Nr. **26a/1**), wie gut das polyvalente Verbum φεύγειν zu der Tatsache paßt, daß die Sterne im Deszendenten aus der sichtbaren Himmelshemisphäre "wegzulaufen" scheinen. Mit ziemlicher Sicherheit kann vermutet werden, daß der Gegensatz von "Verfolgung" und "Flucht" aus der privaten Sphäre des Prozesses auf den öffentlichen Bereich der Kriegsführung übertragen und damit wieder in seinen ursprünglichen Bereich zurückgeführt wurde. Diese Vermutung wird sich sogleich erhärten.

Die Bestimmung der oberen Kulmination mit "dem Handlung des Krieges" klingt umständlich, sie erklärt sich aber dadurch, daß das Wort πρᾶξις schon seit Dorotheos (Nr. **28a**) für diese Stelle gebraucht wird, vgl. die unter Nr. **10a** gegebenen Parallelen. Aus der Formulierung wird deutlich: Der Krieg ist nur eine besondere Ausprägung des allgemeinen Handlungsschemas, in dem die Handlung selbst bei der oberen Kulmination angesetzt wird.

Die untere Kulmination wird im folgenden zwar mehrfach in die Prognosen mit einbezogen, doch eine allgemeine Aussage über ihre Bedeutung fehlt hier. Gewissermaßen als Ersatz dafür erscheinen zwei weitere Häuser der Dodekatropos: die beiden Epanaphorai der horizontalen Achse, die Häuser II und VIII. Daß diese Lehre nicht erst von Theophilos erfunden wurde, beweist die enge Parallele im Abschnitt über den Prozeß bei Hephaistion (Nr. **26b**). Dort bezeichnet das zweite Haus die Helfer des Anklägers und das achte die des Angeklagten. Dabei wird das Wort für den Helfer wiederholt (βοηθούς bzw. βοηθοῦντες); hinzu kommt die von Hephaistion (wohl nach dem Gedicht des Dorotheos) gebrauchte Metapher σύμμαχος. Es wiederholen sich auch die Partizipialformen für die beiden Parteien: ὁ διώκων und ὁ φεύγων. Auch sie sind - wie die Metapher σύμμαχος - ursprünglich im Kriegswesen zu Hause, werden in der Gerichtssprache auf den privaten Bereich übertragen und von dort aus in der Spätzeit wieder auf den ursprünglichen Bereich zurückprojiziert.

d) Zwölf Häuser

Für das komplette Zwölfersystem ist **Sphujidhvaja** unsere früheste Quelle. Gegen Ende seines Gedichts behandelt er in vier Kapiteln die Kriegshoroskopie:[561] zunächst nach den Mondstationen (c. 73), dann nach den Tierkreiszeichen (c. 74) und den Planeten sowie den zugehörigen Wochentagen (c. 75) und schließlich auch nach den zwölf Häusern (c. 76). Die

---

[561] Sphuj. 73-76, dazu der ausführliche Kommentar von D. Pingree, The Yavanajātaka II (1978), 388-402.

Kasuistik betrifft zunächst (76,1-12) die zwölf Häuser des Geburtshoroskops einer in die Fremde ziehenden Person,[562] dann (76,18-29) die guten und schlechten Planeten im Aszendenten, erst danach äußert er sich in einer kurzen Aufzählung allgemein zu den zwölf Häusern, die D. Pingree in seiner Edition mit den entsprechenden Zahlen kenntlich gemacht hat:[563]

> "The planets in the ascendent and other places determine (1) the king's body; (2) the essence of his wealth; (3) his army; (4) his vehicles; (5) his advice; (6) his enemy; (7) his frightening; (8) his weak points; (9) his mental state; (10) his deeds; (11) his profits; and (12) his lies."

Die Liste ist ganz auf den Feldherrn ausgerichtet. Vorausgesetzt, die Reihenfolge der Häuser ist tatsächlich die übliche, von der D. Pingree ausgeht, dann gibt es nur wenige Übereinstimmungen mit den anderen Schemata. Nur die "Taten" bei der oberen Kulmination sind hier zu nennen (vgl. hier Nr. **37c** und die Parallelen unter Nr. **10a**). Sonst könnte die "Ängstlichkeit" beim Deszendenten der Flucht der Feinde (Nr. **37d/1**) entsprechen. Aber das ist auch alles. Man erwartet den Feind nicht in Haus VI, sondern im Deszendenten, in dem das Erschrecken des Feldherrn wenig Sinn macht.

Ein weiter, mit καταρχὴ πολεμικὴ überschriebener Text des **Theophilos** wird von außergewöhnlich vielen Handschriften geboten. Wegen der komplizierten Überlieferung empfiehlt es sich, zunächst alle zehn Textzeugen vorzustellen. Soweit sie bisher einer Edition gedient haben, wurden ihre Siglen übernommen (nur die Sigle T für die zweite Version innerhalb des älteren Codex Scorialensis wurde neu eingeführt):

A Codex Romanus Angelicus gr. 29 (a. 1388), fol. 151^{v}, vgl. CCAG V 1 (1904), p. 36: als das Kapitel 146 einer Sammlung des "Palchos".

B Codex Parisinus gr. 2417 (saec. XIII), fol. 24^{v}, vgl. CCAG VIII 1 (1929), p. 13: bis Zeile 15 τὰ κτῆνη.

C Ibid. fol. 37^{r}, vgl. CCAG VIII 1 (1929), p. 15.

P Codex Parisinus gr. 2506 (saec. XIV), fol. 110^{v}, vgl. CCAG VIII 1 (1929), p. 99: als Kapitel 287 einer Sammlung.

---

562 Nicht richtig D. Pingree, The Yavanajātaka II (1978), 398 "the theory of transits" mit Verweis auf die ἐπεμβάσεις.

563 Sphuj. 76,37 mit Kommentar II 399.

Q Codex Parisinus gr. 2424 (saec. XIV) fol. 126ʳ, ein Codex gemellus von P, vgl. CCAG VIII 1 (1929), p. 70: als Kapitel 222 einer Sammlung.

S Codex Scorialensis I. R 14 (saec. XV), fol. 187ʳ, vgl. CCAG XI 1 (1932), p. 17.

T Ibid., fol. 204ᵛ, vgl. CCAG XI 1 (1932), p. 21.

Φ Codex Scorialensis I. Φ 5 (saec. XVI), fol. 381ʳ, vgl. CCAG XI 1 (1932), p.106: als Kapitel 146 einer Sammlung des "Palchos".

a Codex Ambrosianus B 38 sup. (saec. XV), vgl. CCAG III (1901), p. 6: eine Parallelhandschrift des Codex Laurentianus.

Codex Laurentianus 28,33 (a. 1542), fol. 311ʳ, vgl. CCAG I (1898), p. 60: als Kapitel 146 des "Palchos".

Die Editionsgeschichte dieses Textes ist merkwürdig, denn er wurde gleich zweimal herausgegeben, zuerst von C.O. Zuretti im Zusammenhang mit dem Spanien-Band XI 1 des "Catalogus codicum astrologorum Graecorum" innerhalb der oben genannten Sammlung zur Kriegshoroskopie,[564] und zwar nach vier Textzeugen: den beiden Handschriften des Escorial, deren eine den Text zweimal enthält (STΦ), sowie der Abschrift einer Handschrift aus Paris (P), die der im ersten Weltkrieg gefallene P. Boudreaux, der Herausgeber des Bandes CCAG VIII 3 (1912), seinerzeit für F. Cumont angefertigt hatte.[565] Der Text figuriert in einigen Handschriften als Kapitel 146 einer Sammlung aus Werken des "Palchos", d.h. des Abū Ma'šar. Zurettis Edition und der Apparat sind durch Unklarheiten und Fehler stark entstellt.

Eine zweite Edition erschien fünf Jahre später und stammt von J. Bidez und dessen Lehrer F. Cumont, dem Initiator und Mitherausgeber des "Catalogus".[566] Unverständlich bleibt, warum trotz der pionierhaften internationalen Zusammenarbeit am "Catalogus" und trotz der Kontakte, die es zwischen Paris und dem spanischen Editor gegeben hat, Bidez-

[564] Theoph. CCAG XI 1 (1932), p. 213,7-214,21.

[565] Codex Parisinus gr. 2506: so auf p. 204 zu berichtigen. Der Codex Ambrosianus (a: vgl. S. 204) wird suo loco (p. 231) nicht als Textzeuge erwähnt und scheint in diesem Kapitel nur für die Überschrift benutzt worden zu sein.

[566] J. Bidez - F. Cumont, Les Mages (1938), 231-233.

Cumont die erste Edition von Zuretti mit keinem Wort erwähnen.[567] So unzureichend sie auch sein mag, hätte sie doch wenigstens genannt werden müssen.

Von den vier Textzeugen, die Zuretti benutzt hat, verwenden J. Bidez und F. Cumont nur den 'hauseigenen' Codex Parisinus P, dazu zwei weitere Codices Parisini, von denen einer den Text wiederum zweimal bietet (BCQ), und den Codex Romanus Angelicus (A).

Ein grundsätzlicher Unterschied zwischen beiden Editionen besteht in der Zuschreibung des Textes. Zuretti präsentiert das Kapitel innerhalb einer Reihe von Kapiteln des Theophilos von Edessa über die Kriegshoroskopie, allerdings notiert er im deskriptiven Teil des "Catalogus", wohl unter dem Einfluß von Cumont: "Zoroastri apud Theophilum".[568] Da es ihm auf die Kriegshoroskopie des Theophilos ankommt, beläßt er zu Recht die - ihm nur aus dem Codex Parisinus bekannte - Quellenangabe φησὶν ὁ Θεόφιλος im Text, eine Formulierung, die auch in mehreren anderen Kapiteln seiner Sammlung vorkommt. Dagegen tilgen J. Bidez und F. Cumont diese Angabe, weil es ihnen ja auf die Schriften des "Zoroaster" ankommt. Sie drucken in der Überschrift des Kapitels, wenn auch in eckigen Klammern, den Zusatz Ζωροάστρου κατὰ Πραξίδικον,[569] obwohl dieser in keiner der Handschriften, die den Text bieten, enthalten ist, sondern nur in zwei Kapitelverzeichnissen ohne Text,[570] und obwohl sie erkannt haben, daß das Kapitel keinesfalls dem von ihnen ins 3. Jh. v.Chr. datierten "Zoroaster" gehören kann, denn es ist so sehr der Tradition der späten griechischen Katarchenhoroskopie verpflichtet, daß ein iranischer Ursprung nicht vorstellbar ist. Die folgende Textfassung unterdrückt daher den Zusatz Ζωροάστρου κατὰ Πραξίδικον und beläßt den Namen Theophilos aus dem Codex Parisinus im Text. Angesichts der Unvollständigkeit und teilweise sogar Widersprüchlichkeit der beiden Apparate ist eine Neuedition auf der Grundlage einer Nachkollation dringend erforderlich. Der von D. Pingree

---

[567] Daß sie den Editoren bekannt gewesen sein muß, beweist die Tatsache, daß die Beschreibung des "Palchos"-Kapitels in Band XI 1 (1932), p. 106 (so zu berichtigen statt "p. 105") in der Einleitung (p. 231) genannt wird.

[568] C.O. Zuretti, CCAG XI 1 (1932), p. 106.

[569] Von D. Pingree, From Alexandria (2001), 14 interpretiert als "according to the avenger".

[570] Codex Vaticanus lat. 208 fol. 138^{v}, vgl. CCAG V 1 (1904), p. 68 und Codex Parisinus suppl. gr. 1241 fol. 19^{r}, vgl. CCAG VIII 1 (1929), p. 120.

angekündigten Edition soll nicht vorgegriffen werden. Der hier gebotene kritische Apparat versucht lediglich, die beiden bestehenden, nicht immer vollständigen und schon gar nicht zuverlässigen Apparate, so gut es eben geht, zusammenzufassen. Zum Glück widersprechen sich wenigstens die Siglen nicht. Der besseren Übersicht zuliebe werden die einzelnen zwölf Häuser auch hier wieder voneinander abgesetzt.[571]

Καταρχὴ πολεμικὴ ἐξ ἧς γνωρίζεται πᾶσα ἡ τοῦ πολέμου ἀναστροφή.

[I] Ἐκ τοῦ ὡροσκόπου, φησὶν ὁ Θεόφιλος, γνωρίζεται ἡ τοῦ πολέμου ἀρχὴ καὶ αἰτία καὶ πᾶσα ἡ ἐνεστῶσα ἔφοδος ἤτοι τῶν ἐπιστρατευομένων ἢ ἀντιστρατευομένων, καὶ ταῦτα μὲν ἐκ τῆς θέσεως τῶν τριγωνικῶν αὐτοῦ δεσποτῶν καὶ μὴν καὶ τῶν ἐπόντων ἢ μαρτυρούντων ἀστέρων καὶ τῆς αὐτῶν δυνάμεως,

[II] ἐκ τῆς ἀναφορᾶς τοῦ ὡροσκόπου, ἐὰν μέλλῃ γενέσθαι πόλεμος ἢ μὴ γενέσθαι καὶ εἰ ἐπὶ καλῷ καὶ συμφέροντι γίνεται ἢ ἐπὶ κακῷ,

[III] ἐκ τοῦ τρίτου τὰ ὅπλα τοῦ πολέμου ὁπόσα εἰσὶν ἢ ποῖα ἐκ τούτων ἐπιτήδειά εἰσιν πρὸς νίκην ἢ ἄχρεια καὶ ἀνωφελῆ,

[IV] ἐκ τοῦ ὑπογείου ὁ τόπος ἐν ᾧ ὁ πόλεμος γίνεται· εἴτε πεδιακὸς εἴτε ὀρεινός ἐστι, παρὰ θάλασσαν ἢ παρὰ λίμνην ἢ παρὰ μέγιστον ποταμόν, ἐν φάραγγι ἢ ἐν συνδένδρῳ τόπῳ ἢ ἐν ἐρήμῳ,

[V] ἐκ τοῦ πέμπτου τόπου τῶν στρατιωτῶν τὸ πρόθυμον ἢ τὸ ῥᾴθυμον, τὸ ἀνδρεῖον ἢ τὸ δειλόν,

[VI] ἐκ τοῦ ἕκτου τόπου τὰ κτήνη τοῦ στρατοπέδου ἤγουν ἵπποι ἢ ἡμίονοι καὶ κάμηλοι,

[VII] ἐκ τοῦ ἑβδόμου τὰ μηχανήματα καὶ τὰ ἔντεχνα δάτα ἢ ἄτεχνα,

[VIII] ἐκ τοῦ ὀγδόου τὰ συμβαίνοντα ἐκ τραυματιῶν καὶ ζωγρήσεων καὶ δρασμῶν καὶ λειποταξίας καὶ τῶν τοιούτων,

[IX] ἐκ τοῦ ἐννάτου ἡ κατασκόπησις καὶ πᾶσα ἡ τῶν ἐναντίων γνῶσις,

[X] ἐκ τοῦ μεσουρανήματος ὁ τρόπος τοῦ στρατηγοῦ καὶ τῶν σὺν αὐτῷ ἀρχόντων,

[XI] ἐκ τοῦ ἑνδεκάτου ἡ παράταξις τοῦ πολέμου καὶ ἡ σύστασις τῶν ταγμάτων καὶ ἡ ἐφόρμησις κατὰ τῶν ἐναντίων,

---

[571] D. Pingree, The Yavanajātaka II (1978), 399 zitiert den Text unter Auslassung der Häuser II und III nach der Edition von C.O. Zuretti.

[XII] ἐκ τοῦ δωδεκάτου τὸ ἔθνος τὸ κακούμενον ἢ ἡ χώρα ἢ ἡ πόλις ἡ πολεμουμένη καὶ ἐπιστρατευομένη.

----

1 ἐξ ἧς - ἀναστροφή om. a post πολέμου] καταρχὴ καὶ sec. Zuretti add. P, sec. Bidez-Cumont non ita post ἀναστροφή: Ζωροάστρου κατὰ Πραξίδικον add. tit. cap. cod. Vaticani gr. 208 fol. 138^{v} et Parisini suppl. gr. 1241 fol. 126^{r} 2 φησὶν ὁ Θεόφιλος PQ om. cett. καὶ αἰτία AP καὶ ἡ αἰτία τῆς μάχης BCSΦ 3 ἐπιστρατευομένων S (cf. e.g. Theoph. p. 214,23: Nr. **37b/2)** ἐπιστρατευόντων P (sec. Zuretti) στρατευόντων ΦP (sec. Bidez-Cumont) Q ἢ Zuretti sine varia lectione καὶ Bidez-Cumont sine varia lectione ἀντιστρατευόντων APQ 4 θέσεως ABPQ (cf. Theoph. p. 265,9) με(...) CT μεγέθους dubitanter Bidez-Cumont τριγώνων S 5 ἐπόντων ST, idem error e.g. Theoph. p. 212,5, cf. p. 231,2 necnon nr. **40b** ἐπόντων Φ utraque ed. nihil indicantibus Bidez-Cumont ἢ μαρτυρούντων Φ καὶ μαρτυρούντων aST edd. nihil monentibus Bidez-Cumont ἀστέρων per sigla ABC λαῶν PQ καὶ ἐκ τῆς Φ αὐτῶν om. T 6 ἀναφορᾶς Zuretti nihil monens (cf. Theoph. p. 263,11. 265,8) ἐπαναφορᾶς Bidez-Cumont nihil monentes μέλλῃ ABCST μέλῃ PQ μέλλει Φ πολέμιος PQ (ante corr.) 7 καὶ εἰ om. ABC, prob. etiam SΦ (sed scripsit καὶ ἐπὶ Zuretti) γίνεται hoc loco ABC post ἢ S post κακῷ PQ 8 ἐκ τοῦ] ἐκ τούτου Φ ὁπόσα ST Zuretti ὁποῖα ΦP Bidez-Cumont nihil monentes ἐκ ante τούτων om. PQ 9 εἰσὶν BSΦ ἐστι A om. CPQ πρὸς τὴν νίκην SΦ Bidez-Cumont tacentibus καὶ ἀνωφελῆ PQ μὴ ἔχοντα ὄφελος ABCSTΦ 10 εἴτε (ante πεδ-) PC om. A ἤγουν B ἢ SΦ (nisi erravit Zuretti postea indicans εἴτε) πεδιακὸς PQΦ πεδιάσιμος ABCST, cf. Theoph. (?) p. 260,14 εἴτε ὀρεινός ἐστιν] ἐστιν ἢ ὀρεινός ABC tacente Zuretti περὶ θάλασσαν T 11 περὶ λίμνας T περὶ μέγιστον T 12 ἀδένδρῳ Φ 13 τόπου om. A στρατῶν Φ τὸ ante ῥᾴθυμον om. ABCΦ ἢ τὸ ἀνδρεῖον Q 14 δῆλον B δηλόν S 15 τὰ κτήνη] abrumpitur B in ima pagina ἤγουν PQSΦ ἤτοι AC, praeferunt Bidez-Cumont καὶ ἡμίονοι C Zuretti nihil monens 17 τὰ μηχανήματα καὶ om. PQ^{1} (add. Q^{2}) δάτα A (cf. Suidas s.v. δάτοις) δῆλα PQ (sed suprascr. δεατα vel δελτα) δατρ SΦ lacuna quinque fere litterarum C 18 τραυματειῶν S τραυμάτων ed. Zuretti 21 μεσουρανήματος ACS (abbr. μρ) ι' vel δεκάτου PQΦ τρόπος ACTΦ τόπος SPQ (suprascr. καὶ τὸ ἦθος) 23 ἡ πᾶσα τάξις S ταγμάτων CPQ (suprascr. πρα) SΦ πραγμάτων A 24 ἡ om. Φ ἐφόρμησις ACSΦ ὅρμησις PQ (ἐφ- suprascr.) 25 ἢ ἡ πόλις ἢ πολεμουμένη SΦ (nisi erravit Zuretti) ἢ ἡ πολεμουμένη πόλις PQ

"Kriegsanfrage

aus der jede Wendung des Krieges erkannt werden wird.

[I] Vom Aszendenten aus, sagt Theophilos, wird der Anfang des Krieges erkannt und der Grund und der ganze gegenwärtige Angriff, sei es der Angreifer, sei es der Verteidiger, und dies aus der Stellung der Herrscher der Triplizitäten und fürwahr auch der bei ihnen stehenden oder sie aspektierenden Planeten und deren Wirkkraft,

[II] aus der Epanaphora des Aszendenten, ob Krieg stattfinden wird oder nicht stattfinden wird und ob er mit einem guten und nützlichen oder einem schlechten Ziel stattfindet,

[III] aus dem dritten (Ort) die Waffen des Krieges, wie viele es sind und welche von diesen für den Sieg geeignet sind oder unbrauchbar und nutzlos,

[IV] aus der unteren Kulmination der Ort, an dem der Krieg stattfindet: ob er eben oder gebirgig ist, neben einem Meer oder neben einem See oder neben einem sehr großen Fluß, in einer Schlucht oder in einem bewaldeten oder einsamen Ort,

[V] aus dem fünften Ort die Bereitschaft oder der Leichtsinn der Soldaten, das Mutige oder Feige,

[VI] aus dem sechsten (Ort) die Tiere des Heeres, seien es Pferde oder Maulesel und Kamele,

[VII] aus dem siebten (Ort) die Maschinerie, und zwar die technischen und die kunstlosen Geräte,

[VIII] aus dem achten (Ort), was sich aus Verwundeten und Gefangenschaften und Fahnenflucht und Desertieren und dergleichen ergibt,

[IX] aus dem neunten (Ort) das Auskundschaften und die gesamte Kenntnis der Gegner,

[X] aus der oberen Kulmination der Charakter des Feldherrn und der mit ihm Befehlenden,

[XI] aus dem elften (Ort) die Schlachtordnung des Krieges und die Aufstellung der Einheiten und der Angriff auf die Gegner,

[XII] aus dem zwölften (Ort) die in Mitleidenschaft gezogene Bevölkerung oder das Land oder die Stadt, die bekriegt und gegen die das Heer geführt wird."

Dieser Text hat nichts mit den Angaben bei Sphujidhvaja gemeinsam, besonders weil er nicht so sehr auf den Feldherrn ausgerichtet ist wie jener. Auf der anderen Seite stimmt er an mehreren Stellen mit dem Abschnitt des Hephaistion über das Gastmahl überein (Nr. **19a**), wo die einzelnen Parallelen bereits genannt wurden. Diese Übereinstimmung ist ein gewichtiges Argument dafür, daß die Quelle für Theophilos spätestens ins fünfte Jh. zurückreichen muß.

Die Aufzählung folgt vom Aszendenten aus der normalen Zählrichtung gegen den Uhrzeigersinn. Aszendent und Deszendent sind hier nicht wie üblich auf den Antagonismus der verfeindeten Parteien verteilt (Nr. **37abc**), sondern beide Parteien werden beim Aszendenten sogleich gemeinsam berücksichtigt. Da das Verbum στρατεύειν/στρατεύεσθαι samt Komposita sowohl aktiv als auch medial gebraucht werden können, machen die Varianten im Codex P (ἐπιστρατευόντων und ἀντιστρατευόντων) inhaltlich keinen Unterschied wie unter Nr. **37b/2** zwischen ὁ ἐπιστρατευόμενος und ὁ ἀντιστρατευόμενος bzw. ὁ πολεμούμενος oder unter Nr. **37c** zwischen ὁ ἐναρξάμενος und ὁ πολεμούμενος bzw. ὁ καταστρατευόμενος sehr wohl der Fall ist.

Anfang und Ursache des Krieges, die vom Aszendenten bestimmt werden, folgen dem Zeitlauf (vgl. unter Nr. **10b**). Die Gegenwart (ἡ ἐνεστῶσα ἔφοδος) gehört zwar meistens zur oberen Kulmination (Nr. **11b**), kann sich aber auch auf alle vier Kentra beziehen (Nr. **11c**). Die Zukunft, die nach jenem Schema (Nr. **11c**) den vier Epanaphorai gehört, wird hier auf die Epanaphora des Aszendenten (Haus II) eingeengt ἐὰν μέλλῃ γενέσθαι πόλεμος ἢ μὴ γενέσθαι. Der Feldherr wird wie alle höhergestellten Personen bei der oberen Kulmination angesiedelt (vgl. unter Nr. **15**). Er hat seine Offiziere dabei wie der Gastgeber seine Gehilfen (Nr. **19a**). Die untere Kulmination bestimmt das Gelände des Krieges: Immer wieder bezeichnet die untere Kulmination einen Ort (vgl. unter Nr. **2**).[572] Die Auffächerung nach den verschiedenen Formen des Geländes, in dem die Schlacht stattfindet, erinnert stark an die dorotheisch-hephaistionische Differenzierung der Landschaftsformen nach den Tierkreiszeichen, besonders im Hinblick auf das Versteck eines entlaufenen Sklaven.[573]

---

[572] Das Wort τόπος begegnet als varia lectio auch bei der gegenüberliegenden oberen Kulmination, doch nehmen beide Herausgeber richtig τρόπος in den Text. Die beiden Wörter werden auch sonst gern verwechselt, besonders häufig wird τρόπος zu τόπος entstellt, einige Stellen in der Neuausgabe von Ptol. Apotel. 3,2,5 (= 3,93).

[573] Heph. 3,47,56, dazu das von W. Hübner, Die Eigenschaften (1982), 182-185 gesammelte Material.

Was die übrigen Häuser angeht, fällt zunächst die Nomenklatur von Haus II, der Epanaphora des Aszendenten, auf. Hier liest Zuretti ohne Angabe im Apparat ἀναφορᾶς, Bidez-Cumont drucken jedoch das terminologische Doppelkompositum ἐπαναφορᾶς. Das einfache unterminologische Kompositum ἀναφορά ist zwar selten, aber durchaus belegt, es kehrt in diesem Sinne noch mehrfach in den unter dem Namen des Theophilos zusammengefaßten Texten und auch sonst wieder.[574]

Daß der dritte Ort den Waffen (τὰ ὅπλα) gehört, deckt sich mit der Position der Gerätschaften (τὰ σκεύη) beim Gastmahls (Nr. **19a**), was für die überlieferte Reihenfolge spricht. Daß der gegenüberliegende neunte Ort die Auskundschaftung bestimmt, paßt zu seiner hochgelegenen Position. Heißt dieser Ort doch nach der "alles sehenden" Sonne Θεός.[575] Die Nutztiere in Haus VI passen zu den τετράποδα, die die griechische Abū Ma'šar-Übersetzung (Nr. **12b/5**) sowohl in Haus VI als auch in dem gegenüberliegenden Haus XII ansiedelt.[576] Die Verwundeten im achten Ort passen zum Haus des Todes bei Valens und Firmicus (s. unter Nr. **12b/3.4**). Biblisch kann das Wort ὁ τραυματίας sogar die Leiche bezeichnen. Valens (Nr. **12b/3**) und die griechische Abū Ma'šar-Übersetzung (Nr. **12b/5**) nennen dort die νεκρικὰ (πράγματα), die wir im nächsten Abschnitt über den Gegenstand des Kämpfens (Nr. **38**) wiederfinden werden.

38. Gegenstand des Kämpfens

Nach "Iulianos", hinter dem sich wohl wieder **Theophilos** verbirgt, bestimmt der Planet Mars in den einzelnen Häusern den Gegenstand des Kämpfens:[577]

> πολέμου δὲ ὄντος πόλεμος μὲν ὁ Ἄρης ἔσται· οἱ δὲ ἐπιόντες, ἀφ' ὧν φέρεται ἢ ἀπορρεῖ ἤτοι σωμάτων ἢ κατὰ ἀκτῖνα· οἱ δὲ πολεμούμενοι, οἷς συνάπτει.

---

[574] Vgl. außer den im Apparat genannten Parallelen bei Theophilos selbst (CCAG XI 1, 1932, p. 263,11. 265,8) Antigonos bei Heph. 2,18,43 (aber Ep. IV 26,33 ἐπαναφορῶν). Kam. Zod. 398 (v. app. cr.).

[575] A. Bouché-Leclercq, L'astrologie (1899), 284. Andere siedeln hier sogar die ἀστρονομία an: Firm. math. 3,7,18. Rhet. CCAG VIII 4 (1922), p. 166,5. Apom. myst. 3,7 (Nr. **12b/5**).

[576] Bei Haus XII auch ein anonymer Text, CCAG II (1900), p. 158,32 im Zusatz zu Haus XII: θανάτου τετραπόδων ζῴων (oder Komma nach θανάτου?).

[577] Iulian. CCAG V 1 (1904), p. 183,17-19.

"Wenn Krieg ist, wird der Krieg der (Planet) Mars sein: die Angreifer (die Planeten), von denen er sich wegbewegt oder abfließt (entweder von ihnen selbst oder nach dem Aspekt), die Bekriegten jedoch (diejenigen), auf die er sich zubewegt."

Der Planet Mars nimmt hier diejenige Rolle ein, die sonst der - sich wesentlich schneller bewegende - Mond hat (vgl. unter Nr. **18**): Er entfernt sich entweder von einem anderen Planeten oder bewegt sich auf ihn zu. In einem späteren Kapitel bestimmt der Planet, ob ein Krieg stattfindet oder nicht: Befindet er sich in einem Apoklima, gibt es keinen Krieg; ist er in einem Kentron, dann gibt es Krieg.[578]

Mit Bedacht werden hier für die Angreifer singulär das Verbum ἐπιέναι und später das Substantiv ἔφοδος gewählt, denn die Bewegung des Mars vom Planeten des Angreifers zu dem des Angegriffenen bildet den kriegerischen Angriff ab. Beide Wörter sind keine astrologischen Termini. Das zweite Glied der Opposition οἱ ἐπιόντες - οἷς ἐπίασι (Nr. **37b/1**) wird hier durch das Passiv οἱ ... πολεμούμενοι ersetzt, damit keine Doppelung zu dem Dativ οἷς συνάπτει entsteht.

Später folgen die vier Kentra und danach die übrigen acht Häuser, gegliedert nach Oppositionspaaren, zunächst die vier Apoklimata (IX - III und VI - XII), dann die vier Epanaphorai (XI - V und II - VIII):[579]

καὶ μεσουρανῶν [sc. Ἄρης] μὲν περὶ ἀρχῆς πολεμεῖν, φησί, ὡροσκοπῶν δὲ περὶ ζωῆς, δύνων δὲ περὶ βλάβης, ὑπόγειος δὲ περὶ γῆς ἢ τάφων.

ἐν δὲ τῷ ϑ' περὶ ϑεῶν ἠμελημένων ἢ νόμων, ἐν δὲ τῷ γ' περὶ γένους ἢ ϑεῶν ϑηλειῶν·

ἐν δὲ τῷ ς' περὶ ἀκρωτηριασμοῦ τινος καὶ ἀδικίας, ἐν δὲ τῷ ιβ' περὶ ὑπηκόων·

ἐν δὲ τῷ ἀγαϑοδαιμονητικῷ διὰ φιλίαν ἢ τέκνα, ἐν δὲ τῷ ε' διὰ γυναῖκα ἢ πόλιν·

ἐν δὲ τῷ β' διὰ χρημάτων, ἐν δὲ τῷ η' διὰ ἀρχαῖα ἢ νεκρικὰ πράγματα.

---

578 Im Abschnitt über die Ergreifung von flüchtigen Soldaten (Nr. **39**) Theoph. CCAG XI 1 (1932), p. 220,26-27.

579 Iulian. CCAG V 1 (1904), p. 183,26 - 184,3. Vgl. D. Pingree, The Yavanajātaka II (1978), 399. A. Pérez Jiménez, Περὶ δείπνου (2002), 245. Die Aufzählung der zwölf Häuser nach Oppositionen finden wir schon bei Manil. 2,856-967, vgl. W. Hübner, Die Dodekatropos (1995), 32-81, ferner Dens., Manilius (1984), 238f.

"Und wenn er (Mars) sich in der oberen Kulmination befindet, sagt er, kämpft man um Herrschaft, im Aszendenten um Leben, im Deszendenten um den Schaden, in der unteren Kulmination Land oder Gräber;
In Haus IX um vernachlässigte Götter oder Gesetze, in Haus III um die Abstammung oder weibliche Gottheiten,
in Haus VI um eine gewisse Verstümmelung und Unrecht, in Haus XII um Unterworfene,
in dem Haus mit dem guten Daimon (Haus XI) wegen Freundschaft oder der Kinder,
in Haus V wegen einer Frau oder Stadt,
in dem Haus II wegen dinglichen Besitzes, in Haus VIII wegen alter und toter Angelegenheiten."

Die Kentra werden in der ungewöhnlichen Reihenfolge X - I - VII - IV aufgezählt. Die obere Kulmination macht deswegen den Anfang, weil die Herrschaft das wichtigste ist, um das man kämpfen kann (vgl. unter Nr. 35). Die namentliche Hervorhebung des elften Hauses (τῷ ἀγαϑοδαιμονητικῷ) erklärt sich psychologisch aus dem Gegensatz zu dem vorausgehenden konträren Haus XII, das κακὸς δαίμων genannt wird.

Die Spezifizierungen dieses Abschnittes haben am meisten mit den unter Nr. **12bc** dargestellten Zwölfersystemen gemeinsam: Der Aszendent bestimmt das Leben (s. unter Nr. **12b/3**), die obere Kulmination Herrschaft (s. unter Nr. **35**), die unterirdische die Erde (vgl. unter Nr. **2**) und Gräber wie beim griechischen Abū Ma'šar (Nr. **12b/5**: περὶ [...] τάφων), ferner die Apoklimata IX und III gemäß ihrer Benennung als Θεός und Θεά die Götter und Göttinnen (vgl. Valens unter Nr. **12b/3** und den griechischen Abū Ma'šar Nr. **12b/5**), die Epanaphorai V und XI Kinder und Freundschaft (ebenfalls wie Valens unter Nr. **12b/3** und der griechische Abū Ma'šar Nr. **12b/5**), die beiden den Deszendenten umgebenden horizontnahen Häuser Körperschäden: Haus VI Amputation wie der griechische Abū Ma'šar unter Nr. **12b/5** oder wie allgemein unter Nr. **12bc** körperliche Verletzung, Haus VIII gar den Tod (s. unter Nr. **12b/3**), wobei schon bei Valens (Nr. **12b/3**) die νεκρικά begegnen, die dann in der griechischen Abū Ma'šar-Übersetzung (Nr. **12b/5**) wiederkehren (dort allerdings auch im gegenüberliegenden Haus II, das Ἅιδου πύλη genannt wird). Wenn dieser Text wirklich von Theophilos stammt, ergibt sich ein leichter Widerspruch zum Schema Nr. **37d/2**, wo die Verwundeten nicht zum Apoklima (Haus VI), sondern zur Epanaphora des Deszendenten gehören (Haus VIII). - Das Haus XII allein weist auf Untergebene wie in der griechischen Abū Ma'šar-Übersetzung (Nr. **12b/5**): δούλου καὶ ὑπηκόου, vgl. unter Nr. **40b** über die Sklavenschaft nach der Eroberung einer Stadt. Die Parallelisierung und Frau und Stadt erinnert an das vergilische Gleichnis über Dido und Karthago und seine Wirkungsgeschichte.[580]

39. Suche nach Soldaten

In einem besonderen Kapitel behandelt **Theophilos** die Suche nach Soldaten. Ob diese Gesuchten nun Feinde oder Deserteure der eigenen Truppen sind, wird nicht gesagt. Der Text beschränkt sich auf die horizontale Achse:[581]

> λαβὲ τὸν ὡροσκόπον εἰς πρόσωπον τοῦ ἐρωτῶντος, τὸν δὲ ἕβδομον τόπον εἰς πρόσωπον τῶν φευγόντων, καὶ εἴπερ συνάπτουσιν ἀλλήλοις οἱ κύριοι αὐτῶν, καταλήψονται οἱ διώκοντες τοὺς φεύγοντας, εἰ δὲ μὴ συνάπτουσιν, οὐδ' ὅλως συναντήσουσι.
>
> "Nimm den Aszendenten als Person des Anfragenden, den siebten Ort jedoch als Person der Fliehenden, und wenn ihre Planetenherren zueinander in Konjunktion treten, werden die Verfolger die Flüchtigen ergreifen, wenn sie aber nicht in Konjunktionen treten, werden sie ihnen überhaupt nicht begegnen."

Dieser Abschnitt hat einiges mit zwei anderen Abschnitten gemeinsam. Inhaltlich ähnelt er der Suche nach entlaufenen Sklaven (Nr. **31**) und dort besonders dem Schema des Hephaistion (Nr. **31c/1**), weil auch dort der Entlaufene im Deszendenten steht: Wieder ist der Flüchtige an jenem Ort angesiedelt, wo die Sterne dem Horizont des Beobachters zu entschwinden scheinen. Und wenn die Flüchtigen gerade in dieser Position mit dem Partizip ὁ φεύγων bezeichnet werden (vgl. unter Nr. **18**), gewinnt dieses Schema weiter an Bildkraft.

Außerdem weist dieser Abschnitt mehrere Gemeinsamkeiten mit dem Wagenrennen auf (Nr. **18**). Auch dort geht es um Entfernen und Verfolgung, und der Fragende besetzt den Aszendenten, ebenso dann auch bei Theophilos in den Kapiteln 16 und 20 (ὁ ἐρωτῶν oder ὁ καταρξάμενος). Der Fragende ist stets der Angreifer und in diesem speziellen Fall der suchende Verfolger. Das vieldeutige Verbum φεύγειν begegnet bei Theophilos auch in der Katarche über den Krieg überhaupt (Nr. **37c**).

---

[580] Verg. Aen. 4,669-671 und W. Hübner, Michel Butor (1998), 14 mit Anm. 44.

[581] Theoph. CCAG XI 1 (1932), p. 220,22-23.

Hinzu kommt die sinnfällige Planetenbewegung: Das Zurückfallen hinter einen anderen Planeten bedeutet Vorsprung und Entfernung, die Annäherung das Einholen, zu καταλαμβάνεσθαι vgl. zum Wagenrennen unter Nr. **18**. Ist es dort der Mond, so in diesem Fall die Planetenherrn ganz allgemein, die die Ergreifung der Flüchtigen versinnbildlichen.

40. Belagerung einer Stadt

Die von Zuretti unter dem Namen des **Theophilos** zusammengestellten Texte widmen der Belagerung von Städten mehrere Kapitel. Nachdem sie sich zunächst in c. 4 nach den Tierkreiszeichen und in c. 5 nach den Planeten, besonders dem Mond, gerichtet haben, beziehen sie in c. 6 außer dem Mond auch die Kentra ein, allerdings ohne diesen feste Funktionen zuzuschreiben.

a) Ein Kentron

Erst am Ende des Kapitels 6 vertritt die untere Kulmination wie üblich (vgl. unter Nr. **15**) den Ausgang des Unternehmens:[582]

> δεῖ οὖν ἡμᾶς καὶ τὸ ὑπόγειον ζῴδιον σκέπτεσθαι· δι' ἡμέρας ἡ ἀπόβασις τούτου ἤρτηται [conieci, ἤρεται cod., αἴρεται Zuretti]
>
> "Wir müssen nun das unterirdische Tierkreiszeichen betrachten; am Tage hängt der Ausgang von diesem ab."

Die Konjektur ἤρτηται kann sich auf eine ähnliche Stelle aus der Paraphrase des Lehrgedichts des Maximus stützen:[583] πρὸ παντὸς δὲ τὸ ὑπόγειον κέντρον ζήτει· πᾶσα γὰρ ἀπόβασις πράγματος ἐκείνῳ τῷ τόπῳ ἤρτηται, "Vor allem aber suche das unterirdische Kentron: Denn jeder Ausgang einer Handlung hängt von jenem Ort ab."

Singulär ist die Einschränkung auf die Prognose für den Tag. Die untere Kulmination ist zwar am Tag ebenso unsichtbar wie in der Nacht, doch gilt das besonders sinfällig für die Sonne. Der Unterschied von Tag und Nacht spielt sonst in der Lehre von der "Losen" eine Rolle.

---

[582] Theoph. CCAG XI 1 (1932), p. 208,11-12.

[583] Max. App. II 47-48 p. 144 Radici Colace πᾶσα γὰρ ἀπόβασις πράγματος ἐκείνῳ τῷ τόπῳ [IV] ἤρτηται. Vgl. auch Ptol. apotel. 3,11,2 ἤρτηται μὲν γὰρ τὸ πᾶν ἔκ τε τῆς τῶν ἀφετικῶν τόπων διαλήψεως, "Alles hängt von der Erfassung der entsendenden Orte ab," ferner das typisch manilianische *pendere*: W. Hübner, Manilius (1984), 225-227.

b) *Vier Kentra*

Nach dem Kapitel über den Wiederaufbau einer Stadt (Nr. 41) folgt in der unter dem Namen des **Theophilos** überlieferten Sammlung *De bello* ein weiteres über die Belagerung einer Stadt, in dem die vier Kentra zwar allesamt - und dazu noch weitere Häuser - vorkommen, aber ohne daß ihnen immer eine deutliche Funktion erteilt würde. Man kann ihre Besetzung nur aus dem Zusammenhang erschließen:[584]

> ἔστω ὁ ὡροσκόπος ἡ πόλις, φησὶν ὁ Θεόφιλος· κακοποιὸς ἐπὼν τῷ ὡροσκόπῳ πεπολιορκημένην λέγει τὴν πόλιν, ἐπὼν δὲ τῇ προαναφορᾷ τοῦ ὡροσκόπου ἀπαλλάττεσθαι αὐτὴν τῆς πολιορκίας λέγει. ἐπαναφερόμενος δὲ τῷ ὡροσκόπῳ οὐ [οὔποτε, οὔπω var. ll.] πεπολιορκῆσθαι αὐτὴν σημαίνει, ἀλλὰ μέλλειν πολιορκηθῆναι. καλοποιὸς ἐπὼν τῷ μεσουρανήματι μὴ ἁλῶναι τὴν πόλιν σημαίνει, ἀλλὰ σώζεσθαι αὐτήν. κακοποιὸς δὲ ἐπὼν τῷ μεσουρανήματι, ἁλῶναι τὴν πόλιν σημαίνει. καλοποιοῦ δ' ἐπαναφερομένου τῷ μεσουρανήματι, κακοποιοῦ μεσουρανοῦντος, λέγε τὴν πόλιν ἐπὶ συνθήκαις καὶ σπονδα<ῖ>ς ἐξεληλυθέναι, κακοποιοῦ δὲ ἐπαναφερομένου καλοποιῷ μεσουρανοῦντι λέγε ζῶντας μὲν ληφθῆναι, ἐπὶ δουλείᾳ δέ. ὡσαύτως καὶ κακοποιοῦ ἀποκλίναντος τοῦ μεσουρανήματος, κεκεντρωμένου δὲ κακοποιοῦ, αἰχμάλωτον ἤδη καὶ ἐζωγρημένην λέγε τὴν πόλιν. [...]. τὸ δῦνον κέντρον ἔχον καλοποιὸν ἡμερωτέρους τοὺς πολεμίους καθίστησιν, ἔχον δὲ κακοποιὸν ἀγριωτέρους καὶ ἀνημέρους. τὸ ὑπόγειον ἔχον καλοποιὸν ἢ ὑπὸ καλοποιοῦ μαρτυρούμενον, εὔχρηστον τέλος ἔχειν τὴν τῆς πόλεως ἔκβασιν σημαίνει, κακοποιὸν δὲ τοὐναντίον.
>
> "Es sei der Aszendent die Stadt, sagt Theophilos: Ist ein schädlicher (Planet) beim Aszendenten, dann sagt er, daß die Stadt belagert worden ist. Befindet er sich in dem Haus vor dem Aszendenten (Haus XII), dann sagt er, daß sie von der Belagerung befreit werde. Befindet er sich aber in der Epanaphora (Haus II), dann bedeutet er, daß sie (noch?) nicht belagert worden ist, sondern kurz davor ist, belagert zu werden. Steht ein wohltätiger (Planet) bei der oberen Kulmination, zeigt dieser an, daß die Stadt nicht eingenommen, sondern gerettet wird. Steht aber ein schädlicher (Planet) bei der oberen Kulmination, zeigt er an, daß die Stadt eingenommen wird. Befindet

[584] Theoph. CCAG XI 1 (1932), p. 212,4 - 213,6 mit einigen stillschweigenden Korrekturen.

sich ein wohltätiger (Planet) in der Epanaphora der oberen Kulmination (Haus XI), während ein schädlicher in der oberen Kulmination steht, dann sage, daß die Stadt mit Verträgen und Waffenstillstandsvereinbarungen herausgekommen sei; bewegt sich aber ein schädlicher (Planet) in der Epanaphora der oberen Kulmination hin zu einem wohltätigen in der oberen Kulmination, dann sage, daß (die Einwohner) zwar lebend gefangen, jedoch versklavt seien. Ebenso auch, wenn sich ein schädlicher (Planet) im Apoklima der oberen Kulmination (Haus IX) befindet, während ein schädlicher das Kentron (die obere Kulmination) besetzt, dann sage, daß die Stadt nunmehr erobert worden ist und (die Einwohner) lebendig gefangen genommen sind. [...] Beherbergt der Deszendent einen wohltätigen (Planeten), dann macht er die Feinde milder gestimmt, beherbergt er jedoch einen schädlichen, (dann macht er sie) wilder und unsanft. Beherbergt das untere Kentron einen wohltätigen (Planeten) oder wird sie von einem wohltätigen aspektiert, zeigt es an, daß der Ausgang (Ausbruch aus ?) der Stadt ein gütliches Resultat hat; (beherbergt er) einen schädlichen, (dann geschieht) das Gegenteil."

Die grammatischen Beüge des Abschnittes sind fließend: Der Text beginnt mit einem Referat (φησίν, λέγει), das folgende σημαίνει ist man versucht, zunächst noch auf den Autor zu beziehen, bis dann klar wird, daß der Planet das Subjekt ist. Mit dem Verbum καθίστησιν wird dann das Kentron direkt zum Agens der Handlung, bis der Text dann wieder zum indirekten σημαίνειν zurückkehrt.

Alle vier Kentra folgen in Rotationsrichtung aufeinander, und ihre Prognosen werden im aufsteigenden Bereich (Aszendent und obere Kulmination) jeweils durch die beiden sie umgebenden Häuser (Epanaphorai und Apoklimata) modifiziert. Das ganze ist zeitlich angelegt und erinnert an die unter Nr. **11c** dargestellten viermal drei Zeitstufen. Zu vergleichen ist auch der kurze Hephaistion-Abschnitt über Handlungen allgemein (Nr. **10a**): Die Handlung selbst wird durch die obere Kulmination (Haus X) bestimmt, das Vorausgegangene durch ihr Apoklima (Haus IX) und das Zukünftige durch ihre Epanaphora (Haus XI).

Der Aszendent bestimmt - wie im folgenden Abschnitt über den Wiederaufbau (Nr. **41**) - die Stadt selbst, und zwar im aktuellen Zustand der Belagerung, der schon eingetreten ist: daher das Perfekt. Die beiden den Aszendenten umgebenden Häuser betreffen nach dem unter Nr. **11c** dargestellten Zwölferschema die vergangene oder zukünftige Zeitstufe: Das

Apoklima (hier im Hinblick auf das "Vorangehende" präzise προαναφορά genannt[585]) zeigt an, daß die Stadt von der Belagerung befreit ist, die Belagerung also der Vergangenheit angehört; die Epanaphora hingegen, daß die Belagerung erst in Zukunft stattfinden wird. Das Apoklima deutet ja sonst auf Ortswechsel (vgl. Nr. **9a.28d**) und bei Theophilos insbesondere auf die Verlagerung eines Heeres,[586] den Rückzug[587] oder die Flucht in Haus VIII, dem Apoklima des Deszendenten: δρασμῶν καὶ λειποταξίας (Nr. **37d/2**). So wird die Stadt auch hier durch den Abzug der Belagerung erlöst. Schon unter Nr. **38** zeigte sich, daß ganz allgemein Mars in einer Epanaphora anzeigt, daß ein Krieg stattfindet, in einem Apoklima jedoch, daß er nicht stattfindet.

Stehen allerdings die Planeten schlecht, dann bedeutet das Apoklima des Aszendenten Sklavenschaft, und das paßt zur generellen Bedeutung von Haus XII bei "Hermes", Valens, Firmicus und der griechischen Abū Ma'šar-Übersetzung (Nr. **12b**).[588]

Bei der oberen Kulmination geht es dann nicht mehr um die Belagerung, sondern einen Schritt weiter um die Eroberung. Hier steht wie beim Wiederaufbau (Nr. **41**) die Aktion selbst im Mittelpunkt (vgl. unter Nr. **10a**): Es geht um die Einnahme oder Nichteinnahme der Stadt und um deren Modalitäten.

Die beiden übrigen Kentra werden entsprechend ihrer geringeren Bedeutung kürzer abgehandelt, ohne daß die umgebenden Häuser berührt würden. Der Deszendent bestimmt die Feinde, so daß sich wieder ein horizontaler Antagonismus von Verteidigern und Angreifern ergibt wie in den Schemata über den Krieg (Nr. **37**). Nicht ganz klar ist die Formulierung bei der unteren Kulmination: εὔχρηστον τέλος ἔχειν τὴν τῆς πόλεως ἔκβασιν. Entweder ist eine Tautologie anzunehmen: "daß der Ausgang der Stadt ein gutes Ende hat", oder aber das Wort ἔκβασις bedeutet etwas ganz anderes: "daß der Ausfall aus der Stadt ein

---

[585] So etwa auch Hermes bei Thrasyllos unter Nr. **12b/1**.

[586] Theoph. CCAG XI 1 (1932), p. 205,20: λέγε τοὺς ἐπιστρατευομένους μετακεκινηκέναι ἐκ τόπου εἰς τόπον, "Sage, daß sich die Angreifer von einem Ort zu einem anderen wegbewegt haben", vgl. Nr. **9a**.

[587] Theoph. CCAG XI 1 (1932), p. 219,7-9: Haus XII (= Apoklima des Aszendenten) τροπή des Fragenden, Haus VI (= Apoklima des Deszendenten) τροπή des Gegners.

[588] Bei Valens (Nr. **12b/3**) und der griechische Abū Ma'šar (Nr. **12b/5**) auch im gegenüberliegenden Haus VI. Vgl. auch Apom. myst. 1,89 CCAG XI 1 (1932), p. 168,19 über das Glückslos im Haus XII: περὶ δούλου ἢ δούλης.

gutes Ende hat". Da aber das Wort ἔκβασις in der Kriegshoroskopie sonst immer im übertragenen Sinne gebraucht wird (Nr. **37b/1.41**), dürfte das wohl auch hier so sein, so daß man sich also mit der Tautologie abzufinden hat. Auf jeden Fall aber bestimmt die untere Kulmination auch hier wieder das Ergebnis der Handlung (vgl. unter Nr. **15**).

41. Wiederaufbau einer Stadt

Dort wo Dorotheos über privaten Hausbau[589] und Hephaistion[590] über die Gründung einer ganzen Stadt handeln, bemühen sie nur die Tierkreiszeichen und Planeten. Dagegen bezieht sich ein Text, den C.O. Zuretti unter die Katarchen des **Theophilos** eingereiht hat, auf die vier Kentra. Dort geht es um den Wiederaufbau einer infolge kriegerischer Auseinandersetzungen verwüsteten und verlassenen Stadt:[591]

> ἐὰν ἐρωτηθῇς περὶ πόλεως ἠρημωμένης ἢ τόπου (ἀνακτίζεται ἢ οὔ, κατοικεῖται ἢ οὐ κατοικεῖται, καὶ ὑπὸ τίνος [ὑπό τινος Zuretti] οἰκοδομεῖται), ἐκ τοῦ ὡροσκόπου ληπτέον καὶ τὴν πόλιν καὶ τὸ διάθεμα αὐτῆς ἢ τὸν τόπον, ἐκ δὲ τοῦ δύνοντος κέντρου τὸν οἰκοδόμον, καὶ ἐκ τοῦ μεσουρανοῦντος αὐτὴν τὴν οἰκοδομήν (ἤτοι οἰκοδομεῖται ἢ οὐκ οἰκοδομεῖται), ἐκ τοῦ ὑπὸ γῆν τὴν ἔκβασιν τῶν πραγμάτων καὶ τὸ συμπέρασμα τῆς διορθώσεως αὐτῆς.
>
> "Wenn du wegen einer verlassenen Stadt oder eines (verlassenen) Ortes gefragt wirst (ob sie wieder aufgebaut wird oder nicht, ob sie besiedelt wird oder nicht besiedelt wird und von wem sie aufgebaut wird), mußt du vom Aszendenten aus sowohl die Stadt als auch ihren Grundriß oder den Ort annehmen, von dem untergehenden Kentron aus den Städtebauer und von der oberen Kulmination aus den Bau selbst (ob sie gebaut wird oder nicht), von der unteren Kulmination aus den Ausgang der Aktivitäten und das Ergebnis ihres Wiederaufbaus nehmen."

---

[589] Dor. apud Heph. 3,7,10.

[590] Heph. 3,7 περὶ κτίσεων καὶ οἰκοδομιῶν καὶ καθιδρύσεων, "Über Gründungen, Häuserbau und Niederlassungen".

[591] Theoph. (?) CCAG XI 1 (1932), p. 210,2-8. Der Text ist als c. 142 eines Florilegiums des "Palchos" im Codex Scorialensis I.Φ.5, fol. 380ʳ überliefert, vgl. Zuretti, ibid. p. 105.

Die kreuzförmige Aufzählung stellt zunächst die Stadt (bzw. deren Grundriß[592] oder Gelände) und den Baumeister einander gegenüber, ähnlich wie Hephaistion nach Dorotheos den Opfernden und seine Opfergabe (vgl. Nr. **15** mit Parallelen), allerdings besetzt dort die handelnde Person den Aszendenten und das Objekt den Deszendenten, hier aber umgekehrt die handelnde Person den Deszendenten und das Objekt den Aszendenten. Dieselbe Verteilung findet sich auch in dem Kapitel über die Belagerung (Nr. **40b**), wo der Stadt im Aszendenten die Angreifer im Deszendenten gegenüberstehen. Der Baumeister beim Deszendenten (οἰκοδόμος) wird hier unterschieden von dem Bauherrn beim Aszendenten: ὑπὸ τίνος οἰκοδομεῖται. Die vertikale Achse verbindet auch hier wieder zwei Abstrakta und zeigt den Verlauf der Handlung an: die obere Kulmination die Handlung selbst wie bei der Kriegsführung (Nr. **37c** ἡ πρᾶξις τοῦ πολέμου) oder der Einnahme der Stadt (Nr. **40b**) die Alternative ἁλῶναι - σώζεσθαι (vgl. unter Nr. **10b**), die untere auch hier wieder das Resultat (ἔκβασις: vgl. unter Nr. **15**). Die späte Variante συμπέρασμα bieten die Epitomai des Hephaistion andernorts (Nr. **28a/1**) anstelle des dorotheischen τέλος. Im folgenden werden eben diese beiden Elemente der vertikalen Achse noch einmal wiederholt: der Aufbau bei der oberen und das Ergebnis bei der unteren Kulmination.[593]

---

[592] Bemerkenswert ist das Wort διάθεμα, das hier die Anlage einer Stadt bezeichnet, während Liddell-Scott und Adrados nur den astrologischen Gebrauch kennen, und zwar zu speziell definiert: "disposition of the stars at one's nativity". Thras., CCAG VIII 3 (1912), p. 101,28 τὸ δὲ ια' ἐν τῷ διαθέματι ζῴδιον (Dodekatropos), "das elfte Tierkeiszeichen in dem Schema". Sext. Emp. adv. math. 5,53 ὁ συσχηματισμὸς τῶν ἄλλων ἀστέρων, ὅπερ διάθεμα καλοῦσι, "die Konfiguration der anderen Planeten, die man 'Schema' nennt". Val. 2,17,94. Vgl. E. Spinelli (2000) zu § 53.

[593] Theoph. CCAG XI 1 (1932), p. 211,1 οἰκοδομήν sowie p. 211,7 und 211,8 τὴν ἔκβασιν.

III. Zusammenfassung: Konstanten der Systeme

Die Ursprünge des Katarchenschemas, das den vier Kentra der scheinbaren täglichen Rotation folgt, gehen vermutlich schon auf das dritte Jh. v.Chr. zurück, in dem sich die hellenistische Astrologie im Kontakt mit der babylonischen Astrologie im seleukidischen Reich herausgebildet hat. Spätestens seit der Mitte des ersten Jh. n.Chr. ist die Lehre im wesentlichen voll entwickelt. Das vierteilige Grundschema wird von den ältesten bekannten Astrologen, Protagoras von Nikaia und Timaios, noch nicht streng durchgeführt und teilweise mit anderen astrologischen Parametern, besonders der Mondbewegung, kombiniert. Von Protagoras von Nikaia und Timaios noch nicht streng durchgeführt und teilweise mit anderen astrologischen Parametern kombiniert, wird es später meist vollständig und mechanisch auf die verschiedensten Gebiete übertragen. Dabei liegen die Verknüpfungspunkte, wie im mythischen Denken üblich, auf den verschiedensten Ebenen. Ein Vehikel dieser Übertragungen sind unter anderem die Etymologien einzelner Begriffe, die Homonymie des Wortes "Erde" als Element und Himmelskörper sowie die von der Sprache bereitgestellten Metonymien (ἄρης) und Metaphern: die Polysemie der Bewegungsverben εἰσελϑεῖν (Nr. **4a**), φεύγειν, καταλαμβάνεϑαι (Nr. **18**) und ἐπιέναι samt dem Substantiv ἔφοδος (Nr. **38**).

Trotz der grundsätzlichen Konstanz des Kreisschemas werden im einzelnen immer wieder auch Unterschiede deutlich. Fest bleibt in der Regel die Opposition Aszendent - Deszendent in bezug auf zwei Partner oder Pole einer Handlung sowie die Position der Handlung selbst bei der oberen und des noch offenen Ergebnisses bei der unsichtbaren unteren Kulmination. In zweierlei Hinsicht läßt sich eine Entwicklung beobachten: zum einen von mehr räumlich-konkreten Anwendungen in der Frühzeit bei Protagoras und Timaios zu mehr abstrakten Übertragungen seit Dorotheos in der Mitte des ersten Jh. n.Chr.; zum anderen vom privaten, zwischenmenschlichen Bereich zu Krieg und Herrschaft seit Sphujidhvaja (am Ende des 3. Jh. n.Chr.) mit seinem Höhepunkt bei Theophilos von Edessa im achten Jh. n.Chr. Dabei läßt sich beobachten, daß der private Bereich, etwa der Prozeß oder die Sklavenflucht, auf die Kriegsführung und das Desertieren übertragen wurde. Im ganzen bereiteten die räumlichen Übertragungen weniger Schwierigkeit als die zeitlichen, zum einen wegen des höheren Abstraktionsgrades der Zeit und zum anderen, weil am Himmel ein homogener sphärischer Erfahrungsraum festgelegt ist, während bei der Übertragung der Zeitabläufe mehrere und zum Teil gegenläufige Bewegungen miteinander konkurrieren.

A. Die vier Halbkreise

Die beiden Hauptteilungen der Rotationsbewegung in je zwei Halbkreise (entweder einen südlichen und nördlichen oder einen östlichen und westlichen) spielen in der Katarchenhoroskopie insofern eine Rolle, als die Halbkreise bisweilen durch ihre exponierten Stellen, die vier Kentra, vertreten werden, der ost-westliche Gegensatz durch den Aszendenten oder Deszendenten (Himmelsrichtungen Nr. **1a**, Lebensalter Nr. **13b**),[594] noch häufiger der nord-südliche Gegensatz durch die beiden Kulminationen. Offenbar schon recht früh bezieht Protagoras von Nikaia den Aszendenten auf die Tür eines Hauses, den sichtbaren (südlichen) Halbkreis auf die rechte und den unsichtbaren (nördlichen) auf die linke Seite eines Hauses (Nr. **4a**) oder den sichtbaren Halbkreis auf eine Tagesreise, den unsichtbaren auf die Nachtruhe (Nr. **8**). Nach Dorotheos trennt der Horizont, der in der Dichtung mit dem Okeanos gleichgesetzt wurde, die beiden Halbkreise ebenso wie der Wasserspiegel die sichtbaren Teile eines Schiffes über dem Wasser von den unsichtbaren unter dem Wasser (Nr. **7**). Auch die sichtbaren und unsichtbaren Teile des menschlichen Körpers (Nr. **6a**) scheinen auf diese Weise verteilt worden zu sein. Umgekehrt bedeutet der unsichtbare Halbkreis zeitlich die Zukunft (Nr. **11a**) und vielleicht auch gegen den Wortlaut des paraphrasierenden Textes die Zeit nach der Freilassung eines Sklaven (Nr. **33c**).

Immer wieder stehen die Astrologen vor dem Dilemma, entweder nur den sichtbaren Tagesbogen zu berücksichtigen oder auch den unsichtbaren Teil mit in das System einzuschließen. Diese Alternative dient zum Beispiel dazu, den Körper von Mensch und Tier zu unterscheiden (Nr. **6b**): Während der Körper eines Pferdes in zodiakaler Verteilung nur vom Widder (Kopf) bis zur Waage (Hinterteil) reicht, verläuft die Melothesie des aufrechten Menschen über das Gesäß bei der Waage weiter abwärts bis zu den Füßen der beiden Fische. Auf die Kentra übertragen heißt das: Der waagerechten Ausrichtung eines Pferdes (Aries - Libra) steht die aufrechte Stellung des Menschen gegenüber (obere und untere Kulmination), was bei den Formen der Kreuzigung eine Rolle spielt (Nr. **34**). Bei zeitlichen

[594] Hinweise auf einzelne Kapitel können auch 'Nester' betreffen, in denen die parallelen Stellen gesammelt und in der Regel tabellarisch aufgelistet werden.

Einteilungen beschränkt man sich gern auf den sichtbaren und scheinbar geschlossenen Halbkreis vom Aszendenten über die obere Kulmination zum Deszendenten: Antiochos und andere bei den Lebensaltern (Nr. **13c**) sowie Iulianos beim Ablauf von Handlungen (Nr. **10b**). So wird das "Ende" bei zeitlichen Abläufen vom Deszendenten (Nr. **3**), das Ergebnis von Handlungen jedoch von der unteren Kulmination vertreten (Nr. **15**).

Schwierigkeiten enstanden besonders bei der Einteilung des menschlichen Lebens, daher die vielen verschiedenen Einteilungen: Das Lebensende wird entweder vom Deszendenten markiert, dann bestimmt die obere Kulmination die Lebensmitte (Antiochos und andere unter Nr. **13c**) oder vom letzten Quadranten (Manilius und andere unter Nr. **13a**) bzw. vom letzten Kentron, der unteren Kulmination, dann bezeichnet der Deszendent die Lebensmitte (Serapion Nr. **13d/1**: μεσότης), oder man differenziert zwischen dem hohen Alter und dem Tod, zu dem dann auch "die Dinge danach" gerechnet werden (Serapion und Porphyrios Nr. **13e**). Auf diese Weise wird das ursprüglich dreiteilige System zu einem vierteiligen erweitert. - Daß bei den Zeiteinteilungen ursprünglich nur der sichtbare Halbkreis zugrundegelegt wurde, zeigt ein Widerspruch bei Theophilos (Nr. **10c/1**): Der Deszendent bezeichnet "das Ende" (τὰ τέλη), die untere Kulmination jedoch "das nach dem Ende" (τὰ μετὰ τέλος). Das kann man nur so erklären, daß etwa die Lebenszeit mit dem Tod zu Ende ist, danach aber eine neue Dimension eröffnet wird.

B. Kentra und Quadranten

Gerade bei der Parallelisierung von Zeitspannen wie den Lebensaltern (Nr. **13**) rivalisieren Kardinalpunkte, Häuser und ganze Quadranten miteinander. Die Grenzen der einzelnen Zeitabschnitte werden zunächst durch die genauen Zeitpunkte von Auf- und Untergang bzw. oberer und unterer Kulmination markiert und dann in einem ersten Schritt zu einem Sektor von 30°, den kardinalen ('zentralen') Häusern I, X, VII, IV und schließlich gar zu ganzen Quadranten von 90° aufgebläht. Für die Quadrantenteilung gibt es zwei Modelle: Entweder wird der Vollkreis von den Kardinalpunkten aus in vier Teile geteilt, so daß ein reines aufrechtes Achsenkreuz entsteht; diese an sich naheliegende Einteilung ist allerdings in der Katarchenhoroskopie selten und bleibt fast ganz auf die vier Lebensalter beschränkt (Nr. **13a**). Häufiger wird die andere Form verwendet: Nachdem die Kardinalpunkte zunächst zu 30°-Abschnitten erweitert worden sind, bilden sie mit den beiden Häusern beiderseits Quadranten vom 90° und somit ein Schema mit einem schräggestellten Achsenkreuz. Einzelne Quadranten dieser Art mit den Häusern beiderseits der kardinalen Häuser finden sich bei Sphujidhvaja (der Tod mit den Häusern beiderseits des Deszendenten),[595] Hephaistion (Nr. **10a**: Zeitprognosen bei einer Anfrage nach den Häusern beiderseits der oberen Kulmination) und in der Kriegshoroskopie unter dem Namen des Theophilos (Nr. **40** Belagerung einer Stadt unter den Häusern beiderseits des Aszendenten). Angebahnt wird ein solches Schema auch schon in den Zwischenrichtungen der vier Himmelsrichtungen bei Hephaistion (Nr. **1c**) und ganz durchgeführt bei der Übertragung auf das tripolare Zeitraster Vergangenheit - Gegenwart - Zukunft (Serapion und Porphyrios Nr. **13e**, Iulianos Nr. **11c**). Dann entstehen nach dem Vorbild der drei zodiakalen Quadrate repetierende Systeme, in denen viermal ein Kentron jeweils von zwei Häusern umgeben wird: Seine zentrale Wirkung wird auf der einen Seite durch seine Epanaphora vorbereitet, auf der anderen Seite ist sie in seinem Apoklima bereits vergangen. In bezug auf Träume überträgt Sphujidhvaja dieses zeitliche Repetieren räumlich auf die drei Teile eines Bettes (Nr. **5**).

C. Die Richtungsumkehr

In einer kreisförmigen Bewegung gibt es zwar grundsätzlich kein Vor- oder Nachher. Beschränkt man sich jedoch auf den sichtbaren Tagesbogen, dann bilden Aufgang und Untergang sehr wohl einen scheinbaren Bogen von Anfang bis Ende. So werden die vier Kardinalpunkte in der Regel nach der täglichen Bewegung der Sonne im Uhrzeigersinn aufgezählt: Aufgang - obere Kulmination - Untergang - untere Kulmination. Die drei sichtbaren Kentra ließen sich gut mit ternären Systemen verbinden, die das spätplatonisch-aristotelische μεσότης-Schema mit einer ausgewogenen Mitte zwischen den mannigfachen Abweichungen beiderseits, Übermaß und Mangel (ὑπερβολή und ἔλλειψις), bereithielt.[596] Sprachlich wird in diesen ternären Systemen bisweilen die obere Kulmination als 'Grenzwert' durch besondere Partizipien (Nr. **10a** τὸ μεσουρανοῦν κέντρον), Präpositionen (Nr. **10a** ἐν statt ἐπί) oder Majuskelschreibung (Nr. **11d** *Regno*) hervorgehoben.

Doch die zwölf Häuser wurden andersherum gegen den Uhrzeigersinn gezählt, also in jener Reihenfolge, wie sie nacheinander von den Tierkreiszeichen und Planeten (soweit sie rechtläufig sind) durchlaufen zu werden scheinen. Bei zeitlichen Übertragungen mußte

---

[595] Sphuj. 43,1.

[596] Hierzu H.J. Krämer, Arete bei Platon und Aristoteles (1959).

man sich also für eine dieser beiden Richtungen entscheiden. Der scheinbaren Rotationsbewegung folgen etwa die sechs Wegstrecken einer Tagesreise (Protagoras Nr. **8**), die Phasen von Handlungen allgemein (Iulianos Nr. **10b**), die drei grammatischen Zeitstufen (Iulianos Nr. **11b**) oder die zahlriechen Zwei-, Drei- oder Vierteilungen des menschlichen Lebens nach Quadranten oder Kentra (Nr. **13**), während Feinteilungen, die die Apoklimata und Epanaphorai repetierend mit einbeziehen, die gegenläufige Richtung einschlagen: bei Handlungen allgemein in dem Quadranten um die obere Kulmination herum (Hephaistion Nr. **10a**), bei der Belagerung einer Stadt im Quadranten um den Aszendenten herum (Theophilos Nr. **40b**) oder bei der Kriegsfrage allein die Epanaphora des Aszendenten (Ders. Nr. **37d/2**).

Der Drang nach Vollständigkeit führt dann aber zu einer abstrusen Verschränkung beider Richtungen. In der Feinteilung der Zeitstufen folgen bei Iulianos (Nr. **11c**) viermal - gegen die übergeordnete Zählrichtung der Quadranten - Vergangenheit, Gegenwart und Zukunft aufeinander. Serapion und Porphyrios verschränken beide Richtungen gar bei den vier Lebensaltern (Nr. **13e**): Die übergeordnete Folge der vier Lebensalter im Uhrzeigersinn wird modifiziert durch die Feinteilung nach den drei Zeitstufen gegen den Uhrzeigersinn. Dadurch ergeben sich an den Grenzen unorganische Sprünge. Hier zeigt sich das Dilemma zwischen den beiden Richtungen besonders kraß.

Stetig ist allein die Abfolge der neun Schwangerschaftsmonate (Nr. **14**): Sie verläuft von der Empfängnis beim Aszendenten in gegenläufiger Richtung durch den unsichtbaren Halbkreis bis zum günstigen neunten Haus der Sonne, wo die Geburt kurz vor bzw. nach der oberen Kulmination stattfindet. Hier überwiegt die Analogie zwischen dem unsichtbaren Wachsen des Embryos und dem unsichtbaren Abschnitt der täglichen Rotation. Allerdings verschränkt auch dieser Text beide Richtungen, wenn er sowohl beim Aszendenten (im Hinblick auf den männlichen Samen) als auch beim Deszendenten (im Hinblick auf Siebenmonatskinder) von einem Übergang vom Unsichtbaren zum Sichtbaren spricht.

D. Das kardinale Achsenkreuz

Die vier Kentra werden je nach Zusammenhang in verschiedener Reihenfolge aufgezählt. Entweder folgen sie der scheinbaren täglichen Rotation vom Aszendenten bis zur unteren Kulmination. Diese naheliegende zyklische und daher stetige Reihenfolge kommt besonders bei zeitlichen und zyklischen Übertragungen zur Anwendung. Die umgekehrte Richtung wird zwar, wie gezeigt, bei den zwölf Häusern eingeschlagen, bei den vier Kentra begegnet sie jedoch nur zweimal: Zum einen beginnt Hephaistion nach Dorotheos (Nr. **4b**) dort, wo es um die Beschaffenheit eines Grundstücks geht, mit dem letzten Kentron, der unteren Kulmination, zu der ja Grund und Erde gehören (Nr. **2.4b**); die Aufzählung verläuft dann weiter gegen den Uhrzeigersinn. Das andere Mal geht es um einen entlaufenen Sklaven, der ebenso verschwindet wie die Sterne Deszendenten (Nr. **31c/1**): Weil der Flüchtige die Hauptperson ist, beginnt Hephaistion ausnahmsweise mit dem Deszendenten und zählt dann auch dort die Kentra gegen den Uhrzeigersinn auf.

Sachlich gliedern sich die vier Kentra in ein horizontales Paar (Auf- und Untergang) und ein vertikales (die beiden Kulminationen). Daher werden sie sehr häufig kreuzweise[597] aufgezählt, wobei die horizontale Opposition von Aszendent und Deszendent gewöhnlich vorausgeht, weil sie für den Beobachter sinnfälliger ist als die vertikale Opposition der beiden Kulminationen. Diese Reihenfolge wählen die Texte besonders dann, wenn es auf das Gegenüber zweier handelnder Personen oder auch von Person und Sache ankommt (Aszendent und Deszendent) bzw. auf die Polarität zwischen der Handlung und ihrem Ausgang ankommt (obere und untere Kulmination).

Die beiden Achsen unterscheiden sich auch hinsichtlich ihrer zeitlichen Dimension. Während die horizontale Achse leicht auf eine lineare Entwicklung vom Anfang (Aufgang) bis zum Ende (Untergang) bezogen werden kann, läßt die vertikale Achse der beiden Kulminationen keine so deutliche Zeitfolge erkennen, denn es macht keinen Unterschied, ob der Mittag der Mitternacht vorausgeht oder umgekehrt die Mitternacht dem Mittag. Aus dieser Ambivalenz resultieren die verschiedenen Tagesgrenzen der religiösen oder zivilen Kalender der einzelnen Völker. Bekanntlich geht bei Kulturen, die einen Mondkalender benutzen, entgegen unserem heutigen Empfinden die Nacht ihrem jeweils zugehörigen Tag voraus. Diese Einteilung begegnet auch in der astrologischen Fachprosa,[598] und Reste davon finden sich ja noch heute.

---

[597] Chiasmen ganz anderer Art entstehen, wenn die Reihenfolge der bezeichnenden Kentra und der bezeichneten Personen oder Dinge wechselt. Hier kann eine chiastische Stellung einen Antagonismus abbilden: s. unter Nr. **10a**.

[598] Vgl. etwa O. Neugebauer, On the date (1971), 565-569. W. Hübner, Kritische Bemerkungen (1973), 253-259.

1. Die horizontale Achse

In anderem Sinne besteht aber auch bei der horizontalen Achse eine gewisse Ambivalenz. Rein räumlich markiert der Deszendent die größtmögliche Distanz zum Aszendenten (vgl. Nr. **12b/5**: ἐκτοπισμός). Sodann evoziert das Gegenüber der beiden Grenz-Kentra das Bild der Waage und des Gleichgewichts: Zwei ebenbürtige Partner scheinen miteinander zu ringen. Sprachlicher Ausdruck sind hierfür das Nomen ἐναντίος (Nr. **33b**), Komposita mit dem Präfix ἀντι- wie ἀνϑωροσκόπος (Nr. **13d/4.14**) oder ἀνϑωροσκοποῦν (Nr. **34**) für die obere Kulmination und ἀμτιμεσουράνημα für die untere (Nr. **13e.31c/1.34**), ἀντίδικος (Nr. **18.26a**) oder ἀντιστρατεύεσϑαι (Nr. **37b/2**) für den Kontrahenten bzw. die verbale Metapher ῥέπειν (Nr. **37b/2**). Besonders deutlich wird diese Gleichrangigkeit beim Kauf, wo Verkäufer und Käufer ihre Positionen durchaus auch wechseln können (Nr. **20**). Zu erinnern ist auch an die Tatsache, daß bei Himmelsgloben je nach Himmelsansicht oder Globusansicht Osten und Westen (aber nicht Norden und Süden) austauschbar sind.

Trotz ihrer grundsätzlichen Ebenbürtigkeit sind die beiden horizontalen Kentra des Überganges aber auch zu unterscheiden: Beim Aszendenten scheinen die Sternbilder aufwärts in Richtung auf die obere Kulmination zu steigen, beim Deszendenten jedoch abwärts in die unsichtbare Hälfte hinabzusinken. Daher wird trotz seiner Übergangsstellung der Aszendent schon zu den sichtbaren und der Deszendent schon zu den unsichtbaren Kentra gerechnet (Nr. **29c**). Entsprechend gilt der Aszendent als positiv und erfolgversprechend, der Deszendent als ungünstig. Infolge dieser Prävalenz bezeichnet der Name des Aszendenten (ὡροσκόπος) später eines bestimmten Sternstand überhaupt. Werden auf der horizontalen Achse eine Person und eine Sache einander gegenübergestellt, erhält in der Regel die Person den Aszendenten und die Sache den Deszendenten; sind es zwei handelnde Personen, dann erhält der Aszendent die mit einer aktiven Form bezeichnete und der Deszendent die mit einer passiven Form bezeichnete (Nr. **15**).

In der Regel besetzt der Anfragende den Aszendenten (vgl. Nr. **18**), bei Dorotheos in pronominaler Antithese (Nr. **23a**: κεῖνος - σύ), wobei das Gegenüber der konsultierte Astrologe beim Deszendenten zu bilden scheint. Die Anfragen konnten allerdings von verschiedenen Partnern einer Handlung gestellt werden, so daß für ein und dieselbe Handlung je nach dem Anfragenden mehrere Schemata fällig wurden wie etwa beim Kauf (Nr. **20**) oder der Krankheit (Nr. **29**). Aus dem Sonderfall, daß der Akt des Horoskopstellens selbst den Gegenstand der Anfrage bildet, hat sich später ein eigener Zweig der 'Anfragehoroskopie' entwickelt, in dem der Zeitpunkt der Anfrage einen andern ersetzt, der unbekannt war wie etwa der eines Diebstahls oder einer Sklavenflucht.

Der Aszendent kann aber nicht nur die Person des Anfragenden vertreten, sondern in konzentrischer Ausweitung auch ein Haus (Nr. **4b**) bzw. dessen Eingang (Nr. **4a**), eine ganze Stadt (Nr. **39b**. **40**) oder das Heimatland (Nr. **12b/5.28b**). Ihm - bzw. seinem Quadranten - steht dann die Fremde polar gegenüber (Nr. **28**). Bezieht sich der Aszendent auf eine Handlung, markiert er gern ihren Anfang (Nr. **10b**).

2. Die vertikale Achse

Während die Kentra der horizontalen Achse durch den Übergang vom sichtbaren zum unsichtbaren Halbkreis und umgekehrt definiert sind, verbindet die vertikale Achse die beiden extremen Punkte der scheinbaren Gestirnbahnen: im Süden den Höhepunkt und, besonders bei der Sonne, ihre volle Entfaltung, im Norden den unsichtbaren Tiefpunkt. Es ist zu betonen, daß dieser Gegensatz nur für die tägliche Rotation gilt, während die Sonne bei ihrer - ebenfalls scheinbaren - jährlichen Revolution für den Betrachter von unserer nördlichen Erdhalbkugel aus umgekehrt im Süden ihren Tiefststand hat, also den Winter bringt, und im Norden ihre höchste Kraft entfaltet, also den Sommer bringt.

Infolge dieser extremen Differenz der beiden vertikalen Kentra sollte man meinen, daß eine Ambivalenz, wie sie bei der horizontalen Achse zu beobachten ist, nicht vorkomme. Das ist auch im allgemeinen der Fall: Wird die obere Kulmination durch eine Person besetzt, dann ist dies ein Gott, Heros, König oder eine besonders kompetente Person wie ein Richter oder Arzt (Nr. **15**). Wird sie mit einer Sache besetzt, ist es in der Regel die in Frage stehende Handlung selbst (Nr. **10a**).

Die untere Kulmination hat insofern eine Sonderstellung, als sie als einzige unsichtbar ist. Man kann die untere Kulmination der Sterne nur durch Extrapolation errechnen. Sprachlich kommt das etwa dadurch zum Ausdruck, daß ihre Region bisweilen als einzige mit einem vagen Neutrum bezeichnet wird (Nr. **1b/1** τὰ πρὸς ἄρκτον). Folgerichtig deutet sie allgemein auf Unsichtbares (Nr. **3**: τὰ λαθραῖα) wie unsichtbare Körperteile (Nr. **6a**.**12a/1**), den Kiel eines Schiffes (Nr. **7**), verborgenes Diebesgut (Nr. **30b**) oder das Versteck eines entlaufenen Sklaven (Nr. **31c/2.3**). Besonders häufig bedeutet sie den zum Zeitpunkt der Anfrage noch ungewissen Ausgang einer Handlung (Nr. **15**). Das wird sprachlich teilweise dadurch noch unterstrichen, daß bei ihr abschließend erstmalig das Futur auftritt (Nr. **11b**).

Die untere Kulmination hat noch eine weitere Sonderbehandlung. Dank ihrer Tiefststellung erhält sie unter den vier Elementen die feste Erde, die nach einer gängigen - wenn auch nicht alleinigen - Klassifikation das tiefste der vier Elemente darstellt (Nr. **2.4b**). Weitere Übertragungen ermöglichte die Homonymie des Wortes "Erde" (γῆ): Nicht nur mit dem Element Erde wurde die untere Kulmination in Verbindung gebracht, sondern auch mit dem Himmelskörper Erde. So rückt denn die zentral gedachte Erde, die sich eigentlich im Ursprung der beiden Achsen und damit in der Mitte der Himmelshohlkugel überhaupt befindet, an die unterste Stelle jener scheinbaren Rotationsbewegung, die sich nach antiker Vorstellung doch eigentlich um sie herum vollzieht. Obgleich also die untere Kulmination wie alle vier Kardinalpunkte nur eine Durchgangsstation markiert, wird sie mit der festen Erde im Zentrum des Kosmos identifiziert. Aus der urprünglichen Durchgangsstation wird so ein Ruhepunkt, der Mittelpunkt des Weltalls rückt vom Zentrum zum Tiefpunkt des Kreises. Daher bedeutet die untere Kulmination nicht nur die Erde (Nr. **2**), sondern auch Fundamente (Nr. **12ab**), Besitztümer (Nr. **12b**: πατρικὰ ὑπάρχοντα, κειμήλια, κτήματα, θησαυροί). Sogar der Name der als Zentralfeuer gedeuteten Hestia kommt vor (Nr. **15**: ἡ τῆς ἑστίας αἰτία). Ihr Hausherr, der träge Saturn, regiert seinerseits den Besitz.

Wenn bei der unteren Kulmination singulär Futurformen auftreten, schleicht sich trotz der grundsätzlichen zeitlichen Indifferenz der vertikalen Achse dennoch eine zeitliche Abfolge ein. Dies erklärt sich dadurch, daß die Gestirne in Rotationsrichtung die unsichtbare Himmelshälfte und damit auch die untere Kulmination erst nach dem Untergang der Gestirne zu erreichen scheinen. Daß sie dort aber auch bereits gewesen sind, bevor sie aufgehen, bleibt unberücksichtigt. Immerhin führt die unterschiedliche Sichtweise dazu, daß auch die beiden Kulminationen grundsätzlich austauschbar sind. So findet sich eine Handlung selbst zwar in der Regel bei der oberen (Nr. **10a**), bei Vettius Valens aber auch bei der unteren Kulmination (Nr. **12b/3**). Ebenso findet sich die Ursache, der "Grund" eines Konfliktes, zwar in der Regel bei der unteren (Nr. **37b/2**), aber nach Demetrios (Nr. **31c/2**), "Palchos" (Nr. **31c/3**) und einem Anonymus (Nr. **37b/1**) auch bei der oberen Kulmination. Zweimal rücken bei der unteren Kulmination Ursache und Ergebnis nebeneinander (Nr. **15** und Nr. **37c**), also zwei Dinge, die zeitlich getrennt sind und eigentlich auch im Schema auseinandergefaltet werden müßten. Der Grund für diese Syzygie liegt darin, daß beide Prognosen gleichermaßen abstrakt sind und daher leicht auf die unsichtbare untere Kulmination bezogen werden können.

Schwierigkeiten gab es wieder bei den Lebensaltern, weil das menschliche Leben zwar nur allzu leicht auf den sichtbaren Tagesbogen vom Aszendenten bis zum Deszendenten zu beziehen, die unsichtbare Hälfte aber wenig sinnvoll zu besetzen war. So bezeichnet der ganze vierte Quadrant zwischen der unteren Kulmination und dem Aszendenten entweder das hohe Alter (Nr. **13a/1.2**), zum anderen den Tod (Nr. **13a/3**), ebenso wie die untere Kulmination zum einen das hohe Alter bezeichnet (Nr. **13d/1**) oder den Tod und die Zeit danach (Nr. **13d/2**) oder alles drei: das hohe Alter, den Tod und die Zeit danach (Nr. **13d/3**). Eine ausgefallene Lösung findet Serapion (Nr. **13d/1**): Nach einem Vorwegabzug des Aszendenten (τὰ τῆς ἀκμῆς τῆς ἡλικίας) wird der Tagesbogen in Rotationsrichtung um 90° gedreht. So reicht das Leben von der oberen Kulmination über den Deszendenten bis zur unteren Kulmination. Dieses wenig plausible Schema nähert sich wieder einer grundsätzlichen Teilung in zwei Halbkreise, in der die horizontale Achse Aszendent - Deszendent nur noch eine teilende Grenzfunktion hat. Dem jugendlichen Energieüberschuß bei der oberen Kulmination steht im Alter ein Mangel an Energie bei der unteren Kulmination gegenüber. Der sonst eher negativ besetzte Deszendent bekommt dadurch jene Gipfelstellung (μεσότης), die sonst der oberen Kulmination gehört. Im einem anderen Sinne, nämlich dem eines wohltemperierten Ausgleichs, eignet die μεσότης im Jahreslauf den beiden äquatorialen Tierkreiszeichen, Widder und Waage.

E. Zusätzliche Häuser

Werden andere Häuser zu den vier Kentra subsidiär hinzugezogen, dann geschieht das selten absolut, sondern in der Regel mit Bezug auf sie. Hephaistion berücksichtigt die acht Zwischenrichtungen zwischen den vier kardinalen Himmelsrichtungen (Nr. **1c**), Protagoras die sechs Doppelstunden, die analog zur Bahn der Sonne vom Aszendenten zum Deszendenten den ἑκτημόρια einer Tagesreise entsprechen (Nr. **8**), Rhetorios die Herren der ungünstigen Apoklimata VI und XII (Nr. **13b**), "Moses" die neun Schwangerschaftsmonate zwischen der Empfängnis beim Aszendenten und der Geburt in Haus IX (Nr. **14**) und schließlich ein anonymer Text über die Krankheit die von der oberen Kulmination aus absteigenden Häuser IX und VIII über den Deszendenten hinaus bis zu dem ungünstigen Haus VI (Nr. **29c**). Anders als bei den drei Zeitstufen, wo die Kentra beiderseits durch ihre Apoklimata und Epanaphorai flankiert werden, geht es in den letztgenannten Beispielen um geschlossene Quadranten zwischen den Kentra.

Da sich die Sterne in den Apoklimata aus den Kentra wie aus einem Ziel- und Ruhepunkt herauszubewegen scheinen, bestimmen sie den Aufbruch (Theophilos Nr. **9a**: μετάβασις) und seit Dorotheos und Hephaistion überhaupt jede Art von Ortswechsel, insbesondere eine Reise (Nr. **28d**), wobei dem Apoklima der oberen Kulmination (Haus IX) insofern eine besondere Bedeutung zukommt, als die Reise aus einer Art Energieüberschuß angetreten wird. Dagegen sind die Epanaphorai, in denen sich die Sterne auf die Kentra zubewegen, enger mit diesen verbunden. Die Epanaphorai der horizontalen Achse (II und VIII) bestimmen für den Fall, daß Aszendent und Deszendent mit Personen besetzt sind, deren Helfer oder Mitstreiter: beim Prozeß (Nr. **26b** βοηθοί) ebenso wie bei der Kriegsführung (Nr. **37c** σύμμαχοι).

Die Differenzierung erreicht schließlich vollständige Zwölfersysteme beim Gastmahl (Nr. **19**), bei der Kriegsführung (Nr. **37d**) oder beim umkämpften Gegenstand (Nr. **38**). Diese vollständigen Zwölferkataloge erinnern an die Differenzierungen nach den zwölf Tierkreiszeichen, wie sie seit Dorotheos-Hephaistion[599] auch in der Katarchenhoroskopie begegnen; bei dem Dichter Maximus bilden sie sogar das alleinige Standardraster.

F. Interferenzen mit anderen astronomischen Daten

Kentra und Häuser sind nur ein Parameter unter vielen, die von den Astrologen für differenzierte Prognosen herangezogen wurden. Die Aussagen stützen sich sonst auch auf Tierkreiszeichen und Planeten (insbesondere die beiden Luminare) sowie die "Lose" (κλῆροι), insbesondere das "Glückslos" (κλῆρος τῆς τύχης).[600] Tierkreiszeichen, Planeten oder das Glückslos können entweder primär nach den vier Kentra erstellte Prognosen weiter modifizieren, oder aber sie wechseln mit einzelnen Kentra, entweder im Vergleich zweier Systeme oder sogar innerhalb ein und desselben Systems. Bei den Zuteilungen der extremen Partien ('Anfang' und 'Ende') des Körpers von Lebewesen rivalisieren auf der horizontalen Achse

---

[599] Dor. bei Heph. 3,30,39-50 (Schiffsreise). 3,33,1-8 (Krankheit; nur ab Krebs erhalten). 3,40,2-13 (Gefangenschaft). - Heph. 3,4,19-34 (Anfragen). 3,5,61-74 (Katarchai allgemein). 3,6,16-17 (Leberschau). 3,14,1 (Landbau). 3,16,5 (Kauf eines Sklaven). 3,30,24-34 (Reise). 3,31,11 (Melothesie, vgl. 2,13,5). 3,43,7 (gestohlener Gegenstand). 3,45,9 (Aussehen eines Diebes). 3,47,39-50 (Sklavenflucht). 3,47,56 (Aufenthaltsort eines geflohenen Sklaven).

[600] Hierzu A. Bouché-Leclercq, L'astrologie (1899), 289-292.

kardinale (Nr. **6a**) und zodiakale (Nr. **6b**) miteinander. In die Begrifflichkeit schleicht sich anstelle des richtigen Terminus für den Ort (τόπος) der Terminus für das Tierkreiszeichen (ζῴδιον) ein (s. unter Nr. **8**), und zwar besonders bei zeitlichen Einteilungen gegen den Uhrzeigersinn, weil dort statt auf die Häuser selbst mehr darauf geachtet wird, von welchem Tierkreiszeichen ein Haus oder Kentron gerade passiert wird.

Die κλῆροι treten bei den Lebensaltern hinzu (Nr. **13c/2**), die Planeten beim Kauf (Nr. **20a**), weil dort bereits alle vier Positionen des Achsenkreuzes besetzt sind: die horizontale Achse durch das Gegenüber von Verkäufer und Käufer, die vertikale durch die Relation von Preis und Ware. Für den Ausgang des Geschäfts (ἀποτέλεσμα), der üblicherweise bei der unteren Kulmination zu suchen ist (Nr. **15**), mußten dann die aspektierenden Planeten in Anspruch genommen werden.

Besonders gern sind es die beiden Luminare, die zu den Kentra in Beziehung treten, entweder additiv oder stellvertretend. Wo im Kapitel über die Heirat (Nr. **24**) der Originaltext des Dorotheos Mann und Frau nicht nur mit dem Aszendenten und dem Deszendenten, sondern auch mit Sonne und Venus gleichsetzt, beschränken sich sowohl die anschließende Prosaparaphrase im hephaistionischen Haupttext als auch die Epitomai auf die Kentra Aszendent und Deszendent. Die arabische Paraphrase bewahrt zwar die Planeten, verleiht ihnen jedoch eine andere Funktion: Sie führt zusätzlich den Mond ein und achtet darauf, wie dieser hinter der Sonne oder der Venus zurückbleibt. Theophilos fügt in dem Kapitel über die Gewaltherrschaft (Nr. **36b**) in Falle des Herrschers zum Aszendenten den Mond und im Falle des Beherrschten zur oberen Kulmination die Sonne hinzu.

Schon früh wechselt ein Kardinalpunkt mit einem Luminar: Nach dem Astrologen Timaios (Nr. **31a**) besetzt der Sklave den Mond, der Herr die obere Kulmination, die die Sonne - am Punkt ihrer größten Energie - zu vertreten hat. Der soziale Unterschied zwischen dem Herrn und dem Sklaven erklärt sich leicht aus der unterschiedlichen Leuchtkraft der beiden Luminare. Entsprechend der Wertigkeit der beiden primären Kentra wird der Mond gewöhnlich mit dem Aszendenten und die Sonne mit der Position ihrer höchsten Entfaltung, der oberen Kulmination, zusammengebracht. In diesem speziellen Fall mag die obere Kulmination die Sonne verdrängt haben, weil sie für den Herrn der angestammte Platz ist (Nr. **15**). Dorotheos (Nr. **31b**) macht dann aus dem heterogenen Schema des Timaios ein homogenes und etabliert eine klare Opposition zwischen dem Sklaven und dem Aszendenten einerseits sowie dem Herrn und der oberen Kulmination andererseits. Heterogen ist wiederum

Hephaistion, wenn er, Dorotheos folgend, für den Eintritt in eine Stadt die Epanaphora des Aszendenten (Haus II) verantwortlich macht, für den Austritt jedoch nicht etwa wie zu erwarten das Apoklima des Deszendenten (VI), sondern die Sonne (Nr. **9b**).

Auch die relativen Bewegungen der fünf echten Planeten spielen in seltenen Fällen eine Rolle. Hier sind es verständlicherweise die Planeten, die sich relativ schnell bewegen. So achtete man zum Beispiel beim Gegenstand eines Kampfes (Nr. **38**) auf das Zurückbleiben (ἀπόρροια) des Mars hinter der Sonne oder einem anderen Planeten. Meistens ist es jedoch der leichter zu beobachtende und sich am schnellsten bewegende Mond, dessen Zurückbleiben und Wiederannäherung (συναφή) an die Sonne oder an die echten Planeten ausgedeutet wurde: Ebenso fällt etwa beim Wagenrennen (Nr. **18**) ein Wettkämpfer hinter den anderen zurück oder er holt ihn ein, so wandert beim Kauf die Ware vom Verkäufer zum Käufer (Nr. **20a**) oder beim Leihen das Geld vom Leihgeber zum Schuldner und wieder zurück (Nr. **22**). Weil der letzte Fall auf einen Prozeß zusteuert, findet sich dort auch das Metaphernpaar aus der Rechtssprache διώκειν - φεύγειν wieder. Außerdem können Leihgeber und Schuldner auch ihre Rollen tauschen, je nachdem, ob der Mond zunimmt, sich also von der Sonne entfernt, oder abimmt, sich ihr also wieder nähert. Bei der Hochzeit (Nr. **24**) bestimmt nach einer Sonderlehre, die nur die arabische Dorotheosparaphrase überliefert, derjenige Planet, von dem sich der Mond entfernt, den Bräutigam und derjenige Planet, zu dem er hinwandert, die Braut. Der Mond selbst wird aber nicht in die Deutung einbezogen. Weil er auch eine Ware bezeichnen kann, die vom Verkäufer zum Käufer übergeht, erwartet man, daß der Mond in diesem Fall die Mitgift verkörpert. Dann müßte er sich aber umgekehrt vom Planeten der Frau zu dem des Mannes bewegen.

Trotz dieser mannigfachen Interferenzen mit anderen Parametern bleibt das kardinale Achsenkreuz dank seiner Bildkraft bei Dorotheos, Hephaistion, Iulianos und Theophilos ein zentrales, im wahrsten Sinne des Wortes 'kardinales' Kriterium für die Prognosen der Katarchenhoroskopie. Die schnellste Bewegung der Gestirne durch die scheinbare tägliche Rotation des Himmels eignete sich eben am besten dazu, das alltägliche Handeln abzubilden. Bei längerfristigen Tätigkeiten wie Berufen oder besonderen Fertigkeiten wurden hingegen die Tierkreiszeichen mit ihren Paranatellonten oder die Planeten herangezogen. Da aber auch bei der Vielfalt handwerklicher Tätigkeiten und Dienstleistungen die Mobilität stark ausgeprägt ist, achtete man bei den planetaren Prognosen auf die sich am schnellsten bewegenden echten Planeten: Mars, Venus und Merkur.

IV. Verzeichnisse

A. Abgekürzt zitierte Quellentexte

(Jahreszahlen und Jahrhunderte, soweit nicht anders angegeben, n.Chr.)

Abkürzung	Datierung	Autor, Edition
Abū M. Introd.	9. Jh.	Abū Ma'shar, Liber introductorii maioris ad scientiam judiciorum astrorum, ed. R. Lemay, Neapel 1995-1996; → Apom.
Achill. Isag.	3. Jh.?	Achilles, ed. E. Maass, Commentariorum in Aratum Reliquiae, Berlin 1898 (Ndr. 1958), 25-75.
Achill. Komm.	3. Jh.?	Achilles, ed. E. Maass, Commentariorum in Aratum Reliquiae, Berlin 1898 (Ndr. 1958), 76-85.
Ampel.	4. Jh.?	Ampelius, ed. M.-P. Arnaud-Lindet, Paris 1993.
Anon. De stellis fixis	10. Jh.?	Anonymus, ed. W. Hübner, Grade und Gradbezirke der Tierkreiszeichen, Leipzig 1995 (Sammlung wissenschaftlicher Commentare).
Anon. Vaticanus		Ed. D. Pingree, The *Liber Aristotilis* of Hugo of Santalla, London 1997 (Warburg Institute. Surveys and Texts. 26), 204-213: Appendix II.
Ant.	2. Jh.?	Antiochi Atheniensis excerpta, ed. F. Boll, CCAG I (1898) p. 140-164, VII (1908), p. 107-128, v. D. Pingree, Antiochus 203-223.
Apom. myst.	vor 1388	'Απομάσαρ [= Abū Ma'šar], Mysteria. Einzelne Kapitel sind an verschiedenen Orten veröffentlicht, vgl. W. Hübner, Die Eigenschaften (1982), 365f.
Arat.	ca. 310/300 - ca. 250 v.Chr.	Arati Phaenomena, edited with introduction, translation and commentary by D.A. Kidd, Cambridge 1997 (Cambridge Classical Texts and Commentaries. 34).
CCAG		Catalogus codicum astrologorum Graecorum I - XII, Brüssel 1898-1953.
Dor.	Mitte 1.Jh.	Dorotheus Sidonius, Carmen astrologicum, ed. D. Pingree, Leipzig 1976.

Dor. A		arabische Paraphrase, p. 3-158 bzw. deren englische Übersetzung, p. 161-322.
Dor. App.		Dorotheus, Appendix I-III, p. 427-437.
Dor. G		Dorotheus, griechische Paraphrase bei Heph. u.a., p. 323-427.
Firm. math.	1.H. 4.Jh.	Firmicus Maternus, Matheseos libri, edd. W. Kroll - F. Skutsch - K. Ziegler, Leipzig 1897-1913; ed. P. Monat, Paris 1992-1994.
Heph.	4. Jh.	Hephaestionis Thebani Apotelesmaticorum libri tres, ed. D. Pingree, Leipzig 1973-1974.
Heph. App.		Appendix, Band I p. 330 - 333 Pingree.
Heph. Ep. I-IV		Epitomai I - IV, Band II Pingree.
Herm.	10 Jh. (?)	Hermetis Trismegisti de triginta sex decanis, ed. S. Feraboli, Turnholt 1994 (Corpus Christianorum, Continuatio mediaevalis IV 1); c. 25 → Anon. de stellis fixis.
Horosc.		O. Neugebauer - H.B. van Hoesen: Greek Horoscopes, Philadelphia 1959 (Memoirs of the American Philosophical Society. 48). A. Jones, Astronomical Papyri from Oxyrhynchos (P. Oxy. 4133-4300a), Philadelphia 1999 (Memoirs of the American Philosophical Society. 233).
Horosc. L		Literarisch überliefertes Horoskop mit folgender Jahreszahl.
Iulian.	um 500	Iulianus Laodicensis: einzelne Ausgaben im CCAG.
"Iulian." (Theoph.)	† 785	Theophilos unter dem Namen des "Iulianos", ed. F. Cumont, CCAG V 1 (1904), p. 183-186.
Kam. Zod.	12. Jh.	[Johannes Kamateros], Ποίημα τοῦ ἐπὶ τοῦ κανικλείου τοῦ Καματηροῦ, περὶ ζῳδιακοῦ κύκλου καὶ τῶν ἄλλων ἁπάντων τῶν ἐν οὐρανοῦ, ed. E. Miller, Notices et extraits de la bibliothèque nationale et autres bibliothèques 23,2 (Paris 1872), 53-111.
Maneth.	* 80	Manethonis apotelesmaticorum [...] libri sex, ed. A. Koechly, Leipzig 1858.
Manil.	Anf. 1. Jh.	M. Manilii Astronomica, ed. G.P. Goold, Leipzig ^{2}1998.

Max.	um 350	Maximi et Ammonis carminum de actionum auspiciis reliquiae. accedunt anecdota astrologica, rec. A. Ludwich, Leipzig 1877.
Max. App.		Le Parafrasi Bizantine del Περὶ καταρχῶν di Massimo, a cura di P. Radici Colace, Messina 1988 (Letteratura e Civiltà Bizantina. 4), Appendices 135-145.
"Moses"		"Moses", ed. D. Pingree, The Indian and Pseudo-Indian Passages in Greek and Latin Astronomical and Astrological Texts, Viator 7 (1976), Appendix 12, p. 193-195.
Olymp.	2. H. 6. Jh.	[Olympiodor:] Heliodori, ut dicitur, in Paulum Alexandrinum commentarium ed. E. Boer, Leipzig 1962.
Or. Sibyll.	2.-3. Jh.	Die Oracula Sibyllina, ed. J. Geffcken, Berlin 1902 (Die griechischen christlichen Schriftsteller der ersten Jahrhunderte. 8).
"Palchos"		→ Abū Ma'šar, Apomasar bei Eleutherius Elius
Paul. Alex.	2. H. 4. Jh.	Paulus Alexandrinus, ed. E. Boer, Leipzig 1958.
Porph. introd.	ca. 234-301/5	Porphyrii Introductio in Ptolemaeum, ed. E. Boer - St. Weinstock, CCAG V 4 (1940), p. 190-228.
Prot.	3. Jh. v.Chr.?	Protagoras von Nikaia, im CCAG
Ptol. apotel.	2. Jh.	Ptolemaei Apotelesmatica, post F. Boll - E. Boer (Leipzig 1940, Ndr. 1954. 1957), ed. W. Hübner, Stuttgart-Leipzig 1998.
Ps.Ptol. Karp.	9./10. Jh. ?	Ps.Ptolemaeus, Καρπός, ed. E. Boer, Leipzig 1952 (Ndr. 1961).
Rhet.	7. Jh.	Rhetorios, edd. F. Boll, CCAG VII (1908), p. 193-212; F. Cumont, CCAG VIII 4 (1921), p. 115-220; Neuedition von D. Pingree geplant.
Serap.	1. Jh. v. Chr. / 1. Jh. n. Chr.	Serapion, ed. F. Cumont, CCAG VIII 4 (1921), p. 225-232.
Sphuj.	269-270	The Yavanajātaka of Sphujidhvaja, edited, translated, commented on by D. Pingree, Cambridge/Mass. - London 1978.

Theoph.	† 785	Theophilos von Edessa, ed. W. Kroll, CCAG I (1898), p. 129-131; unter anderen Astrologen: ed. C.O. Zuretti, CCAG XI 1 (1932), 204-266; eine Gesamtedition ist von D. Pingree geplant: D. Pingree, Māshā'allāh (1997), 125[11] "forthcoming".
Thras.	† 36	Thrasyllos, ed. F. Cumont, CCAG VIII 3 (1912), p. 99-101.
Timaios	1. Jh. v.Chr.?	Timaeus astrologus, ed. A. Olivieri, CCAG I (1898), p. 97-99.
Val.	ca. 120-175	Vettii Valentis Antiocheni Anthologiarum libri novem, ed. D. Pingree, Lipsiae 1986; cf. J.-F. Bara, Vettius Valens d'Antioche, Livre I, Lugduni Batavorum 1989 (Etudes préliminaires aux religions orientales dans l'Empire Romain. 111).
Val. App.		Appendices I-XXIII zu Valens, p. 369-455 Pingree.
Varro ant. div.	116-27 v.Chr.	M. Terentius Varro. Antiquitates Rerum Divinarum, ed. B. Cardauns, Wiesbaden 1976 (Akademie der Wissenschaften und der Literatur. Abhandlungen der geistes- und sozialwissenschaftlichen Klasse. Einzelveröffentlichung).
Zod.	12. Jh.?	The Book of the Zodiac, ed. E.S. Drower, London 1949 (Oriental Translation Fund, N.S. 36)

B. Ausgewählte Literatur

Achtner, Wolfgang - Kunz, Stefan - Walter, Thomas: Dimensionen der Zeit. Die Zeitstrukturen Gottes der Welt und des Menschen, Darmstadt 1998.

Alberti, Giovan Battista: Problemi di critica testuale, Firenze 1979 (Paideia. 23).

Arrighetti, Graziano: Cosmologia mitica di Omero e Diodoro, Studi Classici e Orientali 15 (1966), 1-60, abgedruckt in: Esiodo. Letture critiche, ed. G.A. Mailand 1975 (Strumenti per una nuova cultura. Letture critiche. 1), 146-213.

Aujac, Germaine: Les représentations de l'espace, géographique ou cosmologique, dans l'Antiquité, Pallas 28 (N.S. 17; 1981), 3-14.

Baccani, Donata: Oroscopi greci: documentazione papirologica, Messina 1992 (Ricerca Papirologica. 1).

Bakhouche, Béatrice: L'astrologie à Rome, Louvain 2002 (Bibliothèque d'Études classiques. 29).

Barwick, Karl: Probleme der stoischen Sprachlehre und Rhetorik, Berlin 1957 (Abhandlungen der sächsischen Akademie der Wissenschaften zu Leipzig, phil.-hist. Kl. 49/3).

Baltes, Matthias: Augustinus-Lexikon II (2001), 667-775 s.v. Elementum.

Benjamin, Walter: Ursprung des deutschen Trauerspiels, hrsg. Rolf Tiedemann, in: Walter Benjamin, Gesammelte Schriften, unter Mitwirkung von Theodor W. Adorno und Gershom Scholem hrsg. von Rolf Tiedemann und Hermann Schweppenhäuser, I 1, Frankfurt 1974, 203-430.

Bidez, Joseph: Le culte du monde et la Cité du Soleil chez les Stoiciens, Paris 1932.

- Les couleurs des planètes dans le mythe d'Er, Bulletin de l'Académie Royale de Belgique, Classe des Lettres 21 (1935), 257-277.

- und Cumont, Franz: Les Mages hellénisés. Zoroastre, Ostanès et Hystaspe d'après la tradition grecque, Paris 1938 (^{2}1973; Ndr. New York 1975).

Boll, Franz: Studien über Claudius Ptolemäus. Ein Beitrag zur Geschichte der griechischen Philosophie und Astrologie, Jahrbücher für classische Philologie, Suppl. 21, Leipzig 1894, 49-243.

- Sphaera. Neue griechische Texte und Untersuchungen zur Geschichte der Sternbilder, Leipzig 1903 (Ndr. Hildesheim 1967).

- RE VII 2 (1912), 2547-2578 s.v. Hebdomas.

- Die Lebensalter. Ein Beitrag zur antiken Ethologie und zur Geschichte der Zahlen. Mit einem Anhang zur Schrift περὶ ἑβδομάδων, Neue Jahrbücher für das classische Altertum, Geschichte und deutsche Literatur 16 (1913), 89-145, abgedruckt in: Kleine Schriften, hrsg. V. Stegemann <und E. Boer>, Leipzig 1950, 156-224.

- Antike Beobachtungen farbiger Sterne (mit einem Beitrag von Carl Bezold), München 1916 (Abhandlungen der Königlich Bayerischen Akademie der Wissenschaften, philosophisch-philologische und historische Klasse. 30/1).

- und Bezold, Carl: Sternglaube und Sterndeutung. Die Geschichte und das Wesen der Astrologie, Leipzig 1918 (Aus Natur und Geisteswelt. 638), ^{4}Leipzig 1931 (bearbeitet von Wilhelm Gundel); ^{5}Darmstadt, hrsg. H.G. Gundel 1966 (= ^{7}1977).

- Ps.-Kallisthenes I 12 (= Anhang zu: Die vierte Ekloge des Virgil [1922]), in: Kleine Schriften, hrsg. V. Stegemann <und E. Boer>, Leipzig 1950, 351-356.
- RE X (1921), 2484,40-56 s.v. καταρχαί.
- und Gundel, Wilhelm: Sternbilder, Sternglaube und Sternsymbolik, in: Ausführliches Lexikon der griechischen und römischen Mythologie von W.H. Roscher VI (1924-1937; Ndr. Hildesheim 1965 u.ö.), 867-1071.

Bollnow, Otto Friedrich: Mensch und Raum, [7]Stuttgart, al. 1994 ([1]1963).

Bouché-Leclercq, A[uguste]: L'astrologie grecque, Paris 1899 (Ndr. Brüssel 1963 und Aalen 1979).

Bousset, Wilhelm: Platons Weltseele und das Kreuz Christi, Zeitschrift für neutestamentliche Wissenschaft 14 (1913), 273-285.

Brodersen, Kai: *Terra cognita*. Studien zur römischen Raumerfassung, Hildesheim, al. 1995.

Burkert, Walter: Weisheit und Wissenschaft. Studien zu Pythagoras, Philolaos und Platon, Nürnberg 1962 (Erlanger Beiträge zur Sprach- und Kunstwissenschaft. 10), engl. (translated with revisions) von Edwin L. Minar: Lore and Science in Ancient Pythagoreanism, Cambridge/Mass. 1972.

Calboli, Gualtiero: Orazio, carm. I 12: Giove e Augusto, in: Humanitas in honorem A. Fontán, Madrid 1992, 217-238.

Cameron, Alan: Circus Factions. Blues and Greens at Rome and Byzantium, Oxford 1976.

Carmina Burana. Faksimile-Ausgabe der Handschrift der "Carmina Burana" und der "Fragmenta Burana" (Clm 4660 und 4660a) der Bayerischen Staatsbibliothek in München, hrsg. B. Bischoff, o.O. München 1967.

Cassirer, Ernst: Der Begriff der symbolischen Form im Aufbau der Geisteswissenschaften, in: Vorträge der Bibliothek Warburg 1 (1921/2), Leipzig - Berlin 1923, 11-39 (Ndr. 1967).
- Die Begriffsform im mythischen Denken, Leipzig-Berlin 1922 (Studien der Bibliothek Warburg. 1) (Ndr. in: Wesen und Wirkung des Symbolbegriffs, [5]Darmstadt 1976, [1]Oxford 1956).
- Philosophie der symbolischen Formen II: Das mythische Denken, Berlin 1925 ([6]Darmstadt 1973).

Casson, Lionel: Ships and Seamanship in the ancient world, Princeton 1971.

Cerbelaud, Dominique: Le nom d'Adam et les points cardinaux. Recherches sur un thème patristique, Vigiliae Christianae 38 (1984), 285-301.

Christes, Johannes: Sklaven und Freigelassene als Grammatiker und Philologen im antiken Rom, Wiesbaden 1979 (Forschungen zur antiken Sklaverei. 10).

Clavel-Lévêque, Monique: L'espace des jeux dans le monde romain, ANRW II 16.3 (1986), 2406-2563.

Colemann-Haupt: RE 11 (1921), 82-188 s.v. Satrap.

Colin, Jean: Encolpio e il piatto d'argento con lo Zodiaco (Petronio 35), RFIC NF 29 (1951), 97-144.

Cramer, Frederick Henry: Astrology in Roman Law and Politics, Philadelphia 1954 (Memoirs of the American Philosophical Society. 37).

Cumont, Franz: La théologie solaire du paganisme romain, in: Mémoires présentés par divers savants à l'Académie des Inscriptions et Belles-Lettres de l'Institut de France 12, Paris 1913, 447-479.

- Écrits Hermétiques I: Sur les douze lieux de la sphère, Revue de Philologie 42 (1918), 63-79.

- Astrologues romains et byzantins, Mélanges d'archéologie et d'histoire 37 (1918-1919), 33-54.

- L'Égypte des astrologues, Brüssel 1937 (Ndr. 1982).

Dagron, Gilbert - Rougé, Jean: Trois horoscopes de voyages en mer (5e siècle après J.-C.), Revue des Études Byzantines 40 (1982), 117-133.

Dahrendorf, Ralf: Homo sociologicus. Ein Versuch zur Geschichte, Bedeutung und Kritik der Kategorie der sozialen Rolle, Opladen 1958 (151977).

- Soziologie, in: Wege zur pädagogischen Anthropologie. Versuch einer Zusammenarbeit der Wissenschaften vom Menschen, hrsg. A. Flitner, al., Heidelberg 1963, 110-127.

de Groot, J[ohann] J[akob] M[aria]: Universismus. Die Grundlage der Religion und Ethik, des Staatswesens und der Wissenschaften Chinas, Berlin 1918.

de Vreese, Jacques G.W.M., S.J.: Petron 39 und die Astrologie, Diss. Amsterdam 1927.

Diederich, Silke: Römische Agrarschriftsteller zwischen Wissenschaft und Magie, Antike Naturwissenschaft und ihre Rezeption (AKAN) 12 (2002), 87-110.

Diels, Hermann: Elementum. Eine Vorarbeit zum griechischen und lateinischen Thesaurus, Leipzig 1899.

Dieterlen, Germaine: Essai sur la religion bambara, Journal de psychologie normale et pathologique 43 (1950), 350-366.

Dornseiff, Franz: Das Alphabet in Mystik und Magie, [2]Leipzig - Berlin 1925 (Stoicheia 7; [1]1922, Ndr. Leipzig 1975).

Dürckheim, Karlfried Graf von: Untersuchungen zum gelebten Raum. Erlebniswirklichkeit und ihr Verständnis. Systematische Studien. II, Neue Psychologische Studien 6 (1932), 383-480.

Effe, Bernd: Dichtung und Lehre. Untersuchungen zur Typologie des antiken Lehrgedichts, München 1977 (Zetemata. 69).

Erbse, Hartmut: Homerische Götter in Vogelgestalt, Hermes 108 (1980), 259-274.

Eriksson, Sven: Wochentagsgötter, Mond und Tierkreis, Laienastrologie in der römischen Kaiserzeit, Göteborg 1956 (Studia Graeca et Latina Gothoburgensia. 3).

Erren, Manfred: Untersuchungen zum antiken Lehrgedicht, Diss. masch. Freiburg 1956.

- Die Phainomena des Aratos von Soloi. Untersuchungen zum Sach- und Sinnverständnis, Wiesbaden 1967 (Hermes Einzelschriften. 19).

Fantham, Elaine: Roman Literary Culture. From Cicero to Apuleius, Baltimore - London 1996; deutsche Übersetzung von Theodor Heinze: Literarisches Leben im antiken Rom. Sozialgeschichte römischer Literatur von Cicero bis Apuleius, Stuttgart - Weimar 1998.

Federspiel, Michel: Sur un emploi de sèmeion dans les mathématiques grecques, in: Sciences exactes et sciences appliquées à Alexandrie (IIIe siècle av. J.-C. - Ier siècle ap. J.-C.), Actes du Colloque international de Saint-Étienne (6-8 juin 1996), hrsg. G. Argoud und J.-Y. Guillaumin, Saint-Étienne 1998, 55-72.

Festugière, A[ndré-Marie-Jean]: La Révélation d'Hermès Trismégiste, I: L'astrologie et les sciences occultes, [3]Paris 1950 (Ndr. 1983; I[1] und II-IV Paris 1944-1954).

Fink, Eugen: Spiel als Weltsymbol, Stuttgart 1960.

Fränkel, Hermann: Dichtung und Philosophie des frühen Griechentums. Eine Geschichte der griechischen Literatur von Homer bis Pindar, New York - Frankfurt 1951 ([2]München 1962 = Philological Monographs. 13).

Garin, Eugenio: Le «elezioni» e il problema dell'astrologia, in: Umanesimo e esoterismo, Padova 1960 (Archivio di Filosofia), 17-37.

Gehrke, Hans-Joachim: Die Geburt der Erdkunde aus dem Geiste der Geometrie. Überlegungen zur Entstehung und zur Frühgeschichte der wissenschaftlichen Geographie bei den Griechen, in: W. Kullmann - J. Althoff - M. Asper (Hrsgg.), Gattungen wissenschaftlicher Literatur in der Antike, Tübingen 1998, 163-192.

Geneva, Ann: Astrology and the Seventeenth Century Mind. William Lilly and the Language of the Stars, Manchester - New York 1995.

Gnilka, Christian: RAC 12 (1983), 995-1094 s.v. Greisenalter.

Gourevitch, Danielle: Le triangle hippocratique dans le monde Gréco-romain: Le malade, sa maladie et son médecin, Rom 1984.

Grafton, Anthony: Cardano's Cosmos. The Worlds and Works of a Renaissance Astrologer, Harvard 1999, deutsch: Cardanos Kosmos. Die Welten und Werke eines Renaissance-Astrologen, übersetzt von Peter Knecht, Berlin 1999.

Granet, Marcel: La pensée chinoise, Paris 1950, dt. von M. Porkert: Das Chinesische Denken - Inhalt, Form, Charakter, München ²1971.

Gundel, Wilhelm: Dekane und Dekansternbilder. Ein Beitrag zur Geschichte der Sternbilder der Kulturvölker. Mit einer Untersuchung über die ägyptischen Sternbilder und Gottheiten der Dekane von S. Schott, London 1936 (Studien der Bibliothek Warburg. 19; ²Darmstadt 1969, bearbeitet von H.G. Gundel).

- Neue astrologische Texte des Hermes Trismegistos. Funde und Forschungen auf dem Gebiet der antiken Astronomie und Astrologie, München 1936 (Abhandlungen der Bayerischen Akademie der Wissenschaften, phil.-hist. Abteilung, NF. 12; Ndr. mit Nachträgen von H.G. Gundel, Hildesheim 1978).

- und Hans Georg: Astrologumena. Die astrologische Literatur in der Antike und ihre Geschichte, Wiesbaden 1966 (Sudhoffs Archiv, Beiheft 6).

Hartner, Willy: The Pseudoplanetary Nodes of the Moon's Orbit in Hindu and Islamic Iconographies, Ars Islamica 5 (1938), 113-154, abgedruckt in: Oriens - Occidens, Hildesheim, al. 1968, 349-404.

Hölscher, Uvo: Die Odyssee - Epos zwischen Märchen und Roman, ²München 1989.

Honigmann, Ernst: Die sieben Klimata und die ΠΟΛΕΙΣ ΕΠΙΣΗΜΟΙ. Eine Untersuchung zur Geschichte der Geographie und Astrologie im Altertum und Mittelalter, Heidelberg 1929.

Housman, A[lfred] E[dward]: M. Manilii Astronomicon liber quintus. accedunt addenda libris I II III IV, London 1930 (²1937, Ndr. Hildesheim - New York 1972).

Hübner, Wolfgang: Dirae im römischen Epos. Über das Verhältnis von Vogeldämonen und Prodigien, Hildesheim 1970 (Spudasmata. 21).

- Kritische Bemerkungen zu zwei Texten über die Sonnenbewegung, Centaurus 17 (1973), 253-259.
- Eine unbeachtete zodiakale Melothesie bei Vettius Valens, RhM N.F.120 (1977), 247-254.
- Perseus, Eridanus und Cola Piscis unter den Sternbildern in Pontanos *Urania*, Humanistica Lovaniensia 28 (1979), 139-166.
- Die Rezeption des astrologischen Lehrgedichts des Manilius in der italienischen Renaissance, in: Humanismus und Naturwissenschaften (= Beiträge zur Humanismusforschung VI), hrsg. R. Schmitz und F. Krafft, Boppard 1980, 39-67.
- Die geometrische Theologie des Philolaos, Philologus 124 (1980), 18-32.
- Die Eigenschaften der Tierkreiszeichen in der Antike. Ihre Darstellung und Verwendung unter besonderer Berücksichtigung des Manilius, Wiesbaden 1982 (Sudhoffs Archiv, Beiheft. 22).
- Zodiacus Christianus. Jüdisch-christliche Adaptationen des Tierkreises von der Antike bis zur Gegenwart, Königstein 1983 (Beiträge zur Klassischen Philologie. 144).
- Manilius als Astrologe und Dichter, ANRW II 32.1 (1984), 126-320.
- Hermes als musischer Gott. Das Problem der dichterischen Wahrheit in seinem homerischen Hymnos, Philologus 130 (1986), 153-174.
- Religion und Wissenschaft in der antiken Astrologie, in: Zwischen Wahn, Glaube und Wissenschaft, hrsg. F. Bergier, Zürich 1988, 9-50.
- Zum Planetenfragment des Sudines (Pap. Gen. inv. 203), Zeitschrift für Papyrologie und Epigraphik 73 (1988), 33-42.

- Himmel und Erdvermessung, in: Die römische Feldmeßkunst. Interdisziplinäre Beiträge zu ihrer Bedeutung für die Zivilisationsgeschichte Roms, hrsg. O. Behrends - L. Capogrossi-Colognesi, Göttingen 1992, 140-171.
- Antike in der Astrologie der Gegenwart, in: Die Antike in der europäischen Gegenwart, hrsg. W. Ludwig, Göttingen 1993 (Veröffentlichung der Joachim Jungius-Gesellschaft der Wissenschaften Hamburg. 72), 103-124 und 179.
- Grade und Gradbezirke der Tierkreiszeichen, Leipzig 1995 (Sammlung wissenschaftlicher Commentare).
- Die Dodekatropos des Manilius (Manil. 2,856-970), Stuttgart 1995 (AAWM 1995/6).
- Antike Kosmologie bei Dante, Dante-Jahrbuch 72 (1997), 45-81.
- Michel Butor y la Antigüedad, Bellaterra 1998 (Faventia. Monografies. 14).
- Herakles-Orion?, Würzburger Jahrbücher NF 22 (1998), 141-145.
- Βι(αι)οθανασία in Tolomeo (Ptol. apotel. 2,9,11), Koinonia 22 (1998), 15-19.
- Verse über den Tierkreis in einem Zodiologion aus Gerona, Mittellateinisches Jahrbuch 34,1 (1999), 77-99.
- Menander und Augustus unter dem Steinbock, in: Skenika. Beiträge zum antiken Theater und seiner Rezeption. Festschrift zum 65. Geburtstag von Horst-Dieter Blume, hrsg. S. Gödde und Th. Heinze, Darmstadt 2000, 253-265.
- The Ptolemaic View of the Universe, Greek, Roman and Byzantine Studies 41 (2000), 59-93.
- Ἰχθῦς - Piscis. Der singularische Gebrauch des Namens der zodiakalen Fische im Griechischen und Lateinischen, in: *Sic itur ad astra*. Studien zur Geschichte der Mathematik und Naturwissenschaften. Festschrift für den Arabisten Paul Kunitzsch zum 70. Geburtstag, hrsg. M. Folkerts und R. Lorch, Wiesbaden 2000, 266-284.
- Zur Verwendung und Umschreibung des Terminus ὡροσκόπος in der astrologischen Lehrdichtung der Antike, Mene 1 (2001), 219-238.
- Anastrophe in Manil. 2.953, Classical Quarterly 51 (2001), 313-314.
- Krankheit und Heilung in der antiken Astrologie, in: Zur Akzeptanz von Magie, Religion und Wissenschaft. Ein medizinethnologisches Symposium der Institute für Ethnologie und Anatomie, Westfälische Wilhelms-Universität Münster, hrsg. A. Fieder-mutz-Laun, F. Pera, E.T. Peuker, F. Diederich, Münster, al. 2002, 219-233.

- Das Thema der Reise in der antiken Astrologie, in: Palladio magistro. Mélanges Jean Soubiran, Pallas 59 (2002), 27-54.
- Der *descensus* als ordnendes Prinzip der *Naturalis historia* des Plinius, in: Die Enzyklopädie im Wandel vom Hochmittelalter zur frühen Neuzeit, hrsg. Ch. Meier, Akten des Kolloquiums des Projekts D im Sonderforschungsbereich 231, 29.11.-1.12. 1996, München 2002 (Münstersche Mittelalter-Schriften. 78), 25-41.

Jaeger, Werner: Nemesios von Emesa, Berlin 1914.

Jarry, Jacques: Hérésies et factions dans l'empire byzantin du IVe au VIIe siècle, Kairo 1968.

Jones, Alexander: Astronomical Papyri from Oxyrhynchos (P. Oxy. 4133-4300a), 2 Bde., Philadelphia 1999 (American Philosophical Society. 233).

Kahn, Laurence: Hermès passe ou les ambiguïtés de la communication, Paris 1978.

Kintzinger, Martin: *Norma elementorum*. Studien zum naturphilosophischen und politischen Ordnungsdenken des ausgehenden Mittelalters, Diss. Stuttgart 1991, Stuttgart 1994 (Sudhoffs Archiv, Beiheft 34).

Klibansky, Raymond - Panofsky, Erwin - Saxl, Fritz: Saturn and Melancholy. Studies in the History of Natural Philosophy, Religion and Art, London 1964.

Knobloch, Johann: Zur Entstehung des Terminus 'Systemzwang', Indogermanische Forschungen 77 (1952), 157f.

Koch, Carl: Vesta, RE VIII A (1958), 1717-1776.

Komorowska, Joanna: *Katarche* and comparison: on Hephaestio Thebanus III.41.5, Eos 86 (1999), 25-31.

Krämer, Hans Joachim: Arete bei Platon und Aristoteles, Heidelberg 1959 (Abhandlungen der Heidelberger Akademie, philosophisch-historische Klasse. 1959/6).

Kroll, Wilhelm: Kulturhistorisches aus astrologischen Texten, Klio 18 (1923), 213-225.
- rec. J. de Vreese, Petron 39 und die Astrologie, PhW 47 (1927), 904f.

Kudlien, Fridolf: Zur sozialen Situation des flüchtigen Sklaven in der Antike, Hermes 116 (1988), 232-252.

Lesky, Albin: Thalatta. Der Weg der Griechen zum Meer, Wien 1947.

Lewin, Kurt: Der Richtungsbegriff in der Psychologie, Psychologische Forschung 19 (1934), 249-299.

Lühr, Franz-Frieder: *Ratio* und *Fatum*. Dichtung und Lehre bei Manilius, Diss. Frankfurt 1969.

Lumpe, Adolf: RAC IV (1959), 1073-1100 s.v. Elementum.

- Historisches Wörterbuch der Philosophie 2 (1972), 439-441 s.v. Element.

Maltby, Robert: A lexicon of ancient latin etymologies, Leeds 1991.

Mansfeld, Jaap: Prolegomena Mathematica, Leiden 1998.

Marcovich, Miroslav: Hephaestion, *Apotelesmatica*, Book I, Illinois Classical Studies 1 (1976), 59-64.

Martin, Jean-Pierre: Néron et le pouvoir des astres, Pallas 30 (1983), 63-74.

Merkelbach, Reinhold: Mithras, Königstein 1984 (ital. Genova 1988).

Neugebauer, Otto: Studies in Byzantine Astronomical Terminology, Philadelphia 1960 (Transactions of the American Philosophical Society N.S. 50/2).

- On the date of Paulus Monachus Siciliae, in: Studi in onore di Vittorio de Falco (Neapel 1971), 565-569.

- und van Hoesen, H.B.: Greek Horoscopes, Philadelphia 1959 (Memoirs of the American Philosophical Society. 48).

Nilsson, Martin P.: Geschichte der griechischen Religion I, [2]München 1955 (Handbuch der Altertumswissenschaft. V 2,1).

Olivieri, Alessandro: Melotesia planetaria greca, Memorie della reale Accademia di archeologia, lettere ed arti 15/2, Neapel 1936, 19-58.

Orlando, Carmela - Torre, Rita: Lessico astronomico-astrologico greco, in: Atti del I seminario di studi sui lessici tecnici greci e latini (Messina, 8-10 marzo 1990), a cura di P. Radici Colace e M. Caccamo Caltabiano, Messina 1991, 291-309.

Pérez Jiménez, Aurelio: *Perì deípnou*. Referencias astrológicas antiguas a la dieta y la gastronomia, in: A. Pérez Jiménez & G. Cruz Andreotti, Dieta Mediterránea. Comidas y Hábitos Alimenticios en las Culturas Mediterráneas, Madrid 2000 (Mediterranea 6), 125-157.

- Περὶ δείπνου. A propósito de Heph., III 36, MHNH 2 (2002), 237-253.

- Implicaciones astrológicas del mito de Crono-Saturno, Minerva 13 (1999), 17-44.

Piccaluga, Giulia: Elementi spettacolari nei rituali festivi romani, Roma 1965.

Pingree, David: Gregory Chioniades and Palaeologan Astronomy, Dumbarton Oaks Papers 18 (1964), 133-160.

- rec. W. und H.G. Gundel, Astrologumena, Gnomon 40 (1968), 276-280.
- The Astrological School of John Abramius, Dumbarton Oaks Papers 25 (1971), 189-215.
- Antiochus and Rhetorius, Classical Philology 72 (1977), 203-223.
- The Yavanajātaka of Sphujidhvaja II, Cambridge/Mass. London 1978.
- Classical and Byzantine Astrology in Sassanian Persia, Dumbarton Oaks Papers 43 (1989), 227-239.
- Jyotiḥśāstra. Astral and mathematical literature, Wiesbaden 1981 (A History of Indian Literature. 6,4).
- Māshā'allāh: Greek, Pahlavī, Arabic and Latin Astrology, in: Perspectives arabes et médiévales sur la tradition scientifique et philosophique grecque, Actes du colloque SIHSPAI (Société internationale d'histoire des sciences et de la philosophie arabes et islamiques), Paris, 31 mars - 3 avril 1993, hrsg. A. Hasnawi, al., Leuven - Paris 1997 (Orientalia Lovaniensia Analecta. 79), 123-136.
- From Alexandria to Baghdād to Byzantium. The Tansmission of Astrology, International Journal of the Classical Tradition 8 (2001), 3-37.

Plessner, Helmuth: Soziale Rolle und menschliche Natur, in: Erkenntnis und Verantwortung (Festschrift Theodor Litt), Düsseldorf 1960, 105-115.

Pötscher, Walter: Das Person-Bereichdenken in der frühgriechischen Periode, Wiener Studien 72 (1959), 5-25.

Polara, Giovanni: La fondazione di Costantinopoli e la cronologia dei carmi di Optaziano, Koinonia 2 (1978), 222-228.

Preuner, A.: Hestia, in: Ausführliches Lexikon der griechischen und römischen Mythologie von W.H. Roscher I 1884-1890; Ndr. Hildesheim 1965 u.ö.), 2605-2653.

Radermacher, Ludwig: Mythos und Sage bei den Griechen, [3]Darmstadt 1968 ([1]Baden - Leipzig 1938).

Radici Colace, Paola: rec. Supplementum Hellenisticum, ed. H. Lloyd-Jones & P. Parsons, Berlin - New York 1983, Res Publica Litterarum 9 (1986), 274-279.

Rahner, Hugo: Odysseus am Mastbaum, Zeitschrift für katholische Theologie 65 (1941), 123-152.

- Griechische Mythen in christlicher Deutung, [3]Zürich 1966.

Rapp: s.v. Helios, in: Ausführliches Lexikon der griechischen und römischen Mythologie vom W.H. Roscher I, Leipzig 1884-1890 (Ndr. Hildesheim 1965 u.ö.), 1993-2026.

Regell, Paul: Die Schautempla der Augurn, Jahrbuch für Philologie und Pädagogik 123 (1881), 593-637.

Reinhardt, Karl: Kosmos und Sympathie. Neue Untersuchungen über Poseidonios, München 1926 (Ndr. Hildesheim 1972).

- Poseidonios, RE XXII (1953), 558-826.

Reisinger, Reiner: Historische Horoskopie. Das iudicium magnum des Johannes Carion für Albrecht Dürers Patenkind, Wiesbaden 1997 (Gratia. Bamberger Schriften zur Renaissanceforschung. 32).

Reitzenstein, Richard: Poimandres. Studien zur griechisch-ägyptischen und frühchristlichen Literatur, Leipzig 1904 = 1922 (Ndr. Darmstadt 1966).

Robert, Louis: Études épigraphiques et philologiques, Paris 1938 (Bibliothèque de l'École des Hautes Études. 272).

Rochberg-Halton, Francesca: New Evidence for the History of Astrology, Journal of Near Eastern Studies 42 (1984), 115-140.

Rochberg, Francesca: Elements of the Babylonian Contribution to Hellenistic Astrology, Journal of the American Oriental Society 108 (1988), 51-62.

Romano, Elisa: Struttura degli *Astronomica* di Manilio, Palermo 1979 (Accademia di scienze lettere e arti di Palermo. Classe di scienze morali e filologiche, Memorie. 2).

Romm, James S.: The Edges of the World. Geography, Exploration, and Fiction, Princeton 1992.

Rose, Kenneth F.C. - Sullivan, John Patrick: Trimalchio's Zodiac Dish (Petronius, sat. 35,1-5), Classical Quarterly N.S. 18 (1968), 180-184.

Rubenbauer, Hans: Thesaurus linguae Latinae VI 1 (1927), c. 1482,45-61 s.v. *fugio*.

Santini, Carlo: Il catalogo dei synanatellonta e antikatadynonta astra in Germanico, in: Lingue tecniche del greco e del latino. Atti del I Seminario internazionale sulla letteratura scientifica e tecnica grec e latina, hrsg. S. Sconocchia und L. Toneatto, Triest 1993, 293-307.

Schadewaldt, Wolfgang: Einblick in die Erfindung der Ilias. Ilias und Memnonis, in: Festschrift Karl Reinhardt, Weimar 1951, abgedruckt in: Von Homers Welt und Werk. Aufsätze und Auslegungen zur Homerischen Frage, [4]Stuttgart 1965, 155-202.

Schaefer, Heinz J.: Phronesis bei Platon, Diss. Bochum 1969, Bochum 1981.

Schöffler, Heinz Herbert: Zur mittelalterlichen Embryologie, Sudhoffs Archiv 57 (1973), 297-314.

Schumacher, Leonard: Sklaverei in der Antike, Alltag und Schicksal der Unfreien, München 2001.

Schwabe, Julius: Archetyp und Tierkreis. Grundlinien einer kosmischen Symbolik und Mythologie, Basel 1951.

Schwind, Johannes: Das pseudocyprianische *Carmen de Pascha seu de Ligno Crucis*, in: Ars et Ecclesia (Festschrift F.J. Ronig), Trier 1989, 379-402.

Siegel, Rudolph E.: On the relation between early Greek scientific thought and mysticism: Is Hestia, the central fire, an abstract astronomical concept?, Janus 49 (1960), 1-20.

Snell, Bruno: Der Aufbau der Sprache, Hamburg 1952 ([3]1966).

Spinelli, Emidio: Sesto Empirico. Contro gli astrologi, Neapel 2000 (Elenchos. 32).

Stierlin, Henri: L'astrologie et le pouvoir. De Platon à Newton, Paris 1986 (deutsche Übersetzung: Frankfurt 1988).

Straus, Erwin: Die aufrechte Haltung. Eine anthropologische Studie [1949], in: Psychologie der menschlichen Welt. Gesammelte Schriften, Berlin, al. 1960, 224-235.

Stürenburg, Heinrich: Relative Ortsbezeichnung. Zum geographischen Sprachgebrauch der Griechen und Römer, Leipzig - Berlin 1932.

Sudhoff, Karl: Iatromathematiker vornehmlich im 15. und 16. Jahrhundert, Breslau 1902 (Abhandlungen zur Geschichte der Medicin. 2).

Svenbro, Jesper: L'égalité des saisons. Notices sur le calendrier hippocratique (*Du régime*, III, 68), in: C. Darbo-Peschanski, Constructions du temps dans le monde grec ancien, Paris 2000, 341-354.

Tenbruck, Friedrich H.: Zur deutschen Rezeption der Rollentheorie, Kölner Zeitschrift für Soziologie und Sozialpsychologie 13 (1961), 1-40.

Tester, S. Jim: A History of Western Astrology, Woodbridge 1987 (Ndr. 1996).

Theiler, Willy: Die Vorbereitung des Neuplatonismus, Berlin 1934 (Problemata. 1; Ndr. Berlin - Zürich 1964).

Thorndike, Lynn: Albumasar in Sadan, Isis 45 (1954), 22-32.

Thulin, Carl: Die Götter des Martianus Capella und der Bronzeleber von Piacenza, Gießen 1906 (Religionsgeschichtliche Versuche und Vorarbeiten. 3.1).

Topitsch, Ernst: Vom Ursprung und Ende der Metaphysik. Eine Studie zur Weltanschauungskritik, [2]München 1972 ([1]1958).

Urso, Anna Maria: La letteratura astrologica: gli autori, in: Letteratura scientifica e tecnica di Grecia e Roma, hrsg. C. Santini, I. Mastrorosa, A. Zumbo, Rom 2002, 111-130.

Usener, Hermann: Dreiheit, Rheinisches Museum 58 (1903), 1-47. 161-208. 321-362.

Vernant, Jean-Pierre: Hestia - Hermès. Sur l'expresssion religieuse de l'espace et du mouvement chez les Grecs, L'Homme 3 (1963), 12-50, abgedruckt in: Mythe et pensée chez les Grecs: Étude de psychologie historique, [2]Paris 1985, 155-201.

Weinreich, Otto: Zwölfgötter, in: Ausführliches Lexikon der griechischen und römischen Mythologie von W.H. Roscher VI, Leipzig 1937 (Ndr. Hildesheim 1965 u.ö.), abgedruckt in: Ausgewählte Schriften II, hrsg. G. Wille, (Amsterdam 1973), 555-664.

Wickersheimer, Ernest: Figures médico-astrologiques des IXe, Xe et XIe siècles, Janus 19 (1914), 157-177.

Wissowa, Georg: Religion und Kultus der Römer, [2]München 1912 (Handbuch der klassischen Altertumswissenschaft. IV 5; Ndr. 1971).

Wüst, Ernst: RE XXIII,2 (1959), 1339-1458 s.v. Psychostasie.

Wuilleumier, Pierre: Cirque et Astrologie, Mélanges d'Archéologie et d'Histoire 44 (1927), 184-209.

C. Abbildungen

V. Diagramme

Die Diagramme werden nur insoweit erfaßt, als die Besetzung der Häuser von den vier Kentra aus geschieht, reine Listen der Dodekatropos werden suo loco bereits durch tabellarische Präsentation verdeutlicht (Nr. **12b**). Bei den Autoren wird jeweils nur die gesicherte erste Quelle angegeben. Vermutlich bezieht Hephaistion fast all sein Wissen aus Dorotheos, dennoch wird bei diesem Dichter möglichst genau unterschieden, ob echte Verse überliefert sind oder ob seine Lehre bei Hephaistion (Haupttext oder Epitomai), in sonstiger griechischer (G) oder arabischer (A) Paraphrase bezeugt ist.

Nr.	Gegenstand	Autor
1a/1	Himmelsrichtungen: zwei Halbkreise	Hephaistion
1a/2	Himmelsrichtungen: Apoklimata der beiden Halbkreise	Ptolemaios
1b/1	Himmelsrichtungen: vier Kentra	Hephaistion
1b/2	Himmelsrichtungen: vier Kentra	Hephaistion nach Dorotheos
1b/3	Himmelsrichtungen: vier Kentra	Ungenannter Autor bei Hephaistion
1c	Himmelsrichtungen: Zwischenrichtungen	Hephaistion nach Dorotheos
2	Elemente	Anonymus
3	Grundaussagen	Hephaistion
4a	Umgebung eines Hauses	Protagoras
4b	Grundstück	Hephaistion nach Dorotheos
5	Teile eines Bettes	Sphujidhvaja
6a	Körperteile: der menschliche Körper	Dorotheos?, Valens
6b	Tierkörper: zwei Halbkreise	Hephaistion
7	Schiffsteile und Schiffbau	Hephaistion nach Dorotheos
8	Wegstrecken einer Tagesreise: sichtbarer Halbkreis	Hephaistion nach Protagoras?

9a	Aufbruch: die Apoklimata IX und III	Theophilos
9b	Ankunft: die Epanaphora des Aszendenten	Hephaistion
10a	Ablauf von Handlungen: obere Kulmination und angrenzende Häuser IX und XI	Hephaistion
10b	Ablauf von Handlungen: drei Kentra	Iulianos
10c/1	Ablauf von Handlungen: vier Kentra	Theophilos
10c/2	Ablauf von Handlungen: vier Kentra	Niketas oder Petrus Antiochenus
11a	Zeitstufen: zwei Halbkreise	Theophilos
11b	Zeitstufen: drei Kentra	Iulianos
11c	Zeitstufen: zwölf Häuser	Iulianos
11d	Zeitstufen: vier Kentra	ikonographisch
12a/1	Das menschliche Leben: vier Kentra	Dorotheos G
12a/2	Das menschliche Leben: vier Kentra	Anonymus Vaticanus
12a/3	Das menschliche Leben: vier Kentra	Dorotheos A
12b/1	Das menschliche Leben: zwölf Häuser	"Hermes"
12b/2	Das menschliche Leben: zwölf Häuser	Antiochus
12b/3	Das menschliche Leben: zwölf Häuser	Vettius Valens
12b/4	Das menschliche Leben: zwölf Häuser	Firmicus
12b/5	Das menschliche Leben: zwölf Häuser	Apomasar
12c/1	Das menschliche Leben: Oktatopos	Thrasyllos
12c/2	Das menschliche Leben: Oktatopos	Antiochos
13a/1	Lebensalter: vier Quadranten	Manilius
13a/2	Lebensalter: vier Quadranten	Paulus Alexandrinus
13a/3	Lebensalter: vier Quadranten	Dorotheos A
13a/4	Lebensalter: vier Himmelsrichtungen	Anonymus Vaticanus
13b	Lebensalter: zwei Kentra	Rhetorios
13c/1	Lebensalter: drei Kentra	Antiochos
13c/2	Lebensalter: drei Kentra	ἕτεροι bei Antiochos
13c/3	Lebensalter: drei Kentra	Valens (Auszug aus Nr. **12b/3**)

13c/4	Lebensalter: drei Kentra	Iulianos
13c/5	Lebensalter: drei Kentra	Ptolemaios
13d/1	Lebensalter: vier Kentra	Serapion
13d/2	Lebensalter: vier Kentra	Porphyrios
13d/3	Lebensalter: vier Kentra	Paulus Alexandrinus
13e	Lebensalter: zwölf Häuser	Serapion, Porphyrios
14	Schwangerschaft: Häuser I-IX	"Moses"
15	Tieropfer	Hephaistion
16	Adoration	Hephaistion
17	Agone und Feste	Hephaistion
18	Wagenrennen	Anonymus
19a	Gastmahl: Überlieferung	Hephaistion
19b	Gastmahl: nach A. Pérez Jiménez	Hephaistion
20a	Kauf vom Verkäufer aus	Dorotheos A, Hephaistion, Iulianos
20b	Kauf vom Käufer aus	Dorotheos A, Iulianos
21	Miete und Pacht	Dorotheos A
22	Leihen und Verleihen	Hephaistion
23a	Entscheidungen (Vertrag): vier Kentra	Dorotheos, Hephaistion
23b	Entscheidungen: drei Kentra und Haus II	Sphujidhvāja
24	Heirat	Dorotheos, Hephaistion
25	Testament	Hephaistion, Appendix
26a/1	Prozeß: vier Kentra	Hephaistion nach Dorotheos
26a/2	Prozeß: vier Kentra	Dorotheos A
26b	Prozeß: die Häuser II und VIII	Hephaistion
27	Lernen	Hephaistion, Appendix
28a	Reise: vier Kentra	Dorotheos, Hephaistion
28b	Reise: zwei Kentra	Demetrios
28c	Reise: zwei Quadranten	Anonymus Vaticanus
28d	Reise: die Apoklimata	Valens, al.

29a	Krankheit: vier Kentra, vom Kranken aus	Dorotheos G
29b/1	Krankheit: vier Kentra, vom Arzt aus	Dorotheos G
29b/2	Krankheit: vier Kentra, vom Arzt aus	Dorotheos A
29c	Krankheit: Einbeziehung der Häuser VI, VIII und IX	Anonymus
30a	Diebstahl: ein Kentron	Timaios
30b/1	Diebstahl: vier Kentra	Hephaistion nach Dorotheos
30b/2	Diebstahl: vier Kentra	Dorotheos A
31a	Sklavenflucht: ein Kentron	Timaios
31b	Sklavenflucht: zwei Kentra	Hephaistion nach Dorotheos
31c/1	Sklavenflucht: vier Kentra	Hephaistion
31c/2	Sklavenflucht: vier Kentra	Demetrios
31c/3	Sklavenflucht: vier Kentra	"Palchos"
32a	Wiederfinden von Entlaufenen: Zwei Halbkreise	Protagoras
32b	Wiederfinden von Entlaufenen: Drei Kentra	Timaios
32c	Wiederfinden von Entlaufenen: Vier Kentra	Demetrios
33a/1	Freilassung von Sklaven: vier Kentra I	Hephaistion nach Dorotheos
33a/2	Freilassung von Sklaven: vier Kentra I	Dorotheos A
33b	Freilassung von Sklaven: vier Kentra II	Hephaistion
33c	Freilassung von Sklaven: zwei Halbkreise	Hephaistion nach Dorotheos
34	Todesstrafe	Ptolemaios
35	Herrschaftswechsel	Theophilos
36a	Zwangsherrschaft: vier Kentra	Theophilos
36b	Zwangsherrschaft: zwei Kentra	Theophilos
37a/1	Kriegsführung: zwei Kentra mit Luminaren	Theophilos (?)
37a/2	Kriegsführung: zwei Kentra	Māšā'allāh griechisch
37b/1	Kriegsführung: vier Kentra	Anonymus
37b/2	Kriegsführung: vier Kentra	Theophilos

37c	Kriegsführung: drei Kentra mit den Epanaphorai II und VIII	Theophilos
37d/1	Kriegsführung: zwölf Häuser	Sphujidhvaja
37d/2	Kriegsführung: zwölf Häuser	Theophilos
38	Gegenstand des Kämpfens: zwölf Häuser	"Iulianos" (Theophilos)
39	Suche nach Soldaten: zwei Kentra	Theophilos (?)
40a	Belagerung und Eroberung einer Stadt: ein Kentron	Theophilos (?)
40b	Belagerung und Eroberung einer Stadt: vier Kentra und die den Aszendenten umgebenden Häuser II und XII	Theophilos (?)
41	Wiederaufbau einer Stadt	Theophilos (?)

Nr. 1a/1. Himmelsrichtungen: zwei Halbkreise (Hephaistion)

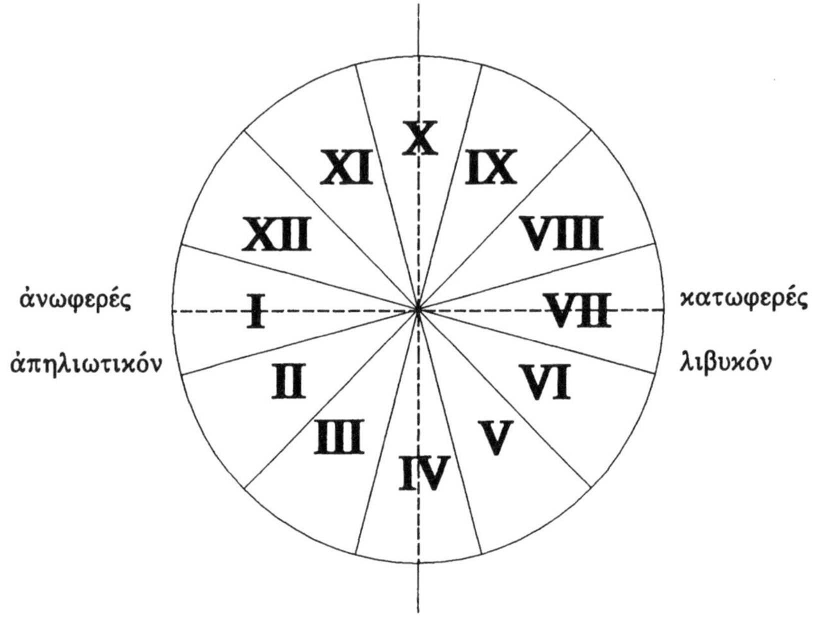

Nr. 1a/2. Himmelsrichtungen: Apoklimata der beiden Halbkreise (Ptolemaios)

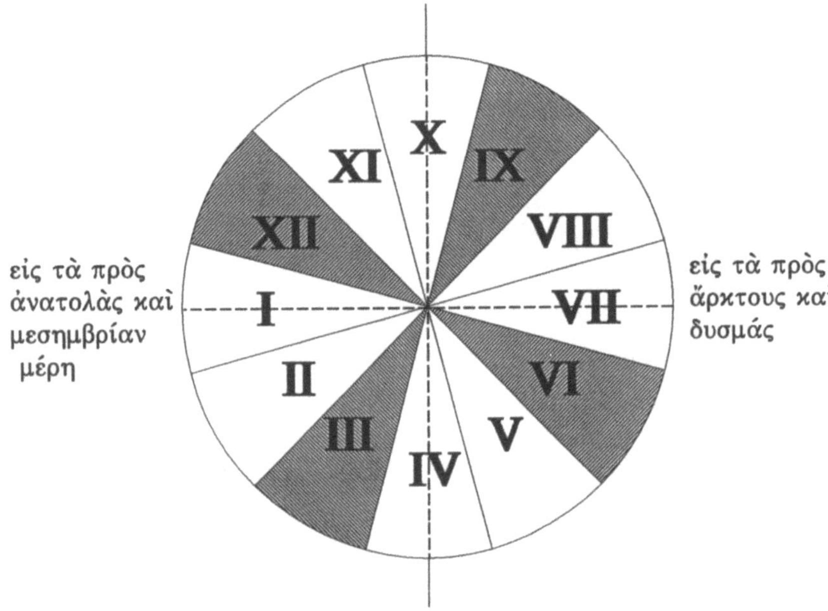

Nr. 1b/1. Himmelsrichtungen: vier Kentra (Hephaistion)

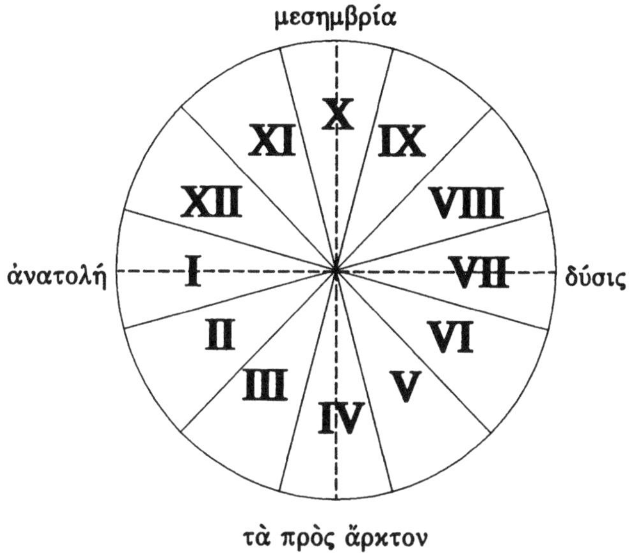

Nr. 1b/2. Himmelsrichtungen: vier Kentra (Hephaistion nach Dorotheos)

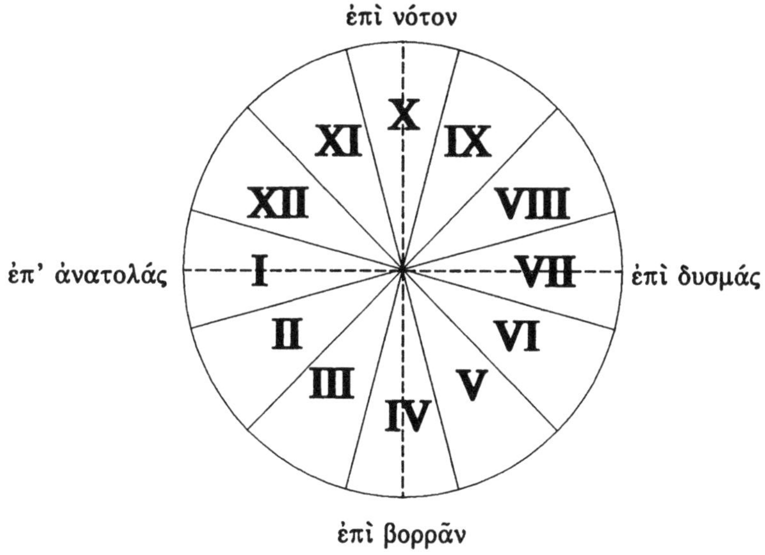

Nr. 1b/3. Himmelsrichtungen: vier Kentra (Ungenannter Autor bei Hephaistion)

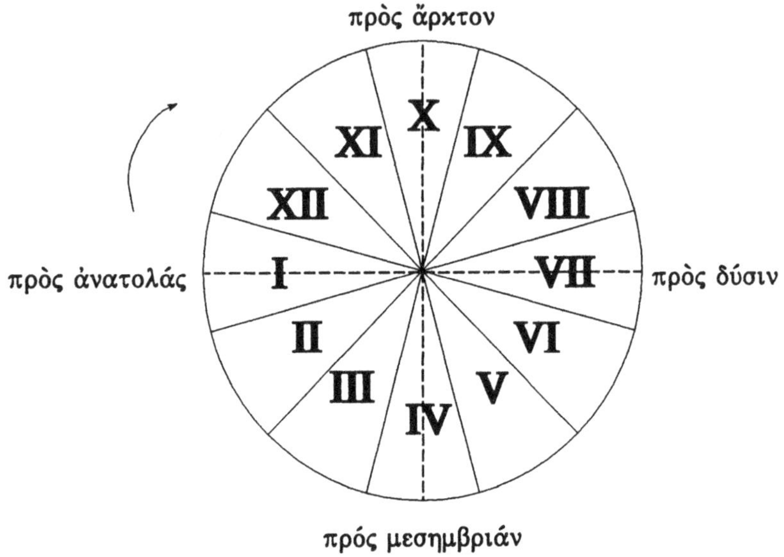

Nr. 1c. Himmelsrichtungen: Zwischenrichtungen (Hephaistion nach Dorotheos)

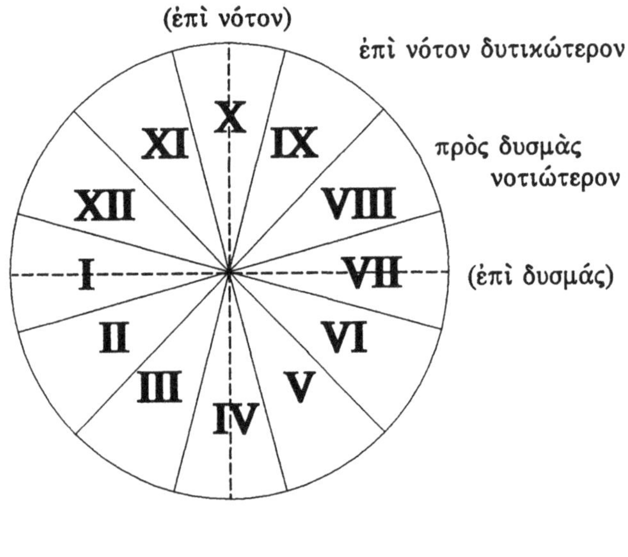

Nr. 2. Elemente (Anonymus)

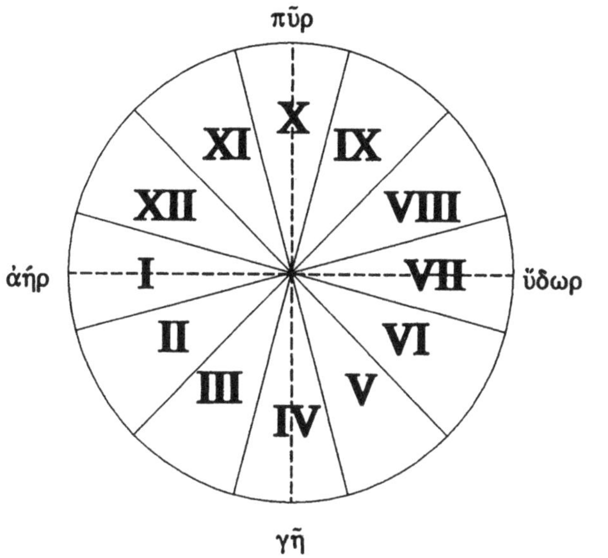

Nr. 3. Grundaussagen (Hephaistion)

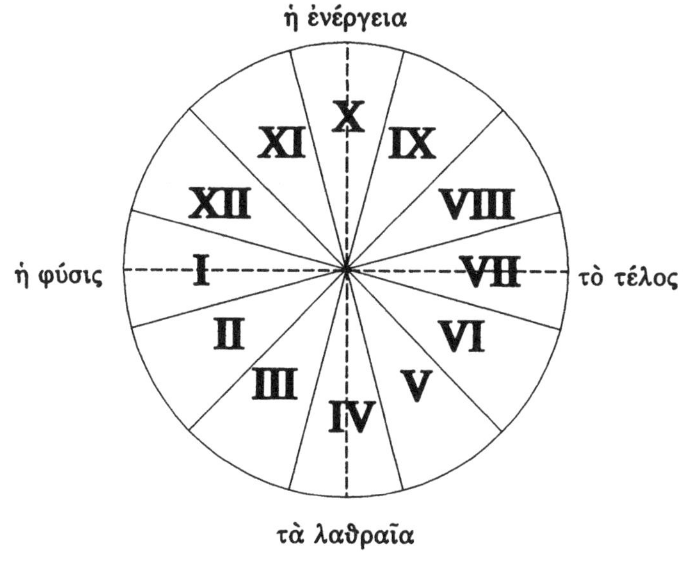

Nr. 4a. Umgebung eines Hauses (Protagoras)

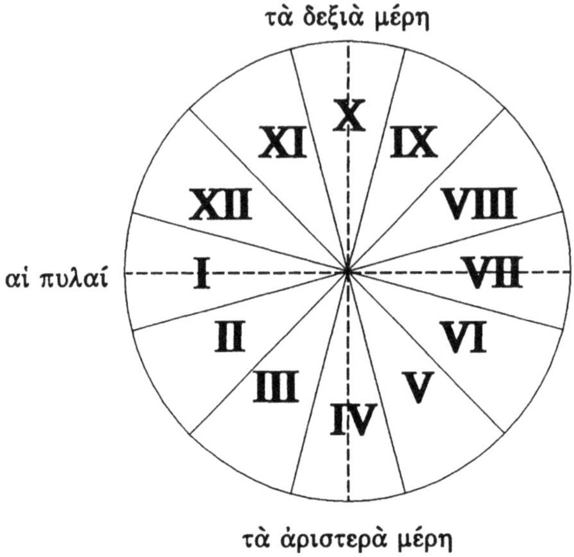

Nr. 4b. Grundstück (Hephaistion nach Dorotheos)

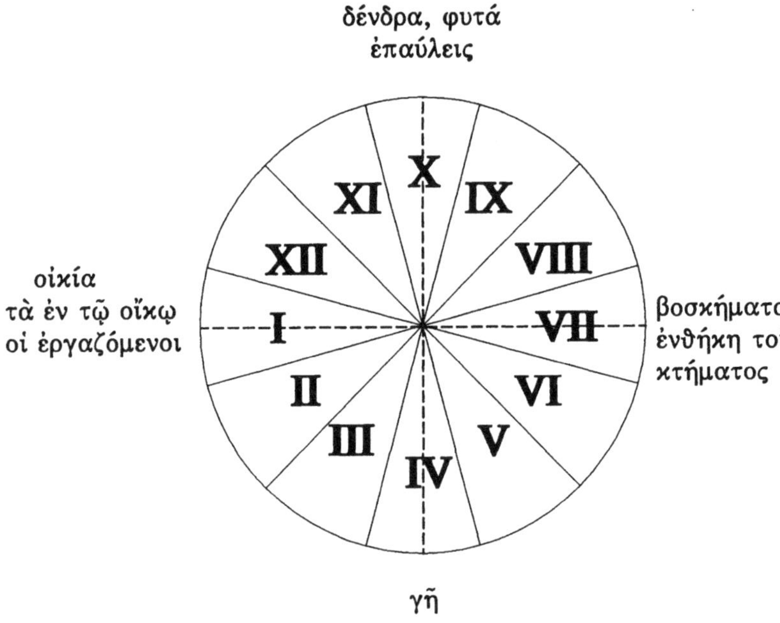

Nr. 5. Teile eines Bettes (Sphujidhvaja)

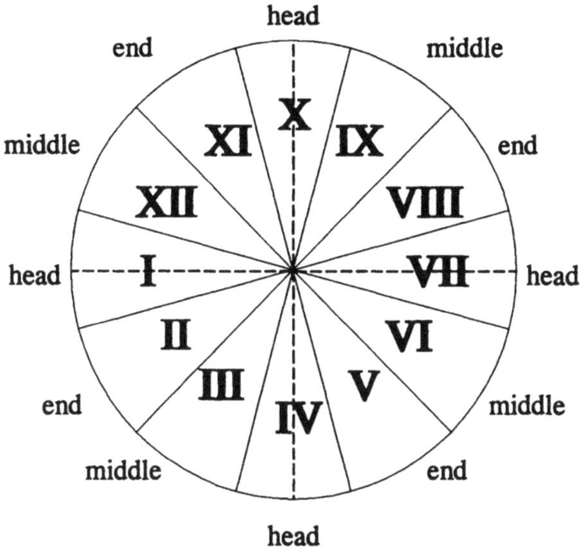

Nr. 6a. Körperteile: der menschliche Körper (Dorotheos?, Valens)

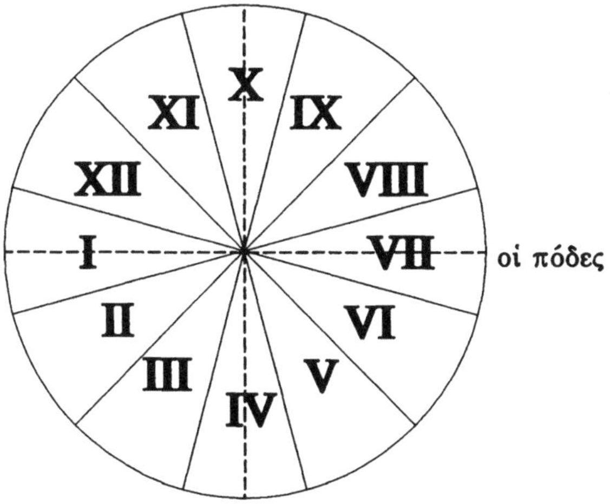

οἱ κρύφιοι τόποι τοῦ σώματος (Nr. 12a/1)

Nr. 6b. Tierkörper: zwei Halbkreise (Hephaistion)

τὸ δεξιὸν μέρος τοῦ σπλάγχνου

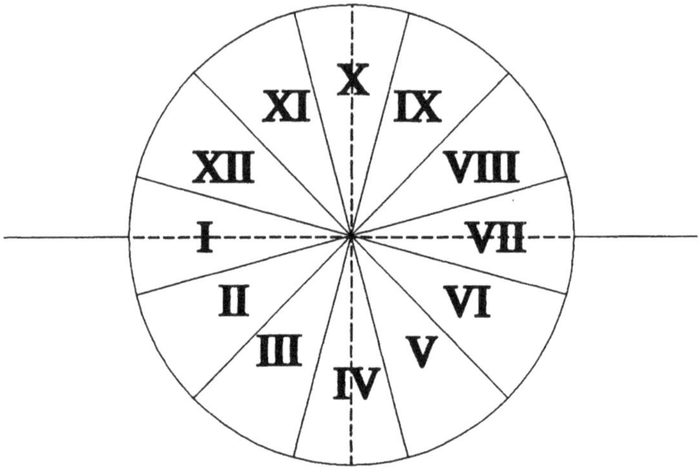

τὸ εὐώνυμον (sc. μέρος τοῦ σπλάγχνου)

Nr. 7. Schiffsteile und Schiffbau (Hephaistion nach Dorotheos)

ὁ ἱστός / τὰ μέσα

ἡ πρύμνη

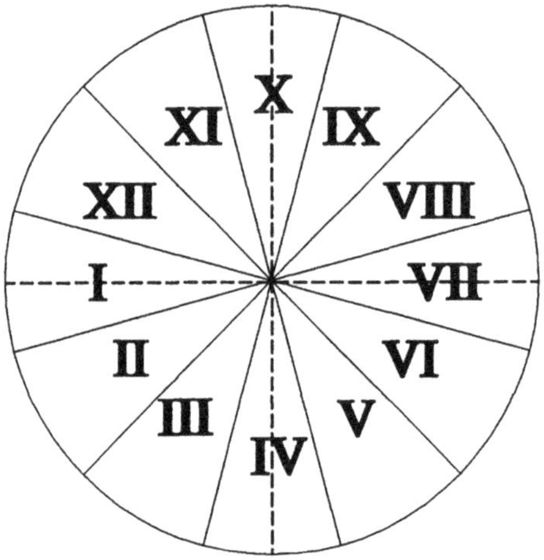

ἡ πρῷρα

ἡ τρόπις
καὶ τὰ περὶ αὐτήν

Nr. 8. Wegstrecken einer Tagesreise: sichtbarer Halbkreis (Hephaistion nach Protagoras?)

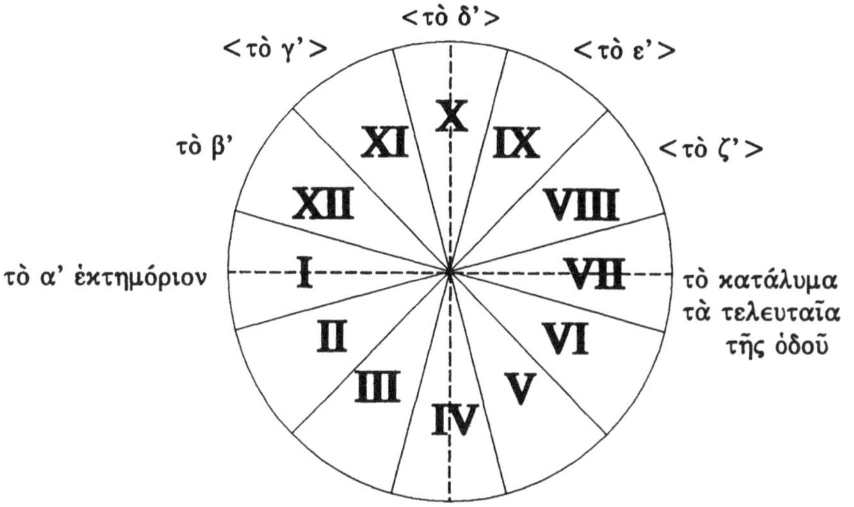

Nr. 9a. Aufbruch: die Apoklimata IX und III (Theophilos)

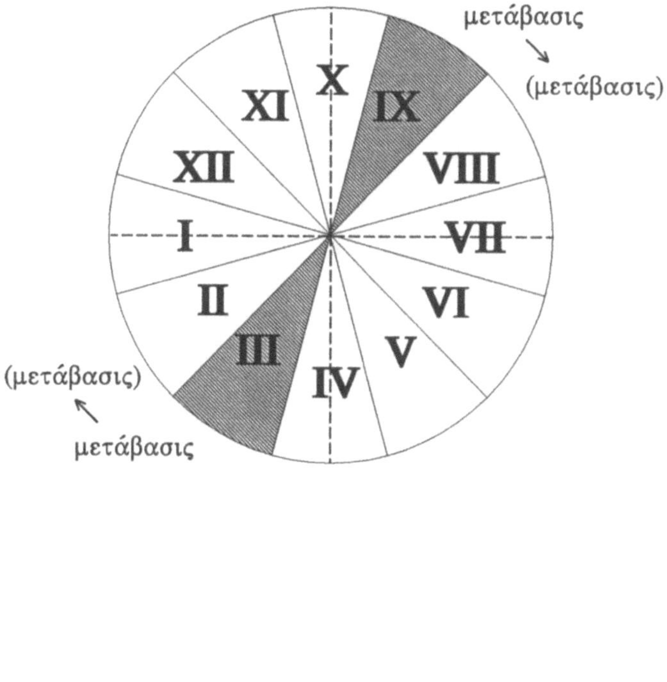

Nr. 9b. Ankunft: die Epanaphora des Aszendenten (Hephaistion)

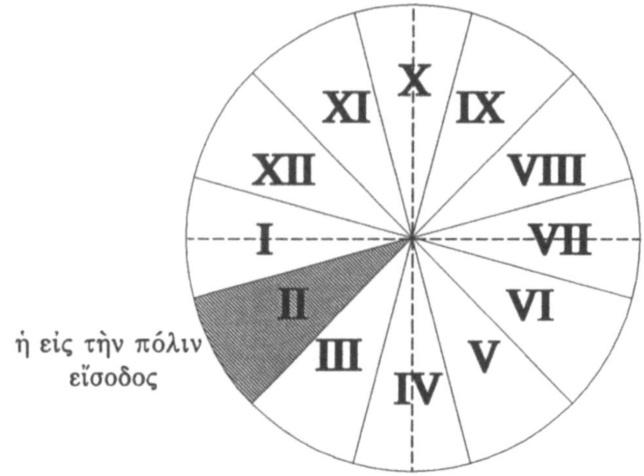

Nr. 10a. Ablauf von Handlungen: obere Kulmination und angrenzende Häuser IX und XI (Hephaistion)

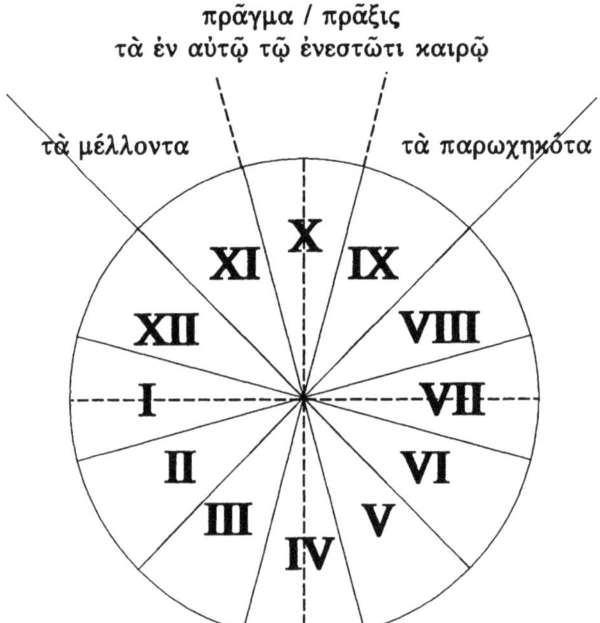

Nr. 10b. Ablauf von Handlungen: drei Kentra (Iulianos)

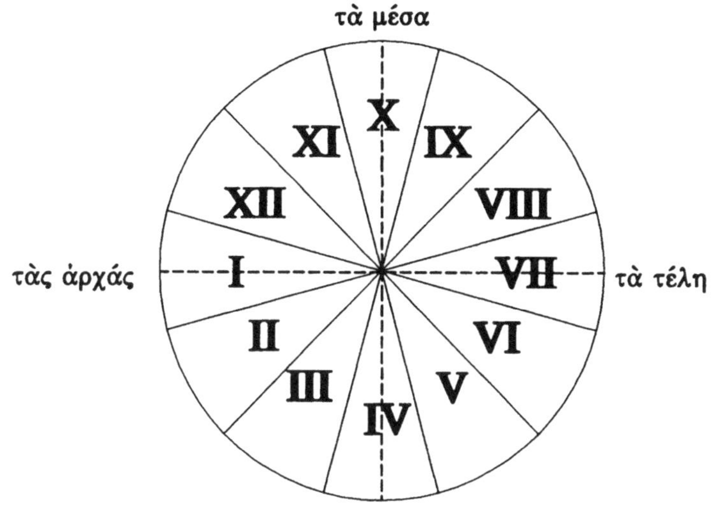

Nr. 10c/1. Ablauf von Handlungen: vier Kentra (Theophilos)

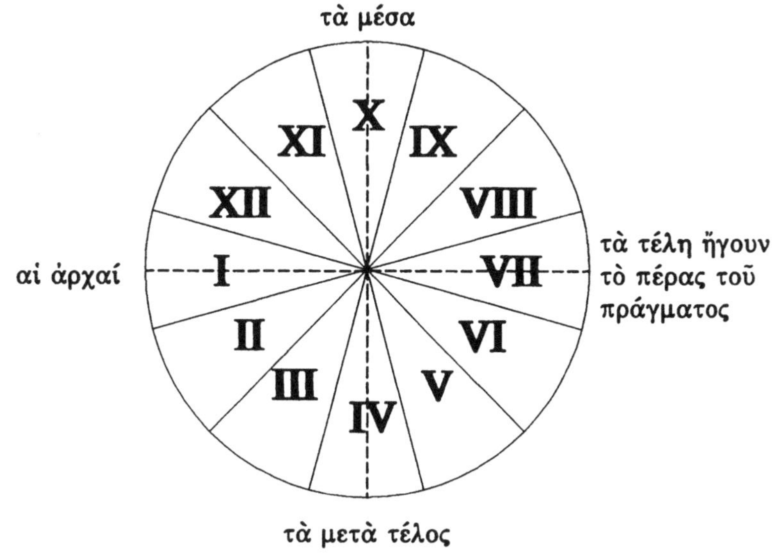

Nr. 10c/2. Ablauf von Handlungen: vier Kentra (Niketas von Paphlagonien oder Petrus Antiochenus)

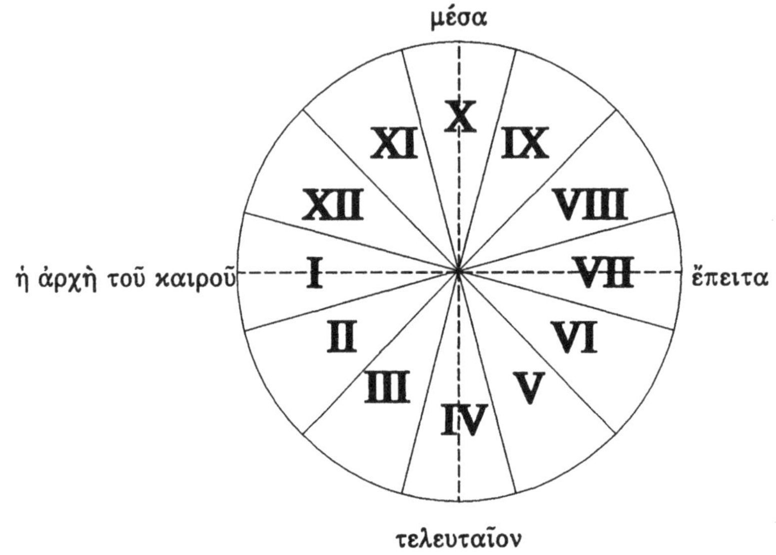

Nr. 11a. Zeitstufen: zwei Halbkreise (Theophilos)

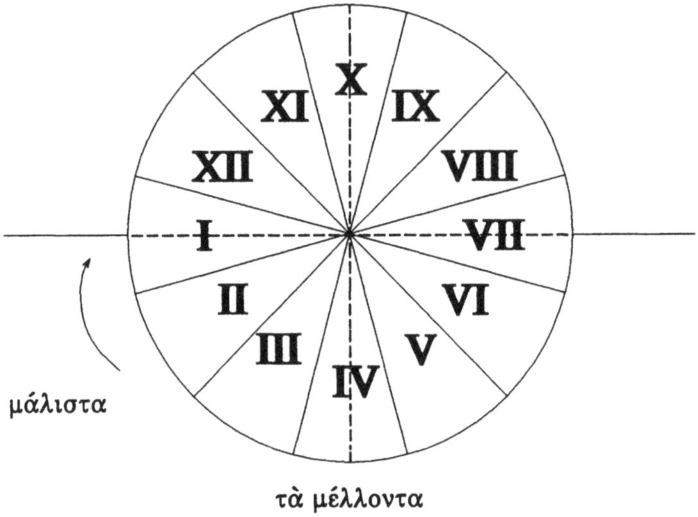

Nr. 11b. Zeitstufen: drei Kentra (Iulianos)

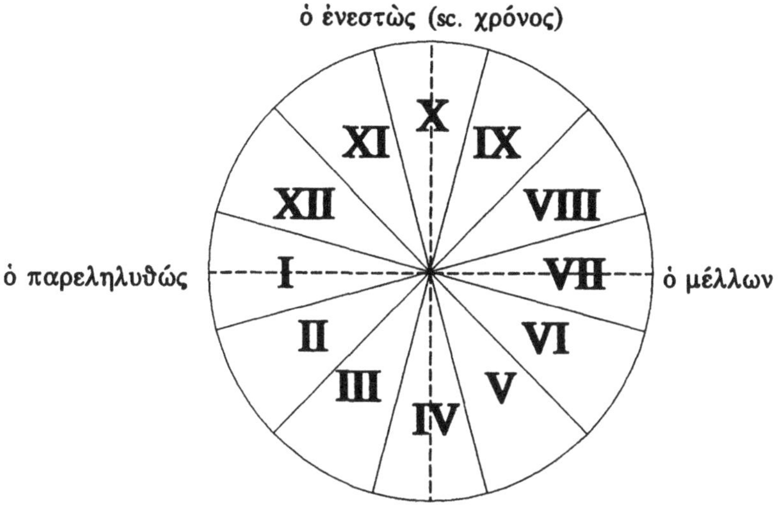

Nr. 11c. Zeitstufen: zwölf Häuser (Iulianos)

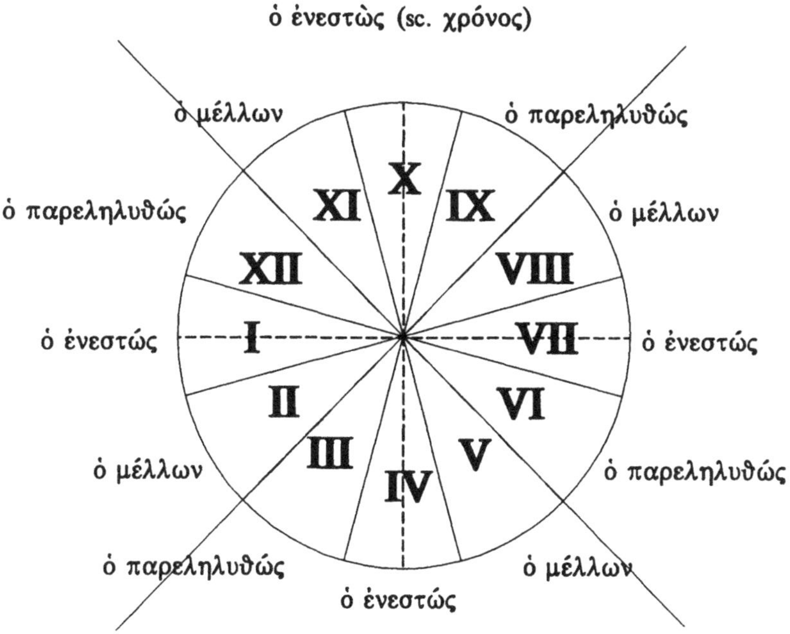

Nr. 11d. Zeitstufen: vier Kentra (ikonographisch) suo loco
s.o. Abb. 5

Nr. 12a/1. Das menschliche Leben: vier Kentra (Dorotheos, griechische Paraphrase)

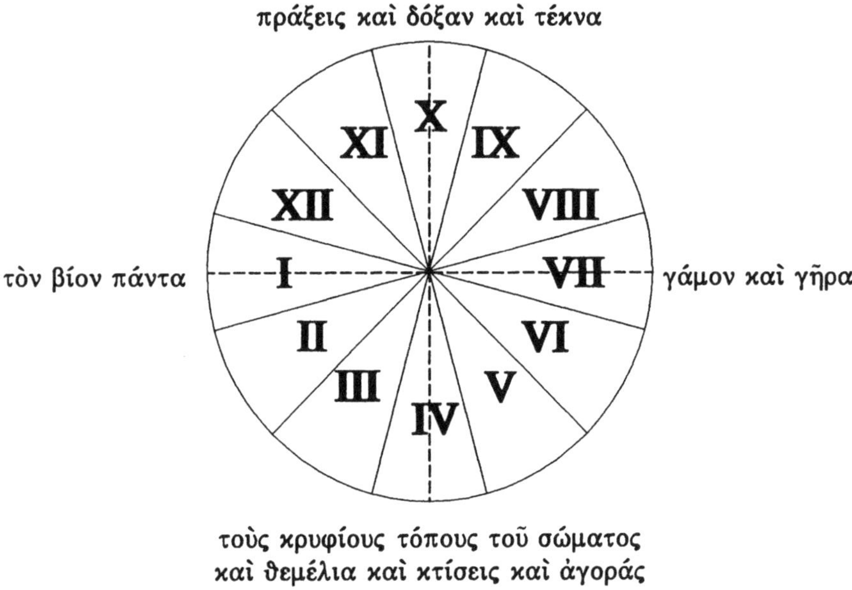

Nr. 12a/2. Das menschliche Leben: vier Kentra (Anonymus Vaticanus)

πράξεις καὶ τεκνοποιίαν καὶ δόξαν

τὸν βίον πάντα

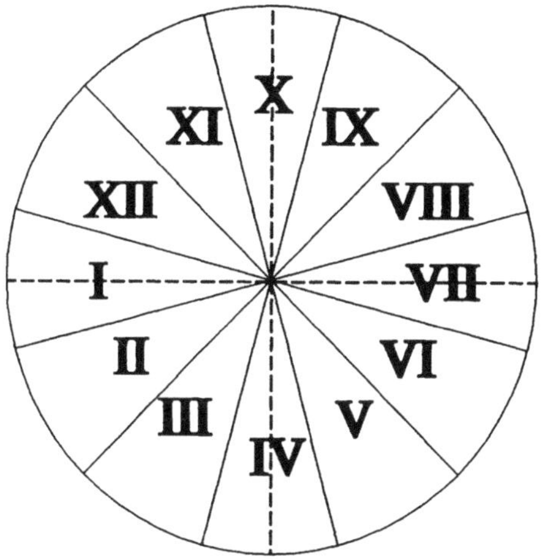

γῆρας καὶ γάμους

θεμελίους καὶ ἄγρους καὶ κτήματα
καὶ τὰ μυστικὰ πάντα

Nr. 12a/3. Das menschliche Leben: vier Kentra (Dorotheos, arabische Paraphrase)

children and work

the appraisal of
of the native

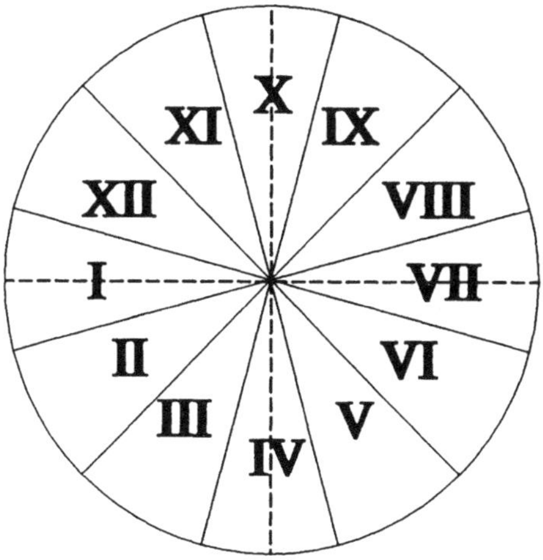

women
and marriage

old age and the end of the life

Nr. 12b/1. Das menschliche Leben: zwölf Häuser ("Hermes": Auswahl der vier Kentra, vollständig suo loco)

τύχη, βίος, ζωή:
τέκνων σπορά, πράξεις, τιμαί, ἀρχαί, ἡγεμονίαι

οἴαξ: τύχης καὶ ψυχῆς καὶ τρόπου ζωῆς δηλωτικός, ἀδελφῶν

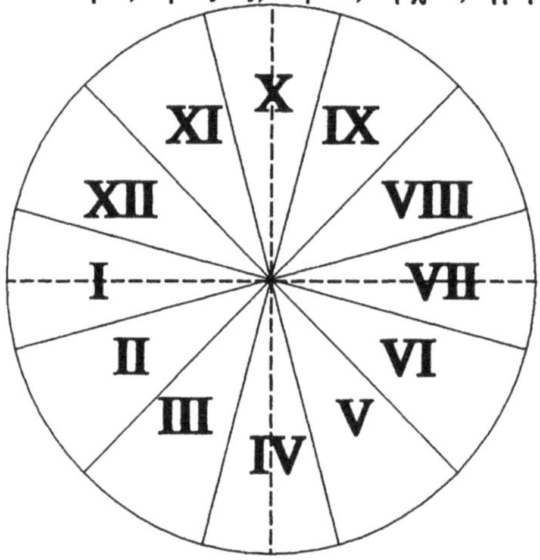

ϑάνατος
γυνή

ϑεμέλιον: εὐδαιμονιά, πατρικὰ ὑπάρχοντα, δούλων κτῆσις

Nr. 12b/2. Das menschliche Leben: zwölf Häuser (Antiochos: Auswahl der vier Kentra, vollständig suo loco)

κορυφὴ βίου:
δόξα, πρᾶξις, τέχνη, μέση ἡλικία, τύχη βιωτική

οἴαξ τοῦ βίου καὶ ζωῆς εἴσοδος: ψυχή, τρόπος καὶ ὅσα τοιαῦτα

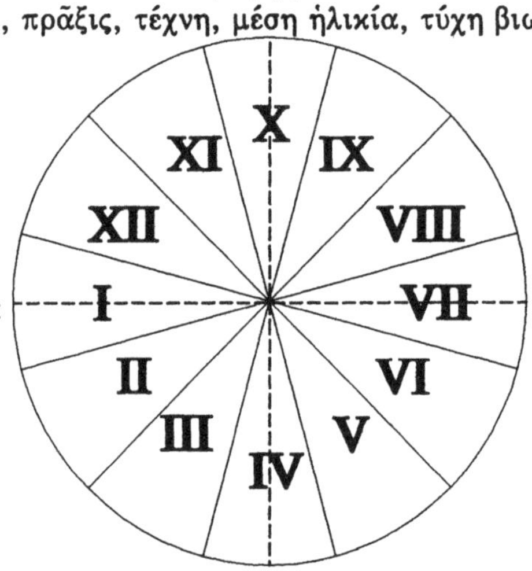

ἡ τελευταία ἡλικία
τὸ τέλος

οἰκία, ἑστία: κειμήλεια, εὐγένεια,
ἐγγαῖα καὶ τὰ τοιαῦτα

Nr. 12b/3. Das menschliche Leben: zwölf Häuser (Vettius Valens: Auswahl der vier Kentra, vollständig suo loco)

πράξεως, δόξης, προκοπῆς, τέκνων, γυνακός,
μεταβολῆς, καινισμοῦ πραγμάτων

ζωή, οἰάξ,
σῶμα, πνεῦμα

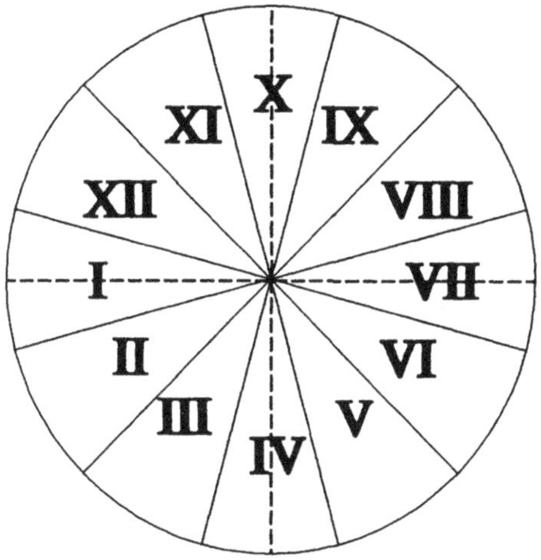

γάμου, εὐτυχίας
θανάτου,γυναικὸς
ἐπιπλοκῆς,φιλίας
ξενιτείας

δόξα, πατήρ, τέκνα, γυνὴ ἰδία, πρεσβύτερα πρόσωπα,
πρᾶξις, πόλις, οἰκία, κτήματα, μοναί, μετατροπαί,
μεταβολαὶ τόπων, κίνδυνοι, θάνατος, συνοχή, μυστικὰ πράγματα

Nr. 12b/4. Das menschliche Leben: zwölf Häuser (Firmicus: Auswahl der vier Kentra, vollständig suo loco)

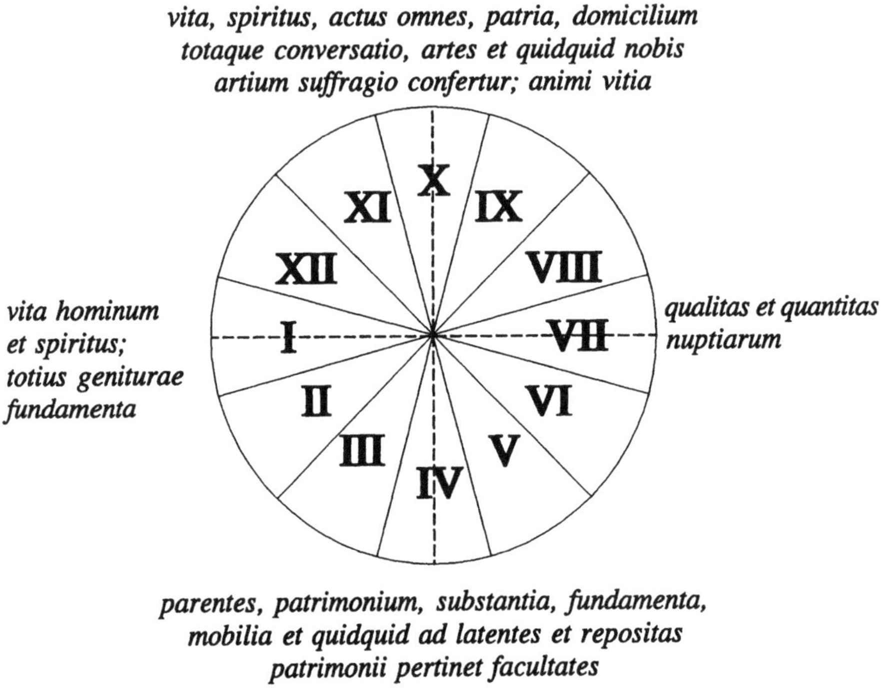

Nr. 12b/5. Das menschliche Leben: zwölf Häuser (Apomasar: Auswahl der vier Kentra, vollständig suo loco)

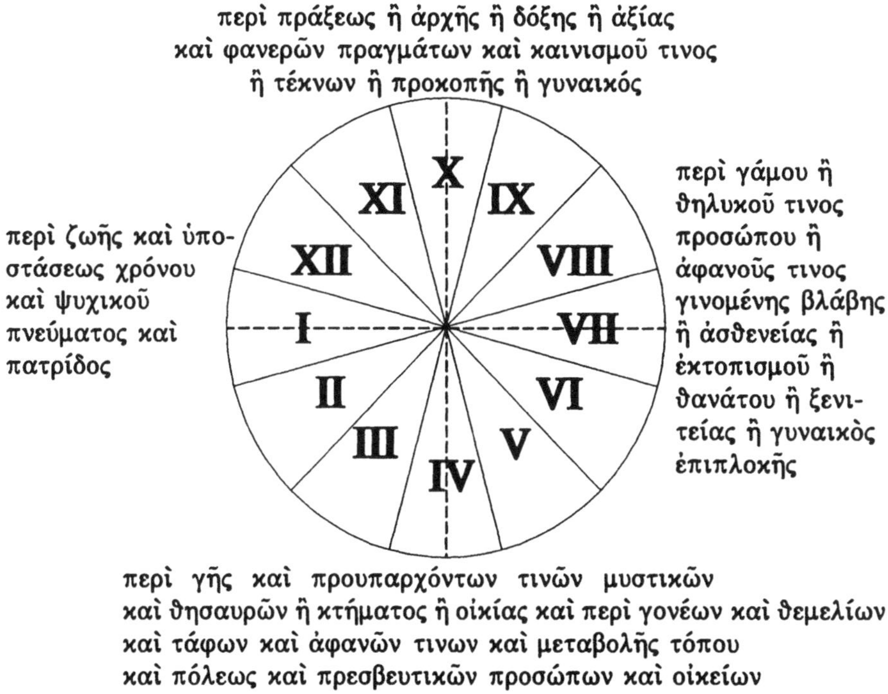

Nr. 12c/1. Das menschliche Leben: Oktatopos (Thrasyllos)

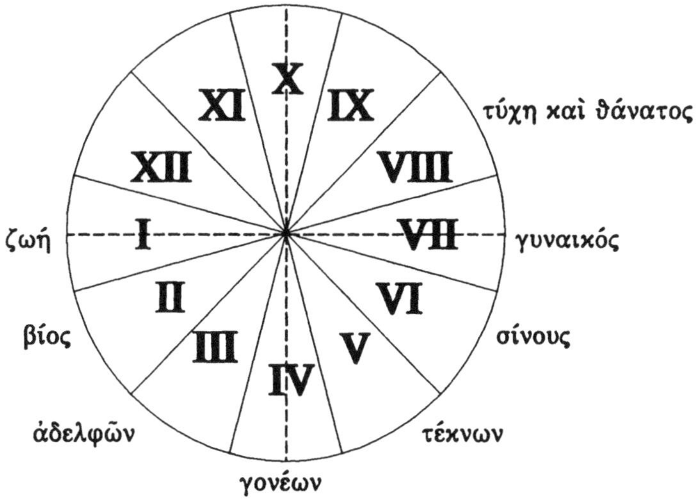

Nr. 12c/2. Das menschliche Leben: Oktatopos (Antiochos)

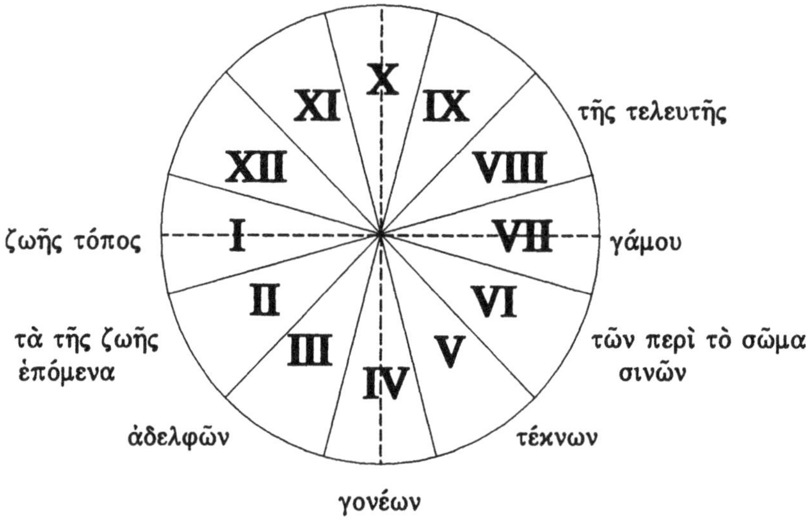

Nr. 13a/1. Lebensalter: vier Quadranten (Manilius)

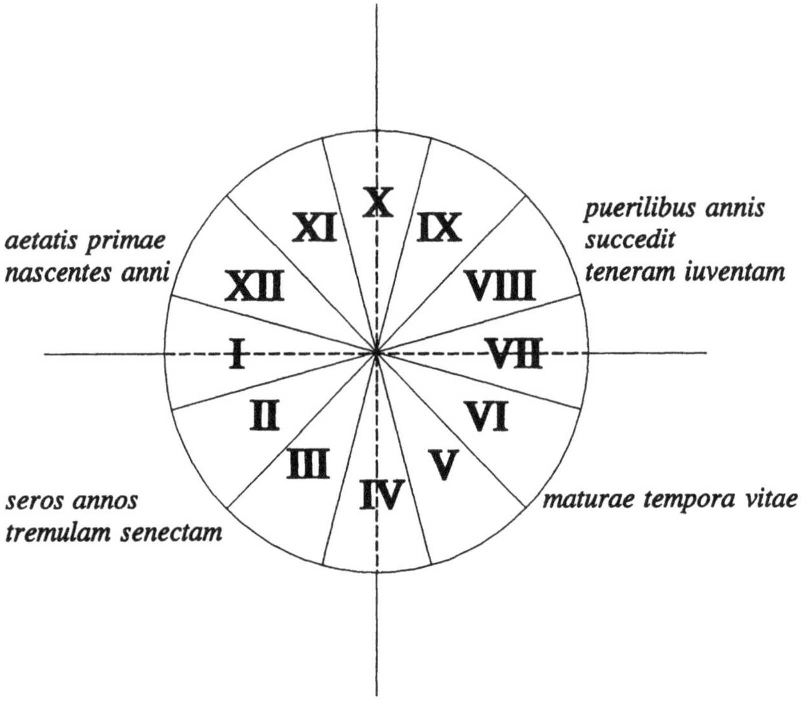

Nr. 13a/2. Lebensalter: vier Quadranten (Paulus Alexandrinus)

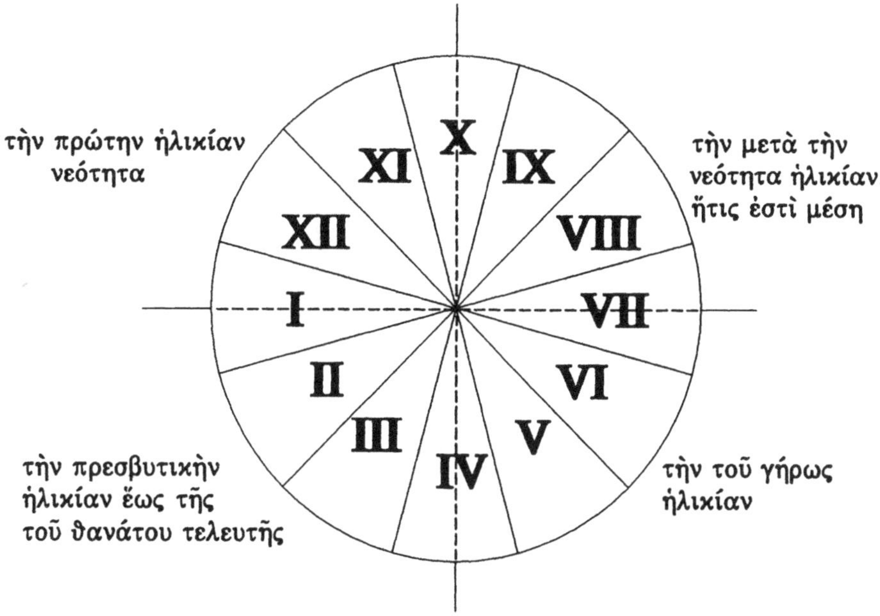

Nr. 13a/3. Lebensalter: vier Quadranten (Dorotheos, arabische Paraphrase)

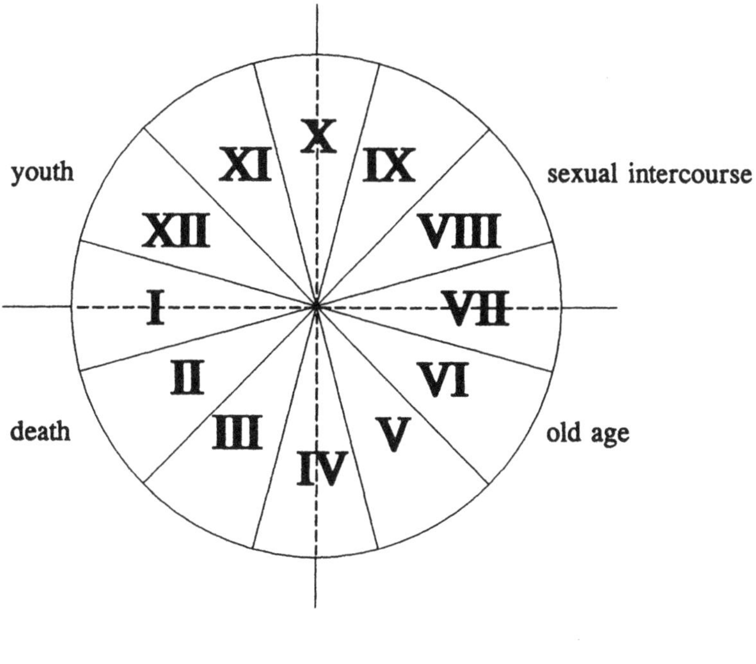

Nr. 13a/4. Lebensalter: vier Himmelsrichtungen (Anonymus Vaticanus)

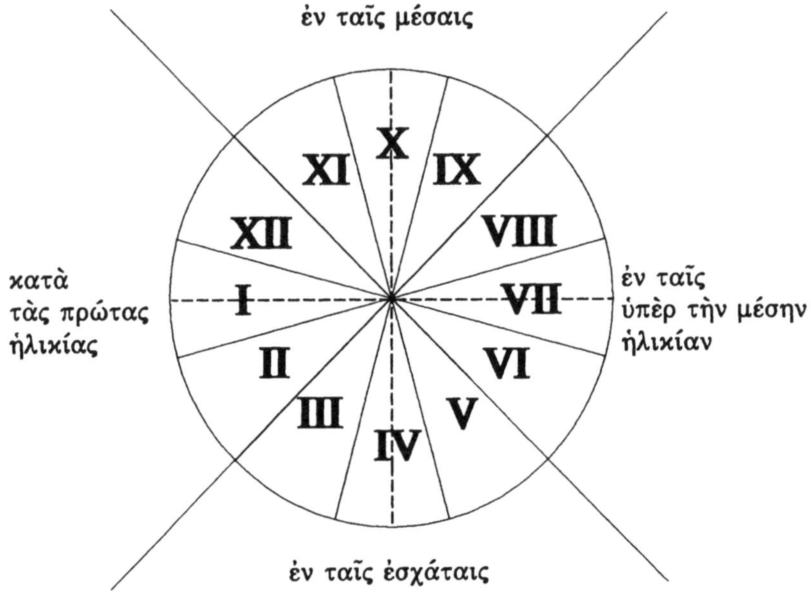

Nr. 13b. Lebensalter: zwei Kentra (Rhetorios, vgl. Dorotheos)

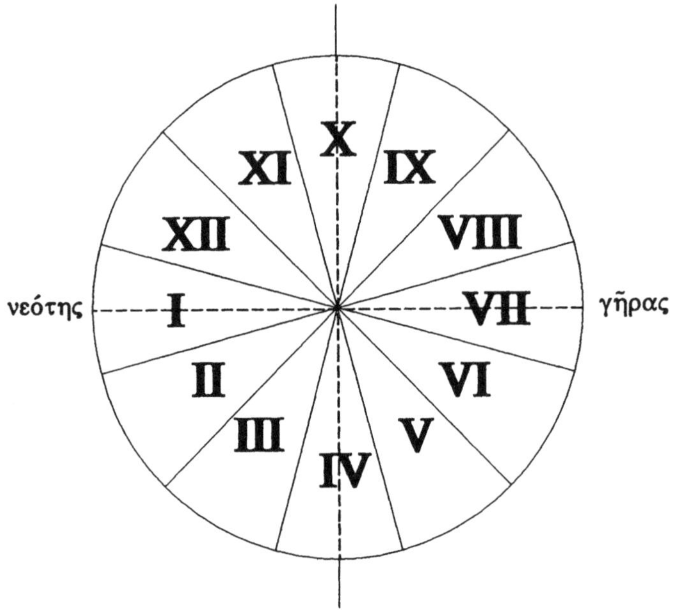

Nr. 13c/1. Lebensalter: drei Kentra (Antiochos)

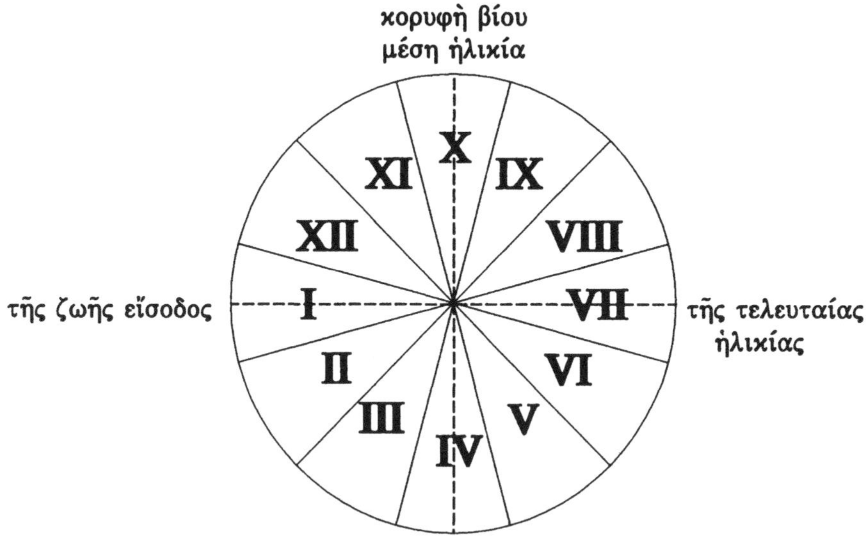

Nr. 13c/2. Lebensalter: drei Kentra (ἕτεροι bei Antiochos)

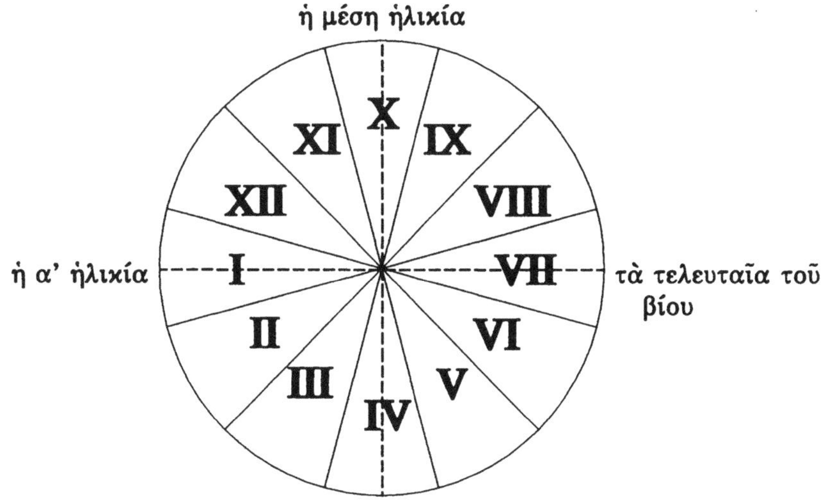

Nr. 13c/3. Lebensalter: drei Kentra (Valens: Auszug aus Nr. 12b/3)

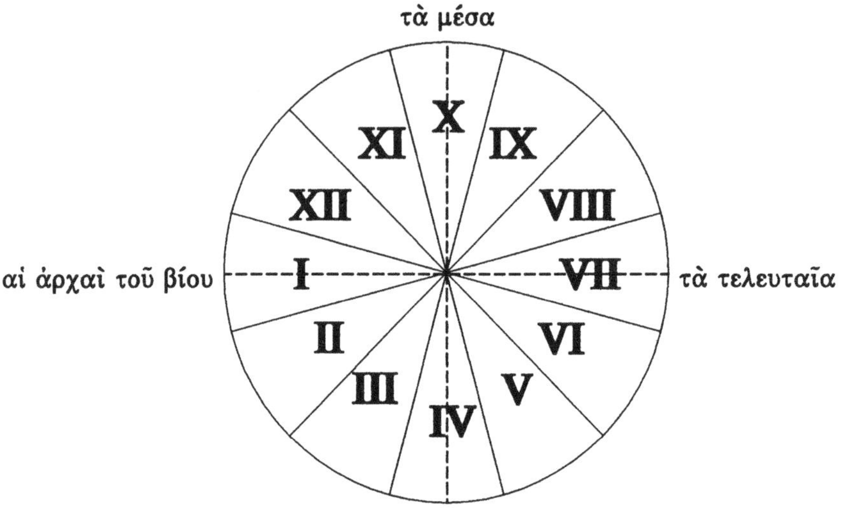

Nr. 13c/4. Lebensalter: drei Kentra (Iulianos)

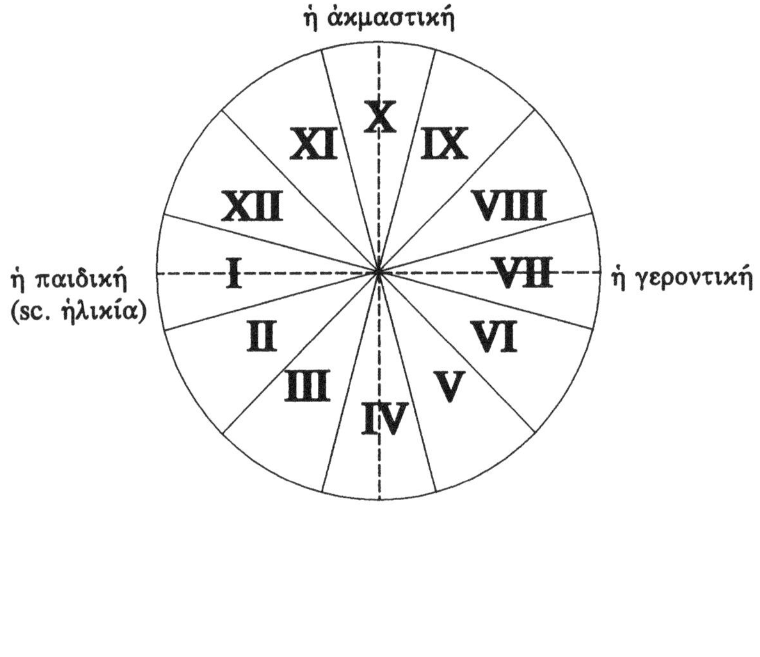

Nr. 13c/5. Lebensalter: drei Kentra (Ptolemaios)

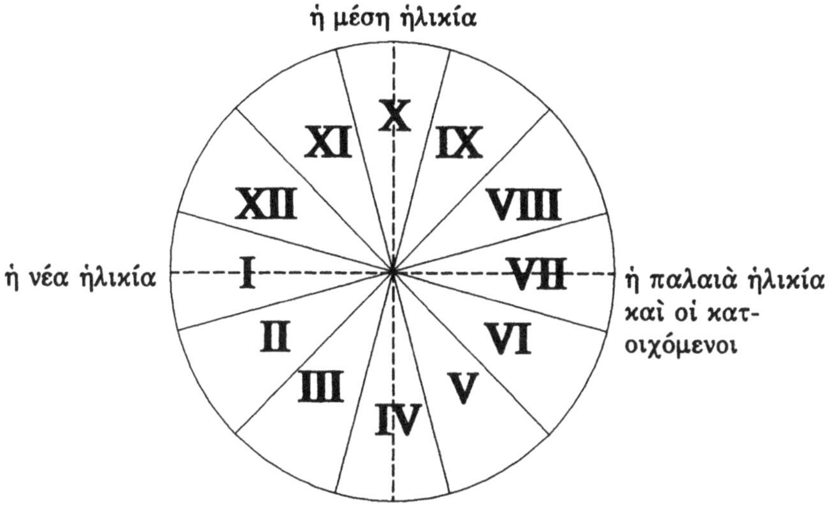

Nr. 13d/1. Lebensalter: vier Kentra (Serapion)

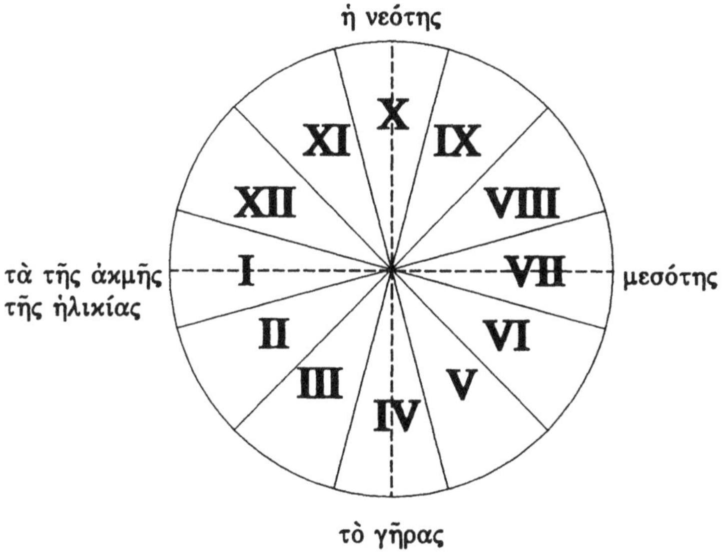

Nr. 13d/2. Lebensalter: vier Kentra (Porphyrios)

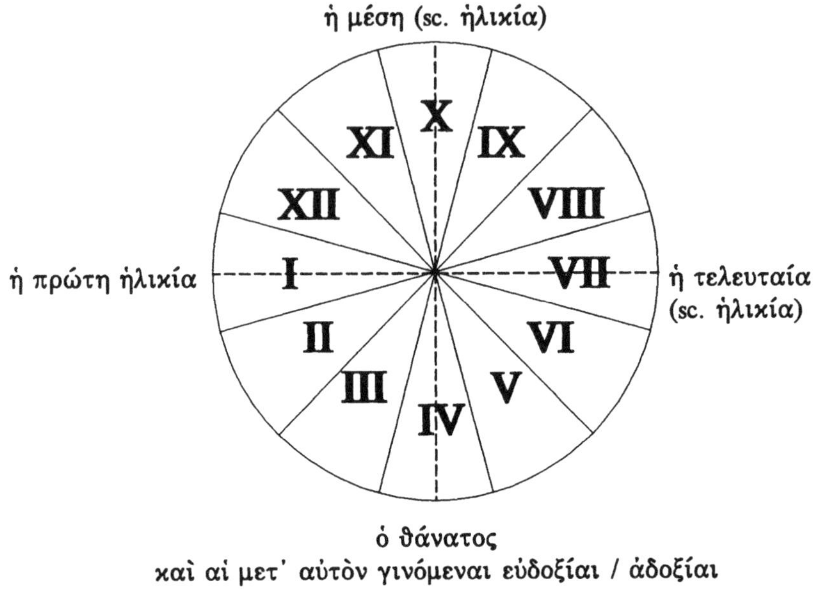

Nr. 13d/3. Lebensalter: vier Kentra (Paulus Alexandrinus)

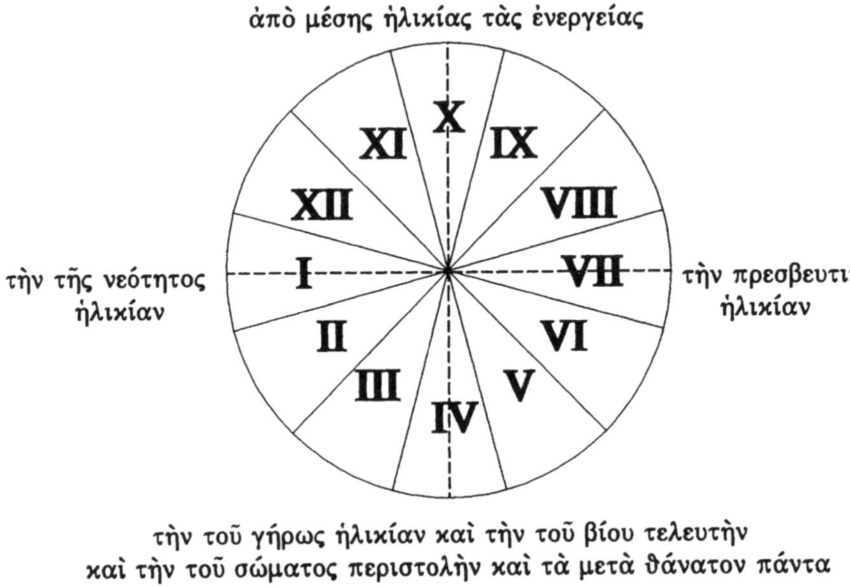

Nr. 13e. Lebensalter: zwölf Häuser (Serapion, Porphyrios)

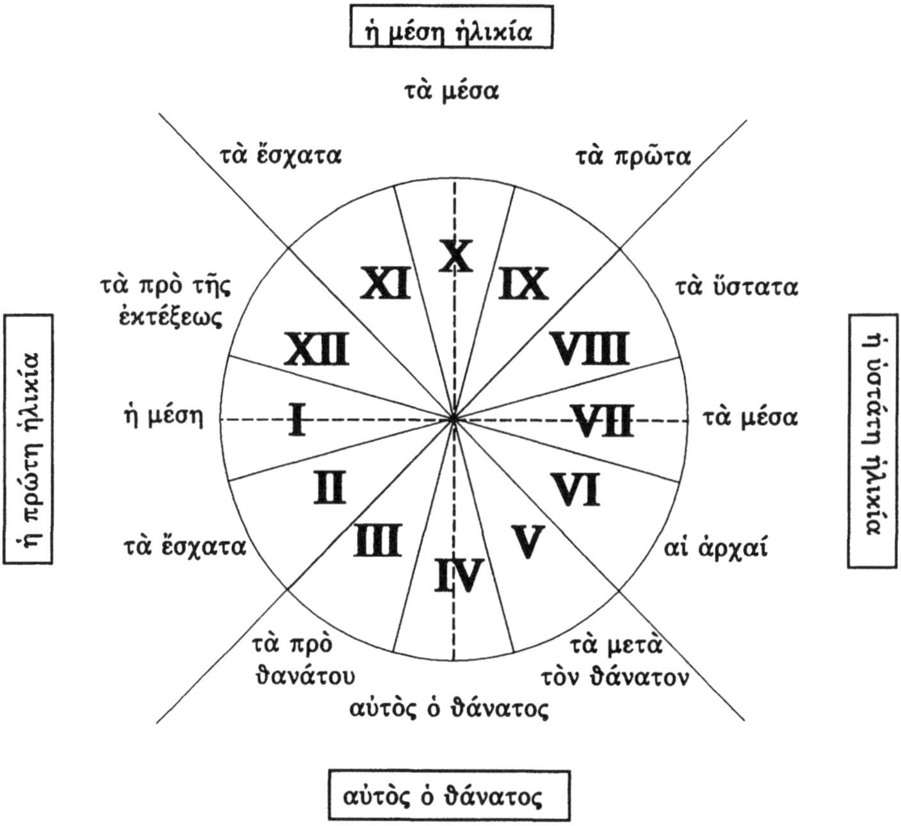

Nr. 14. Neun Monate der Schwangerschaft: Häuser I-IX ("Moses")

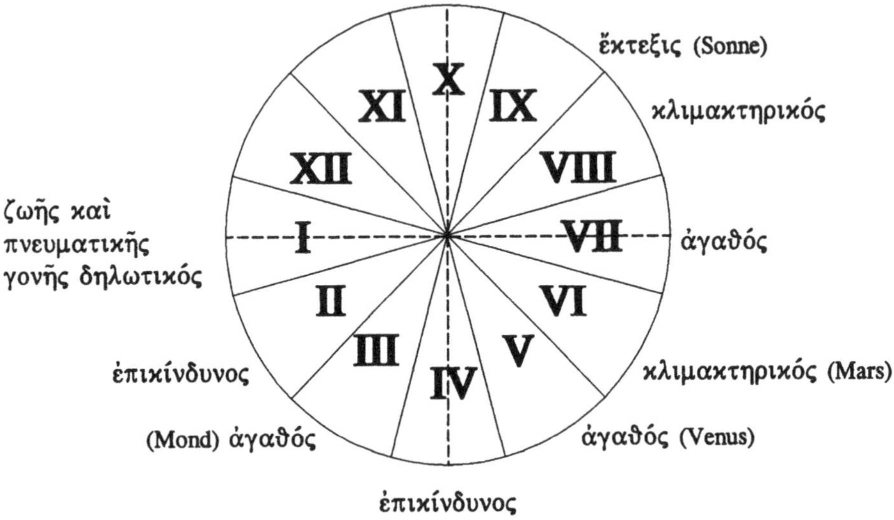

Nr. 15. Tieropfer (Hephaistion)

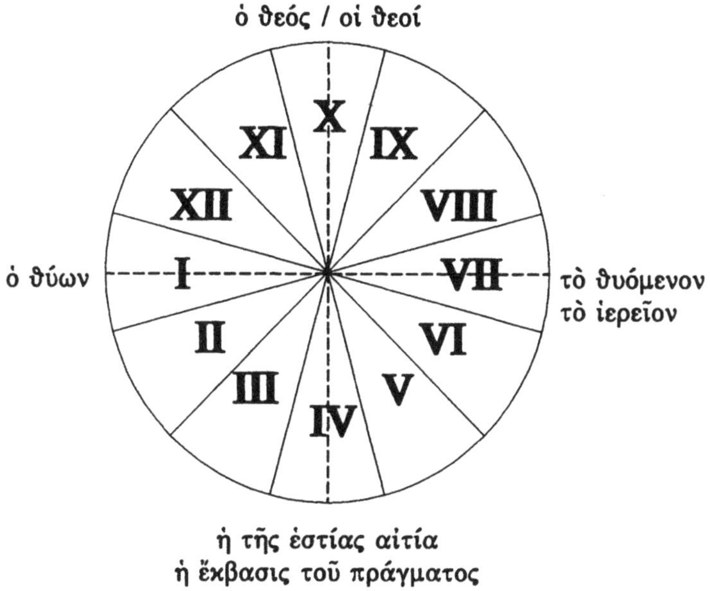

Nr. 16. Adoration (Hephaistion)

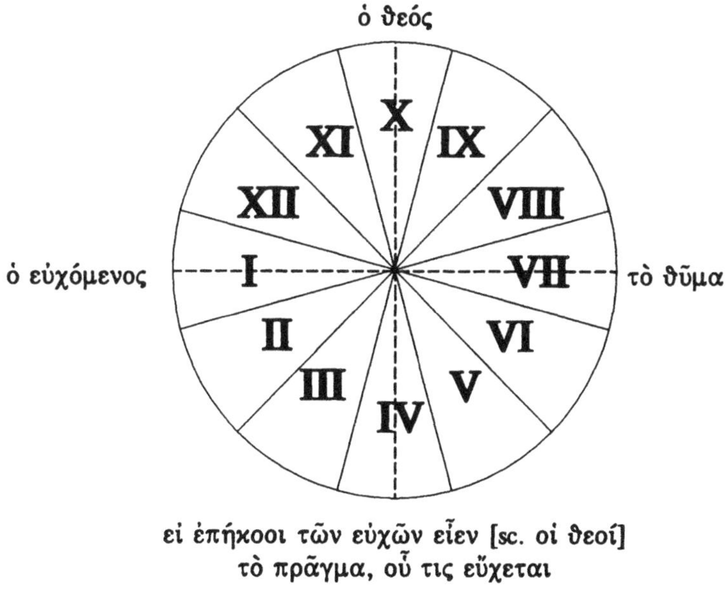

Nr. 17. Agone und Feste (Hephaistion)

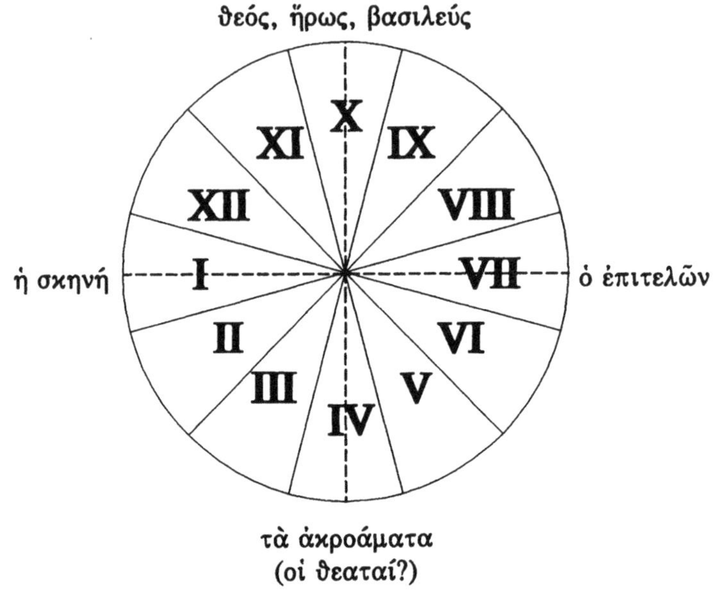

Nr. 18. Wagenrennen (Anonymus)

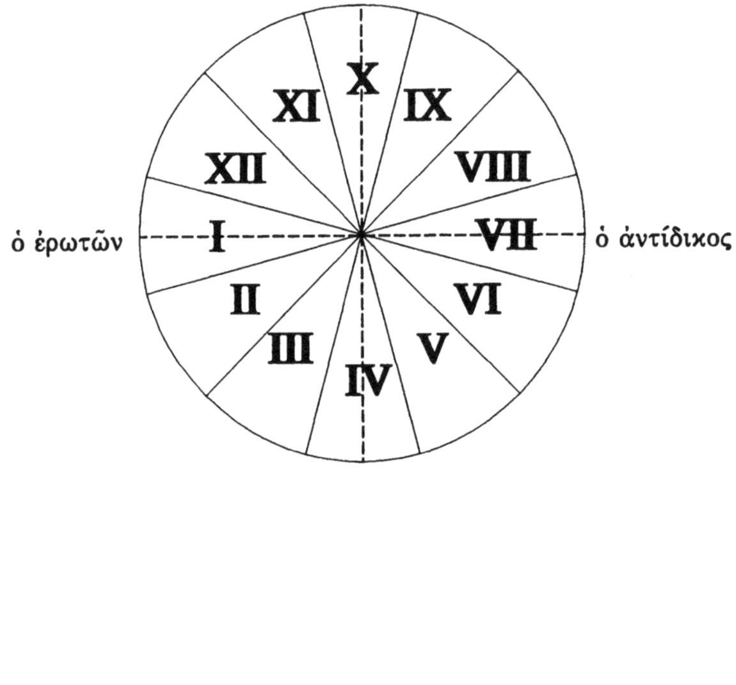

Nr. 19a. Gastmahl: Überlieferung (Hephaistion)

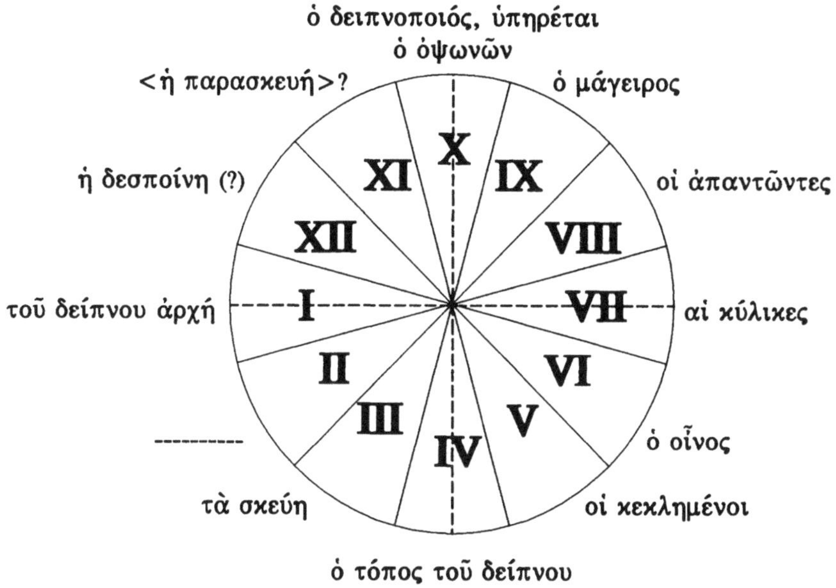

Nr. 19b. Gastmahl: Rekonstruktion von A. Pérez Jiménez (Hephaistion)

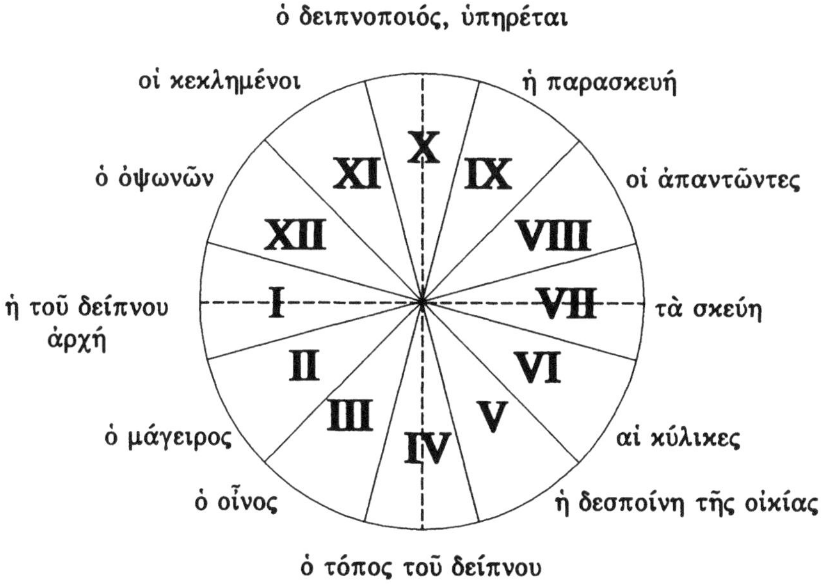

Nr. 20a. Kauf vom Verkäufer aus (Dorotheos, arabische Paraphrase, Hephaistion, Iulianos)

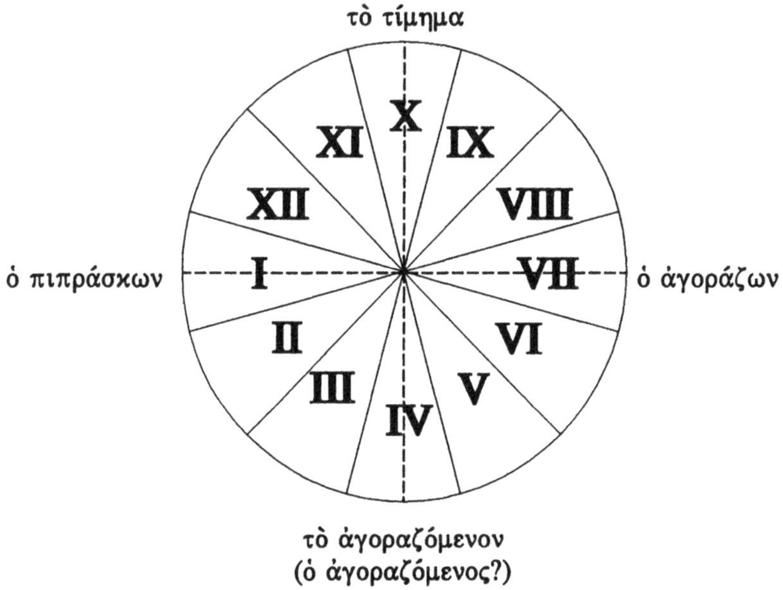

Nr. 20b. Kauf vom Käufer aus (Dorotheos, arabische Paraphrase, Iulianos)

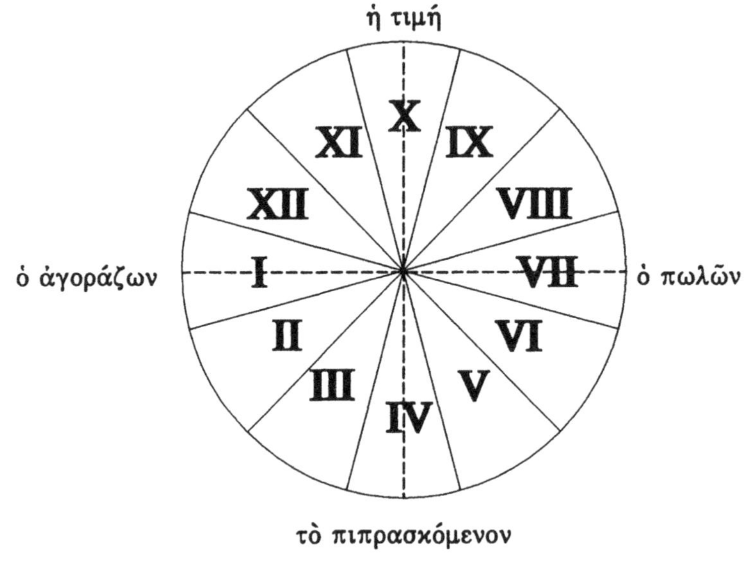

Nr. 21. Miete und Pacht (Dorotheos, arabische Paraphrase)

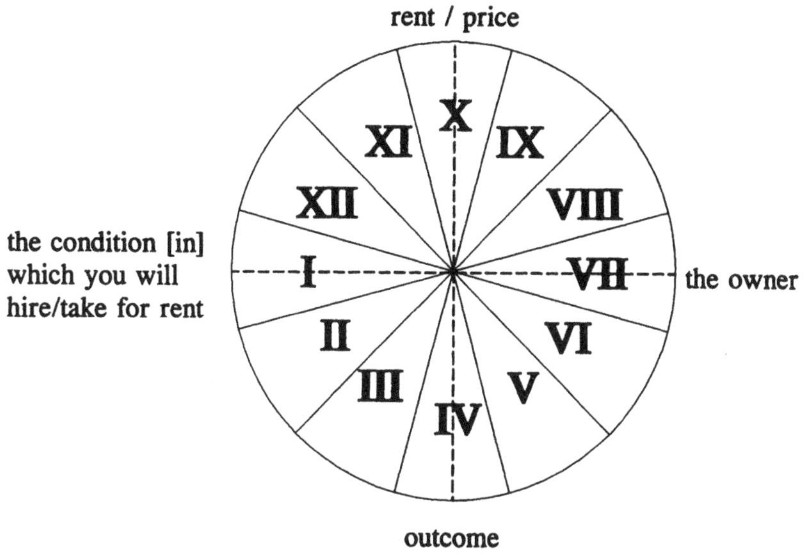

Nr. 22. Leihen und Verleihen (Hephaistion)

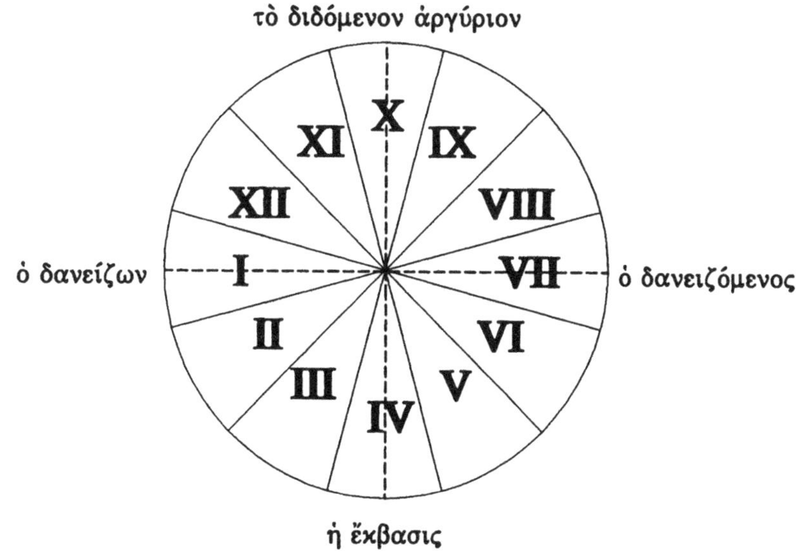

Nr. 23a. Entscheidungen (Vertrag): vier Kentra (Dorotheos, Hephaistion)

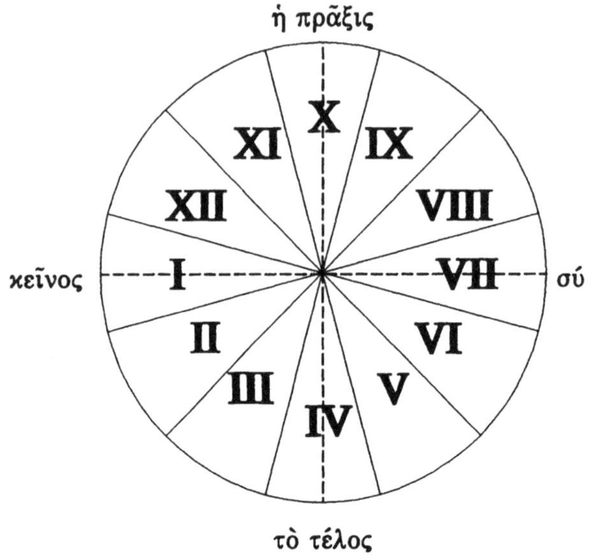

Nr. 23b. Entscheidungen: drei Kentra und Haus II (Sphujidhvaja)

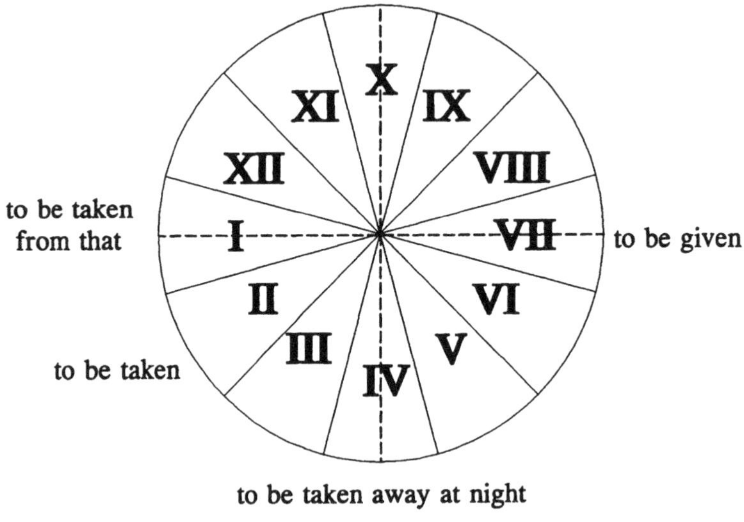

Nr. 24. Heirat (Dorotheos - Hephaistion)

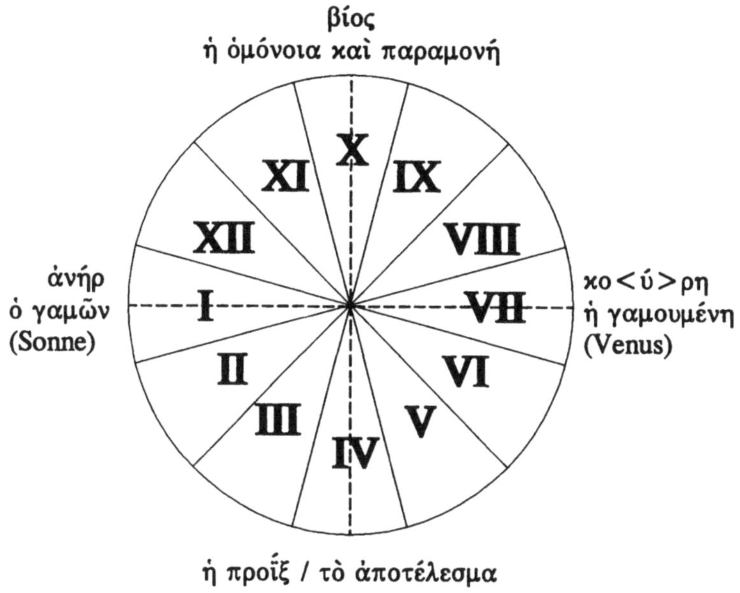

Nr. 25. Testament (Hephaistion, Appendix)

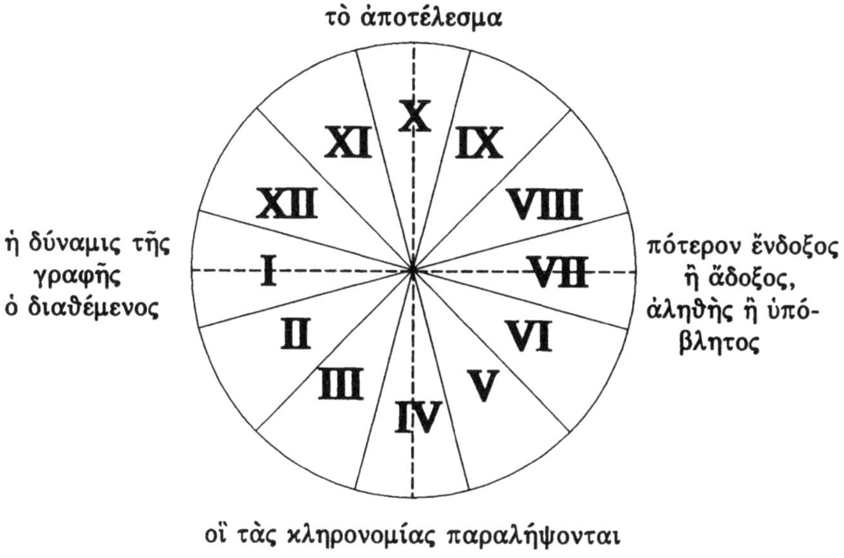

Nr. 26a/1. Prozeß (Hephaistion nach Dorotheos)

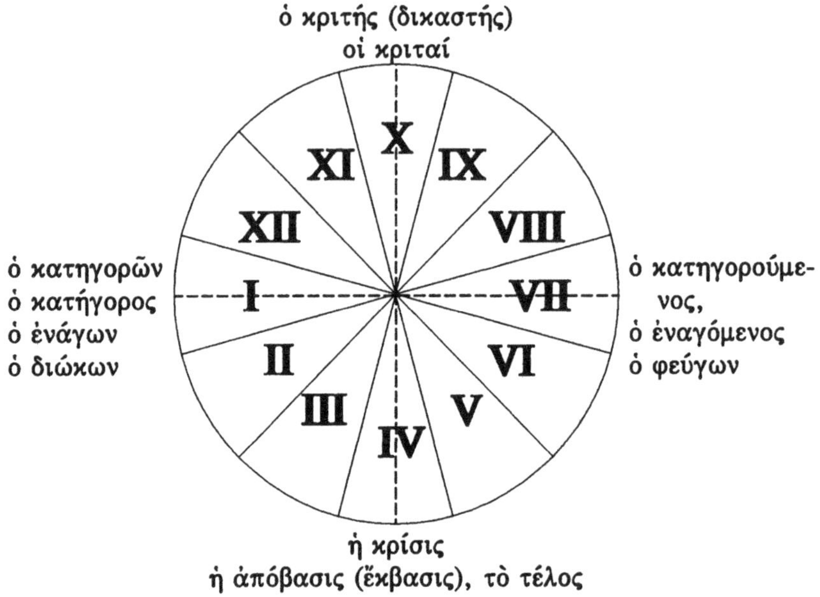

Nr. 26a/2. Prozeß: vier Kentra (Dorotheos, arabische Paraphrase)

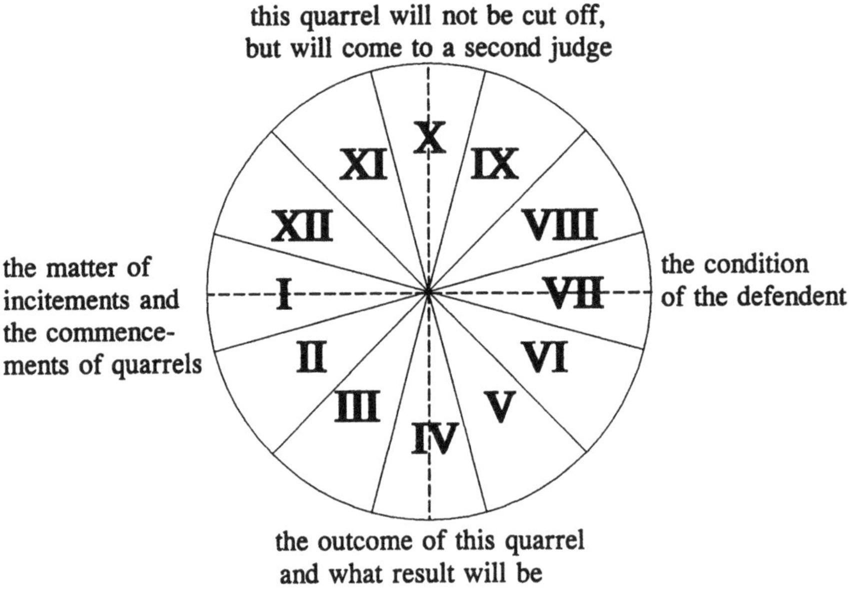

Nr. 26b. Prozeß: die Häuser II und VIII (Hephaistion)

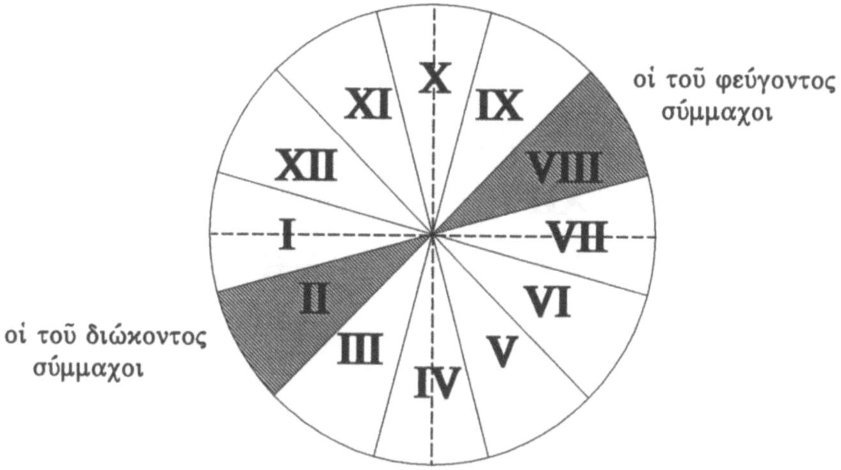

Nr. 27. Lernen (Hephaistion, Appendix)

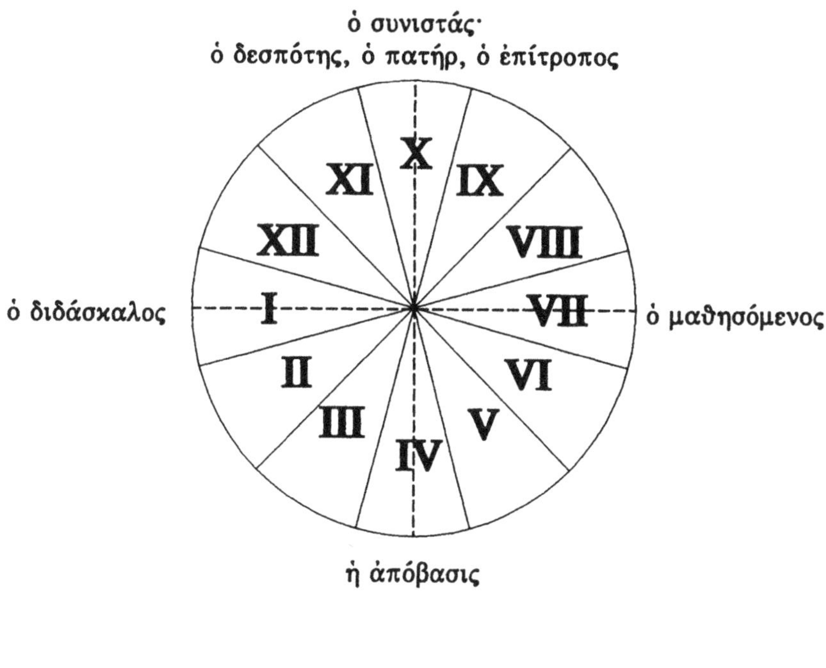

Nr. 28a. Reise: vier Kentra (Dorotheos, Hephaistion)

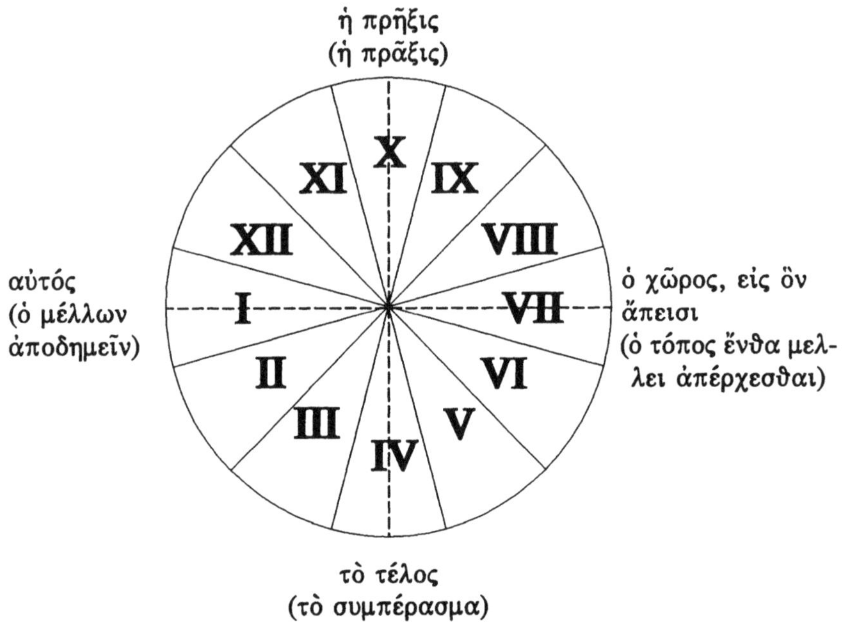

Nr. 28b. Reise: zwei Kentra (Demetrios)

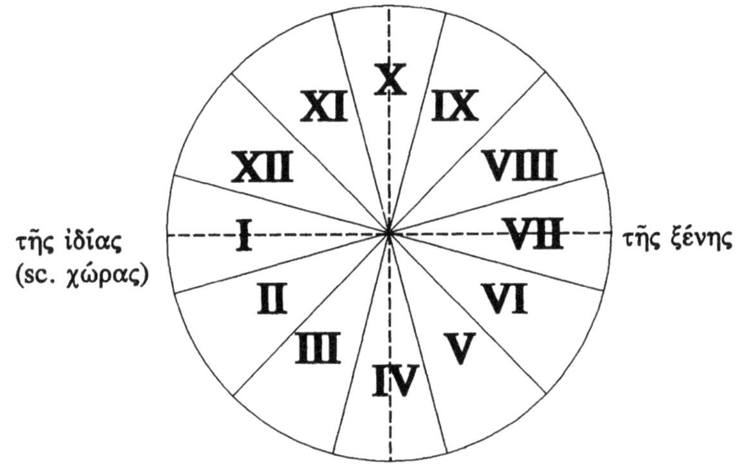

Nr. 28c. Reise: zwei Quadranten (Anonymus Vaticanus)

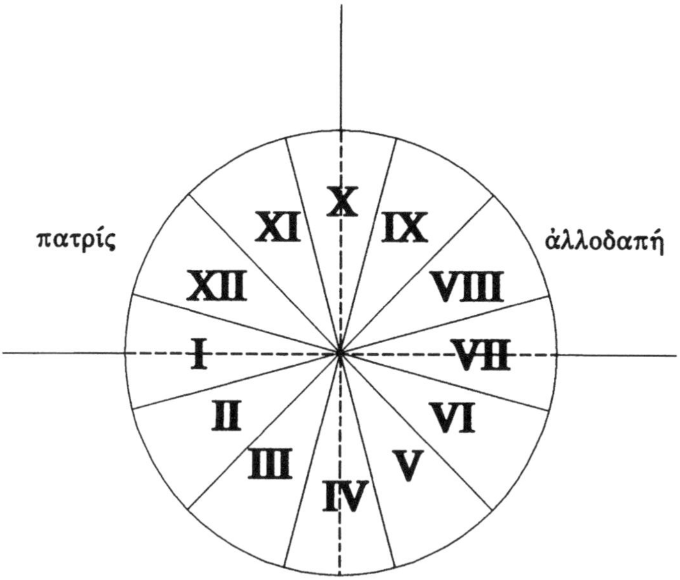

Nr. 28d. Reise: die Apoklimata (Valens, al.)

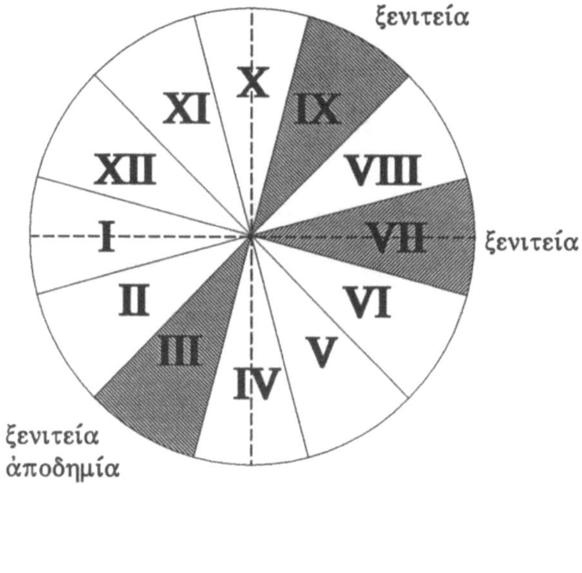

Nr. 29a. Krankheit: vier Kentra, vom Kranken aus (Dorotheos, griechische Paraphrase)

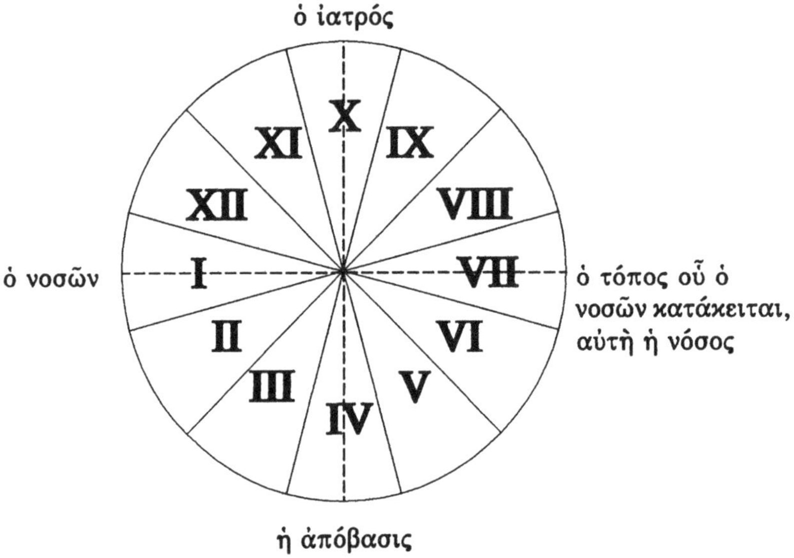

Nr. 29b/1. Krankheit: vier Kentra, vom Arzt aus (Dorotheos, griechische Paraphrase)

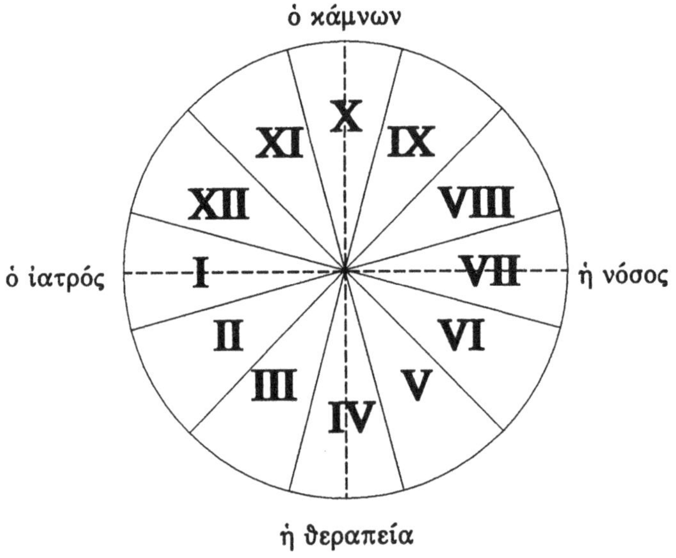

Nr. 29b/2. Krankheit: vier Kentra, vom Arzt aus (Dorotheos, arabische Paraphrase)

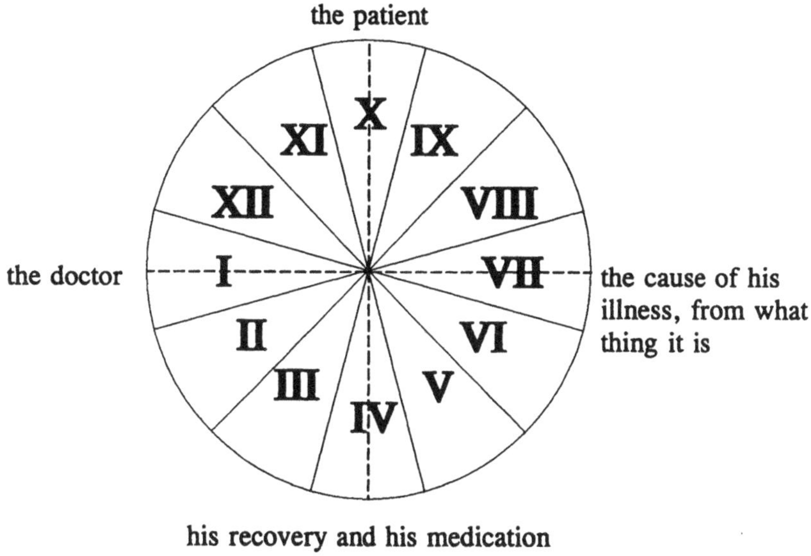

Nr. 29c. Krankheit: Einbeziehung der Häuser VI, VIII und IX (Anonymus)

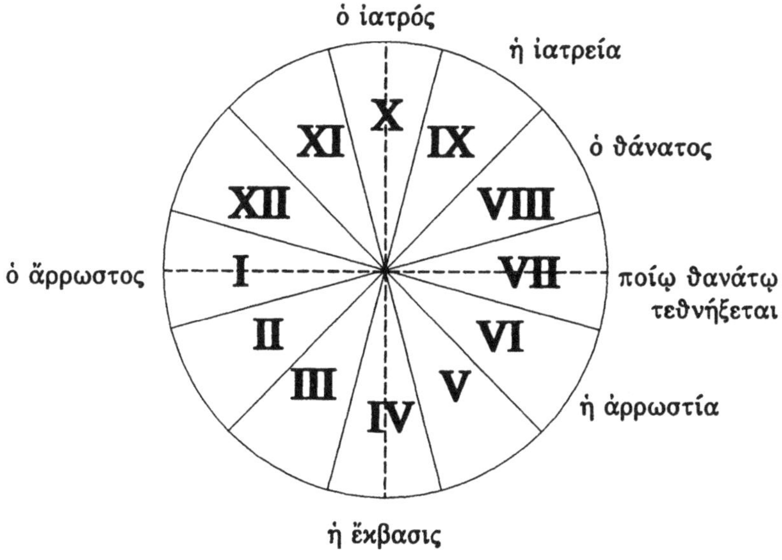

Nr. 30a. Diebstahl: ein Kentron (Timaios)

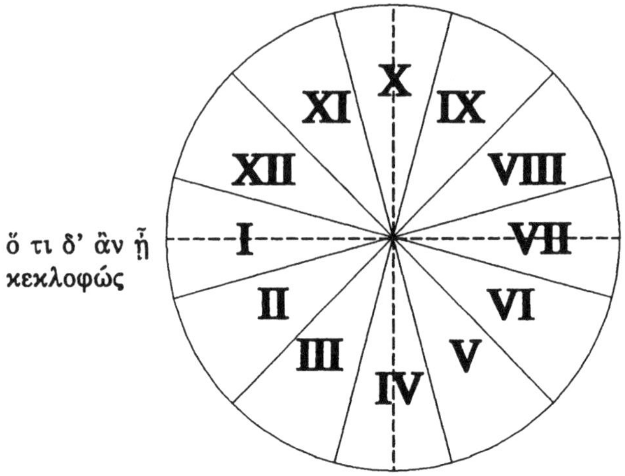

Nr. 30b/1. Diebstahl: vier Kentra (Hephaistion nach Dorotheos)

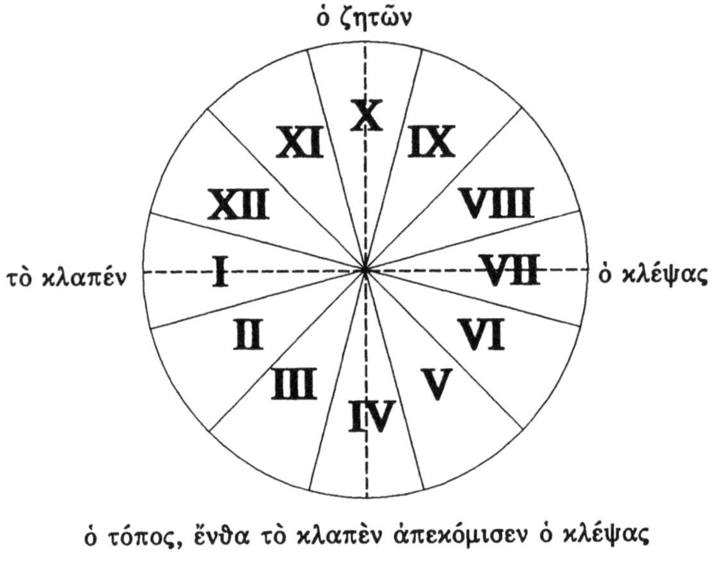

Nr. 30b/2. Diebstahl: vier Kentra (Dorotheos, arabische Paraphrase)

the owner of the goods,
who is the one from whome these goods were stolen
and who is seeking them

what was stolen or lost

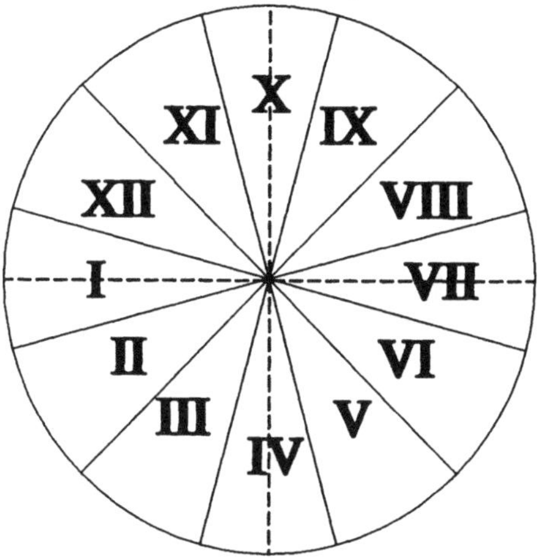

the matter of the thief

the shelter of the thieves [for] what they stole
[and] where they put the goods

Nr. 31a. Sklavenflucht: ein Kentron (Timaios)

ὁ κύριος

<? ὁ δραπέτης>

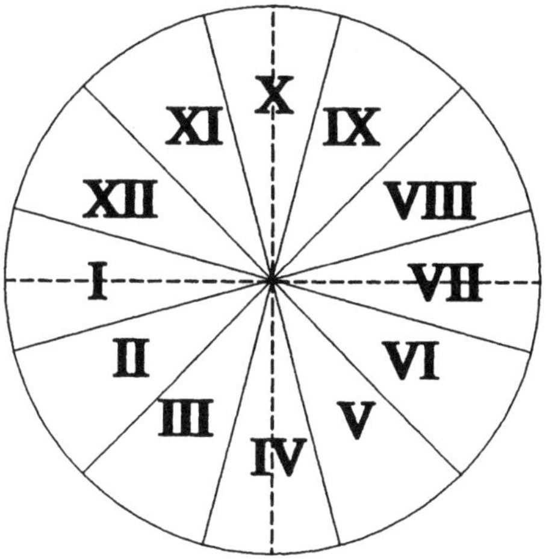

Nr. 31b. Sklavenflucht: zwei Kentra (Hephaistion nach Dorotheos)

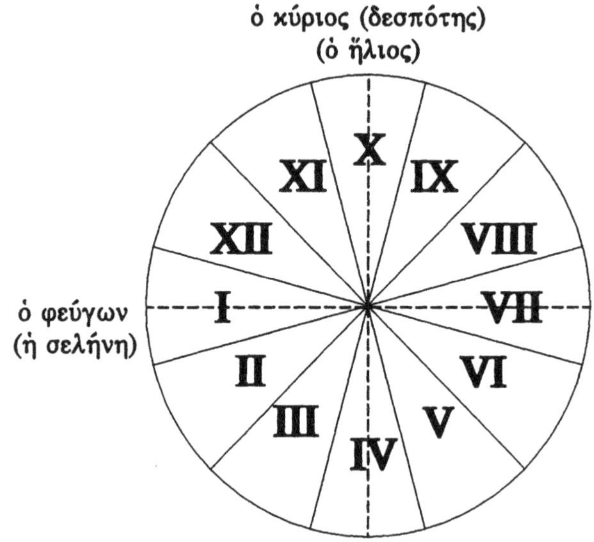

Nr. 31c/1. Sklavenflucht: vier Kentra (Hephaistion)

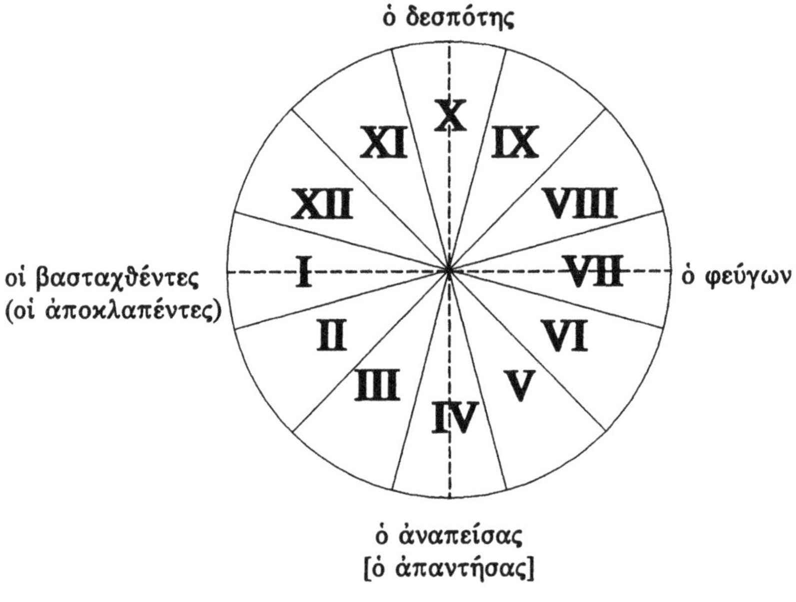

Nr. 31c/2. Sklavenflucht: vier Kentra (Demetrios)

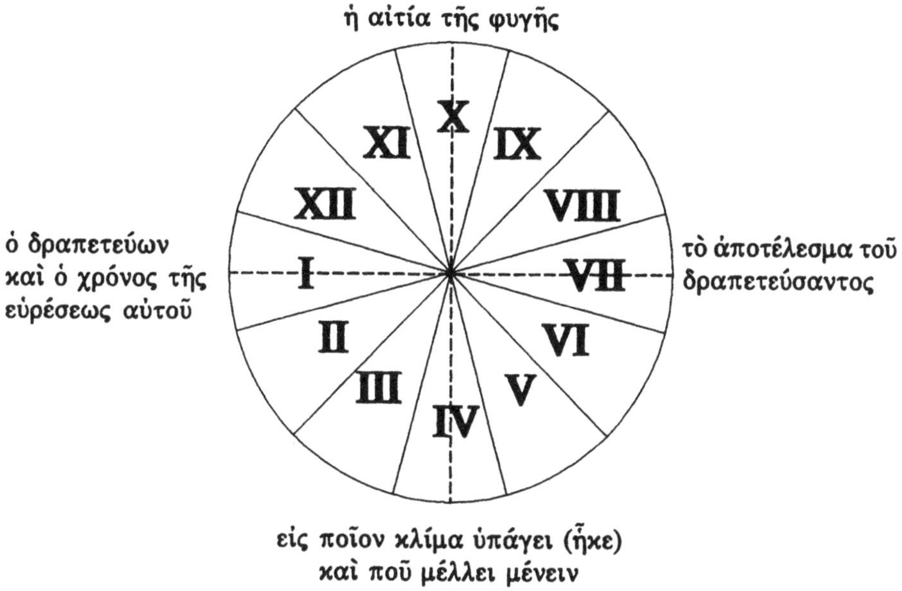

Nr. 31c/3. Sklavenflucht: vier Kentra ("Palchos")

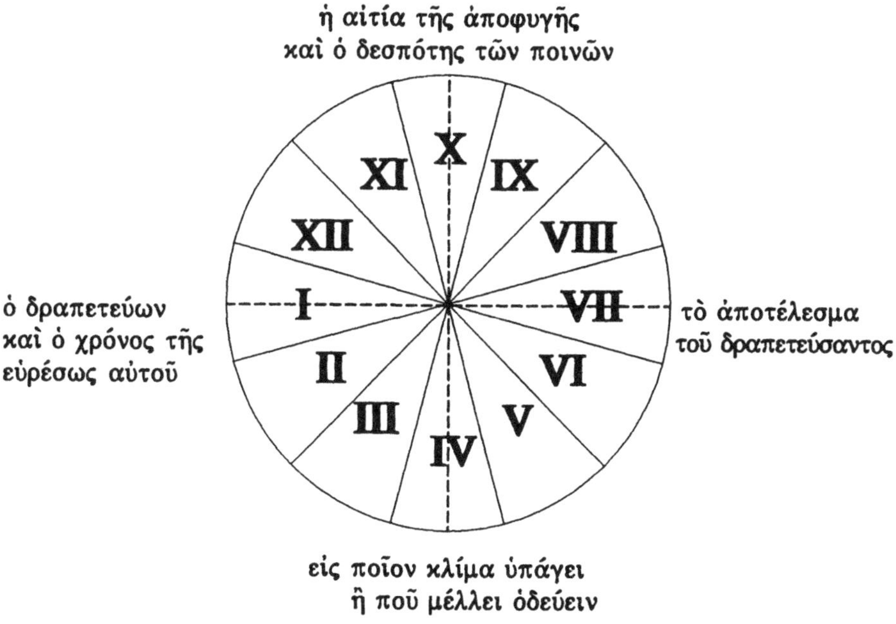

Nr. 32a. Wiederfinden eines Entlaufenen: zwei Halbkreise (Protagoras)

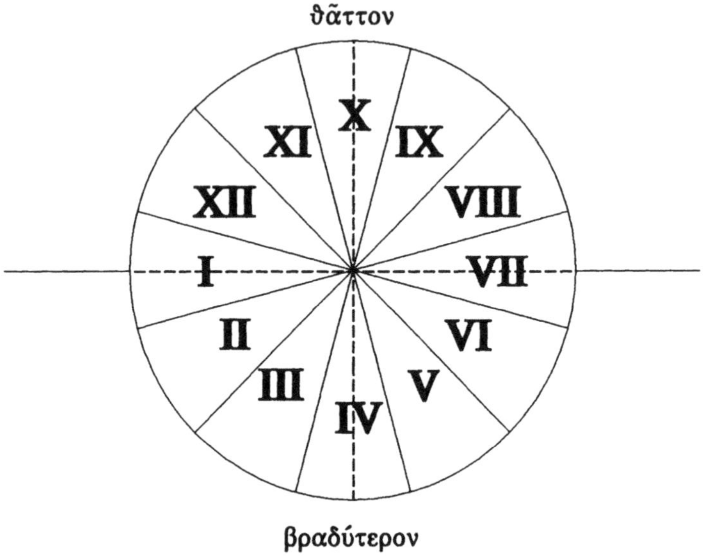

Nr. 32b. Wiederfinden eines Entlaufenen: drei Kentra (Timaios)

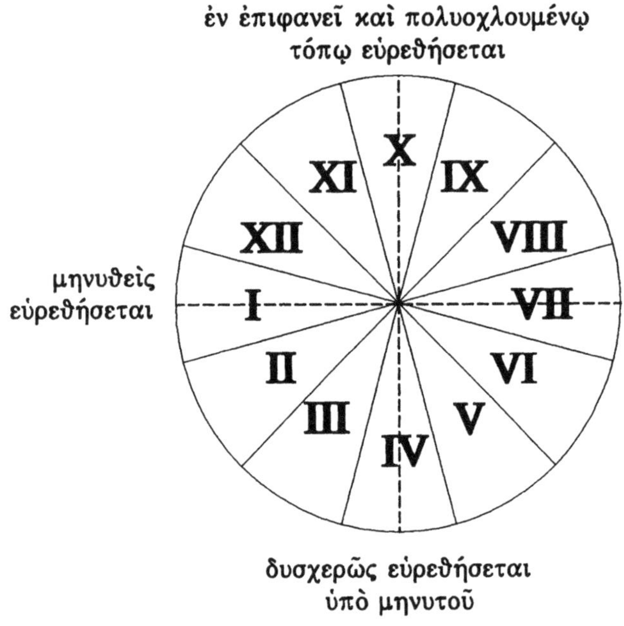

Nr. 32c. Wiederfinden eines Entlaufenen: vier Kentra (Demetrios)

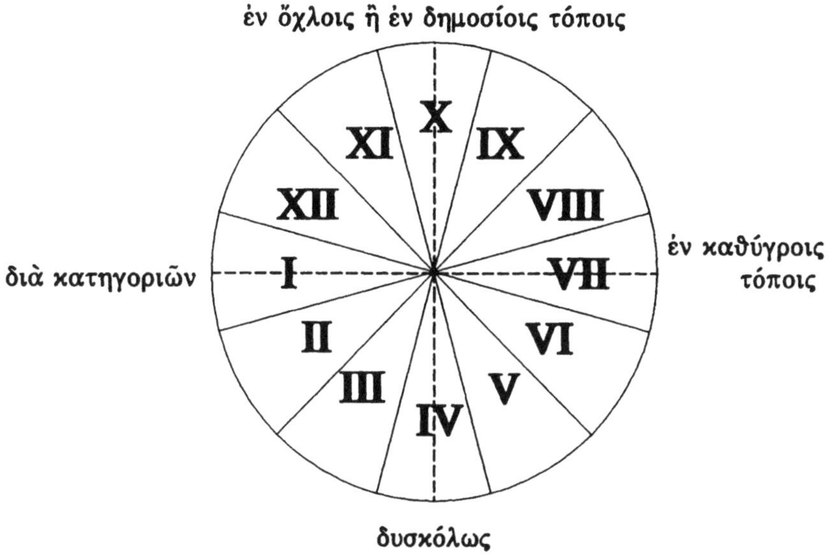

Nr. 33a/1. Freilassung von Sklaven: vier Kentra I (Hephaistion nach Dorotheos)

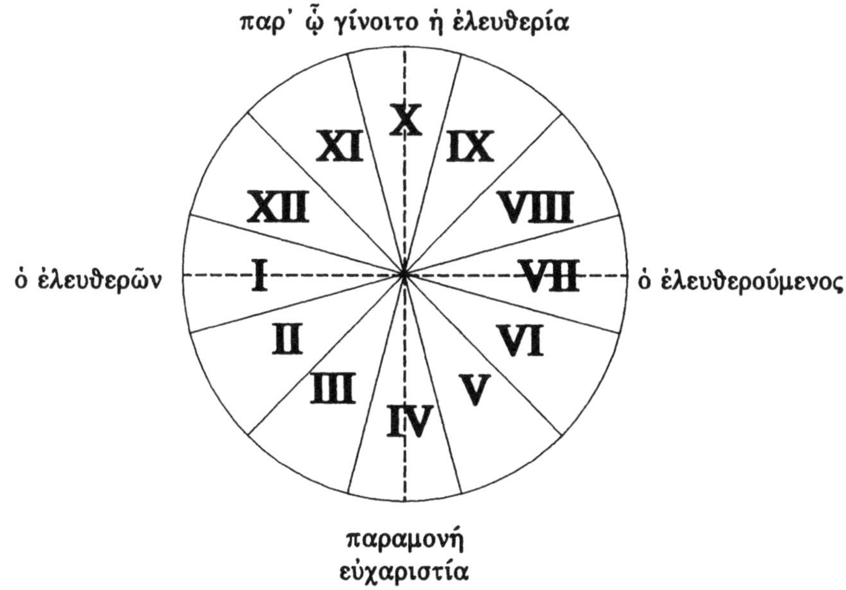

Nr. 33a/2. Freilassung von Sklaven: vier Kentra I (Dorotheos, arabische Paraphrase)

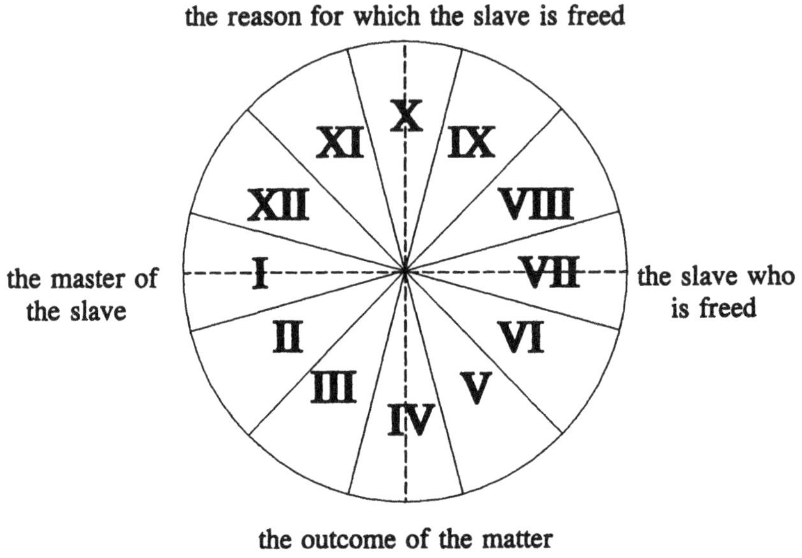

Nr. 33b. Freilassung von Sklaven: vier Kentra II (Hephaistion)

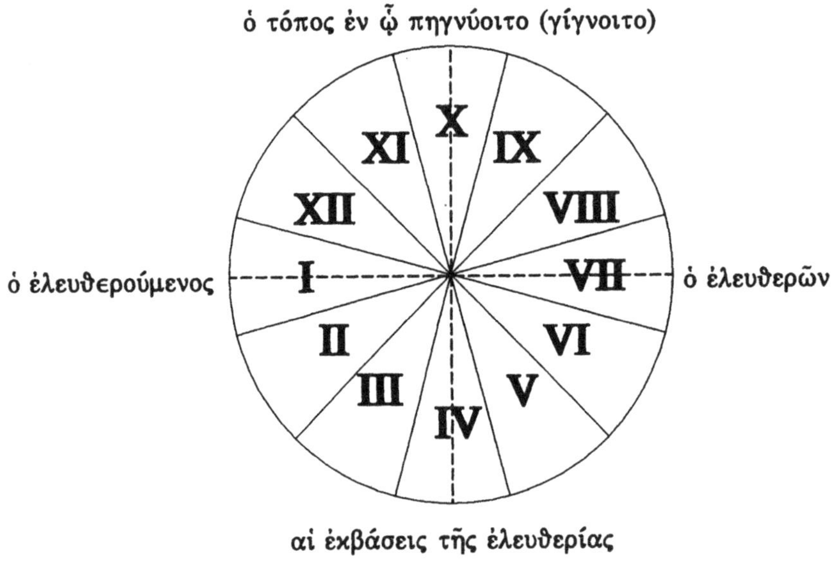

Nr. 33c. Freilassung von Sklaven: zwei Halbkreise (Hephaistion nach Dorotheos)

τὰ μετὰ τὴν ἐλευθερίαν

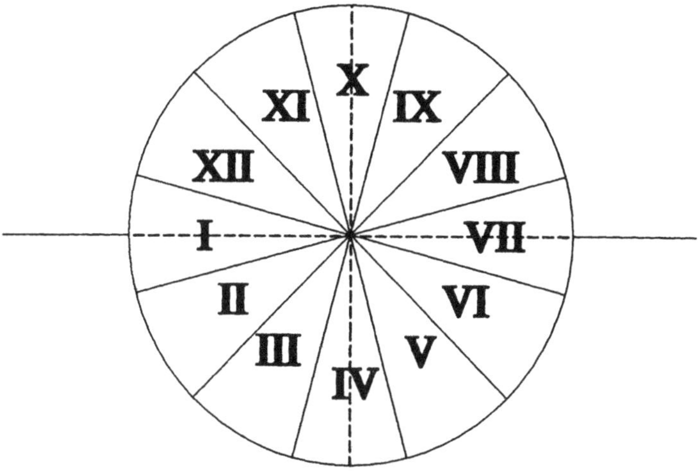

τὰ ἐν τῇ ἐλευθερίᾳ

Nr. 34. Todesstrafe (Ptolemaios)

σταυροῖς ἀνορθούμενοι

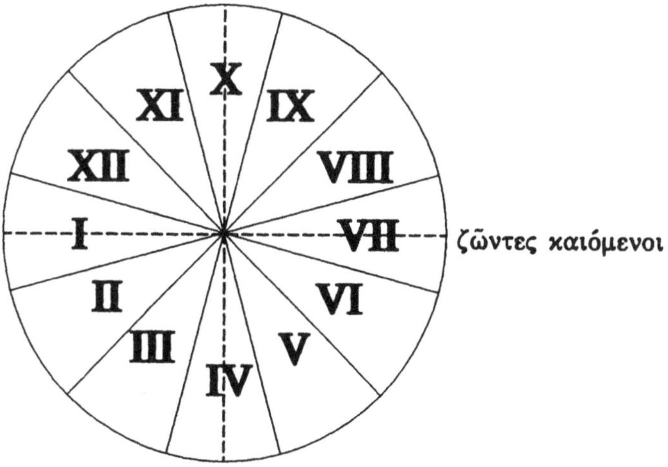

σταυροῖς ἀνορθούμενοι

Nr. 35. Herrschaftswechsel (Theophilos)

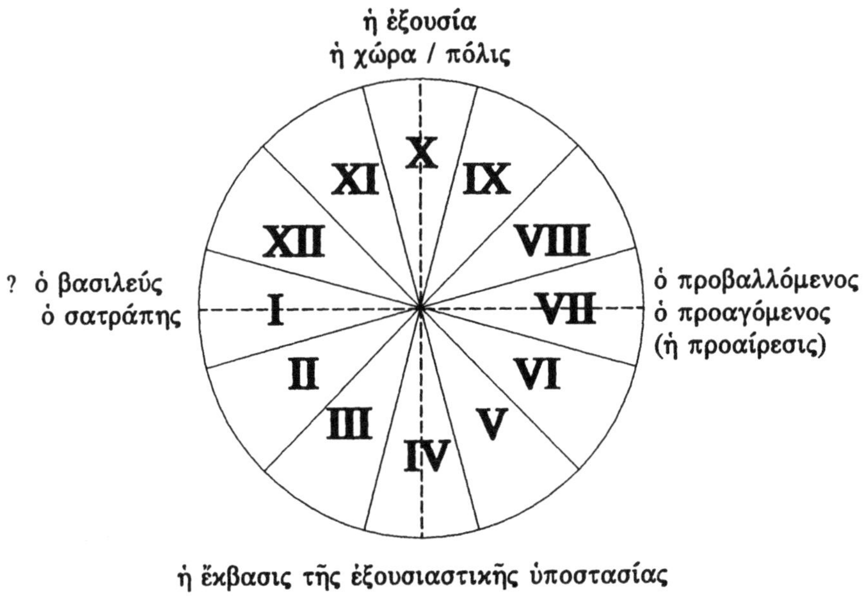

Nr. 36a. Zwangsherrschaft: vier Kentra (Theophilos)

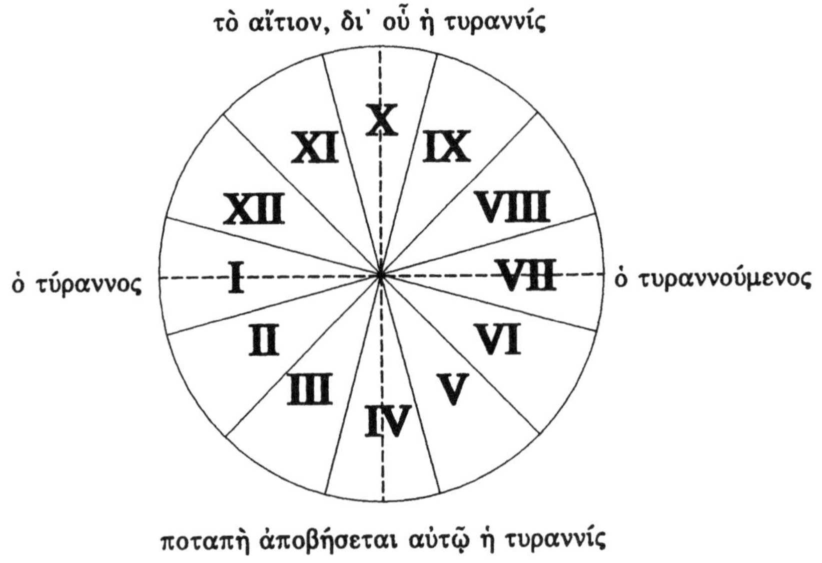

Nr. 36b. Zwangsherrschaft: zwei Kentra (Theophilos)

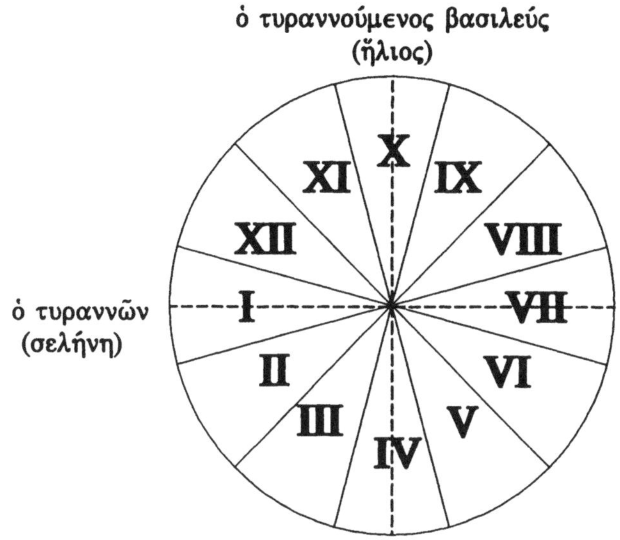

Nr. 37a/1. Kriegsführung: zwei Kentra mit Luminaren (Theophilos ?)

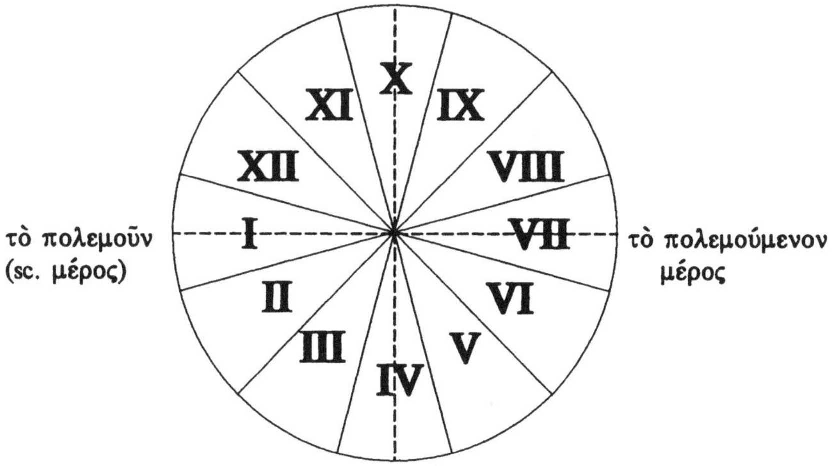

Nr. 37a/2. Kriegsführung: zwei Kentra (Māšā'allāh griechisch)

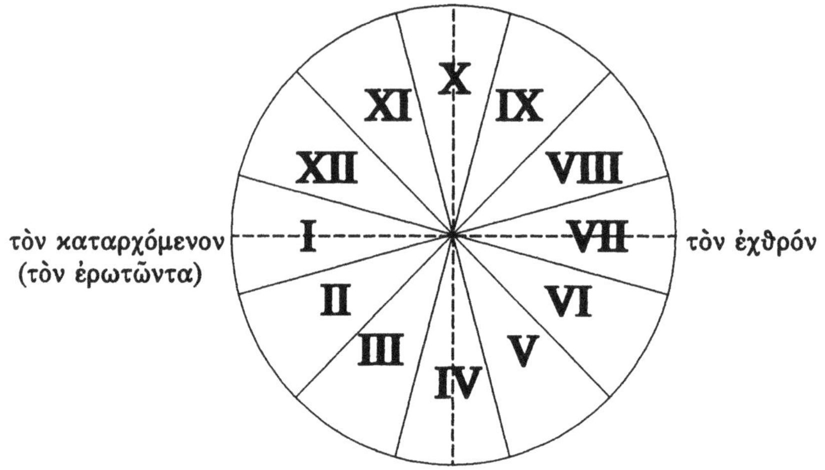

Nr. 37b/1. Kriegsführung: vier Kentra (Anonymus)

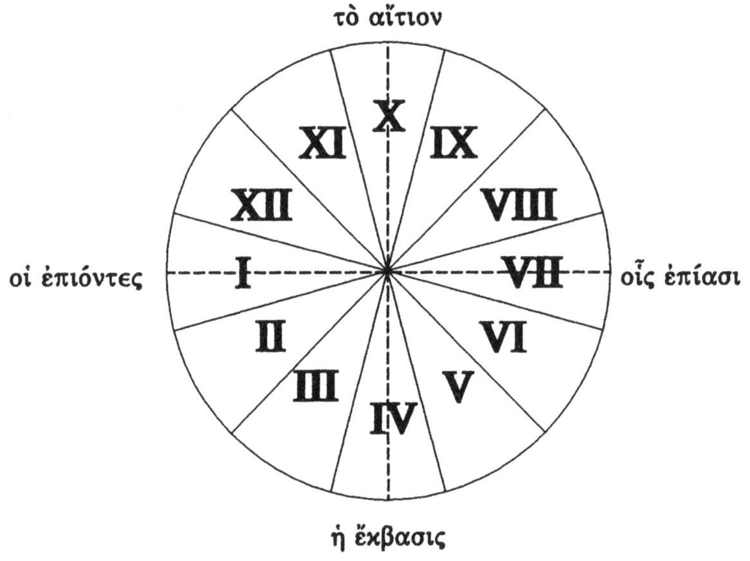

Nr. 37b/2. Kriegsführung: vier Kentra (Theophilos)

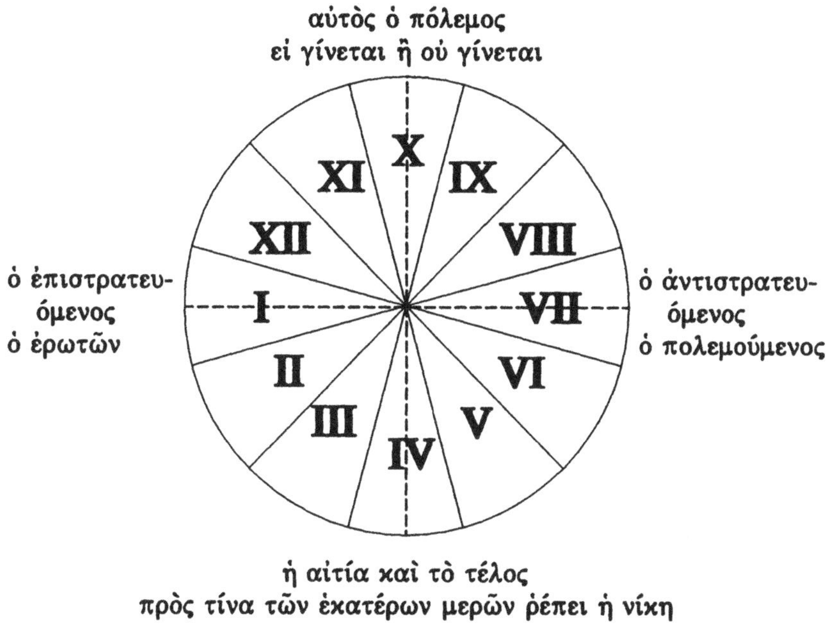

Nr. 37c. Kriegsführung: drei Kentra mit den Epanaphorai II und VIII (Theophilos)

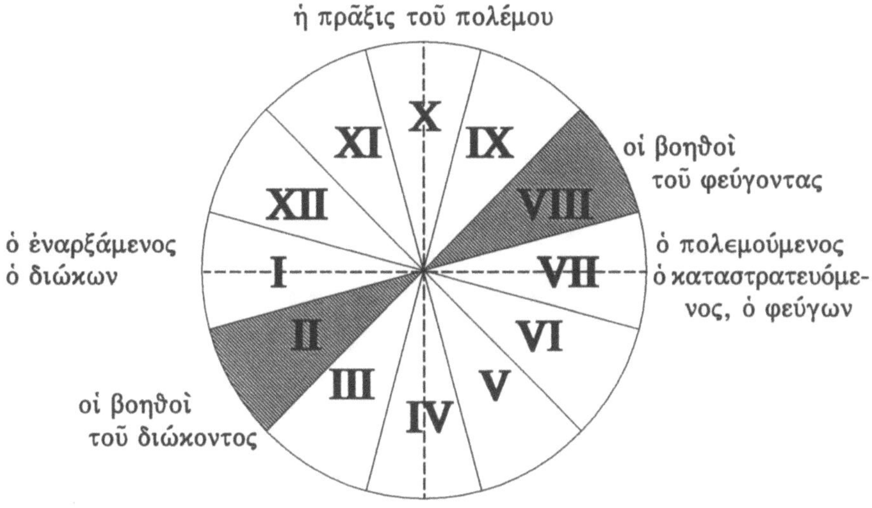

Nr. 37d/1. Kriegsführung: zwölf Häuser (Sphujidhvaja)

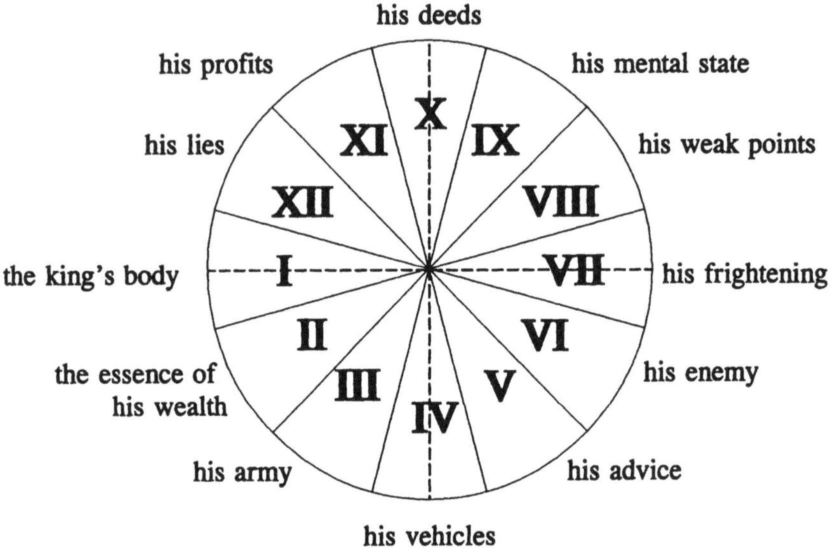

Nr. 37d/2 Kriegsführung: zwölf Häuser (Theophilos)

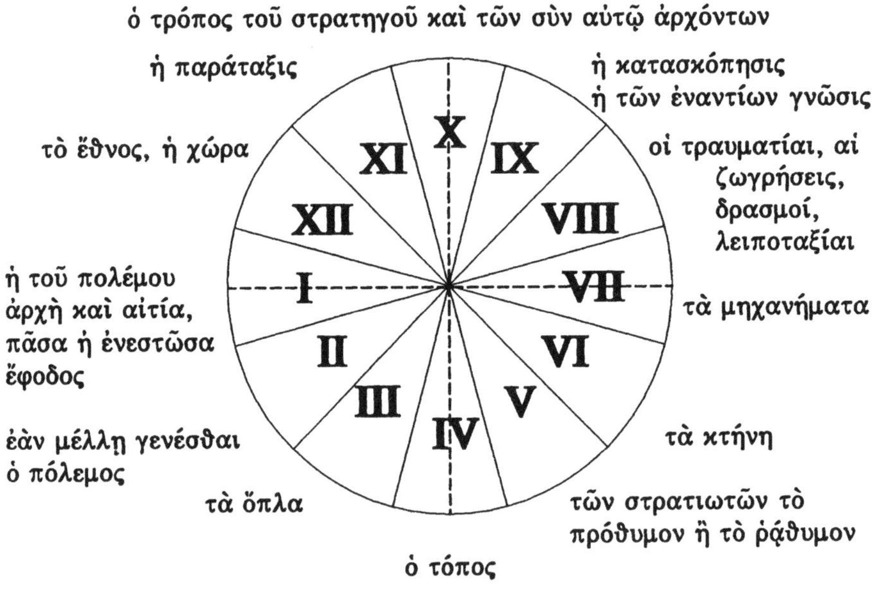

Nr. 38. Gegenstand des Kämpfens: zwölf Häuser ("Iulianos" [Theophilos])

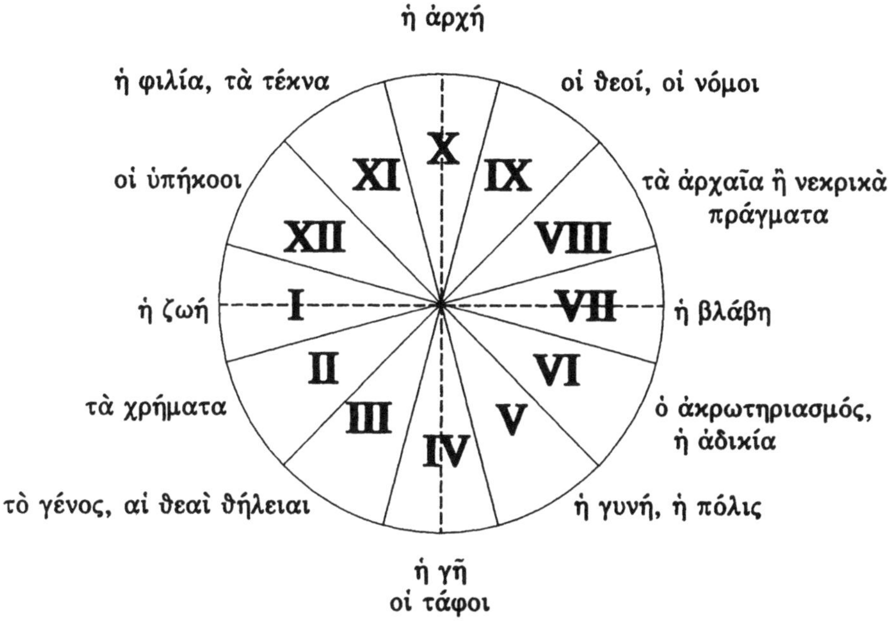

Nr. 39. Suche nach Soldaten: zwei Kentra (Theophilos ?)

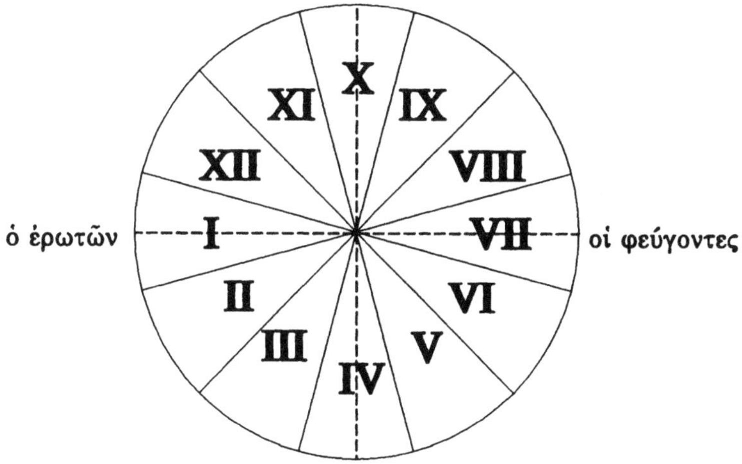

Nr. 40a. Belagerung und Eroberung einer Stadt: ein Kentron (Theophilos ?)

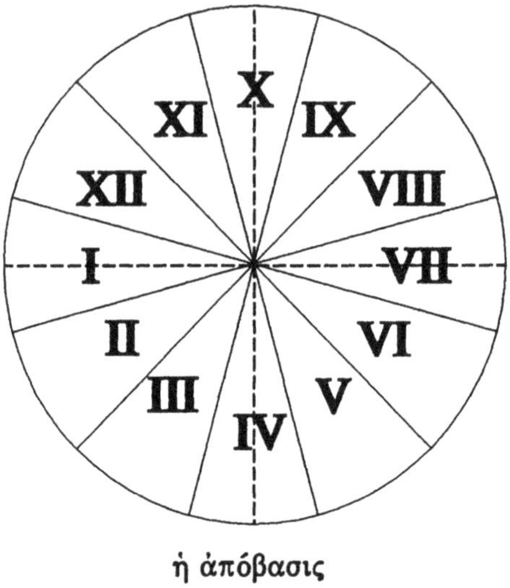

Nr. 40b. Belagerung und Eroberung einer Stadt: vier Kentra und die den Aszendenten umgebenden Häuser II und XII (Theophilos ?)

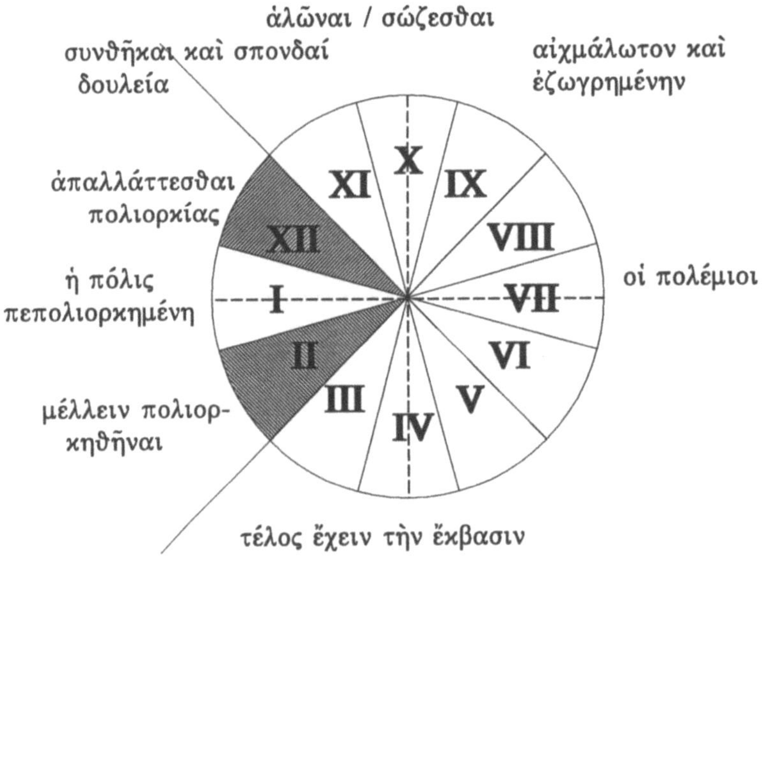

Nr. 41. Wiederaufbau einer Stadt (Theophilos ?)

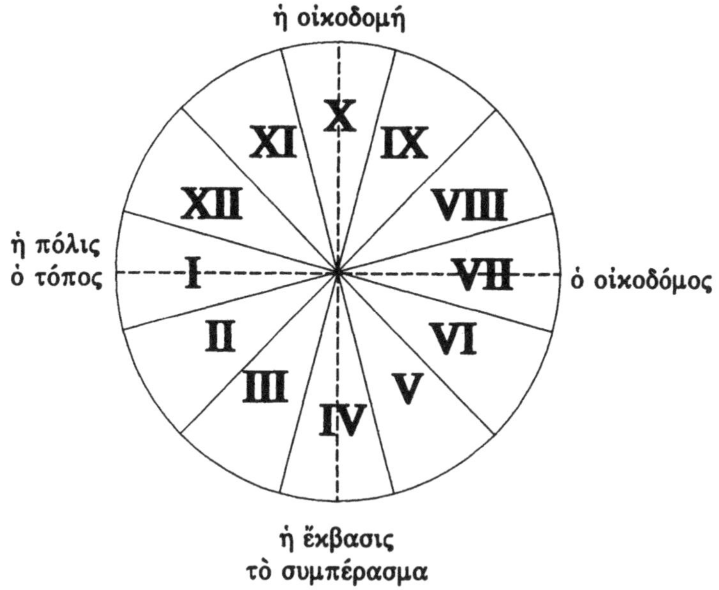

Bei Fragen zur Produktsicherheit wenden Sie sich bitte an:
If you have any questions regarding product safety,
please contact:

Walter de Gruyter GmbH
Genthiner Straße 13
10785 Berlin
productsafety@degruyterbrill.com